육식의 종말

BEYOND BEEF
Copyright ⓒ 1993 by Jeremy Rifkin
Korean translation rights arranged with
Andrew Nurnberg & Associates
through Eric Yang Agency, Seoul, Korea.

* * *

이 책의 한국어 판 저작권은 에릭양 에이전시를 통한
Andrew Nurnberg & Associates와의 독점계약으로 '시공사'가 소유합니다.
저작권법에 따라 한국 내에서 보호를 받는 저작물이므로
무단전재와 복제를 금합니다.

인류의 육식 문화에 던지는 경고장

육식의 종말

제레미 리프킨 | 신현승 옮김

시공사

신현승

고려대 철학과를 졸업하고 현재 전문번역가로 활동중.
그 동안 옮긴 책으로는 『고객 체험의 경제학』 『인디안, 그 역사와 문화』 『쇼핑의 과학』
『세상이 나를 버리려 해』 『마키아벨리』 등이 있다.

육식의 종말

초판 1쇄 발행일 2002년 1월 18일
초판 39쇄 발행일 2023년 5월 10일

지은이 제레미 리프킨
옮긴이 신현승

발행인 윤호권
사업총괄 정유한

편집 최안나 **마케팅** 윤아림
발행처 ㈜시공사 **주소** 서울시 성동구 상원1길 22, 6-8층 (우편번호 04779)
대표전화 02-3486-6877 **팩스(주문)** 02-585-1755
홈페이지 www.sigongsa.com / www.sigongjunior.com

글 ⓒ 제레미 리프킨, 2002

이 책의 출판권은 (주)시공사에 있습니다. 저작권법에 의해
한국 내에서 보호받는 저작물이므로 무단 전재와 무단 복제를 금합니다.

ISBN 978-89-527-1757-3 03840

*시공사는 시공간을 넘는 무한한 콘텐츠 세상을 만듭니다.
*시공사는 더 나은 내일을 함께 만들 여러분의 소중한 의견을 기다립니다.
*잘못 만들어진 책은 구입하신 곳에서 바꾸어 드립니다.

동물들의 절친한 친구인 내 사랑 캐롤에게

우선 이 책의 조사 관리자인 에릭 잰슨에게 심심한 감사를 드리고 싶다. 원고를 준비하면서 소와 쇠고기 산업에 대한 그의 해박한 지식은 더없이 값진 것이었다. 또한 여러 가지를 조사하고 준비하는 데 도움을 준 애나 애웜보, 루스 밴더-루그트, 클라라 맥, 캐롤린 베넷, 베울라 베시아, 헬렌 매티스, 제니퍼 벡과 다른 여러 분들에게도 깊은 감사를 드린다.

톰 데빈과 정부 책임의 프로젝트에서 받은 도움에 감사드린다. 여러 모로 편집에 유익한 충고를 해준 앤드류 킴브렐에게도 감사드린다.

이 프로젝트를 끝까지 마치는 데 나의 에이전트 짐 스테인과 편집자 레이첼 클레이맨이 특히 힘이 되었다. 쟁점이었던 내용과 내 작업에 대한 그들의 헌신에 진심으로 감사의 말을 전하고 싶다.

마지막으로 쟁점과 관심 분야들에 대한 이해에 도움을 준 나의 아내 캐롤 그룬월드 리프킨에게 감사한다. 본문에 반영되어 있는 개념들은 대부분 지난 수년 동안 소와 쇠고기에 대해 캐롤과 끊임없는 대화를 나눈 결과이다. 동물의 권리에 대한 캐롤의 오랜 개인적·직업적 열정이 이런 노력의 활력소가 되었다. 그녀의 깊이 있는 지식과 감수성은 내 자신의 사고를 형성하는 데 크나큰 도움이 되었다. 이 모든 과정에 도움을 아끼지 않은 그녀에게 다시 한 번 감사의 마음을 전한다.

□ **차례**

머리말 _ 8

| 1부 | **소와 서양 문명** _ 13

    1. 도살업자를 위한 제물 _ 15
    2. 소로 그려졌던 신과 여신들 _ 24
    3. 신석기 시대의 카우보이 _ 34
    4. 신이 내려준 선물과 자본 _ 40
    5. 소를 '숭배'의 대상으로 삼았던 인도 _ 44
    6. 소를 '남성'의 상징으로 여겼던 스페인 _ 51
    7. 소 사육장이 된 아메리카 _ 56
    8. 영국인과 육식 _ 65
    9. 감자를 먹게 하라 _ 70
    10. 살찐 소와 비대한 영국인 _ 75

| 2부 | **미국 서부 정복기** _ 81

    11. 철도 연결과 소 떼의 이동 _ 83
    12. 육우로 대체된 버펄로 _ 90
    13. 카우보이와 인디언 _ 101
    14. 목초가 곧 금이다 _ 107
    15. '옥수수로 사육하는' 육우 정책 _ 115
    16. 철책을 두른 목장과 토지 사기 _ 123

| 3부 | **쇠고기의 산업화** _ 135

    17. 쇠고기 기업 연합 _ 137
    18. 쇠고기 해체 공정 _ 142
    19. 현대의 쇠고기 _ 150
    20. 자동화된 정육 공장 _ 158
    21. 전세계적인 '육우 기지화' _ 176

| 4부 | **배부른 소 떼와 굶주린 사람들** _ 183

    22. 소 떼의 천국 _ 185
    23. 맬더스와 육식 _ 190
    24. 지방(脂肪)의 사회학 _ 200
    25. 육식의 대가 _ 206
    26. 인간을 집어삼키는 소 _ 213

| 5부 | **지구 환경을 위협하는 소 떼** _ 219

    27. 생태적 식민지 정책 _ 221
    28. 열대지방에 자리잡은 목초지 _ 230
    29. 발굽 달린 메뚜기 떼 _ 240
    30. 사막으로 변해 가는 아프리카 _ 256
    31. 물을 빼앗긴 사람들 _ 262
    32. 더워져만 가는 지구 _ 268

| 6부 | **육식을 즐기는 사람들의 의식구조** _ 277

    33. 쇠고기 심리학 _ 279
    34. 육류에서 비롯된 남녀 차별주의 _ 282
    35. 쇠고기가 낳은 계급주의·국수주의 _ 294
    36. 소 떼와 개척정신 _ 300
    37. 햄버거와 고속도로 문화 _ 311
    38. 현대 육식 문화 비평 _ 328
    39. 쇠고기, 그 차가운 악 _ 340
    40. 육식의 종말 _ 345

주석 _ 353
참고문헌 _ 407
찾아보기 _ 438

□ 머리말

 오늘날 지구상에 존재하는 소의 수는 12억 8,000마리로 추산된다.[1] 소의 사육 면적은 전세계 토지의 24%를 차지하고 있으며 그들은 수억 명을 넉넉히 먹여 살릴 만한 양의 곡식을 먹어치우고 있다.[2] 소의 무게를 전부 합치면 지구상의 모든 인간의 무게를 능가한다.
 소의 수는 갈수록 증가하는 추세이며, 이는 지구의 생태계에 혼란을 가져오고 6대륙의 거주지들을 황폐하게 만들고 있다. 그 무엇보다 소의 증가는 현재 남아 있는 열대우림을 파괴하는 주요한 요인이 되고 있다. 중앙, 남아메리카의 수백만 에이커에 달하는 고대 열대우림 지역이 소 방목용 목초지로 개간되고 있다. 또한 소 방목은 사하라 이남 및 미국과 오스트레일리아 남부 목장 지대에서 활발히 진행되고 있는 사막화의 주된 요인이다. 반건조 지역과 건조 지역에서의 과잉 목축으로 인해 4대륙에는 메마른 불모지가 생겨나고 있다. 나아가 사육장에서 흘러나온 축산 폐기물이 지하수 오염의 주요 원인이 되고 있으며, 소는 지구 온난화의 주범이기도 하다. 소가 내뿜는 메탄은 지구 온난화를 초래하는 잠재적인 가스로서 지구 대기에서 열기가 빠져나가는 것을 차단하는 역할을 한다.
 축우를 포함하여 여타 가축들은 미국에서 생산되는 모든 곡물의 70%를 소비한다. 지구상에서 생산되는 전체 곡식의 1/3을 축우와 다른 가축들이 먹어치우고 있는 반면 수없이 많은 사람들이 기아와 영양실조에 허덕이고 있다.³⁾ 개발도상국의 농토가 생계용 양식 곡물 생산에서 상업용 사료 곡물 생산으로 전용됨에 따라 수많은 농부들은 대대로 물려받은 조상의 땅으로부터 쫓겨나고 있다. 인간들은 기아에 시달리고 있지만 소와 다른 가축들은 실컷 곡물을 먹고 있다. 이런 이유로 개발도상국들에서는 격렬한 정치적 분쟁이, 북반구의 산업화된 국가들과 남반구의 가난한 국가들 사이에서는 정치적 적대감이 움트고 있다.

수백만 명의 인간들이 곡식이 부족해 기아에 시달리는 와중에도 선진국에서는 사료로 사육된 육류, 특히 쇠고기 과잉 섭취로 인해 생긴 질병으로 그보다 더 많은 사람들이 목숨을 잃고 있다. 미국인, 유럽인, 일본인들은 곡물로 사육된 쇠고기를 탐식하고 있으며 그 때문에 '풍요의 질병', 즉 심장발작, 암, 당뇨병 등에 걸려 죽어가고 있다.

그럼에도 지구촌 곳곳의 축산 단지들이 야기하는 환경적, 경제적, 인간적 해악의 피해에 관해서는 별다른 논의가 진행되지 않고 있다. 대다수의 사람들은 소가 지구의 생태계와 문명의 운명에 광범위한 영향을 미치고 있다는 점을 전혀 모르고 있다. 하지만 날로 증가하는 소와 쇠고기 소비 문제가 미래의 지구와 인류의 행복에 가장 큰 위협으로 부상하고 있다.

이 책은 수천 년에 걸쳐 인류와 소 사이에 공고하게 다져진 특별한 관계를 다루고 있다. 우리는 소를 경배하고 신을 위해 그들을 희생시켰을 뿐 아니라 음식, 의복, 주거, 수송, 연료로도 이용해 왔다. 소는 우리의 정신적 삶을 풍요롭게 했고 우리의 식욕을 만족시켰다. 우리는 그들에게 신성한 지위를 부여하는 한편 그들에게 쟁기를 매어 토지를 경작했고 우유를 짜내 아이들에게 영양을 공급했으며, 그들을 음식으로 섭취하여 활력과 에너지를 얻었다.

　서구 문명의 종교적 삶과 세속적 삶의 기반에는 이 강력한 발굽 동물의 영향이 곳곳에 남아 있다. 소에 관해 기록된 역사를 들춰보면 인류는 꾸준히 수소와 암소 신들에게 기도를 올렸다. 그들은 창조의 신이었다. 소는 생식, 남성다움, 다산을 나타냈으며 풍요를 상징하기도 했다. '소(cattle)'의 어원은 '동산(chattel)'과 '자본(capital)'에서 유래된 것이다. 소는 가장 오래된 이동 재산이며 많은 서구 문화에서 교환의 매개물로서 이용되었다. 이와 같이 소가 신성한 위치에서 통화와 상품으로 이행한 것은 자연에 대응하는 인류의 변화와 역사적으로 일맥상통한다. 소는 우리를 둘러싸고 있는 세계를 쓸모 있게 만드는 실용적인 동물이었으며, 세계 속의 자아에 대한 우리의 사고를 정의하는 유용한 투영이자 상징이었다.

　인간과 소의 관계는 여러 시기와 장소에서 결합했으며 모든 사회의 환경적·경제적·정치적인 원동력을 형성하는 데 도움이 되는 정교한 문화적 네트워크로서 '축산 단지'를 만들어냈다. 인도와 아프리카의 축산 단지들이 비교적 소상히 알려지고 연구된 반면 유럽과 미국의 거대 축산 단지, 그리고 그것이 서구 역사의 틀과 방향을 결정짓는 데 주요한 역할을 했다는 사실에는 관심의 흔적이 거의 보이지 않는다. 이런 거대 축산 단지들은 오늘날 지구와 인류 문명이 직면하고 있는 환경적·경제적 위기의 급증과 어느 정도 관련이 있다. 따라서 소 사육과 육식 생활이 우리의 삶과 지구에 어떤 영향을 미쳤는지 좀더 구체적으로 이해하고자 한다면, 거대 축산 단지들이 우리의 삶과 세계관에 영향을 미친 다양한 경로들을 점검할 필요가 있으며, 그러기 위해서는 서구 문명의 육식의 역사부터 더듬어보아야 할 것이다.

　이 책에서 우리는 라스코 동굴(Lascaux Grotto, 지금까지 발견된 선사시대 예술품 중 가장 뛰어난 벽화가 있는 동굴: 역주)까지 거슬러 올라가는 최초의 고고학적 기록부터 아마존 열대우림에서 발생했던 치코 멘데스(Chico Mendez) 암살에 이르기까지 역사 전반에 걸쳐 인간과 소의 관계를 검토할 것이다. 1부에서 3부까지는 서구 문명에서 소의 역사적 역할에 대한 고찰이 다뤄진다. 이 부분에서는 고대 수메르의 왕궁 도살장에서 시작하여 아이오와 주 평원의 자동화된 공장형 비육장인 세계적인 거대 축산 단지들을 살펴볼 것이다. 특히 현 세기의 '육우 기지화'를 이룬 축산 단지의 형성과 현대적인 육식 문화의 초석을 닦은 문화적·역사적 세력들의 독특한 결합에 관심의 초점을 맞출 것이다.

4부 '배부른 소 떼와 굶주린 사람들'에서는 현대적인 축산 단지와 전세계 쇠고기 문화가 인간에게 미친 영향을 검토한다. 우리는 현 세기에 곡물로 사육된 쇠고기를 최상위에 올려놓은 인위적인 새로운 단백질 사다리(protein ladder)에 주목할 것이다. 전세계 곡물이 인간을 위한 식량에서 가축을 위한 사료로 전환된 것은 부의 재분배에서 인류 역사상 가장 극적인 변화에 속한다. 그것이 인류와 경제에 미치는 파장은 현재 전개되고 있는 엄청난 인간 비극을 이해하는 관점에서 검토될 것이다.

5부 '소 떼와 위협받는 지구환경'에서는 현대적인 축산 단지에서 초래되는 환경적인 위협의 정도를 검토한다. 이런 위협들은 과거의 환경 문제들과는 판이하게 다르다. 새로운 위협들은 일단 규모면에서 전세계적이며 지구상의 온갖 생물과 생화학에 악영향을 미치고 있다. 일반 대중들은 환경 위협 하면 자동차 배기, 공장 폐수, 독성 물질과 방사성 물질 등을 먼저 떠올릴 것이다. 이런 그들에게 현대적인 축산 단지에서 비롯되는 대대적인 환경 파괴는 어쩌면 충격으로 다가설지도 모른다. 하지만 전세계에서 육식이 급증하면서 발생되는 생태계 파괴는 환경에 피해를 주는 다른 많은 가시적인 요소들을 이미 능가하고 있다.

6부 '육식을 즐기는 사람들의 의식구조'에서는 서구 사회에서 축산 단지들의 심리학과 육식 생활의 정치학을 검토한다. 역사적으로 고대의 육식 신화 및 육식 관습은 남성 지배를 존속시키고 성별과 계급 조직을 구축하는 데 이용되었다. 현대에서는 육식이 국가 정체성을 다지고 식민 정책을 발전시키며, 심지어 인종 이론의 개발을 위한 도구로 이용되고 있다. 육식이 문화적 가치와 사회적 경계를 이끌어내는 데 어떤 역할을 했는지는 축산 단지가 미국의 개척정신 형성에 어떤 역할을 했는지에 대한 고찰과 유사한 방식으로 검토될 것이다. 6부의 마지막 부분에서는 교외 고속도로 문화의 등장 속에서 현대적 축산 단지들의 역할을 분석한다. 아울러 미국의 독특한 현상인 햄버거의 사회학을 살펴보고, 현대의 육류 해체에서 비롯된 도덕적·윤리적 의미를 점검해 볼 것이다.

이 책은 21세기에는 인류가 육식 문화를 극복해야 한다는 주장으로 끝을 맺는다. 만약 지구의 건강을 회복시키고 날로 증가하는 인구를 먹여 살리는 데 일말의 희망을 가질 수 있다면, 지구상에서 축산 단지들을 해체시키고 인류의 음식에서 육류를 제외시키는 것이야말로 향후 수십 년 동안 우리가 이루어내야 할 중요한 과업이다.

인간의 식단에서 육류를 제외시키는 것은 인간 의식의 역사에서 인류학적 전환을 의미한다. 우리는 육식 문화를 넘어서야만 인류를 위한 새로운 과제를 정할 수 있다. 또한 생태계 보호, 인간에 대한 영양 공급, 지구를 공유하는 다른 생명체들의 안녕에 대한 관심을 가질 수 있다. 아무쪼록 우리 사회가 어떤 식으로든 육식을 지양했으면 하는 바람을 갖고 이 책을 저술하였다.

| 1부 |

소와 서양 문명

1. 도살업자를 위한 제물

수천 년 전에 나일 강과 유프라테스 강의 토착민들 사이에서 강력한 왕이 혜성처럼 등장했다. 나르메르-메네스(Narmer-Menes)는 상·하 이집트를 하나의 왕국으로 통합하여 서구 역사상 최초로 거대한 왕국을 건설했다. 역사가들은 뛰어난 군사적 업적으로 그를 기억하지만, 나르메르-메네스의 정신적 업적도 그것에 못지않게 중요하다. 새로운 왕은 최초의 보편 종교라 할 수 있는 황소 신앙을 왕국 전역에 전파시킨 것이다.

전설에 따르면 황소 신 아피스(Apis)는 달빛으로 잉태한 특별한 암소의 자식이었다.[1] 젊은 황소 신은 새로운 이집트 제국의 정신적인 권좌에 올랐으며, 자랑스런 그 지위로부터 천상과 사회의 관심사를 지배했다. 황소 신은 엄청난 체력과 생식력, 그리고 전쟁과 정복에 대한 남성적인 정열(정복의 시대에 어울리는 상징)을 뜻했다. 나르메르-메네스는 새로운 황소 신의 은총으로 이집트를 지배했으며, 왕 역시 황소 신으로서 백성들의 숭배를 받았다. 이집트 제국의 위대한 왕조 통치의 후계자들도 마찬가지였다. 왕들은 '전능한 황소' 또는 '천상의 황소'로 불려졌다. 왕실 연대기에는 나르메르-메네스 통치 후 1,000년 동안 18, 19번째 왕조에 이르는 많은 왕들이 강력한 발굽과 날카로운 뿔로 적을 무찌르는 위대한 황소 신들로 묘사되어 있다.[2]

위대한 황소 신 아피스는 암소 신 하토르(Hathor)와 함께 천상을 지배했다. 하토르는 태양을 낳은 것으로 전해지며 다산과 양육, 우주의 풍요를 상징했다. 지구의 네 모서리에 네 발을 뻗고 다른 신들의 도움을 받으며 하늘을 떠받치고 있는 것도 거대한 암소였다.[3] 고대 이집트에서는 여왕들 역시 암소 신으로 간주되어 백성들의 숭배를 받았다.

아피스는 젊음의 활력과 영원한 삶을 상징했다. 성소(聖所)에는 아피스 신이 육체화된, 실제 살아 있는 황소가 있었으며 사제들이 이를 보살폈다. 아피스 황소는 한 해가 끝날 무렵이면 정교한 제식(祭式)을 통해 도살되었다. 왕들은 황소의 살코기를 먹음으로써 그 짐승의 맹렬한 힘, 당당한 체력, 남성다움과 일체를 이루어 영생을 얻고자 했다. 아피스 황소의 희생제는 왕국의 개인적·정치적 운명의 재생과 부활의 시기에 행해졌다. 묵은해와 새해도 이 시기를 기준으로 정해졌다.

아피스 황소의 죽음에 임박하여 사제들은 후계자를 찾아 방방곡곡을 돌아다녔다. 새로운 황소가 발견되면 그 주인은 후한 보답을 받았으며 사제들은 그 즉시 황소를 격리시켰다. 40일 동안 밤낮으로 황소는 사람들의 눈에 띄지 않는 곳에 머물렀다. 그 시기에는 나체의 여성들이 황소 신을 유혹하고, 이집트 여성들과 대지의 다산을 얻기 위해 그 짐승 앞으로 줄지어 행진했다.[4] 격리 기간이 끝나면 황소는 신성한 거룻배로 황금빛 오두막에 수용되어 성스러운 도시 멤피스로 옮겨졌다. 아피스 황소는 도시에 도착하자마자 거대한 사원 프타(Ptah)에 모셔졌다. 그곳에서는 화려하게 꾸민 침소(寢所)가 마련되어 있는 특별한 방에 머물렀다. 아피스 황소에게는 특별한 음식과 이집트의 신성한 우물에서 퍼온 성스러운 물이 제공되었고, 그의 시중을 들 암소들은 옆방에 머물렀다.

신성한 날이면 황소는 종교적인 예복으로 치장되었으며, 요란스럽게 행렬 찬송가를 부르는 사람들 앞에서 행진했다. 아피스 신의 생일은 흥겨운 축제의 일주일을 전후하여 정해졌다.

아피스 신은 미래를 예언할 수 있는 위대한 능력들을 갖추고 있는 것으로 알려졌다. 그의 일거수일투족, 심지어 그 태도까지 전조나 징조로 여겨졌다. 특권 계층들은 이따금 황소의 몸짓을 보고 자신들의 꿈을 해석하기 위해 아피스 황소 신 사원 근처에서 하룻밤을 보내기도 했다. 아피스 황소가 울부짖어 아우구스투스의 이집트 침략을 예언했다는 전설도 전해진다.

희생제를 통해 도살이 이루어지면 사람들은 아피스 황소 고기를 일일이 나누어 먹었다. 그 유해는 미라로 만들어진 다음 50톤이 넘는 거대한 석관이 안치된 특별한 무덤에 묻혔다.[5]

인간과 소의 관계는 나르메르-메네스 시대 이후 급격한 변화를 거쳤다. 오늘날 송아지의 출생은 '사이드와인더(sidewinder)'라고 불리는 '유혹하는 황소들'로부터 시작된다. 이 짐승은 발정기의 암소들을 확인하기 위해 사용된다. 사이드와인더는 생식기를 옆으로 향하게 하는 수술을 받는다.[6] 발정기의 암소가 눈앞에 보이면 이 황소는 흥분하여 암소를 올라타려고 발버둥친다. 하지만 그의 생식기는 옆으로 휘어져 있기 때문에 암소의 생식기에 곧장 들어갈 수 없다. 대신 그의 턱 끝에 매달려 있는 표식기가 암소의 엉덩이에 물감을 남기게 되는데 목장주들은 이 표식기로 발정기의 암소들을 확인한다. 발정기의 암소들은 격리되어 인공수정을 하게 된다.

최근에는 동시 발정 약품이 개발되어 목장주들은 사이드와인더 대신 이 약품을 사용하고 있다.[7] 한 무리의 암소들에게 동시에 약품을 투약하면 그들은 한꺼번에 발정하게 된다. 업존 컴퍼니에서는 '당신은 미리 알 수 있습니다'라는 광고 슬로건을 내세우며 자사의 동시 발정 약품의 효용성과 예측성을 선전하고 있다.[8] 무리 전체의 발정 주기를 동시에 이룸으로써 상업적 목장주들은 미리 정한 계획에 따라 송아지 출생을 이상적인 시기에 맞출 수 있다.

출생 이후에는 성질을 좀더 '유순하게' 만들고 양질의 쇠고기를 얻기 위한 목적으로 어린 수송아지들을 거세한다. 거세에는 다양한 방법들이 사용된다. 예를 들면 우선 음낭을 꽉 움켜쥐고 팽팽하게 잡아당기면서 음낭 속으로 칼을 집어넣어 액낭을 절개한 다음 긴 힘줄이 그대로 붙어 있는 고환을 차례로 끄집어낸다. 그런 다음 거세기로 불리는 장치로 힘줄을 끊는다.

목장주들은 동물들이 서로 상처를 입히지 않도록 뿔의 뿌리를 태워버리는 화학연고제를 사용해 뿔을 없앤다. 일부 목장주들은 송아지가 좀더 성장할 때까지 기다렸다가 찻잔 모양의 장치가 달린 전자 뿔 제거기를 사용하여 뿔 조직을 태워 없애는 방식을 더 선호하기도 한다. 그보다 더 나이든 수소들의 경우에는 아예 마취제 없이 톱을 사용하여 뿔과 뿌리를 잘라낸다.

송아지들은 6~11개월 동안 짧은 기간이나마 드넓은 목장에서 어미 소와 함께 뛰노는 행복한 시간을 보낸다. 그런 다음 체중을 불린 후 도살을 준비하는 거대한 기계식 비육장으로 보내진다. 주요한 육우(肉牛) 산지인 미국의 13개 주에는 대략 4만 2,000개의 비육장들이 곳곳에 흩어져 있으며, 그 중 규모가 큰 200여 곳에서 미국 육우의 절반이 사육되고 있다.[9] 일반적으로 비육장은 울타리로 꽉 막힌 콘크리트와 한쪽 옆으로 길게 사료를 공급하는 통이 놓여 있는 구조로 되어 있다. 몇몇 거대한 비육장에서는 비좁은 축사에 수천 마리의 소들이 다닥다닥 붙어 있다.

최단 시간에 최적의 무게를 얻기 위해 비육장 관리자들은 성장 촉진 호르몬과 사료 첨가제 같은 약제들을 소들에게 투약한다. 작은 정제 형태의 아나볼릭 스테로이드는 귀에 투약되는데, 이 호르몬은 서서히 혈액 속에 스며들어 호르몬 수치를 2~5배까지 끌어올린다.[10] 에스트라디올(발정 호르몬의 일종), 테스토스테론(남성 호르몬), 프로게스테론(황체 호르몬)도 투약된다.[11] 이 호르몬들은 세포를 자극하여 추가 단백질을 합성시키고 근육과 지방 조직을 좀더 빠르게 성장시킨다. 아나볼릭 스테로이드는 체중을 5~20%, 사료 효율성을 5~12%, 지방이 적은 육질의 발달을 15~25% 가량 끌어올린다.[12] 현재 미국의 모든 비육장에서는 95% 이상의 소들에게 성장 촉진 호르몬을 투약하고 있다.[13]

얼마 전까지만 해도 비육장 관리자들은 소의 성장을 촉진하면서 동시에 비좁고 지저분한 축사와 비육장의 질병을 예방할 목적으로 사료에 항생 물질들을 과도하게 첨가했다. 1988년에는 1,500만 파운드(1파운드=0.45킬로그램) 이상의 항생 물질들이 미국의 목장에서 사료 첨가제로 사용되었다.[14] 축산업계는 비육장에서 항생 물질의 광범위한 사용을 제한하고 있다고 주장하지만, 지금도 미국에서는 전체 쇠고기의 15%를 차지하는 젖소들에게 항생 물질이 투약되고 있다.[15] 간혹 항생 물질 잔유물이 사람들이 소비하는 쇠고기에서 발견되기도 한다. 따라서 인간은 알게 모르게 질병을 유발하는 박테리아에 취약해질 가능성이 있다.

거세되고 약품이 투약되고 유순해진 육우들은 옥수수와 수수를 비롯한 여타 곡물들과 신종 사료들을 먹어치우며 여물통에서 많은 시간을 보낸다. 그런데 사료에는 제초제가 포함되어 있다. 오늘날 미국에서 사용되는 제초제의 80%가 육우와 다른 가축들의 사료로 사용되는 옥수수와 콩에 뿌려지고 있다.[16] 가축들이 섭취한 제초제는 그들의 신체에 서서히 쌓여가며, 살충제 또한 쇠고기 덩어리와 함께 소비자인 인간에게 전달된다. 전미 과학아카데미 연구위원회(NRC)에 따르면 쇠고기는 살균제 오염으로 인한 암 유발 식품들 중 토마토에 이어 두 번째로 위험한 식품이다.[17] 또한 제초제 오염으로는 가장 위험한 식품이며, 살충제 오염으로는 세 번째로 위험한 식품이다. NRC에서는 요즘 시장에 나오는 온갖 식품들 중에서 쇠고기 살균제 오염 정도가 소비자들의 암을 유발시키는 전체 원인의 11%를 차지하는 것으로 추정하고 있다.[18]

일부 비육장에서는 비용을 줄이기 위해 시험적으로 마분지, 신문, 톱밥을 사료에 첨가하는 프로그램을 진행하고 있다. 몇몇 공장형 농장에서는 닭장이나 돼지우리에서 분뇨를 수집하여 그것을 육우 사료에 직접 섞기도 한다. 미 농무부에 따르면 미래에는 시멘트 가루도 사료 첨가제가 될 가능성이 농후하다. 정상적인 사료를 먹이는 경우보다 그 외의 사료를 먹이면 30% 정도 더 빨리 체중이 불어나기 때문이다.[19] 미국 식품의약청(FDA) 관리자들은 몇몇 비육장에서 비용을 줄이고 동물들의 체중을 좀더 빨리 불리기 위해 사료에 산업 오수와 기름을 첨가하는 것이 이제는 공공연한 사실이라고 설명했다.

캔자스 주립대학 과학자들은 육우에게 먹일 인공적인 거친 사료로서, 80~90%의 에틸렌과 10~20%의 프로필렌이 함유된 작은 정제 형태의 플라스틱 사료를 실험하고 있다.[20] 연구자들은 도축 시점에 이르러 신종 플라스틱 사료를 사용하면 추가 절약이 가능하다고 말한다. 도축 시기에는 '소의 혹위에 남아 되새김질되는 내용물의 20파운드 가량을 새로운 정제로 회복시켜 재활용할 수 있다'라는 것이 그들의 주장이다.[21] 신종 플라스틱 정제는 건초보다 훨씬 저렴해 비용이 대폭 절감된다는 장점이 있다.[22]

최적의 몸무게를 얻기 위해 비육장에서는 소의 환경과 관련된 모든 사항들이 면밀히 관찰되고 관리되고 조절된다. 심지어는 파리조차 소의 신경을 건드리며 식사를 방해하는 성가신 요인의 하나로 간주된다. 소들이 파리 떼를 쫓는 데 하루에 0.5파운드 정도의 손실이 예상된다.[23] 또한 파리는 유행성 결막염이나 소과 동물의 코 기관지염 같은 전염병을 퍼뜨린다. 비육장 옆에 길게 늘어선 길을 따라 트랙터들이 움직이면 위쪽에 매달린 고압력 노즐에서 '우리를 뿌옇게 뒤덮으며, 때로는 실내의 동물들을 독(毒)의 안개 속에 갇히게 하는' 강한 독성의 살충제가 뿜어져 나온다. 5만 마리 이상의 소들이 격리되어 있는 초대형 비육장에서는 관리자들이 종종 살충제를 공중 살포하고 있다. 공중 살포 비행기는 소 우리를 왔다갔다하면서 시설물이 흠뻑 젖을 때까지 강한 독성의 살충제를 살포하는 것이다.[24]

'이상적'인 무게인 1,100파운드까지 체중이 불어나면 성숙한 소들은 꼼짝달싹할 수 없는 비좁은 트레일러 트럭으로 옮겨진다. 때로는 도살장까지의 험난한 여정으로 인해 소들이 트럭 안에서 넘어져 밟히면서 다리나 골반이 부러지는 일도 심심찮게 일어난다. 일어서지 못하는 이런 소들은 '폐축'이라 불린다.

소들은 휴식이나 음식물 없이, 때로는 물 한 방울 축이지 못한 채 여러 시간 또는 여러 날을 고속도로를 따라 운송된다. 여정을 마치면 상처 없이 멀쩡한 소들은 거대 도축 단지의 대기용 우리로 보내진다. 폐축들은 몇 시간 동안 꼼짝없이 트럭에 남아 심한 고통에 시달리지만, 그들을 안락사시키거나 마취제를 처방하는 일은 거의 없다. 죽은 시체는 추가 비용으로 간주되기 때문이다.

간혹 걷지도 못하고 일어설 수조차 없는 소들이 트레일러 바닥에 길게 널브러져 있는 모습이 목격된다. 이런 무력한 동물들은 부러진 다리에 쇠사슬이 묶인 채 하역 램프를 통해 트럭에서 질질 끌려 내려와 도살 차례를 기다린다. 이 과정에서 이미 숨을 거둔 동물들은 '사체 더미'로 불리는 곳에 팽개쳐진다.

홀컴, 캔자스, 아이오와 축산 농장처럼 보다 현대화된 몇몇 공장들은 14에이커(1에이커=4,047제곱미터)가 넘는 거대한 규모를 자랑한다.[25] 소들이 일렬종대로 차례차례 도살장의 입구에 들어서면 곧바로 압축 공기총이 그들을 기절시킨다. 소가 바닥에 털썩 주저앉으면 일꾼들은 재빨리 뒷발굽에 쇠사슬을 건다. 그러면 소는 자동으로 플랫폼에서 들어올려져 도살장 바닥에 거꾸로 매달리게 된다. 소의 피로 붉게 물든 가운을 걸친 사내들이 긴 나이프를 손에 들고 목을 딴다. 그들은 1~2초 만에 칼날을 후두에 깊이 찔러 넣고 얼른 칼을 잡아 빼는데, 그 틈에 소의 경정맥과 경동맥이 절단된다. 붉은 피가 사방으로 뿜어져 나오고 일꾼과 장비들은 온통 피범벅이 된다. 다음은 그 광경을 목격한 한 저널리스트의 설명이다.

> 도살장 바닥은 흡사 시뻘건 바다처럼 보인다. …… 발목 깊이로 잠기는 뜨끈한 피가 부글거리면서 응고되고 있다. 역겨운 냄새가 코를 찌른다. 사내들이 엉긴 핏덩어리들 속에서 서성이고 있다. …… 그들은 매일 밤마다 끈적거리는 핏덩어리들을 닦아낸다.[26]

죽은 소들은 주요한 해체 공정을 따라 이동한다. 다음 작업장에서는 가죽이 벗겨진다. 복부의 중간 라인을 통해 가죽이 절개되면 가죽 제거기가 한 장의 가죽만 남도록 말끔하게 가죽을 도려낸 뒤 몸통에서 목을 베어내고 혀를 제거한다. 머리와 혀는 해체 공정의 체인에 부착된 갈고리로 깊숙이 찔러 고정시킨다. 그리고는 몸통에서 내장을 끄집어낸다. 간, 심장, 장 그리고 다른 기관들도 속속 제거된다. 내장이 제거된 몸통은 다음 작업장으로 서둘러 옮겨진다. 그곳에서는 자동톱으로 척추 한가운데를 따라 몸통을 절단하고 꼬리를 제거한다. 잘려진 몸통에 따뜻한 물을 뿌린 뒤 천으로 둘둘 감싼다. 그리고는 고기 냉장고에 보내 24시간 동안 보관한다. 이튿날 일꾼들은 자동톱으로 소의 몸통을 스테이크, 목덜미 고기, 갈비, 안심 등으로 분리한다. 이렇게 분리된 고깃덩어리들은 다시 컨베이어 벨트로 옮겨진다. 그곳에서는 30~40명의 사람들이 뼈를 발라내고 손질하여 최종 상품이 되도록 다듬고 포장까지 마친다. 정갈하게 다듬어지고 진공 포장된 쇠고기 덩어리들은 전국 각지의 슈퍼마켓으로 보내져 정육점 카운터의 밝은 조명 아래에 진열된다.

2. 소로 그려졌던 신과 여신들

신화와 전설, 민속과 과학에서 동물들은 인간들을 가르치기 위한 가장 믿음직한 도우미 역할을 해왔다. 그들은 상징으로, 때로는 제물로 이용되었다. 인간 의식의 발전은 다른 동물들과 떼려야 뗄 수 없는 밀접한 관련을 맺고 있다. 황량한 우주에서 살아 숨쉬는 자연은 우리 자신을 알기 위해 우리가 의존하는 거대한 거울과 같은 역할을 했다. 넓은 의미에서 우리는 수천 년 동안 다른 동물들을 통해 자아에 대한 우리의 감각을 키워 왔다. 지구상의 풍부하고 다양한 동물들의 삶은 줄곧 인간 삶의 판단 기준이 되어 왔다. 그들의 행동, 태도, 교류, 특성은 지속적으로 관찰되고 조종되며 그 과정에서 우리는 우리 자신에 대해 알게 된 것이다. 인간은 자신의 욕구, 불안, 염원을 다른 동물 세계에 투영하는 오랜 역사를 가지고 있다. 실제로 우리는 자연의 이미지 속에서 우리 자신을 창조하고 있으며, 심지어는 우리 자신 속에서 자연을 재창조하려는 시도까지 감행한다.

이 지구상에서 더불어 살아가며 교류하는 수많은 동물들 중에서 특히 인간의 기나긴 여정 속에서 긴요한 역할을 담당한 동물이 있다. 우리의 여정 초창기부터 우리와 함께 여행한 소가 바로 그것이다. 그들의 운명과 우리의 운명은 인간 역사의 온갖 중요한 시기에 다양한 방식으로 서로 관련을 맺어 왔다. 우리는 그들 속에서 우리 자신을 발견했고, 우리 문화를 창조하기 위해 그들을 이용했다. 어떻게 보면 서구 문명은 수소 그리고 암소와 함께 형성되었다고 해도 과언이 아니다.

수소는 항상 우리에게 남성다움(수소는 생식, 괴력, 지배, 보호를 상징한다)을 상기시킨다. 수소는 열정적이고 공격적인 짐승의 무리에 속해 있고, 수태 능력의 화신이며 억제되지 않은 순수한 에너지이다. 가공할 만한 힘을 지닌 수소는 두려움을 모르고, 타협하지 않으며 과감하게 움직인다.

암소는 가장 부드럽고 우아한 피조물 중 하나이며 인내의 화신이다. 암소의 커다란 젖통은 세상의 모든 이들에게 젖을 먹일 수 있다. 암소는 양육자이자 영양분이며 생명의 제공자이다. 동시에 암소는 자제심 있고 평화롭고 차분하고 꿋꿋하고 평온하다. 그래서 암소는 순수하고 세상의 자비와 선(善)의 힘을 상징한다.

오늘날 소의 조상으로 알려진 동물은 야생에 두 종이 있다. 하나는 서아시아, 북아프리카, 유럽의 덩치 큰 오록스(멸종된 유럽산 들소)이고, 다른 하나는 그보다 덩치가 작은 고원의 숏혼이다. 오늘날 소 품종 대부분의 조상인 오록스는 어깨 높이가 213센티미터에 달하며, 수금(豎琴) 모양의 뿔을 뽐내는 당당한 동물이었다.[1]

소는 인류 최초의 역사적 기록인 회화에서 가장 두드러지게 등장하는 이미지이다. 프랑스 라스코 동굴 벽화와 유럽 및 중동 전역에 흩어져 있는 많은 암각화에는 초원을 맹렬히 내달리거나, 혹은 활과 창에 찔려 부상당하고 쓰러진 거대한 오록스들의 모습이 묘사되어 있다.[2]

인류의 초창기 의식의 많은 부분은 소와 직접적인 관련이 있다. 소사냥의 의례적 재연이 포함된 원시 의식은 흔한 행사였는데, 구석기인들은 주문, 무용, 신화 등의 도움을 빌어 소의 정신과 육체적 존재를 이해했다. 인간의 조상들은 이 피조물의 남성다움과 여성다움을 숭배했으며, 그 고기를 섭취하여 그들의 정신과 일체가 되려고 애썼다.

인간과 소의 관계는 신성하면서도 세속적이며, 정신적이면서도 실용적이었다. 아마도 이런 관계 속에서 구석기인들은 자아실현의 가능성을 깨닫게 되었을 것이다. 수소와 암소는 모두 인간 존재의 빛과 그림자, 에너지와 물질의 대치, 남성다움과 생식력, 죽음의 힘, 재생과 부활-우주의 계획 속에서 자신의 자리를 찾을 수 있도록 인간의 시선을 하늘로 향하게 하는 주제들-을 나타냈다.

인간과 소의 관계에는 매우 실용적인 측면도 있었다. 초원의 이 거대한 동물들은 고기를 제공했고, 그들의 뼈는 낚시바늘, 작살, 창으로 변형되었으며 가죽은 무두질을 통해 텐트, 보트, 옷으로 만들어졌다. 유구한 세월에 걸쳐 소는 가장 유용한 동물로 여겨져 왔다.

소는 메소포타미아에서 최초로 길들여졌는데, 처음에는 종교적 의식의 희생물로 이용되었다. 수메르 사람들은 수소 신을 폭풍의 신 엔릴(Enlil)로, 그의 배우자를 달의 여신 닌릴(Ninlil)로 받들었다. 해마다 토양을 비옥하게 하는 티그리스 강과 유프라테스 강이 범람하면 사람들은 그것을 이 두 위대한 신들이 결합했기 때문이라고 생각했다.

달의 여신인 암소 신을 섬기는 사회에서는 초승달을 닮은 소뿔이 마법의 힘을 지니고 있다고 믿었다. 소는 멍에를 쓰고 쟁기를 끈 최초의 동물이었다. 메소포타미아에서는 소의 뿔에 직접 로프를 묶어-그들의 신비로운 가치 때문에-종교적인 절차에 사용되는 썰매와 마차에 연결했다.[3] 훗날 사제들은 신처럼 땅을 비옥하게 하는 소의 능력이 풍성한 수확을 보장해 주리라 믿으며 새롭게 길들인 소들을 경작지에서 달리게 했다. 소가 끄는 쟁기로 토지를 경작할 수 있게 되자 그후 민간 전승에서는 소뿔의 마술적 특성 덕분에 해마다 풍작을 거두는 것으로 설명했다. 고대의 한 성가(聖歌)에서는 소에게 이렇게 경의를 표했다. "옥수수를 심고 농토를 풍요롭게 하면서 신성한 초원을 터벅터벅 걸어가는 위대하고 숭고한 소여!"[4]

서구 역사에서 소가 끄는 쟁기는 최초의 위대한 동력 수단으로서 자리매김했다. 동물의 실용적인 이용이 종교적 의미로 포장되어 있다는 점은 축산 단지의 복잡한 특성, 그리고 인간의 두 가지 본성-신성하고 고상한 천상과 직접적 관련이 있는 본성과 토지를 경작하는 것과 직접적 관련이 있는 본성-에 관한 고대 이분법의 존재를 말해주는 셈이다.

오늘날에는 '소' 하면 스테이크, 햄버거, 우유, 치즈 그리고 젤라틴을 정교하게 무두질하여 만든 이탈리아 주머니와 지갑에 이르는 부산물을 먼저 떠올린다. 우리가 소에 대해 갖는 느낌에는 그 시대의 실용적인 측면이 반영되어 있다. 따라서 기록된 역사 이전 시대부터 기독교 시대까지 서구의 종교적 경험 중 상당 부분이 수소 신과 암소 신, 즉 소의 제식으로부터 많은 영향을 받았다는 사실은 많은 이들을 깜짝 놀라게 할지도 모른다. 심지어 유대-기독교의 예배의식조차 위대한 소 숭배의식의 영향을 받았다. 하지만 문화사가들은 이런 사실을 오랫동안 방관했다.

잭 랜돌프 콘라드(Jack Randolf Conrad)는 자신의 저서 『뿔과 검』(The Horn and the Sword)에서 기원전 수세기 동안 중동 지역의 소 숭배의식이 미친 영향을 추적했다. 콘라드에 따르면 소 숭배의식은 이집트로부터 나일 강을 따라 점차 북아프리카로 확산되어 최종적으로 동아프리카 전역과 현재의 짐바브웨와 남아프리카까지 이르렀다. 지금도 그곳 원주민들에게는 소 숭배의식이 부족의 정신적·세속적 삶의 중심으로 남아 있다. 아프리카 반얀콜레(Banyankole) 부족 중에는 왕이 죽으면 그의 시체를 암소 우유에 담근 다음 갓 잡은 암소의 신선한 가죽에 눕히는 관습이 있다. 마사이족의 젊은이가 할례를 받으면 그는 자신의 용맹함과 남성다움을 내보이기 위해 황소 뿔을 움켜잡는다. 딘카족의 결혼 의식에서는 '신랑이 아내의 다산을 기원할 목적으로 그녀의 가슴과 어깨에 방금 잡은 황소의 위에서 나온 내용물을 바른다.' 아이들이 출생하면 신생아의 머리와 목과 가슴에 '방금 잡은 신선한 황소의 피를 바르고 그 고기를 가족이 함께 나누어 먹는다.'[5] 줄루족은 신생아를 소 배설물로 씻기고, 젖먹이에게는 소 꼬리털로 만든 목걸이를 선물한다.

기원전에는 소 숭배의식이 현재의 요르단, 시리아, 레바논, 이스라엘이 포함된 북 지중해 지역에서 널리 행해졌다. 히타이트에서는 난폭한 황소가 비, 천둥, 번개를 지배하는 최고의 신이었다. 히타이트의 계절 신은 테슈브(Teshub), 아다드(Adad), 라만(Raman), 산다스(Sandas) 같은 다양한 이름을 가지고 있었다. 팔레스타인에서는 황소 신을 '호통치고 고함을 지르는 자'란 뜻을 가진 '발(Baal)'로 불렀으며, 황소 신은 폭풍의 신이자 다산의 신이었다. 지중해의 황소 신은 암소 여신 아스타르테(Astarte)를 동반했는데, 그들은 온갖 창조활동을 지배했다.

해상 활동을 업으로 삼았던 페니키아인들은 그리스, 이탈리아, 스페인에 이르는 식민지 곳곳에 소 숭배의식을 전파시켰다. 소는 페니키아인들에게 지대한 영향을 미쳤는데, 가령 그들의 알파벳 첫 글자인 A는 황소의 머리 모양에서 빌려온 것이었다.

심지어 초기 헤브라이인들도 종종 '야곱의 황소'라 일컬으며 황소를 숭배했다. 콘라드는 구약성서에서 초기에는 '황소(bull)'라는 단어를 사용했다가, 나중에는 '전능한 이'라는 단어로 바꾸어 사용했다고 주장한다.

이집트 출국 이후에도 헤브라이인들은 여전히 소 숭배의식으로부터 많은 영향을 받았다. 심지어 모세는 시내 산(모세가 십계명을 받은 곳: 역주)에서 내려오면서 황금 송아지를 계속 숭배한 것을 훈계하기도 했다. 구약 민수기에는 헤브라이인들을 파라오로부터 해방시키고 약속의 땅으로 이끈 인물로 황소 신을 넌지시 암시하고 있다. '이집트로부터 그들을 해방시킨 신은 난폭한 황소의 뿔이다.'⁶⁾ 훗날 많은 역사적 참고 자료들을 보면 모세는 헤브라이 황소 신의 화신으로 그려지고 있다. 로마 빈콜리의 산 피에트로 성당에 있는 미켈란젤로의 모세 상은 뿔 달린 헤브라이의 해방자로 묘사되어 있다. 가나안에 정착한 이후 과거 유목민 생활을 했던 헤브라이인들은 야훼(Yahweh) 숭배를 대중적인 소 숭배의식과 결합시켰다. 그들이 유목민의 전사에서 농업 전문가로 변천하면서 그들의 소 숭배의식도 힘센 황소의 이미지에서 생식력이 강한 황소의 이미지로 옮겨갔다.

콘라드는 헤브라이의 종교적 관습과 가나안인들의 소 숭배의식의 결합을 지적한다. 솔로몬 통치 기간에 신성한 사원은 청동 황소와 뿔 달린 사람들의 조각으로 장식되어 있었다.

서 지중해 크레타 섬에서 발생한 고대 미노스 문명(B.C. 2600~1400년경)에서는 태양과 동일한 존재로 황소 신을 숭배했다. 미노스인들은 빛줄기에 둘러싸인 황소의 이미지로 특별 주화를 주조했다. 미노스 궁전에서는 이따금 왕이 황소의 모습으로, 왕비는 암소의 모습으로 차려 입기도 했다. 그들은 의례적인 춤을 추었는데, 그 중 일부는 대지의 비옥함과 풍성한 수확을 기원하는 상징적인 성행위로 마지막을 장식했다. 크노소스(크레타 섬에 있는 미노스 문명의 중심지: 역주) 궁전의 벽들에는 거대한 오록스가 프레스코화로 그려져 있었다.

크레타 전사들은 자신들의 결의를 다지기 위해 전투에서 뿔 달린 투구를 착용했다. 특히 노련한 경기자들은 황소와 함께 시합장에 등장했다. 황소가 돌진하면 경기자는 황소의 뿔을 움켜쥔 채 짐승의 달려드는 힘을 역으로 이용하여 자신의 몸을 허공으로 날리며 공중제비를 돌아 황소의 등에 올라탔다. 경기자의 이런 놀라운 묘기는 짐승의 힘과 능력의 일부가 인간에게 전달되기를 기원하는 많은 무리의 군중들 앞에서 행해졌다. 또 다른 대중적인 의식에서는 짐승의 신과 같은 생식력과 체력을 인간 신체와 한 덩어리로 만들기 위해 황소를 죽이고 그 고기를 날로 먹었다.

수메르와 이집트, 여타 다른 지역의 소 문화와 마찬가지로 크레타에서도 황소 신은 인간들의 생존을 위해 희생되었다. 황소는 죽음과 함께 자신의 '영혼'을 방출했다. 따라서 살코기를 먹는 것은 곧 그 영혼이 인간 존재 속에서 살아가는 것을 의미했다.

신성한 황소는 그리스 사회에서도 두드러지게 묘사되었다. 생명과 다산의 신 디오니소스(Dionysus)는 '뿔 달린 황소' 또는 '암소의 아들'로 묘사되었다.[7] 그리스인들은 황소를 신의 화신으로 숭배했다. 디오니소스 제례에서 열렬한 신자들은 상징적으로 문명의 억압을 벗어던지고 한밤중에 산 속으로 몰래 들어갔다. 황소의 뿔을 쓴 찬양자들은 광란에 빠져들 때까지 흥분하며 점점 더 빨리 춤을 추었다. 이런 격정의 현란한 움직임 속에서 한 마리 어린 황소가 그들 한가운데로 뚜벅뚜벅 걸어가면 그 순간 그들은 맨손으로 달려들어 어린 황소를 갈기갈기 찢었다. 그들의 두 손과 몸은 황소의 피로 흠뻑 젖었으며, 그들은 채 식지도 않은 따뜻한 황소의 살코기를 날로 먹었고, 여명의 첫 햇살이 비칠 때까지 비명을 지르며 허공을 펄쩍펄쩍 뛰었다. 그들은 황소 고기를 먹음으로써 신과 같은 존재가 될 수 있다고 믿었다. 즉 그들과 그들의 대지는 황소의 피로 축복을 받고 신성해진다고 믿은 것이었다.

이탈리아인들은 소의 땅을 뜻하는 '이탈리아 Italia'에서 자신들의 이름을 가져왔다. 이탈리아 반도의 사람들이 로마의 침략에 대항하기 위해 한 자리에 모였을 때 그들은 소 숭배의식을 치르며 전투에 임했다. 다른 곳의 사람들과 마찬가지로 그들 역시 전쟁터에서 황소의 뿔을 썼다. 고고학자들은 이탈리아의 황소 신인 마르스(Mars)의 모습이 담긴 당시의 주화를 발견했다. 마르스는 '로마의 암 늑대를 뿔로 받아 땅바닥에 내동댕이치는' 맹렬한 황소와 같은 전쟁의 신이었다.[8]

기원전 1세기 중엽 황소 숭배의식은 로마에 전파되었다. 미트라 (Mithra) 숭배의식은 중동과 북아프리카는 물론 멀리 소아시아까지 성행했던 다양한 황소 숭배 종교들이 혼합된 것이었다. 미트라는 원래 고대 아리아에서 빛의 신이었는데, 일찍부터 태양신은 당시의 대중적인 소 숭배의식과 혼합되었다. 미트라는 이따금 '드넓은 초원의 주인'으로 불렸으며, '다산의 주인'으로 생명의 제공자였다. 지혜롭고 순수한 이 '빛과 선의 주인'은 어두운 악의 세력에 맞서 싸웠다. 2세기 말 미트라교는 로마의 공식 종교로 선포되었으며, 당시만 하더라도 초기 기독교 의례보다 훨씬 더 대중의 인기를 끌었다. 실제로 소 숭배의식은 로마인의 생활에 속속들이 파고들었다. 젊은 부부가 제단에서 결혼 서약을 주고받을 때 신부는 "여기서 당신은 황소이고 저는 암소입니다"라고 맹세했다.[9]

 황소를 도살하는 위대한 미트라 제례 신화는 특히 로마 병사들의 관심을 끌었으며, 그들이 제국 전역에 미트라교를 전파시켰다. 신화에 따르면 미트라는 황소 신을 죽이라는 신성한 명령을 받아 숱한 실패 끝에 기어이 성공을 거둔다. 그러자 위대한 황소 신의 죽음과 함께 잇달아 기적들이 발생한다.

> 황소의 몸에서 지금 인간이 유용하게 사용하는 온갖 식물과 약초들이 솟아났다. 척수에서는 생명의 양식인 밀이 솟아났고, 붉은 피에서는 신성한 생명의 기쁨인 포도나무와 포도주가 솟아났다.[10]

 인간이 새롭게 확보한 하사품에 분개한 악의 세력은 시체를 공격하기 위해 악마들을 보낸다. 그러나 전설에 나타난 것처럼 죽은 황소의 생식기에 대한 그들의 공격은 또 다른 기적을 낳는다. 황소의 정자가 방출되자 달이 그것을 모았고, 거기서 지구상의 온갖 '유용한' 동물들이 생겨난다. 황소의 영혼은 천상으로 거슬러 올라가 목동의 수호자가 된다.

미트라교의 신도들은 특별히 신성한 날에 세례를 받고 의식에 참석했다. 숭배자들이 황소의 아래에 위치한 구덩이 속에 일렬로 나란히 서 있으면 사제가 동물의 도살로 끝나는 미트라 신화를 재연했다. 새로운 귀의자들은 황소의 뜨거운 피가 그들의 입과 몸에 쏟아져 내리도록 죽어 가는 황소를 향해 머리를 갖다댔다. 신성한 피 속에서 정화된 후 그들 각자는 황소의 고환에서 나온 정자를 조금씩 나누어 받았다. 이는 '신성한 황소 중의 황소가 지상에 내려오고 미트라가 모든 인류에게 생명을 불어넣는' 심판의 날에 자신들의 영원한 생명을 보장받기 위해서였다.[11]

미트라 종교는 기독교와 많은 특성들을 공유하면서 강력한 경쟁자가 되었다. 두 종교 모두 선과 악의 이원성(二元性)을 믿었다. 또한 천국과 지옥을 믿었으며 신앙을 통해 세례를 받은 이들의 영원한 구원을 믿었다. 콘스탄티누스 대제(Emperor Constantine)가 기독교로 개종하지 않았다면 미트라 숭배의식이 기독교를 누르고 승리를 거두었을지도 모른다. 기독교 성직자들은 대중의 인기를 얻기 위해 미트라 제례의 많은 부분들을 수용해야 했다. 콘라드는 기독교가 미트라 의식에서 죄를 씻는 피의 목욕을 빌렸으며, 황소의 피를 죽어 가는 예수의 피로 대신했다고 주장한다. 기독교는 미트라교가 정한 신성한 날인 12월 25일도 빌려 왔다. 애초에 태양신의 탄생을 축하하던 그 날을 예수 탄생일로 정했던 것이다.

마지막으로 새로운 기독교 신봉자들은 미트라 황소 신을 어둠의 상징으로 새롭게 변형시켜 미트라교에 최후의 일격을 가했다. 그래서 미트라 황소 신은 악마의 화신이 되었다. 447년 톨레도 공의회(The Council of Toledo)에서 교회는 최초로 악마에 대한 공식적인 묘사를 발표했다. 당시 한 수도원장의 말이다.

　머리의 뿔, 갈라진 발굽 혹은 갈라진 하나의 발굽, 당나귀 귀, 무성한 털, 발톱, 이글거리는 눈, 무시무시한 이, 거대한 음경, 고약한 유황 냄새가 특징인 크고 검은 험악한 형체가 악마이다.

3. 신석기 시대의 카우보이

중동, 북아프리카, 고대 유럽의 소 숭배의식은 잘 알려져 있다. 하지만 수천 마일 북쪽의 유라시아 스텝 지방, 즉 서쪽으로 동부 유럽과 우크라이나를 경계로 하고 동쪽으로 몽고와 만주를 경계로 하는 지역에서 별도로 발생했던 두 번째 소 문화의 중심지에 대한 고고학적 관심은 그리 높지 않은 편이다. 스텝 지방 유목민들은 정복과 약탈로 생존을 꾸려갔다. 그들은 기동성과 전투 능력이 탁월했으며 영토 확장의 신봉자들이었다. 그들은 남쪽으로 인도, 동쪽으로 중국, 북쪽으로 발트 해 연안과 스칸디나비아, 서쪽으로 스페인 반도와 영국 섬들까지 세력을 뻗쳤다.

가공할 만한 침략자들이자 북쪽의 막강한 기마 부족들이었던 스텝 지방 유목민들은 많은 소 떼를 몰고 유럽을 넘나들면서 작고 평화로운 신석기 촌락 공동체를 파괴하고 정복했다. 그들은 여느 유목민들처럼 민첩하고 잔인한 계절 신들을 섬겼는데 머나먼 곳까지 침략하는 스텝 지방의 난폭한 기마 부족들을 보호하기에 적당한 신들이었다. 하지만 그들의 신들은 주로 곡식 문화를 관장하면서 전투 능력 못지않게 생식 능력으로 숭배를 받았던 중동, 북아프리카, 유럽의 황소 신들과는 현격한 차이를 보였다.

유목민의 신들은 군사적인 승리와 노획물을 약속했지만, 농부의 신들은 봄의 홍수와 가을의 수확을 약속한 것이다. 유목민의 신들은 기동성 있고 변화무쌍했지만, 농부의 신들은 정착성이 있고 일정한 계절처럼 예측 가능했다.

서구 역사의 대부분은 두 집단 간의 끊임없는 투쟁의 역사로 요약할 수 있다. 하나는 목초에 의존하는 유목민들이고 다른 하나는 곡식에 의존하는 농부들이다. 두 집단은 소의 특성에 대해 각자 달리 해석하긴 했지만, 어쨌든 둘 다 소에게 경의를 표했다. 이 두 상이한 전통들은 종종 상호작용을 하면서 각각 다른 쪽의 세계관과 적당히 뒤섞이기도 했다. 그런가 하면 그들의 관계는 대결과 항복의 과정 속에서 험악해지고 서로에게 상처를 남기기도 했다.

유목민들과 토지 경작자들 간의 충돌은 유라시아 스텝 지방 부족들이 유럽의 신석기 농부들과 처음으로 접촉했던 대략 6,000년 전부터 시작되었다.

유럽 문화의 시작은 기원전 5000년경으로 거슬러 올라간다. 촌락 공동체와 소규모 거주지들은 에게 해와 지중해로부터 이탈리아와 중부 유럽을 거쳐 다뉴브 강 유역과 동부 발칸에 이르는 대륙에 흩어져 있었다. 원래 소규모 목축을 병행하는 농부였던 초기 유럽인들은 비교적 평화로운 삶을 영위했다. 마리야 김부타스(Marija Gimbutas)에 따르면 그들의 사회는 평등한 모계 사회였으며, 그들이 군사적 요새나 무기들을 가지고 있었다는 증거는 거의 없었다.[1]

유럽 촌락 공동체들은 청동 예술에 조예가 깊었다. 당시의 고고학적 보물들을 보면 고도의 예술 문화가 담겨 있다. 항아리, 도기, 작은 입상(立像)들에 새겨진 그림들은 개념적으로 성숙했으며 기법상으로도 정교했다. 특히 종교적인 장식에 대한 수준 높은 관심이 엿보였다. 고대 유럽의 글쓰기가 수메르 문자보다 2,000년쯤 앞선다는 점을 암시하는 초기 문자들도 작은 그릇, 접시, 컵에서 간간이 발견됐다.[2]

기원전 4400년경부터 유럽은 물밀듯이 밀려드는 동쪽으로부터의 침략에 요동치기 시작했다. 유라시아 스텝 지방의 유목 기마 부족들은 남부 유럽 및 동부 유럽을 휩쓸고 지나가면서 수천 년 동안 번성했던 평화로운 농경생활을 황폐화시켰다. 쿠르간(Kurgan)족으로 알려진 침략자들은 애초에 우크라이나 지역에 위치한 유라시아 스텝 주변에서 농사와 목축을 병행했던 그 이전 농부들의 후손으로 여겨진다.[3] 그들의 원시적이고 비능률적인 목축 기술은 토지를 불모지로 만들었다. 따라서 농사와 목축을 계속하려면 작은 무리의 가축들을 이끌고 동쪽 변경으로 이동할 수밖에 없었다. 동쪽으로의 이동은 한동안 우랄 산맥에 막혀 그 기슭에서 중단되었다. 그런데 거대한 러시아 산맥의 건너편에는 인간의 접근이 불가능해 보이는, 때묻지 않은 광대한 목초지인 유라시아 스텝 평원이 드넓게 펼쳐져 있었다.[4]

말을 길들이면서 상황이 급변했다. 유라시아의 초원지대가 소의 목초지가 되는 길이 열렸던 것이다. 유라시아 초원 지대에서의 목축은 6,000년에 걸친 목초지 정복과 지배의 여정을 알리는 신호탄이었다. 오늘날에는 그것이 미 서부의 방목지, 중앙 및 남아메리카의 열대우림, 오스트레일리아 오지의 황량한 평원으로 확장되고 있다.

쿠르간족들은 유라시아 초원 지대의 주기적인 가뭄으로 인해 어쩔 수 없이 목초지를 찾아 서쪽으로는 유럽, 남쪽으로는 인도와 이란으로 이동해야 했다. 남부 및 동부 유럽의 첫 번째 침략의 물결은 기원전 4400년에서 4300년 사이에, 두 번째 침략은 기원전 3400년에서 3200년 사이에, 그리고 서부 유럽과 스칸디나비아를 휩쓸었던 세 번째 침략은 기원전 3000년에서 2800년 사이에 행해졌다.[5] 동쪽의 '전부(戰斧)' 문화는 서쪽 세계의 최초의 위대한 변경 문화였다.[6] 19세기 미국의 카우보이들처럼 그들의 군사적인 우위는 말을 올라타는 데 있었다. 그들의 부(富)는 소를 기준으로 결정되었으며, 그들의 영토는 온대의 메마른 초원 지대였다.

　1세기경 유목민은 유럽은 물론 인도와 페르시아, 멀리는 중국까지 침략해 쿠르간족의 세력을 넓혀갔다. 소 숭배 문화가 중국에서 뿌리를 내린 적은 없었지만, 쿠르간족의 침략은 종종 공물과 일시적인 이익을 가져다주었다. 12~13세기에는 칭기즈칸과 그의 손자이자 후계자였던 쿠빌라이 칸(Kublai Khan)이 송(宋)을 항조우까지 밀어붙이며 중국 대륙 대부분을 침략했다. 그곳에서 아시아 스텝 지방의 몽골족은 송의 항복을 받아냈다.[7]

　쿠르간족의 영향은 3,000년에 걸친 침략과 정복으로 유럽을 변화시켰다. 유라시아 스텝 지방 사람들은 기마 기술과 소 숭배 문화, 그리고 전쟁 이데올로기와 무기들을 유럽에 전파했다. 고고학적 기록에는 쿠르간족 침략이 그곳에 미친 영향을 뚜렷이 나타내고 있다. 기록에 따르면 고도로 발달했던 평화로운 농경 문화는 어느 시기에 이르러 갑작스레 중단되었다.[8] 그 무렵 전부(戰斧)와 단검이 기원전 4000년경부터 시작된 작은 입상과 그림이 그려진 자기들을 대신했다. 5세기에는 훈(Hun)족이 로마를 휩쓸고 지나가 북쪽으로 프랑스의 심장부와 아틸라 아래의 서유럽까지 세력을 넓혔다. 유럽은 수세기에 걸쳐 공포의 도가니가 되었다.[9]

　스텝 지방의 유목민들은 인상적인 기념물도, 위대한 예술 작품도, 자신들의 행위와 공적을 설명한 어떠한 언어도 남기지 않았다. 최근까지 역사가들이 서구 문명에 대한 그들의 영향을 사실상 무시했던 것도 아마 그 때문일 것이다. 대신 역사가들은 고대 수메르로부터 로마 제국으로 이어지는 문화적 유산을 상세히 설명하는 쪽을 선호했다.[10]

　반면에 쿠르간족은 대규모 목축 및 수준 높은 군사 기술뿐만 아니라 생소한 방위 개념-근대에 이르러 유럽인을 지구상의 위대한 식민 개척자로 이끈 개념-도 유럽에 전해주었다. 쿠르간족은 속도와 이동성을 방위(防衛)의 척도로 삼았다. 이런 점에서 그들은 중동과 북아프리카 그리고 소규모 촌락에 기반을 둔 고대 유럽의 농경 사회와 근본적인 차이를 보였다.

농경 사회에서 방위는 대지에 대한 소속감 속에서 발견된다. 대지는 신의 보호와 조상의 감시를 받는 거룩하고 신성한 거주지이다. 대지는 책임감을 낳고 그것은 각 세대를 신성한 의무와 책임의 복잡한 관계로 긴밀하게 엮는다. 농경 사회에서 소속감은 대지, 변화하는 계절, 탄생, 성장, 죽음, 재생의 연령 주기와 결부되어 있다.

하지만 쿠르간족은 결코 장소에 얽매이지 않는다. 대지는 획득하고 소유하고 이용할 수 있는 대상이다. 그것은 전략적·경제적 가치를 지니고 있을 뿐, 신성하거나 본질적인 가치는 조금도 가지고 있지 않다. 그들의 소속감은 무기와 소, 그리고 그것으로 그들이 획득할 수 있는 것들로 내면화되고 단단히 고정되어 있다. 스텝 지방의 유목민들은 그것으로 강한 독립성, 호전성, 대지에 대한 무관심, 성취욕, 실용성 같은 새로운 의식을 이끌어냈다. 시간이 흐르면서 그들의 세계관과 혈통은 그들의 정복민들과 뒤섞였으며, 그리하여 유럽의 감성적 기질과 유라시아의 반항적 기질의 독특한 결합이 싹트기 시작했다.

쿠르간족의 의식이 근대의 심리학적 기틀을 마련하는 데 보탬이 되었다면, 세계사에서 근대 자본주의와 식민 시대의 경제적 기틀을 마련하는 데 도움이 된 것은 쿠르간족의 소였다. '소'를 뜻하는 'cattle'은 '자본'을 뜻하는 'capital'과 동일한 어원을 갖고 있다. 많은 유럽어에서 '소'는 '자본' 및 '동산(chattel)'과 동의어로 사용된다.[11] 소는 재산을 뜻했다. 윌프레드 펑크(Wilfred Funk)의 『단어의 어원과 그 낭만적 이야기들』(Word Origins and Their Romantic Stories)에 따르면 영국인들이 일체의 동산을 뜻하는 'good and chattels' 대신 'goods and Chattals'를 사용했던 16세기까지는 동산 저당이 오랫동안 소 저당과 동일한 의미로 사용되었다.[12] 소를 뜻하는 스페인어 'ganado'는 재산 또는 'ganaderia'를 의미했다.[13] 심지어 화폐를 뜻하는 라틴어 'pecunia'도 소를 의미하는 'pecus'가 그 어원이다.[14]

소는 인간과 문화 사이에서 표준적인 교환 매체로 이용될 수 있는 최초의 유동 자산들 중 하나였다. 곡식을 생산하는 중동과 북아프리카 그리고 지중해 연안의 강력한 해상 세력들은 소를 거래했다. 고대 그리스의 가족들은 계집아이들에게 종종 소에서 따온 이름을 지어주었는데, 이는 그들의 '가치'를 돋보이게 하고 남자 구혼자들의 환심을 사기 위해서였다. 가령 폴리보이아(Polyboia)는 '여러 암소들의 가치가 있는', 에우보이아(Euboia)는 '암소들이 많은', 페레보이아(Phereboia)는 '여러 암소들을 데려오는'이라는 뜻이다.[15]

로마인과 훈족 역시 소를 일종의 자산 형태로 간주했지만, 그것을 사람과 영토 모두에 영향력을 행사할 수 있는 막대한 비축용 유동 자산으로 변형시킨 것은 유라시아의 유목민들이었다.

서구의 소 사육 문화의 등장과 자본주의 세계의 등장 사이에는 서로의 구미를 당기게 하는 불가분의 관계가 있다. 세계사에서 소가 어떻게 자신의 신성한 지위를 잃어버리고 결국에는 생산적인 자본의 역할로 격하되었는지 좀더 명확한 이해를 원한다면, 쿠르간 문화의 내부를 응시하면서 유목민들의 복잡한 사회적 구조를 면밀히 검토할 필요가 있다. 새로운 세계질서의 씨앗이 쿠르간족의 다양한 사회적 관계 속에 처음으로 뿌려졌기 때문이다.

4. 신이 내려준 선물과 자본

쿠르간 문화와 그것의 다양한 파생물들은 세 가지 다른 계급들로 이루어진 사회적 계층으로 조직되었다. 사제들은 사회적 피라미드의 맨 꼭대기에, 전사들은 그 아래에, 평민들은 피라미드의 맨 밑에 위치해 있었다. 브루스 링컨(Bruce Lincoln)은 그의 저서 『사제, 전사 그리고 소』에서 쿠르간 축산 단지에서 사제와 전사들 간의 복잡한 상호관계를 밝혔다.

사제들의 주요한 역할은 신의 호의를 얻고 공동체의 건강과 행복을 얻기 위해 쿠르간의 신들에게 소를 산 제물로 바치는 것이었다. 인도-이란 분파에서는 두 신들이 최고의 위치에서 천상을 지배했다. 인간을 결속시키는 신 미트라(Mitra)와 마법과 우주 법칙의 신 바루나(Varuna)가 그들이다. 그 밖에도 인도-이란에서는 대여섯 명의 군소 신들의 신전이 있었다. 사람들이 신에게 가장 빈번하게 요구하는 것은 많은 사내자식과 소였다.[1]

사실상 인도-유럽 분파들(인도인, 이란인, 독일인, 노르웨이인, 로마인, 그리스인, 러시아인)에서 사제의 역할은 최초의 희생 신화를 의식적인 재연으로 꾸준히 되풀이한 것이다. 고대 신화에 따르면 최초의 사제 마누(Manu)는 최초의 소와 함께 최초의 왕 에모(Yemo)를 희생시켰으며, 살해된 최초의 황소의 신체로부터 온갖 동물과 식물 종들이 창조되었다.

  매번 소를 희생시키는 이 신화의 의식적 재연을 통해 쿠르간족들은 세상을 반복적으로 재창조하며 상징적으로 자신들에게 영원한 지상의 풍요를 가져다줄 수 있었다. 신들에게 소를 산 제물로 바침으로써 쿠르간족들은 그 보답으로 신의 선물을 얻을 수 있었다. 보다 많은 사내아이와 소가 그것이었다.[2]

  전사 계급에는 전사 신들이 있었다. 전사 신들 역시 천상에서 살았지만 사제 계급의 신들보다 아래에 위치해 있었다. 그들은 주로 폭풍, 번개, 천둥 같은 기후와 관련이 있었다. 인도-이란인에게 황소 신 인드라(Indra)는 전쟁 신들 중 최고의 위치에서 군림했다. 인드라는 전사들이 전쟁터에서 적을 섬멸하고 전리품을 획득할 수 있도록 힘과 용기를 제공함으로써 그들을 보호했다. 부의 축적은 다른 부족의 약탈을 통해 이루어졌으며, 그것은 인드라 및 다른 전쟁 신들의 선물로 간주되었다.[3]

  전사 계급의 주요한 책임은 전쟁에 참여하고 소를 빼앗는 것이었다. 산스크리트어로 'gavisti'는 '소에 대한 욕망'을 뜻했으며, 성공적인 전쟁군주는 흔히 고파(Gopa), 즉 '소의 군주'로 일컬어졌다.[4]

  사제들과 마찬가지로 전사 계급은 최초의 소 약탈에 대한 이야기로 꾸며진 자신들의 첫 신화를 재연했다. 이 고대 인도-유럽 신화에 따르면 전쟁 신 인드라의 도움을 받은 영웅 트리토(Trito)는 머리 셋 달린 독사를 죽이고 자신의 소를 빼앗는다. 그러나 소의 약탈은 독사가 소를 훔쳤던 사실에 대한 보복 행위로 정당화되었다. 그리하여 소 약탈 신화는 유럽, 페르시아, 인도의 원주민으로부터 소를 착취하는 행위에 대해 끊임없는 정당성을 부여하면서 여러 세기 동안 계속 행해졌다. 의식 초기에 젊은 전사들은 자신들을 취하게 하는 술 소마(sauma)를 마시면서 그들의 적들을 능가하는 힘을 얻기 위해 고기를 먹었다. 쿠르간족의 소 약탈은 의식(儀式)적 특성을 나타냈다. 습격을 준비하는 전사들은 소 약탈 신화의 재연에 특별한 사제들의 도움을 받았다.

브루스 링컨에 따르면 쿠르간 분파들 속에서 수세기에 걸쳐 사제 계급과 전사 계급은 지속적으로 갈등 관계를 빚어 왔다. 사제들의 입장에서 소는 제물로 희생시키는 동물이자 신을 달래는 선물로서 중요한 의미가 있었다. 우선 전사들이 전능한 신에게 희생물을 바친다는 것이며, 두 번째는 공동체에 부를 제공할 목적으로 소를 약탈한 것이다. 하지만 때로는 두 번째 목적이 첫 번째 목적을 앞서기도 했다. 반면에 전사들은 자신의 약탈물인 소를 귀중한 자산, 즉 권력과 특권으로 축적될 수 있는 자본으로 간주하기 시작했다.[5]

소의 적절한 이용에 대한 사제들과 전사들 간의 불화에는 서구 역사에서 끊임없이 지속된 성직자들과 세속인들 간의 오랜 반목의 역사가 반영되어 있다. 사제들은 은혜와 선물 제공이라는 과거의 개념을 고집했으며 자신들의 건강, 부, 행복을 신의 선물로 생각했다. 그들은 언제나 신성한 권위의 지배를 받았고, 그들의 능력을 뛰어넘는 권능의 은혜를 입었으며 우주의 각본 속에서 단순히 한 구절로 존재했다. 한편 전사들은 점점 대담해졌다. 승리에 고취되고 오랜 세월 동안 전쟁과 습격에 단련된 그들은 자기 자신을 독립적인 행위자이자 스스로의 권리를 계산에 넣는 세력으로 간주하게 되었다. 소는 그들의 권력에 대한 상징이었으며, 그들의 자본이 되었다. 그리하여 그들은 최초의 자본가가 된 것이다.

새로운 급진적인 유형의 경제 개념이 세계 무대의 전면에 등장했다. 그것은 무자비한 획득에 기반을 두었으며 이후 노골적인 이기심으로 정당화되었다. 그 과정에서 소는 새로운 생명체로 변화되었는데, 소의 육체에 깃들여 있는 신성함 대신 부를 낳는 경제적 생산성이라는 세속적인 개념이 자리잡은 것이다. 이전까지 신이었던 소는 차츰 일상적인

용품으로 변형되었다. 인간과 소의 관계는 4,000~5,000년에 걸쳐 이루어졌는데, 여기에는 신성한 것에서 세속적인 것으로 점차 변하는 유럽인들의 의식이 반영되어 있었다.

스텝 유목민들이 이주했던 곳에서는 어느 곳이건 소와 관련된 문화가 그곳의 심리적·신체적 환경을 뿌리째 뒤흔들어 놓았다. 가령 쿠르간 침략의 영향이 뿌리 깊은 곳에서는 오늘날까지도 그것이 특정한 문화의 사회와 정치에 영향을 주고 있다. 특히 쿠르간의 인도-이란인 후손 및 켈트족 후손들이 주요한 역할을 하는 인도, 스페인, 영국에서는 그 영향이 민족성 특성까지 규정하고 있다. 오늘날에는 이런 각각의 문화들이 독특한 생태학적 규제와 역사적 변화를 거치면서 서로 다른 축산 단지들과 그 접근 방식들을 보여주고 있다. 인도에서는 축산 단지가 사회 질서 형성에 기여했으며, 스페인과 영국에서는 유럽이 신세계로 진출하는 식민지 팽창 정책의 길을 여는 데 도움이 되었다.

따라서 소의 목축과 육식이 오늘날의 인류와 지구촌 환경에 얼마나 파괴적인 영향을 미쳤는지 이해하려면, 이처럼 전혀 다른 사회에서 축산 단지들이 맡은 역할부터 이해하지 않으면 안 된다.

5. 소를 '숭배'의 대상으로 삼았던 인도

유라시아 스텝 지방의 아리안 유목민의 후손들은 기원전 1750년 경 인더스 문명을 초토화시키면서 인도 아대륙(인도, 파키스탄, 네팔)을 침략했다.[1] 목초지를 찾아 나선 그들은 비옥한 인더스 계곡에서 생태학적으로 이상적인 장소를 발견했다. 그들은 소, 말, 무기-그들의 신-도 함께 가져왔다.

아리안 유목민들은 천둥과 폭풍의 황소 신 인드라를 숭배했다.[2] 앞서 살펴본 것처럼 신화에서 인드라는 소를 훔쳐간 다양한 괴물들과 맞서 싸우면서 매번 강력한 힘과 남자다움을 검증받는 막강한 황소였다. 그는 싸울 때마다 승리를 거두었고, 대지를 비옥하게 만드는 비를 내려 승리를 축하했으며 자신의 암소들을 수태시켰다.

유라시아 스텝 지방의 선조들처럼 아리아인들은 쇠고기를 섭취했다. 아리안 전사들은 의식적인 제례 및 신성한 행사가 있을 때 쇠고기를 넉넉히 나누어줌으로써 원주민들의 충성과 선의를 얻을 수 있었다. 기원전 600년 이후 아리안 군주들과 그들의 브라만 사제들은 자신들의 왕성한 식욕을 만족시키면서 동시에 그들의 통치를 받는 지역민들을 달래기에 충분한 쇠고기 공급이 점점 더 힘들어지고 있다는 사실을 깨달았다. 인류학자 마빈 해리스(Marvin Harris)는 브라만은 쇠고기를 먹지만 백성들은 이를 먹지 못하게 되자 통치의 위기가 초래되었다고 주장한다.

　인도 쇠고기는 고갈된 토양 기반에 밀집한 인구와 점점 줄어드는 천연 자원-축산 단지들이 등장하는 곳마다 되풀이되는 문제들-으로 위기에 몰렸다. 유목민들이 최초로 인도에 도착했을 때 인구 밀도는 낮았고, 대지는 풍부했으며 갠지스 강 평야는 산림으로 뒤덮여 있었다. 그러나 그들이 도착한 후 불과 700년 만에 그곳은 5천만에서 1억 명의 사람들이 북적대는, 세상에서 인구 밀집도가 가장 높은 곳이 되었다.[4] 기원전 300년경부터 산림은 헐벗기 시작했으며 대부분의 토지는 침식되어 고갈의 위기에 이르렀다. 갈수록 인구가 증가함에 따라 농부들의 경작지는 줄어들었고, 동물들에게 귀중한 목초지 면적도 한층 축소되었다. 목초지의 대부분은 점점 증가하는 주민들을 먹여 살리기 위한 밀, 기장, 편두, 완두 재배지로 전용되었다.[5] 하지만 농부들에게는 최소한 밭을 갈 수 있는 두 마리의 황소, 새끼를 낳고 우유를 제공할 수 있는 한 마리의 암소가 꼭 필요했다. 농부들은 유일한 동력원을 끼니로 먹어치울 만한 여유가 없었다. 사실 황소가 없었다면 북인도의 단단한 토양을 경작하는 것도 불가능했을 것이고, 암소가 없었다면 밭에서 일할 후대의 소를 양산할 방도도 없었을 것이다.

　가난한 이들은 생존과 기아 사이에서 허덕이면서 주기적인 홍수와 가뭄에 희생당했지만, 브라만 계급과 베다 지도자들은 여전히 인도의 소들을 도살하면서 많은 양의 쇠고기를 배불리 먹었다. 그런 과정에서 거대한 인도 아대륙의 먹이사슬은 점점 붕괴되어 갔다.

　분노한 농부들은 형평을 요구하면서 자신들에 대한 지도자들의 완벽한 무관심을 비난했다. 그러나 인도의 지도자들에게 그것은 소귀에 경 읽는 격이었다. 해리스에 따르면 그 무렵 많은 주민들이 모든 동물들의 식용을 금했던 새로운 종교 분파인 불교로 개종했다. 불교는 주민들의 구미에 딱 들어맞는 종교였다. 불교는 부의 허세를 비난하고 금욕과 자발적인 빈곤을 가르치면서 가난한 사람들의 곤경을 기탄 없이 말했다. 농부들의 입장에서는 새로운 종교가 인과응보의 정의로 구원의 희망을 비춰주었다.

불교는 제식에 치러지는 도살은 물론 모든 살생을 금했기 때문에 브라만 계급들과 직접적인 마찰을 빚었다. 농부들은 더 이상 끼니를 위해 소를 도살할 여유가 없었기 때문에 점점 더 많은 사람들이 동물 살생과 쇠고기 식용을 금하는 행위에 동참했다. 농부들은 사치스러운 향연을 위해 자신들로부터 소를 압수하여 그 쇠고기를 즐기는 지도자들의 파렴치한 특권에 분개했다. 전설에서는 한 불교도가 신성한 쇠고기를 먹는 행위가 소에게 '우주의 권한'을 불어넣은 신을 실망시킨다는 사실을 브라만 교도에게 일깨워주는 장면이 등장한다. 그러자 브라만 교도는 "그럴지도 모릅니다만, 고기만 연하다면 그것을 마다하고 싶진 않군요"라고 대답한다.[7]

불교도들은 인도 대중들의 지지를 얻기 위해 9세기에 걸쳐 브라만 교도들과 각축전을 벌였다.[8] 그러다 결국에는 힌두교가 우세해졌지만 그 이전에 힌두교도들은 자신들의 교리에 많은 불교 관습을 끌어들여야 했다. 힌두교에서 동물 희생에 대한 입장을 180도 전환하여 제식에서 소의 도살을 금한 것이 그 대표적인 경우다. 새로운 아힘사(ahimsa)의 교리는 비폭력과 생명의 신성함을 옹호했다.[9] 그런데 그들의 지도자들이 스텝 지방의 소 약탈 전사들의 후손이었음을 감안한다면 이것은 종교를 위한 중요한 제스처였다. 심지어 베다에서 '전쟁'을 뜻하는 단어조차 '소에 대한 욕망'을 뜻했음을 주목해야 할 것이다.[10]

자신들의 역사와 종교적 신조를 개작하면서 힌두교도들은 신들이 실제로 고기를 먹는 것이 아니며, 『리그베다』(Rig Veda) 같은 경전에 묘사되어 있는 것처럼 제식을 치를 때의 고기 섭취는 어디까지나 상징적인 의미에 지나지 않는다고 주장했다. 힌두교 제식에서는 우유가 고기를 대신하여 과거 고기를 섭취했던 브라만 계급의 주요한 단백질 공급원이 되었다. 나아가 힌두교도들은 불교도들조차 시도하지 않았던 소 숭배의식까지 부추겼다.

오늘날에는 축산 단지가 힌두교도들의 일상생활을 속속들이 지배한다. 현재 인도에는 대략 2억 마리의 소들이 거리와 마을을 자유롭게 어슬렁거리고 있다.[11] 그들은 모두 숭배의 대상이다. 힌두교도들은 소에서 나온 것이라면 무엇이건 신성하다고 믿는다. 소가 생명의 어머니라고 믿는 것이다.[12] 간디는 소를 두고 '수많은 인도인들의 어머니'라고 불렀다.[13]

해리스는 신성한 소를 포함한 수많은 힌두교 관습들 중 일부에 대해 다음과 같이 설명했다.

> 사제들은 소의 우유, 응유, 버터, 오줌, 배설물로 만들어진 신성한 '음료'를 만들어 조상과 숭배자들에게 뿌리거나 바른다. 그들은 정화된 소의 버터인 기(ghee)를 태우는 램프로 사원을 밝히며, 또한 매일같이 신선한 암소의 우유로 사원의 조상들을 목욕시킨다. 축제가 벌어지면 소의 수호자인 크리슈나(Krishna)를 기념하면서 사제들은 소 배설물로 신의 형상을 만들고, 배꼽에 우유를 붓고, 사원 바닥에서 그 주위를 슬금슬금 기어다닌다. …… 또 다른 축제에서 사람들은 지나가는 소 떼가 일으키는 자욱한 먼지 속에서 무릎을 꿇고 소의 신선한 배설물로 자신의 이마를 문지른다.[14]

심지어 축산 단지는 일상생활의 가장 세속적인 측면까지 파고들고 있다. 시골 의사들은 소의 발굽 자국으로부터 먼지를 수집하여 치료약을 제조할 때 사용한다. 힌두교도들은 신성한 액체로 간주되는 소 오줌인 고무트라(gomutra)를 물주전자에 가득 채워 병든 아이들을 목욕시킨다.[15] 정부에서는 너무 쇠약하거나 병든 나머지 거리를 돌아다니지 못하는 50만 마리 이상의 소들을 위해 오래된 주택들을 그들의 보금자리로 운영한다.[16] 또한 정부 부담으로 소들은 거주지와 먹이와 보살핌을 받는다. 인도 전역의 소 요양소 운영과 관련하여 외국인들이 질문을 할 때면 힌두교도들은 누구나 의심스러운 눈초리로, "그렇다면 당신은 어머니가 나이 들면 도살장으로 보낸단 말입니까?" 하고 대꾸한다.[17]

힌두교도의 벽 캘린더는 암소 사진으로 장식되어 있다. 포동포동한 암소의 몸에 아름다운 처녀의 모습을 한 암소 키메라가 그 중 가장 인기 있는 사진이다.[18]

암소 도살은 가장 흉악한 범죄로 간주된다. 얼마 전까지만 하더라도 카슈미르에서는 암소를 죽이는 것은 사형에 처할 수 있는 중죄에 속했다. 이후 무기 징역으로 형벌이 조금 가벼워졌다.[19] 우발적으로 암소를 죽이게 되면 범행 당사자는 면도로 머리카락을 깎이고 죽인 동물의 가죽을 덮어쓴 채 암소 우리에 한 달 동안 감금당한다. 감금된 상태에서 그는 매일매일 암소들의 발굽 자국을 따라다니며 발굽에서 일어나는 먼지를 꾸역꾸역 삼켜야 한다.[20]

암소 도살이 이토록 심각하게 다루어진다 하더라도 그것은 그리 놀랄 일이 아니다. 힌두교도들은 각 암소의 몸 속에 3억 3,000만의 신들이 살고 있다고 믿는다. 힌두교 교리에 따르면 암소를 죽인 사람은 누구든 86회의 환생을 거치게 되며, 악마로서 전생의 사다리 맨 밑바닥에서 최후를 맞게 된다.[21]

힌두교도들은 소에 대한 존경심을 나타내지 않는 이슬람교나 다른 종교 집단들과 함께 살아가기 때문에 노골적인 적대 행위와 '소 폭동'으로 인한 인명 손실이 빈번히 발생한다. 1966년에 일어난 폭동의 경

우 인도 의회 계단에 8구의 시체와 48명의 사상자들이 나뒹굴었다.[22]

인도에서 소는 숭배의 대상 그 이상의 의미를 가지고 있다. 한마디로 인도 사람들의 생존이 이 귀한 동물의 도움에 달려 있다고 해도 과언이 아닐 정도다. 암소들은 인도에서 필요한 우유의 대부분을 제공한다. 황소는 6,000만 명의 소규모 농부들이 땅을 경작할 수 있도록 동력을 제공하며, 이 땅에서 재배된 식량은 인도 인구의 80%를 먹여 살린다.[23] 인도의 소들은 해마다 7억 톤의 배설물을 배설하고, 그 중 절반이 토양을 비옥하게 만드는 비료로 사용되며, 나머지 절반은 요리용 땔감으로 사용된다. 해리스는 소의 배설물이 인도 주부들에게 '2,700만 톤의 가솔린, 3,500만 톤의 석탄, 6,800만 톤의 나무'와 맞먹는 열량을 제공한다고 추산한다. 그것은 물과 혼합되어 집안 바닥용 반죽으로 사용되기도 한다. 인도 전역의 아이들은 다양하게 사용되는 소 배설물을 얻기 위해 온종일 소 꽁무니를 졸졸 따라다닌다.[24]

소가죽은 인도의 가죽 산업에 이용되는데, 이것은 세계에서 가장 거대한 규모를 자랑한다. 때로는 늙은 소의 몸통이 도살장으로 팔려나가 이슬람교나 기독교처럼 쇠고기 식사를 금하지 않는 여타 종교의 신도들의 단백질 공급원이 되기도 한다.[25]

소가 농부들의 경제 생활에서 중추적인 역할을 하고 있지만, 서구처럼 경작할 수 있는 토지를 놓고 인간들과 경쟁하지 않는다. 한 연구 조사에 따르면 서 벵골에서는 소의 먹이 중 인간이 먹을 수 있는 내용물은 20%를 채 넘지 않았다.[26] 애초에 소들은 부엌 쓰레기, 왕겨, 줄기, 잎을 먹었으며, 인간이 먹을 수 없는 목화씨, 콩, 코코넛의 기름 찌꺼기도 먹었다.[27]

인도의 축산 단지는 인간과 소의 관계에서 신성한 측면과 세속적인 측면 모두를 강화시키는 방향으로 존속되었다. 소를 키우는 수많은 부족들 중에서 인도처럼 여러 세기에 걸쳐 신성과 세속이 절묘한 균형을 이룬 경우는 동아프리카의 부족들밖에 없다. 전세계 인구의 8분의 1에 해당하는 7억의 인도인들이 소들과 함께 어울려 살아가고 있다.[28] 소와 함께 한 그들의 역사는 유라시아 스텝 지방에서 인도-유럽으로 자신의 영향력을 널리 확장시켰던 아리안족의 독특한 경험이었다. 다음은 소와 인도인의 관계를 꿰뚫어보았던 모한다스 간디의 말이다.

> 힌두교의 가장 두드러진 특징은 소를 대하는 그들의 진심 어린 존경심이다. 소를 보호하는 것이 인간의 가장 기특한 행위 중 하나인 것처럼 여겨진다. 내게 암소는 모든 인간 세계의 구현이다. 신자들은 암소의 도움으로 온갖 생명체들의 합일을 이해하게 된다. 자연이 그런 합일의 상징으로서 암소를 선택했다는 것이 내게는 자명한 것처럼 보인다. …… 암소는 동정의 시(詩)이다. …… 암소를 보호하는 것은 곧 말 못하는 모든 신의 피조물을 보호하는 것이다.[29]

간디는 인도인들의 행복에 기여하는 암소의 탁월한 실용성을 놓치지 않았다. 그는 이렇게 말한다. "인도에서 암소는 최고의 동정심을 자아내는 대상이다. 암소는 풍요의 제공자이다. 암소는 우유를 제공하고 농사를 가능하게 한다."[30]

인도인들은 생존과 번영을 위해 소를 이용하긴 했지만, 또한 오랜 세월에 걸쳐 꾸준히 소를 숭배해 왔다. 그렇지만 유럽 본토에서는 사뭇 다른 상황이 전개되고 있었다. 중부 유럽과 서부 유럽에서는 스텝 지방의 아리안 후손들이 소와 인간 관계에서 인도와 판이하게 다른 경로를 밟았던 것이다. 유럽인들은 여러 대륙의 원주민과 영토를 식민화하고 착취하기 위해 소를 훨씬 세속적으로 이용하였다.

6. 소를 '남성'의 상징으로 여겼던 스페인

오늘날 '황소' 하면 우리는 투우의 화려한 모습과 잔인함, 투우사의 남성다움을 과시하는 스페인을 가장 먼저 떠올린다. 소는 인도와 마찬가지로 스페인 특유의 이미지로 사람들의 뇌리에 못 박혀 있다. 이베리아 반도에서는 황소의 남성다운 이미지가 역사 속에 늘 따라다니는 반면에 인도에서는 암소의 여성다운 이미지가 국가적인 특성을 이루고 있다.

소들은 스페인의 목초지에서 번성했다. 덕분에 그곳은 무역업자들의 주요한 기항지이자 오랫동안 소-약탈 문화의 중심지가 되었다. 페니키아인들은 카드스와 말라가에 무역소를 설치했으며, 자신들의 황소 신들도 그곳에 가져왔다. 그리스인 역시 소를 찾아 스페인으로 건너왔다. 그리스 신화에 등장하는 헤르쿨레스의 열 번째 노역(서쪽 끝에 있는 에리테이아 섬을 다스리는 몸이 3개인 거인 게리온의 소 떼를 잡는 일: 역주)에서는 전설적인 영웅이 희생 제물로는 최고로 치는 붉은 소 떼를 훔치기 위해 스페인으로 보내졌다. 스페인의 소들은 황소 신 제우스의 아내이자 암소 여신인 헤라에게 바쳐졌다.

페니키아, 크레타, 그리스 무역업자들의 영향은 나름대로 의미가 있었지만, 처음부터 그것은 이베리아 연안에 국한되었다. 그러던 차에 기원전 400년경 켈트족 유목민들이 이베리아 반도 전체를 휩쓸고 지나가면서 스페인으로 남하했다. 그들은 맹렬한 전사의 황소 숭배의식도 함께 가져왔다. 새로운 황소 신들은 지중해와 그 부근에 영향을 미쳤던 이전의 황소 신들과 융합하여 독특한 이베리아 축산 단지를 창조했다. 뿐만 아니라 로마의 침략으로 미트라 황소 숭배도 이베리아 반도에 유입되었는데, 그것은 서서히 스페인적인 특성으로 자리잡아 가던 다양한 황소 제식들에 또 다른 영향을 미쳤다.[1]

서구 역사에서 황소 숭배 시대의 인류학적 증거들은 숱하게 많지만, 그 중에서도 스페인 투우만큼 활력과 생동감 넘치는 것은 없을 듯싶다. 교회와 국왕은 스페인 국민들로부터 투우를 떼어놓으려고 갖가지 시도를 했지만, 그럼에도 불구하고 투우는 수세기 동안 꿋꿋하게 살아남았다. 특히 교회는 이교도의 영향이 교회의 권위에 손상을 입힐지도 모른다는 불안감 때문에 투우와 같은 의식에 자못 위협을 느꼈다. 오늘날에도 투우는 성행하고 있는데, 이는 아마도 스페인 황소 숭배의식의 복합적인 특성에서 기인하는 것으로 보인다. 미트라적인 피의 희생과 켈트적인 허세가 스페인 투우장에서 강력하게 결합하고 있는 것이다.

크레타에서 행해진 초기 투우 의식의 주요 특징이었던 희생 행위들은 인간의 뛰어난 역량을 과시하는 로마 투우에 차츰 밀리기 시작했다.[2] 그러다가 로마와 켈트의 영향이 스페인의 투우장에서 결합될 즈음, 마침내 새로운 인간-황소 관계가 등장했다. 스페인 투우사들은 자신의 전사적 지위는 고수했지만, 신성함의 겉치레는 과감히 벗어 던졌다. 이제 황소는 신에게 바쳐지는 것이 아니라 인간에게 바쳐지는 대상이 되었다. 스페인 투우장에서 벌어지는 투우사와 황소의 생사를 다투는 투쟁이 사람들의 마음을 사로잡았다. 오랫동안 신의 비위를 맞추기 위해 이용되었던 소의 희생이 인간과 자연간의 상징적인 전투에 자리를 내준 셈이었다. 허먼 멜빌(Herman Melville)의 에이헙 선장이 거대한 백경과 사투를 벌이기 수세기 전, 스페인 투우사들은 이미 이베리아 반도 곳곳에 흩어져 있는 작은 마을의 먼지투성이 경기장에서 '자연의 힘'과 맞서며 세계 무대에 펼쳐질 인간의 새로운 역할을 익히고 있었다.

16세기에 스페인 탐험가들은 고대 이베리아 축산 단지를 아메리카 연안으로 고스란히 옮겨놓았다. 신세계의 스페인 정복자들은 그보다 5,000년 전에 유럽을 정복했던 유라시아 스텝 지방의 호전적인 유목 부족들과 놀라우리만큼 유사했다. 지난 시절 유목민들이 유럽 대륙을 거칠게 휩쓸고 지나갔던 것처럼 근대 식민 시대 맹아기부터 소는 새로운 영토 약탈과 원주민 정복에서 긴요한 역할을 했다.

'육식 취향의 유럽'은 부패한 고기의 역겨운 냄새를 없애기 위해 오랫동안 동양의 향신료에 의존했다.[3] 가령 후추, 생강, 정향, 육두구 같은 향신료들이 '초기 부패를 방지하기 위해' 고기에 첨가되었다.[4]

동쪽의 향신료 섬에 이르는 새로운 해상 통로를 발견하려는 노력은 동양과 유럽의 중간쯤에 위치한 오스만투르크인들의 상업적 거래를 통해 더욱 고조되었다. 15세기에 터키인들은 동 지중해로부터 유럽 본토의 베니스 항까지 운송되는 화물에 대해 턱없이 높은 수출 관세를 붙임으로써 육로 향신료 무역에 대한 압력을 행사하기 시작했다. 한때 향신료 가격은 800% 이상 폭등한 적도 있었다.[5] 그러나 이런 터무니없는 가격에도 향신료 구입에 혈안이 되어 있던 유럽인들은 기꺼이 그 비용을 지불할 용의가 있었다.

육류 소비, 특히 쇠고기 소비는 15세기 초에 눈에 띄게 증가했다. 그 당시 유럽은 페스트로 인해 인구가 감소되었다. 그 결과 농부와 수공예 노동자들의 생활 환경은 짧은 기간이나마 향상된 반면 지주와 상인들은 부족한 노동력으로 인해 울며 겨자 먹기 식으로 임금을 인상하지 않을 수 없었다.[6] 임금이 인상되자 육류 소비가 증가했다.[7] 역사학자 브로델(Fernand Braudel)은 그 시기의 특징을 '육류 소비의 폭발'로 설명했다. 브로델에 따르면 프랑스에서는 '삶거나 구워진 온갖 형태의 고기들이 메츠(mets)라고 불리는 엄청나게 큰 접시에 층층이 쌓여' 제공되었다. 독일에서는 1482년에 공포된 포고령에 의해 모든 장인들에게 점심으로 고기 두 접시가 제공되었다. 알삭스의 농부들에게는 매일같이 쇠고기 두 덩어리가 보장되었다. 16세기 독일과 이탈리아에는 폴란드, 헝가리, 발칸 국가들의 목초지로부터 실려온 소들로 가득했다.[8]

16세기 중엽 이후 인구가 다시 증가하자 목초지의 상황은 악화되기 시작했고, 대다수의 유럽 농부들과 수공예 노동자들은 또다시 식물성 음식을 선택해야 했다. 17세기 중엽까지 영국과 프랑스의 가톨릭 달력에서 고기를 금하는 날짜가 일 년의 절반쯤으로 늘어난 것도 단순히 우연의 일치만은 아닐 것이다.[9]

대서양 횡단과 통조림 및 냉동 기술의 발전 덕분에 북아메리카와 남아메리카에서 생산된 막대한 양의 쇠고기가 유럽의 새로운 공장 노동자들과 중산층에게 적당한 가격으로 출하되기 시작한 19세기 전까지 쇠고기 공급은 불충분한 상황이었다.

이런 상황에서 희망을 모색한 사람들 중에는 제노바 청년 크리스토퍼 콜롬버스(Christopher Colombus)도 포함되어 있었다. 콜롬버스는 우연히 마르코 폴로가 쓴 책을 얻게 되었다. 마르코 폴로는 향신료 섬들을 경유하여 동양에서 돌아온 후 믿을 수 없는 여행담을 남긴 베네치아 탐험가였다. 여행을 통해 백만장자가 된 마르코 폴로는 '생강, 방동사니, 감송유를 포함하여 많은 다른 종류의 향신료들이 넘쳐난다'고 적었다.[10] 콜롬버스는 마르코 폴로의 책 여백에 자신의 이름을 남길 정도로 그의 이야기에 한껏 매료되었다.

콜롬버스는 동양의 향신료 섬들을 찾아가기로 결심하고서 탐험 자금을 마련하기 위해 스페인의 이사벨라 여왕을 설득하였다. 하지만 정작 그가 발견한 곳은 향신료 섬들이 아니라 카리브 해였다. 세 차례나 아메리카에 다녀온 뒤에도 그는 자신이 인도로 여행했다고 굳게 믿었다. 심지어 그는 원주민들을 '인디언(인도인)'이라 부르면서 동양의 지름길을 실제로 자신이 발견했다는 자부심을 끝까지 갖고 있었다.[11]

비록 콜롬버스는 동양의 향신료 섬들에 이르는 새로운 경로 확보라는 본연의 임무에는 실패했지만, 그의 우연한 발견은 훨씬 더 중요한 의미를 지니고 있었다. 두 대륙을 뒤덮고 있던 원시림과 평원 그리고 광대한 목초지가 바로 그것이었다. 쇠고기 맛을 향상시키는 향신료를 찾아 나선 것이 결국에는 육우를 위한 새로운 목초지를 발견한 셈이었다. 500년이 지난 오늘날 북부, 중부, 남부 아메리카의 광활한 지역에서는 쇠고기를 즐기는 서유럽, 미국, 일본 부유층의 수요를 맞추기 위해 4억 마리 이상의 육우들이 사육되고 있다.[12]

콜롬버스는 신세계에 소를 들여놓은 최초의 인물이었다. 1494년 1월 2일, 탐험가는 두 번째 아메리카 항해 도중 아이티의 캡아이티언 근처에 닻을 내렸다. 그는 '24마리의 종마와 10마리의 어미말, 그리고 정확한 숫자가 파악되지 않는 소들'을 하역했다. 역사학자 다니엘 데어리(Daniel Dary)는 이렇게 적고 있다. "그 동물들과 후손들은 운명적으로 신세계의 면모를 뒤바꿔놓았으며, 3세기 후에는 산업혁명에 못지않은 엄청난 혁명을 몰고 왔다."

7. 소 사육장이 된 아메리카

스페인 정복자들과 사제들은 아메리카 연안에 새로운 스페인을 건설하기로 마음먹었다. 그 목적을 달성하기 위해 그들은 아메리카에 이베리아식의 축산 단지 구축을 꿈꾸면서 신세계에서 롱혼(long horn, 긴 뿔이 달린 식육소 : 역주) 사육에 착수했다. 당시 스페인의 상황도 이런 과정에 박차를 가했다. 16세기 스페인은 가축의 수를 늘리는 데 거의 한계상황에 달해 있었다. 이베리아 반도에서는 멀쩡한 목초지가 거의 없어 추가로 목초지를 개발하려면 산림을 베어내야 할 형편이었다. 더욱이 점점 증가하는 쇠고기, 지방, 가죽의 수요는 스페인 영토에 또 다른 짐이 되었고, 그로 인해 광대한 사막화 현상이 발생했다.[1] 이렇듯 스페인 목초지가 사라지던 차에 우연히 발견한 아메리카 원시 초원은 스페인 사람들의 구미를 당기기에 충분했다.

강인하고 활동적인 스페인 롱혼은 신세계의 야생 환경에 그야말로 안성맞춤이었다. 스페인의 갈레온선(15~17세기에 스페인에서 군함·상선으로 사용한 대형 돛배 : 역주)들이 서인도 제도 전역(푸에르토리코, 자메이카, 쿠바 그리고 다른 섬들)에 소들을 내려놓기 시작했다. 소 떼의 수는 급증했으며 몇 년 안 되어 그곳 주민들의 수보다 많아졌다.[2]

1500년대에 그레가리오 데 빌라로보스(Gregario de Villalobos)는 몇 마리의 소와 스페인 탐험대를 이끌고 오늘날 탐피코 근처의 멕시코

본토로 들어갔다. 일 년도 채 지나지 않아 빌라로보스는 누에바에스파냐 부왕령(New Spain)의 부총독이 되었으며, 베라크루즈 정부의 사령부로부터 '스페인 이주민과 보급품 및 증가하는 말과 소의 도착'을 조절하기 시작했다.[3]

같은 해에 헤르난도 코르테스(Hernando Cortes)의 기병들은 아즈텍인들을 무찌르고 지금의 멕시코시티를 함락시켰다. 몬테주마 토착민들은 말을 '큰 개'라 부르며 말에 올라탄 사내들을 외경의 눈초리로 바라보았다.[4] 대다수의 인디언들은 탄환을 장전한 기병들이 인간의 탈을 쓴 괴물이라고 믿었으며, 침략군 앞에서 전혀 기를 펴지 못했다. 침략군에 뒤이어 소들이 조금씩 들어오다가, 나중에는 물밀듯이 밀려 들어왔다. 베라크루즈부터 멕시코시티까지의 영토는 스페인 롱혼에게 이상적인 목초지였다. 소들은 새로운 거주지에서 훨씬 빠른 속도로 번식했다. 프란체스코 수도회 사제였던 알론소 폰세(Alonso Ponce)는 소 떼 이주의 성공에 대해 이렇게 적었다. "그 소들은 카스티야에서 훨씬 쉽게 번식했다. 그곳은 기후가 온화했을 뿐만 아니라 스페인에서처럼 소 떼를 해칠 늑대나 다른 포식자들이 없었기 때문이다."[5]

코르테스(스페인 및 포르투갈의 상원·하원으로 구성되어 있는 의회: 역주)는 누에바에스파냐 부왕령의 인디언 주민들을 분리시켜 스페인인 개인의 지배를 받게 했다. 스페인 주인들 각자에게는 엥코미엔다(encomienda), 즉 토지 위탁이 부여되었다. 코르테스는 그 산하에 있는 엥코미엔다를 유지하기 위해 2만 3,000명의 인디언들이 필요했다.[6] 정복자인 스페인인은 인디언들을 개종시키고 옷을 갖춰 입게 한 다음 그들의 저렴하고 풍부한 노동력을 착취했다.

한편 코르테스와 그 부하들에게 점점 권력이 집중되는 것에 불안을 느낀 스페인 국왕은 누에바에스파냐 부왕령에 대한 통제력을 잃지 않으려는 의도에서 엥코미엔다의 권력을 약화시키는 일련의 칙령을 공포했다. 거기에는 스페인 정부가 소규모 농장을 건설하고 인디언 마을 주변에 공동 목초지를 이용할 수 있는 권리를 인디언 주민들에게 부여하는 조항도 포함되어 있었다. 그 후 수십 년 동안 스페인 목축업자들과 지역 인디언 주민들 사이에서는 분쟁이 끊이지 않았다. 목축업자들은 공식적인 칙령에 대한 저항의 표시로 자신들의 소 떼가 인디언 농장을 마구 짓밟고 돌아다니는 것을 그냥 내버려두었다.[7]

얼마 후 멕시코시티 주변은 스페인인만으로는 도저히 관리할 수 없을 만큼 소의 수가 불어났다. 1540년대까지 인디언들이 말을 소유하거나 올라타는 것은 금지 사항이었다. 그들이 능숙하게 말을 몰게 되면 스페인 통치에 도전하게 될지도 모른다는 두려움 때문이었다. 그러나 곧 상업적 이해 관계가 군사적 예방 조치보다 우선하게 되었다. 여기서 가장 먼저 이득을 취한 이들은 스페인 사제들이었다. 교회는 새로운 선교 활동이 전개될 때마다 그곳에서 소 떼를 돌볼 일꾼들이 절실했다. 그들은 인디언들에게 말을 타는 법을 가르쳐주었고, 덕분에 그 인디언들은 아메리카 최초의 카우보이가 되었다.

원주민 카우보이들은 솜브레로(스페인·미국 남서부·멕시코 등지에서 쓰는 펠트 또는 밀짚으로 만든 테가 넓고 높은 모자: 역주)와 활동적인 목 스카프, 가죽 재킷, 가죽 바지를 착용했다. 가죽 부츠는 부유한 스페인 사람들이 신는 신분의 징표로서 귀하고 값도 비쌌지만, '바쿠에로'(멕시코·미 남서부의 카우보이: 역주)들에게는 철제 박차를 다는 것만이 허용되었다. 그들은 맨 발목 위에 철제 박차를 끈으로 친친 묶었는데, 때로는 회전하는 날카로운 원판의 직경이 20센티미터를 넘는 경우도 있었다.

유럽에서 박차를 다는 것은 높은 신분의 상징이었는데, 그것은 애초에 3,000년 전 유라시아 스텝 지방에서 시작된 관습이었다. 박차는 흔히 용기 있는 사내들에게 주어졌다. 따라서 박차를 단 사내는 뭇사람들의 시선을 끌 수 있었다. 그러던 것이 신세계에서는 박차가 바쿠에로를 표시하는 독특한 상징이 되었다. 초창기 인디언 카우보이, 그리고 나중에 흑인, 메스티조, 물라토, 가난한 백인, 가난한 노동자 같은 비특권 계급을 말 타기와 철제 신발 장식으로 구분할 수 있었던 것도 박차가 있었기에 가능한 일이었다.[8]

1546년 자카테카스에서 은이 발견되자 은을 찾는 사람들이 그곳에 쇄도했다. 그로 인해 쇠고기와 가죽, 소 떼를 돌볼 바쿠에로에 대한 수요가 급증하기 시작했으며, 광산에서 쇠고기 가격은 천정부지로 치솟았다. 3세기 후 미국 서부 캘리포니아에서 골드러시가 시작되었을 때도 똑같은 현상이 되풀이되었다. 소는 광부들에게 쇠고기는 물론 갱도를 밝히는 촛불용 기름, 광산으로부터 제련소로 은 광석을 운반하는 데 필요한 주머니용 가죽도 제공했다. 소가죽은 안장, 물주머니, 카우보이 재킷, 가죽 바지를 비롯하여 갖가지 장비들을 만드는 데도 이용되었다.[9] 16세기에는 소를 통해 부가 축적되기 시작했다. 목축업자들이 새로운 귀족층으로 전면에 등장했으며, 그들의 부와 권력은 그 후 4세기에 걸쳐 멕시코 정치를 좌지우지했다.

1598년 부유한 은 광산 소유주 후안 데 오냐테는 스페인 국왕으로부터 리오그란데 강 위쪽에 식민지를 건설해도 좋다는 허가를 받았다. 그는 400명의 탐험대와 가족을 이끌고 지금의 북중부 뉴멕시코 지역으로 들어갔다. 오냐테는 7,000마리의 소들도 함께 데려가 유럽산 소를 남서부 아메리카에 퍼뜨렸다.[10]

100년 후 스페인인들은 선교 활동 전초 기지를 건설하는 데 충분한 보급품을 가지고 지금의 북부 텍사스 지역으로 향했다. 훗날 서구 역사가들은 탐험대 리더였던 알론소 데 레온 대장을 소의 '조니 애플시드(Johnny Appleseed)'라 불렀다. 그는 오늘날 텍사스 주 웨치스 북쪽에 위치한 샌피드로 만에 선교 기지를 설립한 후 멕시코에서 스페인으로 돌아가면서 강어귀를 건널 때마다 '한 마리의 황소와 암소, 한 마리의 수말과 암말'을 남겨두었다. 그래서 18세기 초까지는 야생의 소들이 텍사스 평원을 떠돌아다녔다. 역사학자 허버트 밴크로프트(Herbert H. Bancroft)는 1780년 무렵 텍사스에 남아 있던 소의 수를 10만 마리 이상으로 추산했다.[11]

북아메리카에서 소가 확산되기까지는 군사령관들의 허세와 힘있는 스페인 목장주들의 술책 못지않게 가톨릭 사제들의 적극적인 수완이 큰 역할을 했다. 1687년 애리조나의 경험 많은 목장주였던 유세비오 프랜시스코 키노 신부는 길라 강의 서부 계곡에 살고 있던 인디언들에게 소를 소개했다. 역사학자 허버트 볼튼(Herbert E. Bolton)에 따르면, 키노 신부는 '단숨에 그 지역에서 소의 왕이 되었다.' 15년이 채 되기도 전에 키노 신부는 산타크루즈, 샌피드로, 소노이타 지역의 계곡에서 목축업을 시작했다. "오늘날 지도상에서 볼 수 있는 거의 스무 곳에 이르는 목축 산업은 순전히 이 지칠 줄 모르는 사내가 있었기에 가능한 일이었다."[12]

텍사스, 뉴멕시코, 애리조나 부근에서 선교 사제들은 인디언들을 기독교인으로 개종시키고 소를 사육했다. 그들이 가장 득세한 곳은 캘리포니아였다. 프란체스코 수도회 사제들은 샌디에이고부터 샌프란시스코에 이르는 지역까지 선교 활동을 펼쳤다.[13] 캘리포니아의 기후와 지형은 소 사육에 안성맞춤이었다. 1770년 프라이 후안 크레스피(Fray Juan Crespi)는 스페인 탐험대가 첫발을 들여놓은 새로운 땅에 대해 이렇게 설명했다. "그곳을 뒤덮고 있는 풍성한 풀들은 짐승들에게 최상의 목초였다. 그야말로 기쁨의 땅이 아닐 수 없었다."[14]

기독교로 개종한 인디언들은 선교사의 소 떼를 보살피는 카우보이가 되었다. 스페인 국왕은 북아메리카 서부 연안을 '식민지'로 삼을 수 있다는 희망에서 진취적인 프란체스코 사제들에게 캘리포니아의 광대한 영토에 대한 독점권을 부여했다. 1834년경에는 선교 단체에 속한 3만 1,000명의 바쿠에로들이 4만 마리의 소와 6만 2,000마리의 말을 보살폈다.[15]

1821년 멕시코는 스페인으로부터 독립을 선포했다. 멕시코의 새로운 정부는 캘리포니아의 프란체스코 수도사들이 소 사육을 통해 축적한 엄청난 부와 권력을 의심의 눈초리로 바라보기 시작했다. 1834년 새로운 정부는 선교 단체의 세속화를 명령했으며, 사제들은 소를 대량 도살하고 그 가죽을 팔아치우라는 명령을 순순히 따랐다.[16] 그에 따라 캘리포니아에서 소의 수는 크게 감소했다. 하지만 스페인 목장주들, 그리고 나중에 앵글로 목장주들에게 싸구려 노동력을 제공했던 인디언 바쿠에로들의 숙련된 기술은 그대로 남아 있었다.

스페인인들은 아메리카의 다른 지역에도 소를 전파시켰다. 1521년에 폰세 데 레온은 플로리다에 소를 가져갔으며, 1539년에는 레온에 뒤이어 헤르난도 데 소토가 수백 마리의 말과 소들을 플로리다의 반건조성 평원에 풀어놓았다. 남서부에서는 성 아우구스티노 수도원, 탈라하세 수도원 같은 선교 단체들이 속속 설립되었는데, 그들은 그 지역에서 쇠고기를 소비하기 위해 소들을 사육했다.[17]

1530년대에는 예수회 사제들도 스페인군을 따라 남아메리카로 건너와 아르헨티나, 파라과이, 브라질에 선교 단체를 설립했으며, 소들도 그들을 따라왔다. 하지만 선교 단체들은 대부분 산적들에 의해 약탈당하고 파괴되었으며, 소들은 야생으로 뿔뿔이 흩어졌다. 100년 후 야생으로 돌아간 소들이 라틴 아메리카의 풍요로운 초지 곳곳으로 퍼져 나갔다.[18] 팜파스(남미, 특히 아르헨티나의 광대한 초원: 역주)가 온통 소들로 우글거리자 그들의 고기는 사실상 공짜나 다름없었다.[19] 소 떼는 야생소 사냥 탐험대에 의해 대량으로 도살되었다. 1세기 후 북아메리카의 버펄로가 도살되었던 것처럼 소들의 가죽과 지방만 떼어 가져가고 고기는 야외에 그대로 방치되었다. 한 조사에 따르면, 몬테비데오에서는 소들의 사체가 도시 외곽으로 3킬로미터 이상 어지럽게 흩어져 있었다. 17세기 브라질에서는 샌프란시스코 강에 까맣게 몰려드는 메뚜기 떼만큼이나 소가 흔하다는 얘기가 나돌았다. 카피스트라노 데 아브레오는 당시 사람들이 하루 세끼 식사를 모두 쇠고기로 배를 채웠다고 해서 그 시기를 '가죽의 시대'라고 불렀다. 사람들은 종종 쇠고기 몸통을 말리기 위해 울타리 말뚝에 그것을 내걸었다. 그들은 허기를 느낄 때마다 쇠고기를 한 덩어리씩 베어냈다. 가장 좋은 육질만을 골라 베어냈기 때문에 나머지 부위들은 방치되어 그대로 썩어 없어졌다. 당시 카라카스 주민은 파리 인구의 10분의 1에 지나지 않았지만, 그들이 소비한 쇠고기 양은 파리 시민들에게 제공되는 쇠고기 양의 절반쯤이었다.[20] 17세기에 한 여행가는 아르헨티나에서 목격한 장면을 이렇게 적었다.

> 그곳 주민들은 순식간에 번식하며 평원을 온통 뒤덮고 있는 소들을 이용해 자신들의 모든 부를 쌓고 있다……. 개들이 송아지를 먹어치우지 않았다면 아마도 소 떼가 나라 전체를 황폐하게 만들었을지도 모른다.[21]

소들은 생태적 여건을 한껏 이용하면서 대륙에서 북적거렸다. 1870년대에는 아르헨티나 팜파스에서 풀을 뜯는 소의 수가 1,300만 마리를 넘어섰으며, 목장주들은 유럽에 가죽을 수출하여 부를 쌓았다.

유럽 노동자 계급의 쇠고기 수요가 급증하자 막대한 양의 소금에 절인 쇠고기와 육포가 유럽으로 수출되었다. 육포란 이를테면 '햇빛에 말린 쇠고기의 얇은 조각'과 비슷한 것이었다. 쇠고기 조각은 무척 딱딱했기 때문에 어떤 사람은, "나무 조각으로 충분히 두드리지 않고서는 육포를 씹을 수 없었다. 하지만 그것도 신통치 않았기 때문에 설사

약 없이는 그것을 소화시킬 수 없었다"라고 말한다.[22]

당시 유럽인들은 '신선한' 쇠고기를 먹지 못해 안달이었다. 그곳 목초지는 이미 오래 전에 과잉 방목되었거나 아니면 굶주린 산업 노동자들과 도시빈민들을 먹여 살리기 위해 곡물 농경지로 전환되었다. 1878년 드디어 이 문제를 해결할 수 있는 방안이 등장했다. 최초의 냉동 증기선 '프리드고리피쿠에(Fridgorifique)'가 신선한 쇠고기를 포장하여 아르헨티나를 떠나 프랑스의 르 아브르 항으로 처녀 항해를 떠났던 것이다. 쇠고기는 암모니아 압축을 통해 -8.3℃의 일정한 온도로 보관되었다. 5,500마리의 냉동 쇠고기를 가득 실은 배가 르 아르브 항에 닻을 내린 것은 식품 역사에서 일대 분수령이 될 만한 사건이었다. 파리 그랜드 호텔 고객들은 팜파스의 신선한 쇠고기로 만찬을 즐겼다. 이로써 남아메리카는 유럽의 새로운 목초지로 전면에 등장하게 되었다.[23]

아메리카 식민 시대에 소, 동산, 자본은 엇비슷한 의미로 사용되었다. 스페인 정복자, 선교사, 훗날 부유한 지주층은 소를 이용하여 새로운 영토를 식민지로 만들었다. 그리고 인디언과 아프리카 노예들, 가난한 유럽 이민자들은 두 대륙에서 소를 돌보는 일을 했다. 지금의 미국 남서부 지역부터 장화 모양의 땅인 칠레에 이르기까지 아메리카 대륙은 소 떼와 신세계 노예들로 북적거렸다. 새로운 목동들은 각 나라에서 서로 다른 명칭으로 불려졌다. 칠레에서는 '하우소(hauso)', 아르헨티나에서는 '가우초(gaucho)', 베네수엘라에서는 '라네로'(llanero)', 멕시코에서는 '바쿠에로'로 불렸다. 이들은 하나같이 저임금에 착취당하는 새로운 이주민 계약 노동자들이었다. 가진 땅도 없고 변변한 교육도 받지 못했지만, 그럼에도 문학에서 미화되고 있는 이런 계절 노동자들은 부자들의 심복이자 잡역꾼-신세계 평원에서는 소의 전사들-으로 겨우 생계를 유지했다. 스페인 국왕과 아메리카의 새로운 지주층은 그들의 도움으로 부를 차곡차곡 쌓을 수 있었다.

오늘날 중앙 아메리카와 남아메리카의 지배 계급은 대부분 소를 이용하여 신세계를 식민지로 만들었던 가계(家系)의 후손들이다. 18세기 칠레에서는 목축업을 하는 최상류층이 칠레 농촌의 대부분을 지배했다. 19세기 말엽에는 칠레의 소수 목축 관련 실력자들이 거대 목장을 소유했는데, 그 중에는 2만 마리가 넘는 소를 관리하는 이들도 있었다. 그들은 농촌 사회에서의 강력한 영향력을 발판 삼아 국가의 정치적 운명도 좌지우지했다. 1924년에는 칠레 중부 계곡에 거주하는 3% 미만의 목축업자들이 전체 농지의 80%를 관리했다.[24]

우루과이도 칠레와 유사한 경로를 밟았다. 스페인의 식민 정책은 권력의 중앙 집중을 부추겼다. 스페인에서 토지 귀족들이 그러했던 것처럼 광대한 목초지는 국가를 지배하는 소수의 사람들에게 넘겨졌다. 실력 있는 축산업자들은 서로 연계하여 강력한 축산업자 단체인 우루과이 농촌협회를 결성했다. 그리고는 국가의 경제적·정치적 흐름에 엄격한 통제를 가했다.[25]

아르헨티나에서는 지주 계급이 자신의 동업 조합인 '아르헨티나 농촌사회 자키 클럽'을 결성했다. 1879~1880년에 팜파스 인디언들을 쫓아낸 아르헨티나 축산업자들은 광활한 남아메리카 평원의 초지에 대한 통제를 강화하기 시작했다.[26]

베네수엘라에서는 축산업자들이 18세기 중엽에 자신들의 권력을 구축했다. 1750년대에는 목축업에 종사하는 30여 가족들이 베네수엘라 목초지의 대부분을 그들의 손에 넣었다.[27]

스페인어권에 속하는 아메리카 목초지의 축산업자들은 수천 년 전 유럽의 산림, 평원, 촌락을 휩쓸었던 초원 지대의 군(軍) 지도자들과 별반 다를 바가 없었다. 중남미 전역에서 그들은 계층적 목축 문화를 구축했고, 폭력과 압제에 열을 올렸으며 원주민과 그 토지에 대한 잔인한 착취를 통해 스스로를 존속시켰다.

8. 영국인과 육식

스페인인들이 소와 함께 신세계를 처음으로 식민지로 만든 지 3세기쯤 지나 이번에는 영국인들이 자신들의 소 떼를 이끌고 아메리카 평원을 침입하기 시작했다. 1880년대에 플리트 가(街)와 글래스고의 회계 사무실들이 북아메리카의 광대한 초원 지대를 불법으로 강탈하여 미시시피 강 서부 지역 대부분을 영국 소들을 키우기 위한 목초지로 만들었다. 그들이 미 서부를 어떻게 손에 넣었는지는 아직까지도 수수께끼로 남아 있다. 아마도 클럽, 회계 사무소, 영국 귀족 집안들이 회계 조작, 토지 횡령, 물밑 교섭을 진두지휘했을 것이다. 영국은 미 서부 지역을 식민지로 만드는 데 중추적인 역할을 했다. 미국의 개척민들과 카우보이들이 서부 확장의 길을 열었다면, 변경의 오지를 세상에서 가장 풍요롭고 수익성 높은 목초지로 탈바꿈시킬 수 있도록 재정적인 뒷받침을 한 것은 다름 아닌 영국의 비즈니스 계급이었다.

영국이 어떻게 변경을 개간하고 남북전쟁 이후 미국의 모습에 중추적인 역할을 했는지 이해하려면 영국 축산 단지의 독특한 역사 – 갈수록 증가하는 영국인들의 쇠고기 수요를 충족시키기 위해 지속적으로 다른 나라의 영토를 정복하고 약탈하며 다른 나라의 국민들을 복종시키는 것이 특징인 역사 –를 검토하는 것이 필수적이다.

영국인들은 유럽에서 가장 쇠고기를 탐하는 민족이었다. 그들의 켈트족 선조들은 기원전부터 영국 섬들에 소 사육 문화를 구축했으며, 로마인들도 43년에 영국을 침략하면서 소 떼를 이끌고 왔다. 결국 로마의 농업은 스코틀랜드 남부 및 동부의 저지대에 자리잡았고, 켈트족의 소 사육 문화는 아일랜드와 스코틀랜드 북부 및 서부에까지 뿌리를 내렸다.[1]

쇠고기는 영국의 로마 병사들이 특히 선호하는 양식이었다. 그 수요가 증가하자 원주민들 사이에서는 자연스럽게 소를 위한 시장이 형성되었다.[2] 로마인들이 영국에서 물러간 뒤에도 소는 부의 상징으로 남았고, 육식은 영국인 식생활의 중심이 되었다.

유럽은 육식을 즐기는 대륙으로 알려져 있지만, 영국 사람들은 이웃한 육지인들보다 훨씬 더 많은 쇠고기를 소비했다. 쇠고기에 대한 그들의 탐식은 사냥, 동물 학살, 화려한 고기 만찬을 즐겼던 켈트족 전통에 그 뿌리를 두고 있다. 그 전통은 봉건 시대의 귀족들을 거쳐 이후 지주 계급 사이에서 계속 이어졌다. 제임스 1세는 사슴 사냥을 할 때 직접 그 목을 딴 다음 '관리들의 얼굴에 사슴 피를 바르고 나서 그 피를 닦는 것을 금했다. 사슴 사냥을 마친 뒤 상류층 숙녀와 여성들은 사슴 배를 가를 때까지 기다렸다가 손을 하얗게 해준다는 믿음에 양손을 피로 씻는 것'이 관례였다.[3]

영국인의 의식에서 동물 도살의 신성한 의미는 이미 오래 전에 퇴색되었지만, 고기 특히 쇠고기가 '활력'을 불어넣는다는 믿음은 영국인, 그 중에서도 귀족들의 의식에 확고하게 자리잡았다. 쇠고기를 대량으로 섭취하는 것은 엄청난 힘과 남성다움을 획득하는 것으로 여겨졌다. 미국 독립전쟁 직전, 즉 영국의 군사력이 사실상 전세계 모든 대륙에 손을 뻗치고 있을 무렵 한 영국인은 이렇게 적었다. "고기를 맘껏 먹는 사람들이 좀더 가벼운 음식을 먹는 사람들보다 더 용감하다는 사실은 두말하면 잔소리다."[4]

중세 영국의 귀족들은 서로 경쟁하듯이 호화로운 고기 만찬을 준비하기 위해 개인의 재산과 시간과 에너지를 쏟아 부었다. 부유층에서는 그 음식 준비가 지위와 특권을 내세우는 기본적인 수단이었다. 영국에서는 '빈자들은 살기 위해 먹었지만, 부자들은 먹기 위해 살았다'라는 말이 나돌 정도였다.[5] 귀족들 간의 경쟁이 점점 치열해지자 1283년 에드워드 2세는 '왕국의 저명 인사들이 자신들의 성에서 엄청난 양의 고기와 음식을 흥청망청 낭비하고, 그보다 낮은 지위의 사람들이 자신들의 신분에 걸맞지 않게 그들을 흉내내는 것'을 금하는 법령을 공포했다.[6] 왕의 칙령은 만찬에서 고기 요리의 수를 제한하는 것이었는데, 만찬 주최자의 정치적 영향력이 준비한 요리에 따라 열렬한 지지자들을 끌어 모으는 능력을 크게 좌우한다는 점을 감안해 보면 그것은 상당히 중요한 결정이었다.

고기는 각 군주의 만찬에 초대된 손님들의 적절한 지위와 신분을 명확히 구분해 주는 정치적, 사회적 수단으로 사용되었다. 주빈석은 언제나 가장 윗사람에게 제공되었으며, 그 옆으로 지위를 따라 차례차례 자리가 정해졌다. 최고 부위의 고기는 가장 윗사람의 몫이었고, 질이 좀 떨어지는 부위는 아랫사람들 차지였다. 예컨대 사슴 고기가 나왔을 때 꼬리나 내장은 늘 가장 아랫사람에게 제공되었다. 흔히 사용하는 '굴욕을 참다(eat humble pie)'라는 표현도 실은 '사슴 내장을 먹다'라는 뜻에서 유래된 것이다.[7]

영국 봉건 군주들과 지주 계급의 쇠고기 탐식은 가히 전설적이었다. 심지어 빅토리아 시대 후기까지도 귀족과 상류층 계급은 화려하게 차려진 고기 만찬을 즐겼다. 소설가 프리스틀리(J. B. Priestly)는 "로마 제국 이래 탐식에 빠져든 사람들이 그토록 많았던 적은 없었다"라고 말한다.[8] 지주 계급의 농촌 주택에서는 매일같이 백정, 요리사, 주류

관리인, 부엌 하인들이 시중을 드는 성대한 사냥 파티, 만찬 준비, 화려한 음식물이 요란하게 펼쳐지곤 했다.

부자들은 쇠고기에 파묻혀 뒹굴다시피 했지만 가난한 사람들은 19세기 말까지 사실상 쇠고기 중심의 식생활이 아닌, 즉 영국인들이 '백색 고기(치즈, 우유, 버터 및 다른 낙농 생산물)'라 부르는 식품으로 대신해야 했다. 근대 초기에는 부유층과 빈곤층 사이의 부류인 노동자 계급과 번창하는 유력한 부르주아 계급이 전면에 등장했다. 그들은 귀족들의 육식 생활을 갈망했다. 산업혁명 직전에 영국은 이미 세계적인 쇠고기 육식 생활의 중심지로 자리잡았다. 1726년 즈음 런던 시장에서만 해마다 10만 마리의 소들이 도살되었다. 당시 런던 주민들은 '스페인, 이탈리아, 프랑스 일부 지역 주민들이 한 해 동안 소비하는 전체 쇠고기보다 더 많은 양의 질 좋은 쇠고기를 한 달 동안 먹어치웠다.' 18세기에는 적색 육류 중심의 식생활이 적군에 대한 결정적인 우위를 가져온다는 믿음을 갖고 영국 수병 1인당 1년 동안 무려 208파운드(1파운드=0.45킬로그램)의 쇠고기를 제공했다.[9]

1798년 영국을 방문했던 한 스웨덴인의 글이다. "군주나 지배권을 가진 영국인들이 고기 없이 식사한다는 것은 상상조차 할 수 없는 일이다."[10] 쇠고기 중심의 영국이 세계 최초로 쇠고기 상징 국가가 된 것은 다 이유가 있었다. 식민지 시대의 초창기부터 '로스트 비프'는 잘 먹는 영국 귀족과 중산층의 대명사가 되었다.

영국인들은 쇠고기를 준비하는 기술, 주로 꼬치 구이에 일가견이 있었다. 한 외국인이 이를 보고, "큰 덩어리의 고기를 알맞게 굽는 기술이라면 영국인들을 따라올 만한 민족이 거의 없다. 이것은 하나도 이상할 게 없다. 영국인들의 요리 기술이라고 해봤자 쇠고기 구이와 플럼 푸딩이 고작이기 때문이다"라고 빈정거리듯이 말했다.[11]

쇠고기에 대한 영국인의 집착은 근대 초기에 시작되었으며, 그것이 식민지 정책의 방향에 많은 영향을 미쳤다. 17세기에 영국 귀족, 부르주아 계급, 군대에서 쇠고기 수요가 급증하자 영국 정부는 어쩔 수 없이 새로운 목초지를 찾아 나서야 했다. 스코틀랜드와 아일랜드가 최초로 식민화된 목초지가 되었으며, 뒤이어 19세기에는 북아메리카 평원, 아르헨티나 팜파스, 오스트레일리아 오지, 뉴질랜드 초원이 똑같은 길을 걸었다.

9. 감자를 먹게 하라

스코틀랜드와 아일랜드의 켈트족 목초지는 수세기 동안 소 사육용 방목 지대로 이용되었다. 스코틀랜드와 아일랜드를 식민지로 만든 영국인들은 지역 농토 대부분을 식량이 부족한 모국의 소비자 시장을 위해 소를 사육하기 위한 목초지로 변경시켰기 때문이다.

18세기 중엽 직물 시장이 성장하자 이번에는 양모를 얻기 위해 스코틀랜드 목초지가 그 대상이 되었다.[1] 양 사육이 소 사육과 각축을 벌이기 시작했으며, 동시에 경작지를 두고 그곳 토착민들과 분쟁이 일어났다. 농촌의 수많은 스코틀랜드인들이 소와 양 사육에 떠밀려 고향 땅을 등졌다. 가진 것도 기댈 곳도 없었던 수천 명의 스코틀랜드 농부들은 연안의 저지대로 이주하여 새롭게 등장한 산업화된 공장에서 미숙련 일자리라도 찾아야 했다.

12세기 이래 영국의 지배를 받던 아일랜드는 17세기쯤 카리브 해의 영국 식민지에 소금에 절인 값싼 쇠고기를 제공하는 주요한 공급처였다. 다음은 1689년 한 관찰자의 글이다. "아메리카의 섬과 농장들은 어떤 의미에서 순전히 아일랜드에서 생산되는 막대한 양의 쇠고기와 식량에 의존하여 지탱되었다."[2] 1700년대 말엽 스코틀랜드인처럼 아일랜드 쇠고기 무역업자들은 영국의 국내 시장으로 다시 눈길을 돌렸다.

영국의 인클로저 운동(토지의 집중적인 개인 소유화 운동: 역주)으로 인해 수천의 농촌 가족들이 고향 땅을 등지게 되자 산업화된 도시인 런던, 리즈, 맨체스터, 브리스틀의 공장에서 필요로 하는 미숙련 일자리를 채우는 새로운 저임금 노동력이 쏟아져 나왔다. 하지만 식료품 부족과 물가 상승은 도시의 새로운 노동 계급과 중산층의 불만을 고조시켰다. 심지어 그들은 폭동을 일으키겠다고 대놓고 으름장을 놓았다. 그러자 영국 관료들과 기업가들은 스코틀랜드와 아일랜드 쇠고기로 대중의 불만을 가라앉혔다.

역사가들은 스코틀랜드와 아일랜드의 켈트족 목초지가 없었다면 영국 산업 팽창의 결정적인 고비였던 수십 년 동안 영국 노동자 계급의 점차 증가하는 불안감을 가라앉히는 것이 불가능했을지 모른다고 주장한다. 역사학자 에릭 로스(Eric Ross)는 값싼 쇠고기에 대한 갈망은 "그 배후에 스코틀랜드와 아일랜드 쇠고기를 구입하여, 종국에는 이 주변 지역을 축산업 식품 저장고 같은 보조적인 역할에 귀속시킴으로써 자국 산업 성장을 떠받치게 하려는 의도가 담겨 있다"라고 말한다. 1850년 무렵 런던 시장에 나온 육류 대부분은 스코틀랜드와 아일랜드에서 수입된 것이었다.[3] 심지어 140여 년이 지난 오늘날에도 스코틀랜드와 아일랜드에는 영국 쇠고기 시장을 위한 목초지가 대부분 그대로 남아 있다.

영국인의 육식 선호는 빈곤에 빠지고 특권을 박탈당한 스코틀랜드인과 아일랜드인에게 파괴적인 영향을 미쳤다. 두 켈트족 식민지 중에서 특히 아일랜드의 상황이 더 나빴다. 최상의 목초지에서 밀려나 자투리땅에서 농사를 지어야 했던 아일랜드인은 척박한 토양에서도 쑥쑥 잘 크는 작물인 감자로 농사 종목을 바꾸었다. 소들이 아일랜드 땅 대부분을 차지하자 원주민들은 부득이 생존을 위해 감자로 연명해야 했던 것이다. 1846년에는 마름병이 돌아 감자 농사를 망치자 수많은 사람들이 기아와 죽음의 고통에 시달려야 했다. 당시 가까스로 목숨을 건진 많은 사람들은 약간의 소지품을 챙겨들고 신세계를 향해 대서양을 건넜다.

아일랜드의 식량 위기로 덕을 본 것은 오직 영국인뿐이었다. 영국의 은행가들은 버려진 아일랜드 토지를 손에 넣어 농경지를 목초지로 전용시킨 다음 영국 도시에 더욱 많은 쇠고기를 보냈다. 1846년과 1874년 사이에 아일랜드에서 영국으로 수출된 육우는 20만 2,000마리에서 55만 8,000마리로 두 배 이상 급증했다. 1880년에 아일랜드는 사실상 영국인의 식욕을 만족시키는 거대한 목초지로 변해 있었다. 한 통계에 따르면, '소 사육이 아일랜드 지표면의 50.2%, 그리고 아일랜드 경제의 3분의 2 이상을 차지했다'라는 놀라운 사실이 드러나 있다. 10년 후 아일랜드 육류 생산의 65% 이상이 영국으로 보내졌으며, 영국의 육류 소비량에서 30%가 아일랜드산 쇠고기였다.[4]

한동안 스코틀랜드와 아일랜드가 증가하는 영국의 쇠고기 수요를 감당했다. 하지만 그곳의 풍부한 목초지는 곧 한계에 다다랐으며, 걷잡을 수 없는 영국인의 식욕을 따라잡지도 못했다. 영국인들은 또다시 시선을 서쪽으로 돌렸다. 이번에는 대서양 너머의 광대한 북아메리카 평원이었다. 그곳에는 쇠고기를 갈망하는 영국인과 유럽의 다른 육식주의자들의 소원을 풀어줄 수 있는 광활한 초원이 펼쳐져 있었다.

영국의 은행업자들과 스페인의 소 사육 문화의 우연한 만남이 이루어진 곳은 텍사스, 네브래스카, 다코타, 와이오밍, 콜로라도 평원이었다. 미국 남북전쟁이 끝나고 몇 년 뒤 텍사스 목축업자들은 스페인 롱혼 무리를 이끌고 애빌린과 캔자스의 철도 연결로를 지나 풍성한 목초지로 향했다. 그들은 소들에게 목초를 먹이고 살을 찌운 뒤 동쪽의 시카고 도살장으로 소 떼를 보냈다. 스페인 롱혼은 호리호리하고 강인한 동물이었다. 그들은 옹골지고 탄력적이었으며 텍사스 여름과 다코타

겨울을 너끈히 견딜 수 있었다. 그야말로 북아메리카의 기후와 지형에 이상적인 창조물이었다. 그러나 롱혼의 고기는 점점 까다로워지는 영국 중상류층의 입맛을 사로잡기에는 너무 질기고 지방도 부족했다. 영국인들은 이미 지방이 많은 쇠고기에 익숙해져 있었다.

지방이 많은 쇠고기를 즐기는 영국인의 입맛은 역사상 처음으로 두 가지 위대한 농업 전통을 하나로 합치도록 했다. 하나는 북아프리카와 중동의 최초의 위대한 곡물 문명으로 거슬러 올라가는 곡식 생산 문화이고, 다른 하나는 유라시아 스텝 지방의 말을 탄 유목민들로 거슬러 올라가는 위대한 목축 문화가 그것이다. 두 위대한 농업 시스템은 대초원의 울퉁불퉁한 방목지와 중서부의 평평한 농경지가 마주치는 미 서부 평원에서 처음으로 결합되었다. 20세기 대다수 인류의 식생활 습관과 역사의 행보를 변화시킨 영국 은행업자들과 미국 목축업자들 간의 역사적 거래가 바로 그곳에서 맺어졌던 것이다.

이베리아 반도의 뿔 달린 오룩스 후손인 스페인산 소는 서부 평원에서 중서부 농장 지대로 이송되었으며, 그곳에서 육질에 지방이 들어찰 때까지 기름진 옥수수로 살을 찌웠다. 그런 다음 고기는 철도와 증기선을 통해 영국 항구로 이송되어 영국인과 유럽인의 식탁에 올랐다.

오늘날 미국의 경우 농경 지대에서 생산된 곡물의 70% 이상이 가축들, 특히 소의 사료로 공급되고 있다.[5] 세계적으로는 전체 곡물의 3분의 1이 소 및 다른 가축의 사료로 이용되고 있다. 목초와 곡물, 즉 목축과 농경이 축산 단지에 집중된 것은 20세기 현대 사회와 생태계에 지대한 영향을 미쳤다.

19세기 초 지방이 적은 쇠고기에서 지방이 많은 쇠고기로 영국인들의 기호가 바뀌지 않았다면, 전세계 대부분의 곡물이 인간을 위한 생산에서 동물을 위한 생산으로 옮겨가는 일도 발생하지 않았을지 모른다.

영국인이 왜 지방이 많은 쇠고기를 탐닉하게 되었는지는 유럽 축산 문화의 역사에서 불가사의한 에피소드임에 틀림없다. 어쨌든 현 세기에 들어와서 그것이 미 서부와 글로벌 농업 정책 결정에 미치는 막대한 영향을 감안할 때 그것은 검토해 볼 만한 가치가 충분히 있다.

10. 살찐 소와 비대한 영국인

18세기 말 영국 지주 계급들이 가장 먼저 지방이 촘촘히 박힌 쇠고기를 선호했다. 1880년대에 영국인들은 전국을 돌아다니면서 지방이 많은 더럼종에 대한 그들의 새로운 애정을 공공연하게 드러냈다. 더럼종은 지방질이 풍부하고 체중이 3,000파운드(1파운드=0.45킬로그램)에 달하는 거대한 황소였다. 이 전설적인 동물은 특별히 설계된 마차에 수용되었으며, 6년 동안 잉글랜드와 스코틀랜드의 도시와 촌락에서 당당한 자태로 행진했다. 열성적인 사람들은 이 거대한 소를 구경하기 위해 상당한 액수의 입장료를 지불하는 것도 마다하지 않았다. 1802년에는 흰 얼룩이 섞인 밤색 짐승의 사각형 판화를 구입하기 위해 10달러 이상을 지불한 사람만 해도 2,000명에 육박했다.

더럼종 소는 대중의 마음을 사로잡았다. 존 불(John bull, 전형적인 영국인을 일컫는 말:역주)과 로스트 비프의 나라에서 거대한 소는 영국의 새로운 상징으로 적절한 것처럼 보였다. 18세기에 영국은 전세계 곳곳으로 자신들의 영토와 세력을 확장시켰으며, 19세기 초에는 모든 대륙에서 영국 국기가 휘날렸다. 그러자 새로운 영국의 윤택함은 다양한 방식으로 표출되었는데, 그 중에서도 지주 계급의 새로운 소일거리로는 멋진 소를 사육하는 것이 으뜸이었다.

과거에도 오랫동안 지주층은 소에 관심을 가졌지만, 사육은 어디까지나 목동과 농부들의 몫이었다. 그런데 돌발적으로 그것도 예기치 않게 지주들이 직접 사육에 뛰어들었고, 그들의 뜨거운 열정에 처음에는 영국인들도 깜짝 놀랐다. 목축협회의 설립이 인가되었고, 그 회원은 영국 명문가의 이름들로 줄줄이 채워졌다. 가장 유명한 목축협회는 1799년에 첫선을 보인 스미스필드 클럽이었다. 이듬해에 스미스필드 클럽의 가축 쇼는 영국의 상류 귀족은 물론, 심지어 왕족까지 참관하는 중요한 사회적 행사가 되었다.[1]

부유한 목축업자들은 다양한 품평회에 선을 보일 작정으로 대형 소 사육에 열을 올렸다. 최고의 농업 생산물이었던 이 비대한 짐승들은 뚱뚱하기는 마찬가지인 영국인 주인 앞을 느릿느릿 걸어갔다. 그들은 영국 귀족의 윤택함을 보여주는 일종의 살아 있는 증거물이었다. 다음은 역사학자 해리엇 리트보(Harriet Ritvo)의 관찰 기록이다. "자신들의 고귀한 동물들을 위해 축배를 들면서 상류층 가축 애호가들은 서로를 축하했다."[2] 당시만 하더라도 제국 건설자라는 새로운 지위를 다소 거북해 하던 영국의 지배 계급은 새로운 자신감을 구현하기 위한 계기로 삼기 위해 숏혼(shorthorn, 뿔이 짧은 소 또는 더런종 소: 역주) 계통의 품종을 개발하느라 분주하게 움직였다. 영국인들이 이런 취미에 온통 정신이 팔리자 19세기에는 어처구니없는 상황까지 벌어졌다. 『계간 농업 리뷰』(Quarterly Review of Agriculture) 같은 잡지들은 입상한 소들에 대해 시종들의 웃음거리가 될 정도로 마치 연애 편지라도 쓰듯이 다음과 같이 묘사했다.

주체할 수 없을 정도로 매력적인…… 빼어난 신체의 대칭…… 풍부한 색조의 가죽으로 치장되어 있고…… 자그마한 머리와 불룩 나온 은은한 빛의 두 눈으로 장식되어 있다.[3]

당시에는 가축 그림이 영국인들에게 인기를 끄는 품목이었다. 많은 시골 영지와 영국인 응접실에는 목가적인 시골 풍경의 전경에 비대한 소가 그려진 그림이 자랑스레 걸려 있었다. 몇몇 영국의 이름난 화가들은 입상한 소 그림의 주문으로 눈코 뜰새없이 바쁜 나날을 보냈다. 당시 대중잡지에는 영국 노동자 계급 가정에서 액자용으로 쓰기에 적당한 소 판화가 늘 빠지지 않았다. 이따금 예술가들은 소의 체구에서 지방이 돋보이게 그려달라는 특별한 부탁을 받기도 했다. 화가 토마스 뷰익(Thomas Bewick)은 '돌출부라고는 전혀 눈에 띄지 않는' 소를 눈앞에 두고 '이곳 저곳에 지방덩어리들'을 덧붙여 그려달라는 부탁을 거절한 탓에 주문을 놓친 적이 있다고 불평했다. 입상한 소들 중 일부는 과다한 지방 때문에 커다란 덩치를 스스로 일으켜 세울 수조차 없어 품평회에 참가하기 위해 마차로 운반되기도 했다.[4]

지주 계급은 영국 가축의 일반적인 품종 향상에 관심이 있다고 공공연히 떠벌렸지만, 그보다는 자신들의 우수한 짐승들과 그 혈통의 외양에 더 많은 관심을 보였다. 애초부터 그들은 혈통에 관심을 갖고 있었다. 그래서 목축업자들은 계통학에 심취했고, 소의 가계를 추적하고 순수 혈통을 확인하는 데 많은 시간을 쏟아 부었다. 귀족들도 순수 혈통 문제에 열중했다. 짐승들은 이름으로 확인되었으며, 때로는 조상에 대한 상세 정보가 담긴 족보에 등록되었다. 자신들의 신분과 직책을 순전히 혈통에 의존하는 상류 계급의 경우, 그들이 소유한 우수한 소의 순수성에 관한 문제는 그 중요성이 남다를 수밖에 없었다. 그들에게 무엇보다 중요한 사항은 '열등한 혈통이 섞이지 않은 채 얼마나 오랫동안 최고 혈통이 존속되었느냐' 하는 것이었다.[5] 순수성 문제에 대한 귀족들의 광적인 태도는 해외 식민 정책에도 영향을 미쳤다. 가령 찰스 다윈(Charles Darwin)과 그의 사촌 프랜시스 골튼 경(Sir Francis Galton) 같은 영국 철학자와 자연주의자들은 종 이론과 새로운 우생학의 '과학'을 옹호하면서 불순한 혈통에 의해 더럽혀지지 않으려면 우등한 아리안 종이 열등한 흑인 및 원주민들과의 혼합을 금해야 한다고 주장했다.

우수한 품종의 소는 영국 지배 계급의 부와 명성을 나타내는 물질적 상징이 되었으며, 예로부터 소는 영국인의 부를 상징하는 특징을 가지고 있었다. 심지어 로마 시대의 카이사르도 "소가 브리튼인(고대 영국 남부에 살던 켈트족: 역주)의 진정한 부를 형성하고 있다"라고 말했다.[6] 이제 영국이 위대한 제국의 위치에 오르게 되자 군주의 소는 새로운 영국의 위대함을 나타내는 징표로서 전세계와 영국인들 앞에 등장하게 되었다. 역사학자 리브토는 땅딸막한 다리, 거대한 몸통, 숨가쁨이 특징인 이 비대한 동물이 '주인의 소비 능력을 나타내는 과시욕의 징표'가 되었다고 적고 있다.[7] 자신들의 소를 섭취하면서 그들은 상징적으로 자신들의 역할을 세계의 지배자라는 절정의 위치에 올려놓았다. 식민지 특권을 나타내는 지방이 풍부한 쇠고기를 먹는 것은 새로운 세속의 풍습이었다. 지방이 풍부한 쇠고기는 풍요의 상징이자 기호의 잣대가 되었다.

처음에는 주로 부유한 특권층이 지방이 풍부한 쇠고기를 탐했지만, 곧 중산층과 노동자들도 그들의 뒤를 따랐다. 리브토의 말을 들어보자.

> 런던의 푸줏간 주인들은 가장 이름난 소의 도살된 몸통을 가져와 사람들이 구경할 수 있도록 가게 앞에 진열한다. 이윽고 유명한 쇠고기 구이를 대접하고 싶어하는 저명한 숙녀들이 그 고기를 구입한다.

지방이 많은 쇠고기를 먹는 것은 야심만만한 영국인들에게 일종의 입회식과 같은 역할을 했다. 지방에 대한 기호는 윤택과 권력과 특권에 대한 기호, 그리고 전세계인들이 영국인들을 두려워하고 선망하게 만드는 그런 가치에 대한 기호와 같은 의미였다. 이러한 쇠고기 덕분에 부르주아 계급, 그리고 훗날 노동자 계급도 식민 집단에 동참하게 되었다. 지방이 많은 쇠고기를 소비하면서 다른 계급들도 식민 체제에 참여할 의향을 내비치게 된 것이다. 근대의 풍족한 쇠고기 공급은 여러 계급들을 공동의 목적으로 이끌었다. 그 즈음 영국에서는 일반인들도 '호사로운 음식'을 먹으며 살아갈 수 있었다. 18세기 말에서 19세기 초까지 영국에서 소의 몸무게는 두 배로 증가했다. 19세기 중엽에는 서유럽의 나머지 국가들도 이런 영국의 사육 기준을 따라잡았다.

지방이 많은 육우에 대한 선호도가 높아지자 로버트 베이크웰 같은 목축업자는 '꼬리에도 피둥피둥 살집이 붙은 짐승'을 생산할 수 있다고 떠벌렸다.[9] 하지만 우수한 품종의 소에 열중하는 별난 취미는 여전히 부자들의 몫이었다. 영국 중산층과 노동자 계급, 훗날 식민주의의 달콤한 열매에 동참한 유럽과 아메리카 대륙민들을 위한 표준 요리법을 만들어낸 것도 그들이었다.

19세기 말 영국의 자국 시장은 지방이 많은 쇠고기에 굶주려 있었다. 앞서 언급한 것처럼 이미 한계에 다다른 스코틀랜드와 아일랜드의 목초지만으로는 영국 신흥 산업 도시들에서 날로 증가하는 중산층과 노동자들의 육식 수요를 감당하기엔 역부족이었다. 영국 은행업자들과 사업가들은 신선한 목초지를 찾아 다른 영토로 눈을 돌리기 시작했다. 그들은 이내 북아메리카 서부 평원의 광활한 초원 얘기에 귀가 솔깃해졌다. 1870년대 초에는 미시시피 강 서부의 광대한 평원이 소 사육을 위한 목초지로 이상적이라는 소문이 런던 재정가들 사이에서 나돌기 시작했다.

당시의 미 서부 지역은 영국이 재정적으로 침략하기에 딱 알맞은 곳이었다. 남북전쟁이 끝나고 수년 동안 서부 개척지는 미 북부 및 동부 시장에 쇠고기를 공급하기 위한 육우용 목초지로 개간되었다. 서부 초원 지대에서는 버펄로가 멸종되었으며, 원주민들은 쫓겨나 지정 거류지에 격리되었다. 그리하여 그곳에는 탁 트인 목초지만 남게 되었다.

　서부 개척지가 어떻게 세계에서 가장 거대한 목초지로 전환되었는지, 또 어떻게 영국의 재정적 이해 관계를 통해 병합되었는지에 관한 얘기는 미국 역사상 가장 야비하고 치욕스러운 일화에 속한다. 이제부터 얘기는 영국의 미 서부 침략과 강력한 유럽-미국의 축산 단지 결성으로 메마른 대평원에 엄청난 변화를 몰고 온 텍사스 축산 단지에서 시작된다.

| 2부 |

미국 서부 정복기

11. 철도 연결과 소 떼의 이동

독립 후 초창기 수십 년 동안 미국인들은 북미 대륙을 중요하게 생각할 이유가 별로 없었으며, 미시시피 강 너머의 광대한 영토는 거의 거들떠보지도 않았다. 다니엘 웹스터(Daniel Webster)는 그 당시 미국인들의 감정을 다음과 같이 피력했다.

우리는 이 드넓고 쓸모 없는 땅덩어리로 무엇을 하고 싶어하는가? 야만과 야수, 사막, 이동하는 모래, 먼지 폭풍, 선인장, 들개들 천지인 이 황량한 곳에서 과연 무엇을 하고 싶어하는가?[1]

50년 후 서부 평원은 정복되고 식민화되었으며, 원주민들은 대부분 전멸하다시피 했다. 총과 백인의 질병으로부터 용케 목숨을 건진 원주민들은 체포되어 강제로 지정 거류지에 격리되었다. 대평원의 버펄로들은 대량으로 학살되었으며, 덕분에 서부의 풍성한 초원 지대는 소들의 세상이 되었다. 1890년 미 국세조사국이 공식적으로 서부 개척 종료를 공포할 무렵 그곳에는 서유럽 전체 면적과 맞먹는, 세계에서 가장 넓은 목초지가 남겨져 있었다. 그리고 반세기가 채 지나기도 전에 서부 황무지는 그 크기와 규모에서 타의추종을 불허하는 '생산적인 자원'으로 바뀌어져 있었다. 서부 개척지 역사학자 프레드릭 잭슨 터너

(Frederick Jackson Turner)는 당시의 엄청난 변화를 꿰뚫어보았다. 터너는 1890년에 저술한 글에서 평원으로의 이주를 '역사상 가장 거대한 소 떼의 이동'이라 불렀다.[2]

미국의 축산 문화는 텍사스에서 잉태되었다. 소들은 북쪽 산안토니오에 이르는 광대한 지리적 공간에서 번식했다. 스페인산 소 떼의 경계선은 남동쪽으로 걸프 해안, 남쪽으로 리오그란데 강 유역의 라레도에 이르렀다.[3] 그곳은 소들이 번식하는 데 이상적인 장소였다. 온화한 기후, 풍부한 초지와 수량은 남부 텍사스를 북아메리카의 소 생산 기지로 만드는 데 부족함이 없었다.

1부에서는 프란체스코 수도회 사제들이 맨 처음 그 지역을 탐험한 과정을 살펴보았다. 18세기 말엽 사제들은 텍사스에 50군데가 넘는 선교 단체들을 설립했고, 각각의 단체들은 한 무리의 소 떼를 거느리고 있었다. 1821년에 멕시코가 스페인으로부터 독립을 선포하자 텍사스 선교 단체 사제들은 새로운 정부에 충성을 서약해야 할 처지에 몰렸다. 하지만 대부분의 사제들은 선교 단체와 소 떼를 포기하면서까지 그런 서약을 맺기를 거부했다. 소 떼의 일부는 지역 인디언들의 손에 넘어갔지만, 나머지는 텍사스의 야생으로 뿔뿔이 흩어져 그곳에서 번성했다.

1830년대 멕시코가 독립전쟁을 치르는 동안 과거의 선교 단체 사제들과 마찬가지로 많은 스페인 목축업자들이 자신들의 가축들을 야생에 그대로 남겨두고 리오그란데 강 북쪽으로 달아났다. 1836년 새로운 텍사스 공화국은 야생에 남겨진 소들을 공화국 소유라고 공포하면서 야심 찬 텍사스인들에게 개척할 권리를 부여했다.[4] 혹자의 말에 따르면 "텍사스인들은 처음부터 축산업을 일으켜 세운 것이 아니라 단순히 그곳에 원래 있던 것을 그냥 접수했을 뿐이다."[5] 원기 왕성한 '카우보이들'은 리오그란데 강의 제방을 따라 방황하는 소들을 사로잡기 시작했다. 그렇게 사로잡힌 소들은 300~1,000마리 단위로 미주리 주와 오하이오 주, 그리고 걸프 연안을 따라 뉴올리언스 주로 이송되어 팔려나갔다. 소들은 갈수록 더 많이 잡혔지만, 그럼에도 그들의 수는 꾸준히 증가했다. 1830년대에 텍사스에서는 대략 10만 마리의 소들이 사방을 떠돌아다녔다. 30년 후 남북전쟁 직전에는 그 수가 350만 마리로 폭증했다.[6]

남북전쟁 당시 미시시피 강을 장악한 북군은 남군의 식량이 되지 않도록 텍사스의 소들이 동쪽으로 이동하는 것을 차단했다. 롱혼은 점점 더 그 수가 불어났으며, 전쟁이 끝날 무렵 텍사스 개척지에서 새로운 삶을 재건할 꿈에 부풀어 있던 남부 이주자들은 도처에서 풀을 뜯고 있던 소들을 목격할 수 있었다. 하지만 남북전쟁으로 인해 남부의 목축업은 황폐화되었다. 더욱이 연합군(남북전쟁 때 연방정부를 지지한 북부 여러 주의 군대: 역주)은 북동부와 중부 대서양 연안 여러 주의 소들을 군대 식량으로 사용함으로써 그 자원을 한층 더 고갈시켰다. 그제야 미국은 텍사스의 롱혼에 관심을 보이기 시작했다.

야생의 스페인 롱혼은 동부에서 사육되고 있던 숏혼 친척들과는 사뭇 달랐다. 수십 년 동안 롱혼은 사육보다는 사냥의 대상이었다. 텍사스인들은 롱혼이 "사슴보다 더 야성적이며 가장 사나운 버펄로보다 50배는 더 사람에게 위험하다"고 말했다.[7]

리처드 어빙 도지 대령은 텍사스 롱혼과 테일러 장군 휘하 군대와의 우연한 만남을 글로 남겼다. "한 병사가 느닷없이 앞으로 돌진하는 황소에게 총을 쏘았다. 며칠 후 군대는 자신들의 숫자보다 다섯 배나 더 많은 인간의 적들과 마주쳤다."[8]

이것은 롱혼이 사냥개 못지않은 후각을 갖고 있다는 것을 말해준다. 가령 물을 찾는 카우보이들은 이 영리한 동물들에게 자신의 운명을 맡겼다. 롱혼은 15마일 떨어진 곳에서 다가오는 소나기, 64킬로미터 거리에 숨겨진 개울이나 물웅덩이를 감지할 수 있었다. 또한 롱혼은 '청소' 동물로 손색이 없었다. 다른 소과 동물들과 마찬가지로 롱혼은 나뭇잎을 먹고 살아가는 것이다. 전해지는 한 이야기에 따르면 느릅나무에 거꾸로 매달린 한 수소의 뼈대가 발견된 적이 있었는데, 소 주인은 "녀석은 싹을 따먹기 위해 다람쥐처럼 큰 가지를 기어올라간 다음 잔가지로 다가갔다가 저렇게 거꾸로 매달리게 됐지요"라고 말했다. 이 민첩한 동물들은 앞다리를 번쩍 들고 미루나무 가지로 올라가 나뭇잎을 따먹을 수 있었으며, 때로는 스페인 대거 꽃을 끌어내리기 위해 뿔을 사용하기도 했다. 역사학자 다니엘 부어스틴(Daniel Boorstin)의 기록이다.

　　소들은 가시투성이 서양 배나무를 먹고도 거뜬히 살아갈 수 있다. 풀이 없을 때는 사슴처럼 나무와 덤불의 새싹을 뜯어먹었다. 그들은 염소의 유연한 목, 선인장과 작은 떡갈나무의 덤불 가시들을 씹을 수 있는 입과 그것을 소화시킬 수 있는 위를 가지고 있었다.

　　부어스틴을 포함하여 많은 이들의 관찰에 따르면 스페인 롱혼의 가장 두드러진 특징은 탁월한 '기동성'이었다.[10] 신속하고 쉴새없이 움직이는 그들이야말로 개척정신의 화신이었다. 그들은 서부의 야생풀과 다른 식물들을 고갈시키면서 좀더 나은 먹이를 찾아 분주히 움직였다. 텍사스 연안 평원의 반야생 소들을 '스웜퍼스(swampers, 잡역부들)'라고 불렀다. 사로잡힌 소들은 우리에 갇히고 낙인이 찍힌 채 북쪽의 뉴올리언스와 캔자스의 공설 도살장으로 실려 갔다.[11]
　　적극적인 목축업자들은 자신들의 소를 북부 시장에 내놓기 위해 텍사스에서 아이오와 주와 일리노이 주가 위치한 북쪽으로 곧장 이동했다. 하지만 국토 중앙을 종단하는 것은 소 떼의 뛰어난 기동성에도 불구하고 매우 위험하고 오랜 시간이 필요한 여정이었다. 체중 감소, 자연 재해, 불법적인 공격이 소 떼에 타격을 입혔으며, 여행 막바지에는 무리가 바싹 야위고 체력이 소진되기 일쑤였다. 이처럼 애타게 기다리고 있는 북쪽 고객들에게 텍사스의 소들을 이끌고 가는 것은 일종의 상업적인 도전이었다. 1867년 젊은 사업가 조지프 맥코이는 텍사스의 소 떼를 동쪽 철도와 연계시킬 수 있다는 생각을 떠올렸다. 철도를 서부 평원의 가장자리로 조금만 더 연장하면 가능한 일이었다.

남북을 지나는 소 떼와 동서를 잇는 철도 연결로의 역사적인 만남이 이루어진 장소는 캔자스 주의 먼지가 가득한 작은 마을 애빌린이었다. 맥코이는 그 도시가 "매우 작고 삭막한 곳이었다. 낮고 조잡하게 지어진 열댓 채의 통나무 오두막이 있었는데, 그 중 5분의 4는 진흙 지붕으로 덮여 있었다"라고 회상한다.[12] 이 초기 개척 마을에 미국의 동서 및 남북 우회로가 서로 교차하면서 거대한 대륙의 네 구역은 서로 연결되었다. 소들은 그 경계선을 건너 철도 차량에 오름으로써 미국 역사의 궤도에 새로운 변화를 몰고 왔다.

한 구매자는 '멀리 떨어진 애빌린 정거장에 육우 우리용 판자벽만 만든다면 소를 차량에 실어 보내면서 그 수수료를 챙길 수 있다'는 기막힌 생각을 떠올렸으며, 곧장 철도연맹 산하 캔자스 퍼시픽 지구를 설득하였다. 맥코이는 캔자스 주지사에게 로비를 펼쳐 텍사스산 소에 대한 검역 철폐를 성사시켰다. 심각한 소 질병인 '텍사스 열병'이 발발하자 캔자스 같은 주에서는 소의 감염을 두려워한 나머지 텍사스산 소의 선적을 대폭 줄이거나 아예 금지시켰다.[13] 일리노이 주 입법부를 설득하여 텍사스산 소의 선적을 허용하는 주 법률 수정안을 성사시킨 맥코이는 소 선적을 위한 우리를 제작하고 텍사스 가축 상인들에게 자신의 계획을 널리 알리는 작업에 착수했다. 1867년 9월 5일 맥코이는 소 떼를 실은 스무 개의 차량을 애빌린에서 동쪽으로 수송했다. 1871

년 애빌린에서 수송되는 롱혼은 연간 7만 마리에 육박했다. 이들은 모두 세인트루이스와 시카고의 공설 도살장으로 향했다.[14]

맥코이의 과감한 모험은 성공적이었다. 일리노이 주 사업가인 그는 남부 가축 상인과 북부 구매자를 서로 연결시킴으로써 새로운 남-북 비즈니스 협력을 공고히 다졌으며, 남북전쟁 이후 최초로 효과적인 상업적 친교를 일구어냈다. 전쟁 전에는 '면화가 왕'이었다. 남부 노예 농장들은 막대한 양의 면화를 생산하여 북부와 유럽의 섬유 시장으로 보냈다. 하지만 이 새로운 협약 관계는 오래도록 군림해 온 면화 왕(king cotton, 남북전쟁 직전 미국의 면화 생산이 차지한 높은 정치적·경제적 입지를 가리키는 말: 역주)과 경합을 벌였다. 남부 목축업자들이 북부 쇠고기 시장과 뉴잉글랜드의 피혁 공장에 가축을 공급하면서 바야흐로 소가 왕으로 올라설 참이었다.

1870년대에 이르러 텍사스에서 애빌린에 이르는 치솜 트레일(Chisholm Trail, 19세기 미국의 서부에서 소몰이꾼들이 이용하던 길: 역주)에는 소의 물결이 끊임없이 이어졌다. 롱혼들은 북쪽의 철도 연결로에 당도하기까지 석 달 동안 하루에 16~19킬로미터를 이동했다. 소 떼를 몰고 가는 이들은 젊은 카우보이들이었는데, 그들은 대개 남부 청년, 흑인, 뜨내기 인디언들로 구성된 저임금 노동자들이었다. 그들의 작업 환경은 혹독했고, 보수라고 해봤자 간신히 최저 생계를 유지하는 정도였다. 카우보이는 평균 한 달에 25~40달러의 임금을 받았으며, 석 달 동안 쉬지 않고 12~18시간을 일해야 했다.[15] 말지기, 요리사, 소몰이꾼들은 좀더 후한 보수를 받았다.

남-북 축산 단지는 1870년대에 발전을 거듭했다. 쇠고기, 수지, 가죽에 대한 수요가 그치지 않았다. 전쟁에서 돌아온 북부 사람들은 산업 기반을 재건하고 확장시켰으며, 새로운 도시 중산층과 노동자층은 전후 번영이 안겨다주는 혜택을 만끽했다. 그들이 찾는 쇠고기 수요는 날로 증가해 결국 텍사스의 소들만으로는 엄청난 수요를 도저히 감당할 수 없게 되었다. 할 수 없이 목축업자들은 소 사육을 위한 새로운 목초지를 찾아 나섰다. 그들을 기다리고 있는 것은 서부 평원이었다. 하지만 북아메리카 평원을 목초지로 사용하려면, 그 이전에 두 가지 커다란 난관부터 해결해야 했다. 광대한 초원에서 버펄로와 인디언들을 쫓아내야 했던 것이다.

12. 육우로 대체된 버펄로

서부 목장 지대는 미국 전체 영토의 40%를 차지하고 있다.[1] 목장 지대는 위쪽으로 텍사스에서 오클라호마, 캔자스, 콜로라도, 애리조나, 뉴멕시코까지, 북으로는 다코타, 몬태나, 와이오밍까지, 서로는 아이다호, 캘리포니아, 오리건까지 뻗어 있다. 서부 방목 지대에는 나무다운 나무들이 별로 눈에 띄지 않고, 간간이 개울과 울퉁불퉁한 언덕을 따라 자라는 미루나무와 관목들이 고작이었다. 초원의 풀들-푸른 송이 개밀, 버펄로풀, 수십 종의 다른 풀들, 관목, 토착 꽃들-은 방목 지대에 푸른 바다처럼 드넓게 펼쳐져 있었다. 초원의 설치류들-땅다람쥐, 두더지붙이쥐, 쥐-도 평원 곳곳에서 살아가고 있었고, 매와 검독수리들은 공중을 선회하면서 초원을 굽어보았으며 가지뿔영양, 뮬 사슴, 엘크 무리들은 평원을 건넜다. 코요테, 늑대, 아메리카스라소니 같은 육식동물들이 초원 지대를 지배했다. 서부 평원의 그 웅장한 크기와 어깨를 나란히 할 만한 곳은 유라시아 스텝 지방의 대평원뿐이었다.

서부 평원의 기후는 극과 극을 오갔다. 한여름의 찌는 듯한 열풍은 살을 태울 정도였으며, 살을 에는 북풍은 한겨울 추위를 한층 더 매섭게 만들었다. 봄에는 폭우로 인해 맹렬한 급류가 강바닥을 휩쓸고 지나갔고, 여름 건기에는 강이 진흙탕이 되었다가 다시 바싹 마른 협곡으로 변했다. 사이클론과 뇌우는 수시로 발생해 이따금 대기가 전기로 가득 충전되면 '희미한 빛'이 밤하늘을 밝히며 소뿔의 끝에서 빛이 발산되기도 했다. 서부 역사학자 에드워드 데일(Edward Dale)은 다음과 같은 글을 적고 있다. "대평원은 자연이 장대한 스케일로 작용하고 있는 것처럼 보이는 대지이다."[2] 공화국 초창기만 하더라도 위압적이고 황량한 그곳의 평원은 '거대한 미국 사막' 처럼 보였다.[3]

애퍼매턱스에서 남부군이 항복한 지 불과 20년 후 서부 지역은 농업과 상업의 요구조건에 딱 맞는 장소로 변해 있었다. 그곳은 '소들의 땅'으로 신성시되었으며, 세계 최고의 목초지로 부족함이 없었다.

서부 야생풀들은 독특했으며 동부의 풀들에 비해 장점이 많았다. 그것들은 가뭄에 잘 견뎠을 뿐만 아니라 동부에서처럼 겨울 내내 헛간에 '저장될' 필요가 없었다. 서부 풀들은 허허벌판에 그냥 말려도 겨울용 건초로서의 영양분을 그대로 간직했다. 역사학자 다니엘 J. 부어스틴은 이 '경이로운 풀'에 놀라움을 금치 못하며 이렇게 말했다. "비가 오지 않아도 되고, 게다가 겨울 내내 소 떼의 먹이로 사용 가능한 이 거짓말 같은 풀을 누가 상상이나 했겠는가?"[4] 그러나 목축업자들 입장에서는 유감스럽게도 그 초지는 버펄로와 인디언들의 차지였다. 그들이 초원에 남아 있는 한, 새로운 축산 단지로 부상한 그곳을 성공리에 개간하고 효과적으로 이용하는 것은 불가능한 노릇이었다.

평원에 대한 전망과 도전은 일찌감치 감지되었다. 1876년 포트키오 근처의 초지에서 소들이 무난히 겨울을 보낼 수 있다는 사실을 알게 된 주둔군 사령관 넬슨 마일스 장군은 전설 같은 예언을 남겼다. "우리가 버펄로와 인디언을 없애버리면 이곳은 소들로 가득 차게 될 것이다."[5] 얼마 후 서부 평원에서 버펄로, 즉 인디언들의 주요한 생계 수단을 없애는 것이 그들을 쫓아내는 데 최선책임이 분명해졌다.

목축업자들은 동부 은행업자들, 철도, 군대와 손을 맞잡고 체계적으로 서부의 버펄로 소탕에 돌입했다. 그것은 엄청난 작업이었다. 평원에는 버펄로의 검은 물결이 가득했으며, 버펄로 떼가 몇 시간씩이나 꼬리에 꼬리를 물고 우르르 달려갈 때도 있었다. 멀리 지평선 너머로 발굽소리가 천둥소리처럼 들렸고, 수마일 떨어진 곳에서도 거대한 먼지 구름을 볼 수 있었다. 윌리엄 호너데이(William Hornaday)는 그 장관을 글로 옮겼다. "1870년대 이전만 하더라도 버펄로의 수를 세기보다 숲의 나뭇잎 수를 헤아리는 것이 훨씬 쉬워 보일 정도였다."[7]

몇 년이 지나자 버펄로는 수천 년 동안 삶의 터전이었던 서부 지역에서 완전히 자취를 감추었다. 과거 엄청난 버펄로 떼의 먹이였던 그곳의 '키 작은 풀'은 60만 소들의 몫이 되었다.

지금은 고전이 되어버린 연구서에서 호너데이는 아메리카 버펄로가 멸종된 뒤 텍사스산 소 떼가 북부 평원으로 이주한 사실을 더듬어간다.[8] 스페인 롱혼에게 진입로를 열어준 것은 철도와 미 육군이었다. 1869년 연방 퍼시픽 철도는 버펄로의 평원을 북부와 남부로 갈라놓았다. 1871년에서 1874년 사이에 남부의 버펄로 무리들은 버펄로 빌(Buffalo Bill) 같은 버펄로 전문 사냥꾼들의 손에 대량 학살되었다. 버펄로 빌은 주로 철도 고용자들과 군인들에게 버펄로 고기를 공급한다는 조건으로 철도 및 군대와 계약을 맺은 사냥꾼들이었다.[9] 몇 년 후 북부의 버펄로 무리들도 제거되었다. 이제 평원은 소들의 독무대였다.

오늘날까지도 아메리카 버펄로의 멸종은 미국 생태계 역사상 가장 소름끼치는 일화 중 하나로 남아 있다. 갑작스럽고도 단호하게 진행된 학살은 1만 5,000년 동안 면면히 이어져 온 평원의 주인공을 그야말로 하루아침에 끝장내버린 일대 사건이었다. 그 광경을 처음으로 체험한 몇몇 관찰자들은 생생한 이야기를 남겼다. 리처드 어빙 도지 대령은 1871년 겨울만 하더라도 캔자스 군 주둔지 근처에 헤아릴 수 없이 많은 버펄로가 돌아다녔다고 기록했다. 다음은 1873년 도지 대령의 기록이다.

 작년에 수많은 버펄로들이 돌아다니던 곳에 사체들만 사방에 널브러져 있었다. 대기에서는 메스꺼운 냄새가 코를 찔렀으며, 불과 일 년 전만 하더라도 동물들로 가득하던 광대한 평원은 생명이라곤 찾아볼 수 없고 적막하고 악취 나는 불모지로 변해 있었다.

 도지 대령은 학살된 버펄로가 400만 마리 이상이라고 추산했다.
텍사스 평원에서는 1,500명이 넘는 사냥꾼들과 모피상들이 초원에 부채꼴로 늘어서 눈앞의 버펄로들을 닥치는 대로 사살했다. 개척민 S. P. 메리는 "도처에 사냥꾼들이 깔려 있었고…… 사방 천지에서 총성이 들렸다"고 말했다. 버펄로 가죽은 텍사스 평원을 건너는 짐마차 트레일과 철도 측선에 차곡차곡 쌓였다. 한 상인은 "포트워스로 향하는 짐마차에 실리기 전 4에이커(1에이커 = 4,047제곱미터)에 이르는 땅을 뒤덮을 정도로 엄청난 양의 가죽을 소유하기도 했다"라고 말했다. 1876년 봄, 포트워스 철도역에는 철도 측선을 따라 수북이 쌓여 있는 6만 장의 가죽이 동부로 향하는 선적을 기다리고 있었다.[11]
 버펄로 가죽을 처리하는 새로운 무두질 방식은 그 가죽을 상업적으로 가치 있게 만들었다. 버펄로 사냥꾼들은 대개 가죽 1장당 1~3달러씩 받았다. 가죽은 무두질을 통해 모피로 변했으며 그것으로 코트, 의복, 신발을 만들었다. 버펄로 가죽은 주로 영국군이 구입했는데, 그들은 신축성과 유연성 면에서 버펄로 가죽을 송아지 가죽보다 더 높이 쳤다. 버펄로 가죽은 산업용 기계의 벨트로 제작되거나 고급 주택에서 가구를 채우고 덮는 용도로 사용되기도 했다. 마차 덮개, 썰매, 영구차를 만들 때도 최고의 가죽으로 인정받았다.[12]
 버펄로는 대규모로 학살되었다. 사냥꾼들은 종종 누가 최단 시간에 가장 많은 사냥감을 잡을 수 있는지 서로 경쟁을 벌였다. 영화에서는 버펄로 사냥꾼이 말을 타고서 우르르 달아나는 무리의 뒤를 쫓는 장면이 등장하지만, 실제로 버펄로 사냥꾼들은 대부분 은폐된 곳에서 사냥감을 죽이는 '움직이지 않는 사냥'을 더 선호했다.[13] 그렇게 해야 버펄로 사체들이 평원 곳곳에 흩어지지 않고 한 곳에 집중되었고, 가죽을 벗기는 데도 그 방식이 한결 수월했다.

버펄로 사냥꾼이면 누구든 몹시 탐내는 것으로 '정지' 상황이라는 것이 있었다. 간혹 버펄로 무리 전체가 얼어붙은 듯 꼼짝하지 않는 경우가 있는데, 그러면 사냥꾼은 움직일 필요 없이 한자리에서 버펄로를 한 마리씩 쓰러뜨릴 수 있었다. 당시 명성이 자자했던 버펄로 사냥꾼 존 쿡은 '정지' 상황에 대해 다음과 같이 상세히 설명했다.

> 소문으로는 숱하게 들었지만 실제로는 단 한 번도 본 적이 없었던 '정지' 상황이 드디어 내 눈앞에 펼쳐졌다…… 25마리를 사살하고 나자 총에서 연기가 흘러나오더니 서서히 사라졌다…… 심지어 내가 멀쩡한 버펄로들을 향해 총을 쏘고 있는 동안에도 몇몇 버펄로들은 주위에서 벌어지는 살상 행위에 아랑곳하지 않고 태연히 누워 휴식을 취했다. 나는 느긋하게 천천히 방아쇠를 당겼다.[14]

사격은 1시간 15분 동안 쉼 없이 계속되었다. 이윽고 사격이 끝나자 88마리의 버펄로들이 죽은 채로 나뒹굴었고, 많은 수가 부상을 입었으며 평원은 온통 피로 붉게 물들어 있었다.

다른 사냥꾼들도 '정지' 상황에 대해 유사한 체험을 보고했다. 호너데이는 버펄로들이 종종 "쓰러진 동료 주위에 몰려들어 킁킁거리며 따뜻한 피 냄새를 맡고 기이한 광경에 큰 소리로 울부짖으며 갖가지 행동을 취했지만, 끝끝내 달아나지는 않았다"라고 적고 있다.[15] 다음은 리처드 어빙 도지 대령의 생생하고 의미 심장한 설명이다.

> 피에 이끌린 듯 녀석들은 상처 입은 버펄로 주위에 몰려들었다. 한 발의 탄환이 또다시 발사되었다. 또 다른 버펄로가 펄쩍 뛰어올랐다가 제자리에 멈춰 피를 흘렸다. 다른 녀석들은 여전히 물끄러미 바라보고 있었다. 마치 부상당한 버펄로들에게 낯선 굉음의 책임이 있다고 생각하면서 그들에게 관심을 집중하는 것처럼 보였다. 총성이 한발 한발 끊임없이 이어졌다. 버펄로들이 차례로 피를 흘리고 비틀거리며 쓰러졌다. 살아 있는 버펄로들은 어리벙벙한 표정으로 쓰러지는 그들을 바라보고 있었다.[16]

당시에 버펄로 사냥은 인기 있는 스포츠 행사였다. 철도회사에서는 움직이는 기차에서 편안하고 안전하게 직성이 풀릴 때까지 버펄로를 향해 마음껏 방아쇠를 당길 수 있다고 동부인들을 유혹하면서 평원 횡단의 저렴한 유람 여행을 홍보했다. 사냥을 구경한 한 관찰자의 말이다.

> 여객 열차가 서서히 평원을 가로지르고 있었다. 간혹 차량과 버펄로가 1~2마일 정도 나란히 달려가곤 했다…… 이런 경주가 시작되면 일제히 차창이 열리면서 불쑥 고개를 내민 장총들이 밀집해 있는 무리를 향해 수백 발의 총탄을 발사했다. 많은 수의 버펄로들이 그 자리에서 털썩 쓰러졌고, 그보다 더 많은 수가 달아나다 협곡에서 죽음을 맞았다. 열차는 계속 일정한 속도로 달렸고 그런 광경은 몇 마일마다 되풀이되었다.[17]

버펄로는 그 자리에서 그대로 부패했으며, 그 유해는 철도를 따라 수백 마일 길이까지 흩어져 있었다. 1872년 5월, 『덴버 로키 산맥 뉴스』지(誌)는 평원의 스포츠 사격을 다음과 같이 비판했다.

지나가는 열차로부터 무자비하게 총질을 당한 버펄로들의 사체가 버펄로 지대를 관통하는 철로 양쪽에서 서서히 썩어가고 있었다. 아무래도 철도지구 총경의 명령으로 열차에서 총질을 금지하는 규약을 강제로라도 시행하는 것이 좋을 듯싶다.[18]

1870년대의 버펄로 사냥은 부유한 동부인들과 유럽 왕족들 사이에서 선풍적인 인기를 끌었다. 버펄로 사냥꾼으로 명성을 떨쳤던 코디는 자신과 또 다른 이름난 버펄로 사냥꾼 콤스톡과 벌인 사냥 게임에 대한 얘기를 남겼다. 그 게임은 세인트루이스 출신의 부유한 스포츠광(狂)들을 위한 향응으로 준비된 것이었다. 코디는 1회전에서 자신은 38마리, 콤스톡이 23마리를 사살했다고 회상했다. 그는 버펄로를 한쪽으로 가두는 자신의 뛰어난 솜씨 덕분에 승리를 거두었다고 말했다. "나는 당구 경기자가 연속 득점을 올릴 때 당구공을 모으는 것처럼 버펄로를 모아놓았다." '게임'이 끝나자 세인트루이스 방문객들은 자신들이 챙겨 온 많은 양의 샴페인을 진열하며 승리를 축하했다. 캔자스 평원에서 마시기에는 샴페인이 안성맞춤이었다.

평원에서 코디의 고객 중 가장 유명한 사람은 러시아 황제 알렉산더 2세의 아들 알렉시스 황태자였다. 1872년 1월 13일 러시아 귀족과 수행원들은 네브래스카 주 노스플랫 근처 레드윌로 크릭에서 스포츠 사냥을 하기 위해 조지 커스터 중장, 필립 쉐리던 장군, 코디와 합류했다. 코디는 자신이 아끼는 말 벅스킨 조를 황태자에게 빌려주고 적절한 지시를 하기 위해 그 옆에 바짝 붙어 말을 몰았다. 몇 차례의 시행착오 끝에 황태자는 난생 처음 버펄로를 쓰러뜨릴 수 있었다. 황태자는 "자신의 성공에 의기양양해 했다"라고 코디는 자신의 회고록에 적고 있다. 다음은 『캔자스 시티 타임스』에 실린 기사다.

황태자는 기쁨에 어쩔 줄 몰라하며 안장에서 껑충 뛰어내렸다. 그는 말을 놓아주며 총을 내려놓고 기념으로 꼬리를 잘라낸 뒤 사체 옆에 앉아 피를 뚝뚝 흘리는 전리품을 흔들었다. 커스터 중장은 훗날 "경적이나 증기 오르간 소리처럼 들리는 죽음의 노래가 쿨럭쿨럭 연신 새어 나왔다"라고 말했다. 러시아인들은 무슨 일이 벌어졌는지 확인하려고 부리나케 달려왔다. 처음에 그들은 차례로 황제를 침착하게 포옹했다. 그리고는 서로를 꼭 끌어안았다. 전리품은 손에서 손으로 옮겨졌다. 그들 모두는 피와 먼지로 범벅이 되었다.[20]

평원에서의 버펄로 사냥을 모든 사람들이 쌍수를 들고 환영한 것은 아니었다. 당시 한 신문은 평원에 펼쳐진 광경을 '무자비하고 사악한 소행'이라 몰아붙이며 질타했다. 신문에서는 '가죽 또는 러시아 공작이나 영국 군주들에게 기쁨을 선사하기 위해 고귀한 동물들을 살생하는 것'이라며 비난의 목소리를 높였다.[21]

역사책에서는 흔히 버펄로의 대량 학살을 파괴적인 낭비 행위라고 설명한다. 하지만 그런 사실은 버펄로를 육우로, 인디언을 카우보이로 대체하려는 분명하고도 체계적인 정책이 있었음을 말해준다. 역사학자 에릭 로스(Eric Ross)는 "그것은 대평원에서의 육우 사육을 위한 필수 전제 조건이었다. 평원에 거주하는 인디언들의 저항을 무력화시키기 위해 버펄로의 대량 학살이 필요하다는 것이 폭넓은 공감대를 형성하고 있었다"라고 말했다.[22] 서부군 사령관 필립 쉐리던 장군은 당시의 전략적인 사고 방식에 대해 텍사스 입법부에서 다음과 같이 자신의 소견을 밝혔다.

이 사내들(버펄로 사냥꾼들)이 골치 아픈 인디언 문제를 해결하는 데 지난 30여 년 동안 전체 정규군이 거둔 성과보다 더 많은 기여를 했습니다. 그들은 인디언의 양식을 소멸시키고 있습니다. 보급품을 상실한 군대가 크게 불리한 입장에 놓인다는 것은 명약관화한 일입니다. 그들에게 화약을 넘겨주고 필요한 곳으로 이끌어야 합니다. 하지만 평화를 지속시키려면 버펄로가 완전히 자취를 감출 때까지 그들이 버펄로를 죽인 다음 가죽을 벗겨 팔아먹는 것을 내버려둬야 합니다. 그리고 나면 사냥꾼에 뒤이어 발전된 문명의 두 번째 기수로서 얼룩소와 흥겨운 카우보이들이 평원을 뒤덮게 될 것입니다.[23]

1870년대 말 대평원의 버펄로는 멸종되었다. 평원의 햇볕에 탈색된 뼈들이 수천 마일 초원 곳곳에 흩어져 있었다. 그런데 평원을 죽음의 지대로 만든 수백만 개의 뼈들은 엄연히 상업적인 가치가 있었다. 상업적인 청소부들이 '백색 수확'이라고 부른 소뼈 수집은 인기 있는 사업이었다. 버펄로 뼈는 1톤당 8달러까지 가격이 올라갔다.[24] 뼈는 동부로 이송되어 가루로 만들어져 인산질 비료로 사용되었다. '보다 신선한 뼈들'은 골회(骨灰) 자기로 만들어지거나 설탕 정제 과정에서 천연 설탕의 갈색을 없애는 용도로 쓰였다.[25] 일부는 골탄(骨炭)으로 만들어지기도 했다. 뿔과 발굽은 단추, 머리빗, 칼 손잡이, 아교를 만드는 데 사용되었다.[26] 버펄로 사냥꾼들과 이주민들은 몇 년 동안 뼈 수확으로 근근이 생계를 이어갔다. 한 가지 가슴 아픈 점은 인디언들 역시 뼈 청소부가 되었다는 것이다. 그들은 버펄로의 유해를 모아두었다가 가장 가까운 종착역으로 운반해 갔으며, 그 대가로 백인들로부터 돈을 받았다.[27]

다코타의 한 마을에서 인디언으로부터 뼈를 구입하는 일을 했던 젊은 은행업자 M. I. 맥그레이트의 설명을 들어보자.

마을 사람들은 시장을 향해 평원을 건너는 굽은 길을 따라가는 인디언들의 마차를 멀리서 볼 수 있었다. 천천히 움직이는 무리 앞에 추장이 성큼성큼 걸어가고 그 뒤를 남녀노소할 것 없이 잡다한 무리들이 따랐다…… 마을 밖 0.5마일 정도에서 인디언들은 걸음을 멈추고 천막을 쳤으며, 그런 다음 추장과 고문관이 마을로 걸어 들어와 뼈의 가격을 물었다. 책정된 가격이 6달러라고 말하면 그들은 천막으로 돌아가 짐을 가득 실은 손수레를 끌고 와서는 무게를 쟀다. 무게를 재고 나면 그들은 철도 측선으로 손수레를 몰고 가 그곳에다 내용물을 쏟아 부었다. 인디언들은 돈을 받은 후 가게로 몰려들었다. 그리고 마지막 한 푼까지 다 써버린 다음에야 그들은 천막을 철수했다.[28]

캔자스 헤이스에 위치한 캔자스 퍼시픽 종착역에서는 철도 측선을 따라 뼈들이 수 마일에 걸쳐 3m 높이로 쌓여 있곤 했다. 샌타페이 노선의 도지시티 역에서도 뼈들이 수 마일 길이로 늘어져 쌓여 있었으며 그것들을 동부로 운반할 유개 화차가 모자랄 정도였다. 버펄로 뼈 거래는 평원 지대의 상업 활동에서 중추적인 역할을 하게 되었다. 그래서 캔자스 사람들은 도지 시티에서는 버펄로 뼈가 법화(法貨)나 마찬가지라고 말하곤 했다.

몇몇 서부인들은 뼈 수확을 통해 제법 한몫 톡톡히 챙기기도 했다. 매달 수많은 유개 화차들이 뼈를 가득 채우고 느릿느릿 동부로 떠나갔다. 샌터페이 노선에서만 1872년에 113만 5,300파운드(1파운드 = 0.45킬로그램), 1873년에 274만 3,100파운드, 1874년에 691만 4,950파운드의 뼈가 선적되었다.[29]

1880년대 초 백인의 '인디언 양식' 제거 작전은 뜻밖에 놀라운 성공을 거두었다.[30] 더욱이 평원에 남겨진 거대한 들소의 뼈까지 운반되자, 과거 그들의 존재는 그 흔적조차 찾아볼 수 없게 되었다. 이제 카우보이의 보호를 받으며 초원을 따라 풀을 뜯는 소는 스페인산 롱혼과 영국산 숯혼뿐이다.

평원의 인디언들은 자신들의 생존 수단을 겨냥한 이러한 변화와 치명적인 타격에서 결코 회복될 수 없었다. 대학살에 망연자실한 여러 인디언 부족들은 그것을 자신들의 악행에 대한 신의 징표라고 생각했다. 오마하 인디언들 같은 몇몇 부족들은 버펄로 떼가 감쪽같이 사라졌다는 사실을 선뜻 받아들일 수 없었다. 그들은 소 떼가 동굴 안이나 '지평선 너머' 어딘가에 잠시 숨어 있음이 틀림없다고 생각했다. 부족의 무당들은 '의식을 통해 머나먼 곳에서 소 떼를 다시 불러내려는' 시도를 했다. 그 의식은 '성스러운 막대기에 바침'이라 불렸으며, 제물로 버펄로 고기가 사용되었다. 하지만 남아 있는 버펄로가 한 마리도 없었기 때문에 부족 지도자들은 연방 토지 양도 증서로 모아둔 돈을 톡톡 털어 30마리의 소를 구입한 다음 그것을 신의 제물로 사용했다. 이것이 별 효과를 거두지 못하자 그들은 제물을 구입하는 데 드는 돈이 완전히 바닥날 때까지 의식을 되풀이하면서 소를 계속 사들였다. 마침내 정신적·육체적으로 지칠 대로 지친 그들은 손바닥만한 땅을 개간하기 시작했다. 그곳에서 그들은 생존을 위해 옥수수, 닭, 돼지, 소 따위를 길렀다.[31]

키오와 부족도 비슷한 체험을 했다. 해마다 그 부족은 가장 신성한 동물 의식인 태양춤(sun dance, 아메리카 인디언이 하지에 추는 종교적인 춤: 역주)에서 버펄로를 제물로 바쳤다. 1881년 평원에서 버펄로를 찾지 못한 탓에 태양춤은 2달 동안 지연되었다. 마침내 그들은 평원을 떠돌아다니는 외로운 생존자를 우연히 발견하여 자신들의 의식을 위해 버펄로를 도살했다. 이듬해 그들은 단 한 마리의 버펄로도 발견할 수 없었다.[32]

13. 카우보이와 인디언

수천 년 동안 인디언 부족들은 북아메리카 대평원의 버펄로들과 공생 관계를 유지하며 살아왔다. 아메리카 원주민들은 음식, 의복, 주거에 꼭 필요한 만큼만 버펄로를 사냥했다. 소가 여러 유럽 문화에서 생존 수단이었던 것처럼 버펄로는 인디언들의 생존을 위한 버팀목이었다. 그러나 유럽의 다른 소과 동물들과는 달리 버펄로는 쉽게 길들여지지 않았다. 그들은 줄곧 사냥 동물로 남아 있었다. 미 육군, 철도, 목축업자들은 평원에서 버펄로를 제거함으로써 굶주린 인디언들을 굴복시킬 수 있었고, 그 결과 자신들의 손실을 줄이고 평원에서의 분쟁을 단축시킬 수 있다고 생각했다. 그들의 '적' 인디언들은 미시시피 강에서 로키 산맥 너머로 뻗어 있는 광활한 초원 지대의 작은 영토를 하나씩 관리하는 개별적인 부족 공동체였다. 코만치족은 서부 텍사스와 오클라호마에서 살았으며, 북쪽으로 오클라호마, 캔자스, 콜로라도에는 카이오와족이 살았다. 북동쪽에는 오세이족이 있었고, 좀더 북쪽으로 다코타, 몬태나, 와이오밍은 샤이엔족이 지배했으며 북부 평원은 대부분 수족의 차지였다. 서쪽으로 블랙풋족이 있었고, 로키 산맥 사이에 위치한 그레이트 베이슨에는 유트족, 파이우트족, 쇼쇼니족, 와쇼족이 거주했다. 남서쪽에는 푸에블로족, 호피스족, 아파치족, 나바호족이 살았다.[1]

서부 평원에서 인디언들을 제거하던 초창기에 정부군은 무자비한 폭력이 동반된 야만적인 행동을 취하기도 했다. 콜로라도 지역의 샌드크릭에서 콜로라도 제3기병대의 존 M. 치빙턴 장군 휘하의 군대는 1864년 11월 29일 새벽녘에 고이 잠들어 있던 샤이엔족 마을로 돌격했다. 추장 블랙 케틀은 항복의 표시로 미국기와 백기를 흔들면서 천막에서 황급히 뛰어나왔다. 치빙턴은 항복의 애원을 들은 척도 하지 않고 남녀노소를 가리지 않고 마구잡이로 마을 사람들을 학살했다. 한 통역자는 사건 직후 열린 군사 심리에서 다음과 같이 목격자 증언을 했다.

> 그들은 머리가죽이 벗겨졌고 뇌가 빠져 나왔다. 사내들은 칼을 사용하여 여자들을 갈기갈기 찢었을 뿐만 아니라, 어린아이들을 곤봉으로 때리고 개머리판으로 후려쳤으며 뇌를 끄집어내고 온몸을 토막냈다.[2]

그 날 200~500명의 인디언들이 학살당했다. 치빙턴은 군사 심리에서 아이들에게 발포한 이유를 추궁당했을 때 '서캐가 결국 이가 된다'라고 보고했다. 후일 치빙턴 대령은 덴버의 한 무대에 나타나 전쟁 무용담으로 청중들을 즐겁게 해주었으며, 100개의 인디언 머리가죽을 손수 보여주었다. 거기에는 여성들의 음모도 포함되어 있었다.[3]

1870년 미국의 전쟁 부서는 인디언들의 '양식'인 평원의 버펄로를 제거함으로써 인디언 정책을 학살에서 굴복시키는 쪽으로 방향을 틀었다. 기아 정책은 군사적 전략보다 월등히 나은 것으로 판명되었다. 버펄로 떼의 대량 학살에 쇠약해지고 사기가 꺾인 인디언 부족들은 산발적인 저항 끝에 쉽사리 항복했다. 군사적인 사상자들은 일반인들의 예상과 달리 그 수가 얼마 되지 않았다. 정부의 공식 기록에 따르면 25년에 걸친 서부 평원의 군사 행동에서 사망하거나 부상당한 인디언은

1,519명이었다. 한편 장교와 사병들 출신의 군대에서는 932명이 사망하고 1,061명이 부상당했다. 또한 그 기간을 통틀어 민간인 출신의 군대에서는 461명이 사망하고 116명이 부상당했다.[4]

평원의 인디언들을 굴복시키려는 기아 정책은 1880년대 초까지 눈부신 성공을 거두었다. 대부분의 부족들은 지정 거류지로 쫓겨났으며, 그곳에서 정부 관리들과 미 육군의 철저한 '감시'를 받았다. 버펄로가 모두 사라지자 인디언들은 생존을 위해 전적으로 정부의 식량 배급에 매달려야 했다. 그 주의 새로운 보호구역을 먹여 살리는 일은 정부의 주요 업무가 되었으며, 막 싹트기 시작한 서부 목축업의 이해 관계에서도 새로운 상업적 기회가 되었다. 평원의 버펄로를 주식으로 먹던 이들은 서부 목장 지대의 새로운 쇠고기 수요자로 전락한 것이다.

쇠고기 공급처와 유통을 관리하면서 정부는 수만 명의 아메리카 원주민들을 거의 완벽하게 장악할 수 있었다. 동시에 새로운 쇠고기 배급 정책은 육우의 새로운 상업적 시장의 길을 열었다.[5] 연방정부의 인디언 부서는 서부 목축업자들로부터 막대한 양의 쇠고기를 구입했으며, 이후 그것이 정부 지원 프로그램의 전례로 굳어졌다. 1880년 한 해에만 정부는 열 곳의 서부 주들에 소속된 34개 인디언 관리자들에게 서부 쇠고기 3,916만 729파운드(1파운드＝0.45킬로그램)를 제공하는 계약을 체결했다. 쇠고기 100파운드당 가격은 몬태나 주 포트벨크냅 에이전시의 2.23달러에서 콜로라도 주 로스피노스 에이전시의 3.74달러까지 다양했다.[6] 어떤 이들은 지정 거류지 분배용으로 정부에서 구입하는 쇠고기의 양이 1년에 5,000만 파운드를 넘어섰던 것으로 추산한다.[7]

평원에서 버펄로를 멸종시키고 인디언들을 내쫓은 뒤 그곳에서 소를 키우게 된 목축업자들은 굶주린 인디언들을 먹여 살리는 정부에 쇠고기를 판매했다. 역사책에서는 별로 언급되지 않지만, 수많은 서부 목축업자들은 초창기에 이런 과정을 통해 부를 쌓을 수 있었다. 다음은 에드워드 데일(Edward Dale)의 글이다.

> 이런 시장은 평원의 목축업 성장에 일조했으며, 인디언에게 쇠고기를 공급하는 수지맞는 정부 계약을 따냄으로써 많은 목축업자들은 대형 사업체의 기틀을 마련할 수 있었다.[8]

당시 역사를 뒤져보면 야심적인 목축업자들은 부패한 인디언 중개인들과 공모하여 지정 거류지에 내정된 쇠고기 계약을 교묘히 변경했을 뿐 아니라 실제 전달되는 쇠고기의 양과 질에도 속임수를 썼다. 워싱턴의 '쇠고기 동맹'은 남북전쟁 이후 공공사업을 따내기 위해 펼쳐진 로비들 중에서도 특히 악명이 높았다.

그러나 자신들의 상업적 성공에 용기를 얻은 서부 목축업자들은 한술 더 떠 평원의 '공짜 초지'를 불법적으로 점유했다. 심지어는 인디언 지정 거류지용으로 따로 마련해 둔 토지에도 손을 댔다. 목축업자들은 새롭게 '해방된' 초지를 공유지로, 자신들을 '묶인된 토지 차용자'로 간주했다.[9] 초창기 수십 년 동안 정부는 공유지 사용과 점유에 대해 통제력을 행사하지 못했다. 목축업자들은 수백만 에이커(1에이커＝4,047제곱미터)의 '공짜 초지'를 제멋대로 차지하고 그곳에서 소를 길렀다. 1880년대 초 일부 목축업자들은 5만~10만 마리의 소를 평원에 방목했다. 상당수의 목축업자들은 지정 거류지의 배급용으로 관할 인디언 부서에 넘겨지는 소들의 이송 비용을 절감하기 위해 지정 거류지로 곧장 소 떼를 몰고 갔다. 소 떼는 정부 중개인에 인도되기 전에 '현장'에서 풀을 뜯었다.[10]

통행이 잦은 몇몇 트레일은 아예 인디언 지정 거류지를 가로질렀다. 가축 상인들은 여러 날 또는 수 주일에 걸쳐 자신의 소 떼를 방목할 기회를 가졌으며, 그곳에서 캔사스 종착역에 도착할 때까지 남은 여정 동안 소 떼를 살찌울 수 있었다. 가령 샤이엔족과 아파치족 인디언의 보금자리였던 지정 거류지에서는 널리 알려진 남북을 잇는 치솜 트레일과 웨스턴 트레일이 서로 교차했다.

1869년 정부는 3,500명의 인디언들을 '수용할' 목적으로 4,300만 에이커의 면적을 인디언 지정 거류지로 할당했다.[11] 그런데 1880년경 새로운 목초지를 찾아 나선 목축업자들은 '체로키 아웃렛'이라 불리는 지정 거류지를 침범하기 시작했다. 이듬해 목축업자들은 인디언 영토에서 소 떼를 방목하기 위해 정부 허가를 모색했다. 심지어 일부 목축업자들은 소 한 마리당 10센트씩 수수료를 지불하는 조건으로 토지 임대를 제의하기도 했다.[12] 내무부에서는 허가를 내주지 않았지만 그 효과는 미미했다. 인디언 지정 거류지로 쏟아져 들어온 소들은 목초를 게걸스럽게 먹어치웠다. 반면 지정 거류지에서 살아가는 인디언들은 굶주림에 허덕이는 딱한 처지였다. 정부의 쇠고기 배급은 불충분했으며 게다가 지정 거류지에 갇힌 인디언들은 또 다른 목축업자의 사기에 이용당하기 십상이었다. 그들은 쇠고기를 받는 조건으로 자신들의 영토에서 소 떼가 풀을 뜯는 것을 허용했다. 1882년 12월 12일 샤이엔족과 아라파호족 추장들은 1에이커당 2센트를 밑도는 수수료를 받고 2,400만 에이커의 지정 거류지를 목축업자에게 임대할 수 있게 해달라는 내용의 진정서를 정부에 제출했다. 인디언들은 그렇게 하여 조달된 수입의 절반을 자신들이 순수 기를 송아지를 구입하는 데 쓸 예정이었다.[13]

내무부는 이 협약을 공식적으로는 인정하지 않았지만, 임시변통으로 눈감아주는 비공식적인 정책을 입안했다. 다음은 이것과 관련된 당사자들에게 보낸 서류에서 장관이 밝힌 내용이다.

본 부서는 동일한 사안을 승인하지 않는 한, 그리고 협약을 맺은 다른 당사자들 간에 발생할 수 있는 논쟁을 불식시키지 않는 한, 여러분이 말하는 협약이나 임대를 인정하지 않을 것입니다. 또한 본 부서는 협약을 맺지 않은 이들이 협약을 맺은 당사자들 사이에 끼여들지 못하도록 확고한 조치를 취할 것입니다.[14]

정부의 비공식적인 '묵인'은 광범위한 수뢰(受賂)와 부패의 길을 열어주었다. 목축업자들은 서부 목장 지대 추장들의 비위를 맞추고 뇌물을 먹여가면서 실제 시장 가치보다 훨씬 밑도는 가격으로 목축 권리를 획득하곤 했다. 흔히 목축업자들은 규모가 크면 클수록 더 나은 조건의 계약을 맺을 수 있었다. 2~3년 후 평원의 인디언 지정 거류지는 '세력 범위권'으로 잘게 나누어졌으며, 그 결과 광대한 서부 방목지는 사실상 서부 목축업자들의 손에 넘어가게 되었다. 파기된 협약과 지켜지지 않은 약속들로 인해 백인과 인디언들의 갈등은 점점 더 고조되었다. 그러자 1885년에는 클리블랜드 대통령이 직접 개입하여 샤이엔족과 아라파호족의 지정 거류지에서 모든 소들을 퇴거시키라는 명령을 내렸다.[15]

서부 방목 지대를 놓고 목축업자, 인디언, 정부 사이에서 벌어진 이러한 최초의 뜨거운 논쟁은 여러 해에 걸쳐 또 다른 결과를 낳았다. 목축업자들은 단결하여 체로키 지구 가축 조합을 결성하였다. 이 조합을 시발점으로 수십 년 후에는 강력한 축산 조합들이 속속 등장했으며, 그들이 그곳의 정책들을 좌지우지하게 되었다. 시장 가치를 밑도는 가격으로 공유지를 임대하려는 최초의 시도가 시작된 지 100년이 지난 오늘날에도 목축업자들은 강력한 축산 조합에 기대어 여전히 특혜를 누리고 있다. 지금 그들은 2억 7,000만 에이커에 달하는 미 서부 공유지를 시장 가치를 훨씬 밑도는 가격으로 임대하여 소를 방목하고 있다.

14. 목초가 곧 금이다

미국의 청소년들은 1849년 장대한 골드러시의 낭만적인 이야기에 한껏 귀를 기울이고 있다. 하지만 평원의 목초를 향해 행운을 찾아 떠난 수천 명의 또 다른 러시에 대해서는 아는 사람이 거의 없다. 1870년대에는 '공짜 목초'라는 슬로건이 온 국민의 상상력에 불을 지폈다. 영국과 유럽 공유지의 인클로저(공유지의 사유지화)로 인해 서구 세계에서는 그토록 광활한 공짜 목초지를 구경조차 할 수 없었다. 동부의 은행업자들과 투기꾼들은 "목초가 곧 금이다"라고 떠벌렸다.[1] 평야의 '해방'이라는 단어가 동부로 퍼져나가자 투자 자금이 처음에는 찔끔찔끔 들어오더니, 나중에는 홍수처럼 밀려들기 시작했다. 일확천금이라는 솔깃한 풍문들도 그런 흐름을 더욱 부채질했으며, 말 그대로 하룻밤 사이에 대평원의 목초지가 온 국민의 관심사가 되었다. '광대한 미국 사막'에 노다지가 숨겨져 있었던 것이다. 쇠고기에 관한 얘기는 어디서든 세상 사람들의 입에 오르내렸다. 이주민들은 녹색 금덩어리를 찾아 서부 평원으로 길을 나섰으며, 은행업자들은 거래를 성사시키기 위해 대리자들을 서부로 보냈다. 미국인들이 세계 역사상 가장 거대한 쇠고기 제국을 건설하기로 작정하자 새로운 유형의 '소 열풍'이 온 국토를 휩쓸었다.

그러나 서부 개척을 모든 이들이 쌍수를 들고 환영한 것은 아니었다. 특히 새로운 반전으로 인해 부득이 자신의 생업에서 손을 놓아야 했던 동부 목축업자들은 쓰라림을 맛보아야 했다. 제임스 브리스빈(James S. Brisbin) 장군은 자신의 저서 『쇠고기로 노다지 캐기 ; 평원에서 부가가 되는 법』(The Beef Bonanza ; or How to Get on the Plains)에 다음과 같이 적었다.

> 동부 농부들은 소 사육을 너도나도 포기하고 있다. 평원의 쇠고기와 도무지 경쟁이 되지 않기 때문이다. 동부의 목초지는 1에이커(1에이커 =4,047제곱미터)당 50~100달러의 비용이 투입되며 동절기 사료로 건초까지 준비해야 한다. 하지만 서부의 목초지는 시장 가치조차 형성되어 있지 않으며 한겨울 내내 소 떼가 자유롭게 돌아다닐 수 있다. 게다가 천연 목초가 땅 위에 그대로 남아 있기 때문에 심지어 겨울인 1~3월에도 소를 살찌울 수 있다.[2]

영국인들도 서부 방목지에 눈독을 들였다. 앞서 언급한 것처럼 영국인은 유럽에서 가장 육식을 즐기는 국민이다. 식민지와 산업의 영향력으로 새롭게 형성된 부 덕분에 그들에게는 넉넉한 자금이 있었다. 스코틀랜드와 아일랜드는 이미 영국 시장을 위한 소들의 목초지로 변해 있었지만 날로 증가하는 영국 귀족, 중산층, 군대의 쇠고기 수요를 감당하기에는 역부족이었다. 쇠고기에 대한 그들의 탐닉은 끝이 없어 보였다. 1860년대에는 유럽 대륙을 강타한 탄저병이 아일랜드와 영국까지 확산되자 영국의 목축업은 엄청난 타격을 입었고, 영국 시장에서 쇠고기 가격은 천정부지로 치솟았다.

영국인은 새로운 쇠고기 공급 기지를 찾아 남북 아메리카로 눈길을 돌렸다. 1860년대에는 살아 있는 소와 소금에 절인 쇠고기가 대서양 횡단 선적에 꾸준히 실렸다. 하지만 이런 거래에는 한계가 있었다. 서부 개척은 엄청난 상업적인 기회이면서 동시에 기술적인 도전이었다. 영국인의 쇠고기 수요를 만족시키고도 남을 만큼 어마어마한 새로운 초지가 눈앞에 펼쳐져 있었다. 문제는 미 서부의 방목 지대와 동으로 5,000마일 이상 떨어진 영국 소비자들을 어떻게 효과적으로 연결시키느냐 하는 것이었다. 그런데 1870년대에 그 해결책들이 속속 등장했다. 미국 철도의 서부 확장, 새로운 냉동 기술의 발명, 해외로부터의 자본 유입이 그것이었다.

영국 기업들은 1870년대와 1880년대 미국의 대륙간 철도 건설을 재정적으로 뒷받침하는 데 중추적인 역할을 했다. 에딘버러의 스코틀랜드 아메리카투자주식회사는 미국 철도 확장에 수백만 달러를 투자했다.[3] 영국인들은 미 대륙의 새로운 철도망 건설을 재정적으로 돕는 일에 소매를 걷고 나섰다. 이는 영국 시장에 보다 많은 양의 쇠고기를 보내기 위해서였다. 철로를 통해 소를 서부에서 동부로 이송하는 것은 철도의 주요한 상업적 목표가 되었다. 역사학자 에릭 로스는 "급격히 성장한 가축 수송이 철로 확장으로 극적인 견인차 역할을 했다"라고 주장한다.[4]

철도가 서부 평원을 가로지를 무렵 신선한 쇠고기를 대서양 너머로 실어 나를 수 있는 새로운 기술 혁신이 처음으로 등장했다. 다가오는 세기의 유럽-미국 축산 단지 형성에 무엇보다 중요한 기술적 연계의 실마리가 되었던 냉동 선적이 그것이다.

뉴욕의 젊은 발명가 존 베이츠(John I. Bates)는 대형 팬에 의해 냉각된 공기를 순환시키는 방식으로 냉동실에 쇠고기를 보관하는 실험을 했다. 1875년 베이츠는 영국에 10마리의 쇠고기를 보냈는데, 쇠고기는 신선한 상태로 도착했고 그러자 영국 투자자들이 많은 관심을 보였다. 티모시 이스트먼(Timothy Eastman)은 베이츠의 특허권을 사들인 뒤 같은 해에 영국으로 냉동 쇠고기를 보내는 야심 찬 계획에 착수했다. 그 해 말 그는 20만 6,000파운드(1파운드=0.45킬로그램)의 쇠고기를 선적시켰다. 이듬해에는 매달 수백만 파운드의 쇠고기를 선적하기 시작했고, 그 해 말에는 300만 파운드의 쇠고기를 영국으로 보냈다. 다른 회사들도 앞다투어 이스트먼이 행한 방식을 취했다. 그러자 신선한 냉동 쇠고기를 가득 실은 대양 증기선들이 하루도 빠짐없이 영국 항구를 향해 항해하기 시작했다. 뉴욕과 필라델피아에서 영국으로 드나드는 거의 모든 증기선들이 미국산 쇠고기를 싣고 있었다.[5]

1880년부터 영국 시장에서는 저렴한 미국산 쇠고기가 값비싼 스코틀랜드와 아일랜드산 쇠고기 시장을 야금야금 잠식하기 시작했다. 영국 소비자들은 새로운 쇠고기 공급에 열광했다. 어떤 이들은 당시의 상황을 이렇게 설명했다. "대중들이 저렴한 고기를 구입하려고 눈에 불을 켜고 달려들자 리버풀과 더블린에서는 마치 폭동이 발생한 것만 같았다."[6] 그러나 영국의 목축업자들은 격분하여 소위 '헤더'(히스 속의 작은 관목:역주)의 나라와 '키 작은 풀'의 나라 간 전쟁-북아메리카 서부 평원 대 아일랜드와 스코틀랜드 목초지의 장점을 빗댄 말-을 시작했다.[7]

얼마 후 이미 미국을 한 차례 휩쓸고 지나간 '소 열풍'이 영국과 스코틀랜드 재정가들 사이에서 다시 불붙기 시작했다.

> 응접실에서는 최근의 횡재에 관한 얘기로 떠들썩했다. 암소와 수소조차 구별할 줄 모르는 점잖은 노신사들이 그것에 대해 이러쿵저러쿵 의견을 주고받았다.[8]

미국 초원에 노다지가 깔려 있다는 거짓말 같은 얘기에 들뜬 영국 정부는 왕립 농업위원회를 결성하고 이를 직접 평가하기 위해 두 명의 대표자들을 미 서부로 보냈다. 그들은 미국의 초원이 '저절로 만들어

진 건초'로 온통 뒤덮여 있다는 놀라운 소식을 가지고 돌아왔다.[9]

미 서부를 이용하고 개척하려는 영국 사람들이 미국으로 꾸준히 밀려들었다. 그들은 평원에 거대 축산 회사들을 설립했으며, 영국 시장을 위해 수백만 에이커에 이르는 최고급 목초지를 확보했다. 서부는 원래 미국 개척민과 미 육군의 거래가 탄탄하게 자리잡은 곳이었지만, 서부 평원의 키 작은 초지 깊숙한 곳까지 영국의 쇠고기 제국을 효과적으로 확장시키고자 했던 영국 귀족, 법률가, 재정가, 사업가들이 그곳에 자금줄을 댄 것이다.

1879년 5월 7만 파운드의 자본금으로 설립된 앵글로-아메리카 캐틀 주식회사가 가장 먼저 그곳에 발을 들여놓았다.[10] 몇 달 후 런던 소재 콜로라도 담보 및 투자 주식회사가 설립되었다. 그 회사는 덴버 북부에서 1만 에이커(1에이커=4,047제곱미터)의 방목지를 구입했다. 1년 후에는 에얼리 백작을 회장으로 내세운 프레어리 캐틀 주식회사가 자본금 24만 파운드로 설립되었다. 그 회사는 남부 텍사스의 대지를 구입한 뒤 호슈 레이지를 따라 방목되는 소를 사들였다. 1882년 마타도르 랜드 앤드 캐틀 컴퍼니가 설립되었다. 그 회사는 서둘러 6만 마리의 소, 30만 에이커의 대지, 1,800만 에이커가 넘는 서부 방목 지대의 추가 목장지 구입 권리를 사들였다. 같은 해에 에딘버러에서 운영하는 미주리 랜드 앤드 라이브스톡 컴퍼니가 미주리 주와 아칸소 주에서 영업을 시작했다. 뿐만 아니라 스코틀랜드와 미국의 합자 회사인 웨스턴 아메리칸 캐틀 컴퍼니도 자본금 22만 파운드로 설립되어 남서부 다코타와 와이오밍에 위치한 샤이엔 강 북쪽 지류에서 목축업을 시작했다. 1883년에는 또 다른 영국 회사 웨스턴 랜서스 주식회사가 서부 다코타 근처에 거점을 정했다. 1880년대에는 영국 및 스코틀랜드의 여러 회사들이 서부 평원에서 이용 가능한 토지라면 어디든 가리지 않고 너도나도 덤벼들었다. 좀더 열거하자면, 스완 랜드 앤드 캐틀 컴퍼니, 캘리포니아 패스토럴 앤드 애그리컬처럴 컴퍼니, 와이오밍 캐틀 랜치 컴퍼니, 캐틀 랜치 앤드 랜드 컴퍼니, 아칸소 밸리 랜드 앤드 캐틀 컴퍼니, 맥스웰 캐틀 컴퍼니 같은 회사들이 있었다.[11]

많은 영국 투자자들이 새로운 목축 사업을 운영하기 위해 스코틀랜드인이나 미국인들을 고용했지만, 상당수의 영국인 귀족들은 직접 '초원 위의 성(城)'을 짓기도 했다. 그곳은 영국 최고의 시설로 장식되었고, 최고급 유럽산 포도주와 세공품들이 보관되어 있었으며 하인들도 완벽하게 갖추어져 있었다.[12] 평원의 많은 목장 주택들은 영국인 지배 계급을 위한 휴양지로 활용되었다. 미국에 사는 영국 귀족들은 사냥, 낚시, 황야 여행 등을 하며 가족 친지들을 극진히 대접했다. 영국인 목축업자 중 한 명인 모튼 프레윈은 뉴욕 사교계 출신의 아내 클라라 예롬을 위해 와이오밍 주 트레빙에 우아한 성을 지었다. 1880년대에 그 주택은 영국 일류 귀족층의 여름 휴양처로 명성을 날렸다. 그곳의 손님들은 대부분 영국 소유의 파워 리버 캐틀 컴퍼니의 투자자들이었다.

와이오밍 주의 샤이엔은 프레리 캐틀 컴퍼니의 영국인 투자자들에게 각광받는 휴양처였다. 영국과 미국의 축산 실업가들은 고급 샤이엔 클럽을 결성했다. 그곳에서는 '회원들이 정장 차림'으로 프랑스인 주방장이 내놓는 최고급 유럽 요리를 즐겼다. 많은 영국 신사들은 모국의 비즈니스와 사회 문제에 뒤처지지 않도록 미국에 사는 영국 귀족들에게 정기적으로 영국 신문을 가져다주었다.[13] 아마도 불과 몇 년 전만 하더라도 버펄로와 인디언들이 바글거리던 평원에서 그들의 출현은 무척이나 낯선 광경이었을 것이다.

1870년대에는 미국 목장주들이 주 법률과 워싱턴 정부 앞에서 자신들의 경제적 이익을 보호하기 의해 목축업자 조합을 속속 설립하였다. 하지만 그들은 '외국의 축산 대실업가들을 위한 대변인들'이나 마찬가지였다.[14] 그들의 영향력은 막강했으며, 뉴멕시코에서 축산 조합은

4,000만 에이커의 대지를 관리하면서 150만 마리 이상의 소를 소유하고 있었다. 텍사스 가축 조합은 500명이 넘는 회원들과 100만 마리 이상의 소를 거느리고 있었다. 가장 규모가 큰 와이오밍 목축업자 조합은 1억 5,000만 달러에 달하는 500평방 마일(1평방 마일= 2.5제곱킬로미터)의 대지를 소유하고 있었다. 1880년대 중반에는 영국의 재정적 이해 관계가 조합들을 지배하면서 대부분의 서부 지역은 영국 제국의 반식민지적 전초지로 전락해 버렸다.[15] 그러자 목축업자 조합에 대한 공격도 점점 더 치열해졌다. 한 비평가는 다음과 같이 말했다.

동부와 영국 자본의 도움으로 순식간에 확장된 목축업자 조합들은 사기업과 공공 자유에 위협적인 동맹이 되었다. 축산 지역의 주 정부는 사실상 그들의 손아귀에서 놀아난다. 그들은 수천 평방 마일의 공유지를 제멋대로 사용하면서 힘없는 정착민들을 밖으로 몰아내고 있고, 지역 사법기관들도 떡 주무르듯 주무른다. 그들에게 불리한 법률해석을 내놓는 판사는 언제 어느 때 목이 잘릴지 모른다.[16]

1884년 들어 미국 여론은 서부를 집어삼킨 영국에 반기를 드는 방향으로 움직이기 시작했다. 일간 신문과 농업 잡지들에는 분노로 가득한 사설들이 잇달아 등장했다. 시카고의 『가축업자 저널』(Drover's Journal)은 영국의 토지 약탈이 미치는 무시무시한 결과를 다음과 같이 경고했다.

외국 땅에서 막대한 이윤을 취하는 비거주 외국인들에게는 분명한 경계선이 그어져야 한다. 들리는 말로는 외국 자본과 기업체들이 이미 저마다 5만~300만 에이커를 차지하여 총 2,000만 에이커의 토지를 수중에 넣었다고 한다······ 거기서 뿌리를 내리고 경작하고 싶어하는 시민들을 제쳐놓고 외국 투기꾼들이 광대한 토지를 소유할 수 있도록 허용하는 것은 현명한 일도, 올바른 일도 아님은 말할 것도 없다.[17]

1884년 여름에 반영(反英) 감정이 더욱 고조되자, 민주당과 공화당은 공히 전당대회에서 미국에서의 '외국인 소유' 억제를 요청하는 강령을 선거운동 정책에 포함시켰다. 같은 해에 제임스 블레인과 그로버 클리블랜드가 경합을 벌인 대통령 선거에서 블레인은 '미국인들을 위한 미국'이라는 슬로건을 내걸고서 반영 분위기를 한층 더 고조시켰다.[18]

그 해에 영국인과 다른 유럽인들이 미 서부의 영토를 더 이상 구입하지 못하도록 금지하는 법률안이 하원에 제출되었다. 법률안 지지자들은 '외국 귀족들'이 미국 초원을 지속적으로 매입하게 되면 '미합중국의 최고 이익 및 자유로운 조직들과 상반되는 지주제도'를 초래하게 될 거라고 역설했다. 그들은 새로운 유형의 '부재자 지주제도'를 혹평하면서 미국이 영국 제국의 식민지로 전락할 수 있다는 위험성을 경고했다. 그 법률을 지지하는 위원회는 "미국 땅은 오직 미국 시민들이 소유해야 한다"라는 강력한 호소로 사안을 매듭지었다. 하지만 그 법률안 제출도 국토가 외국인에게 매각되는 것을 지켜보며 점점 더 외국인을 혐오하게 되는 대중의 불안한 심경을 잠재우지는 못했다.

15. '옥수수로 사육하는' 육우 정책

대중의 반발과 의회의 우려도 서부 방목 지대에 쏟아 붓는 영국의 투자를 막는 데는 역부족이었다. 1880년대 중반에는 영국과 스코틀랜드 은행가들, 사업가들 그리고 각양각색의 귀족층이 미 서부 지역 대부분을 소유하고 있었다. 영국인들은 자본만 들여온 것이 아니었다. 그들은 '지방 많은' 쇠고기를 선호하는 유별난 입맛도 함께 가져왔다. 영국 소비자들은 지방이 촘촘히 박힌 깊은 맛의 쇠고기를 고집했는데, 그런 입맛을 맞추기 위해 미국의 신흥 영국 축산 실업가들은 특별한 계획에 착수했다. 그들은 농경 역사상 최초로 소 생산과 곡식 생산을 새로운 공조 관계로 결합시켰다. 그것은 미래 세대들의 농경 관습과 식품 분배 유형을 근본적으로 변화시킬 일대 분수령이 되는 사건이었다.

사실 중서부 미국 농부들은 1830년대 초에 이미 잉여 옥수수를 소들에게 먹이는 실험을 시작했다. 독특한 지형의 오하이오 분지가 새로운 사업 계획의 실험장이 되었다. 오하이오 주는 비옥한 토질과 적당한 기후로 옥수수 재배에는 안성맞춤이었다. 한편 북부 인디애나 주는 옥수수 생산에는 적절하지 않았지만, 소를 위한 이상적인 초지는 널려 있었다. 1830년대에 오하이오 분지에서 옥수수가 과잉 생산되자 농부들과 사업가들은 신시내티 도살장에 보내기 전에 인디애나의 소를 자신의 주로 들여와 기름진 옥수수를 먹이는 묘안을 생각해 냈다. 아이오와 주 남서부와 켄터키 주 중부의 마이애미 분지는 최초의 주요한 육우 비육 지역이었다.¹⁾ 인구 밀집도가 높아지고 점점 더 많은 공유지가 사유지로 되어 경작됨에 따라 목축업자들은 일리노이즈와 아이오와 주의 개방된 방목지를 찾아 서쪽으로 이동해야 했다.²⁾ 옥수수 역시 풀과 사료의 새로운 공조 관계를 유지하기 위해 소 떼를 따라 서쪽으로 옮겨졌다. 남북전쟁 직전, 소들은 세인트루이스와 시카고 도살장에 보내지기 전에 아이오와 평원과 일리노이즈에서 옥수수를 먹으며 체중을 더 불렸다.

대평원이 소 목축을 위해 '해방될' 무렵 역사적 상황은 농업 관행의 총체적인 변화-낙농업과 곡식 생산의 대규모 결합-국면에 접어들고 있었다. 서부 방목 지대와 중서부 주들이 철도로 연결되자 목초지와 옥수수의 산지가 서로 결합되었다. 말하자면 지구촌에서 가장 거대한 두 농업 지대-최고의 목초 지역과 기름진 곡식 생산 지역-가 나란히 붙어 있는 형국이었다. 1870년대에 접어들자 중서부에서는 옥수수가 남아돌았다. 1871년에는 옥수수가 과잉 생산되면서 대평원의 비육우를 찾는 농부들의 수요도 덩달아 증가했다.³⁾ 인류학자 에릭 로스의 말이다.

> 평원에서의 소 사육은…… 목초지에서 자란 싸구려 소들에게 잉여 곡식을 지속적으로 공급해야 할 절박한 사정에 놓였던 옥수수를 생산하는 주들과 지역간 공조로 재빨리 결합되었다.⁴⁾

1870년대에는 지방이 많은 쇠고기를 고집하는 영국 소비자들의 입맛에 맞추기 위해 '공짜 초지'와 '잉여 옥수수'가 서로 결합되었다. 서부 역사학자 에드워드 데일의 말처럼 영국의 쇠고기 대량 소비가 '대평원의 목축업자들과 옥수수 산지의 육우 사료 공급업자들 간의 긴밀한 관계'를 부채질했음이 분명하다.[5] 1876년 농업위원회는 정부 정책에서 이러한 새로운 관계를 공식화했다.

> 광대한 변경 지역의 목초지에서 2살이 될 때까지 소를 사육한다. 그런 다음 역사적으로 좀더 오래된 지역으로 보내 1년간 옥수수를 먹이고 외국의 수요에 따라 소 떼를 모아들인다.[6]

새로운 공조 관계는 영국인들을 끌어들였다. 그들은 헤더로 키운 스코틀랜드와 아일랜드 쇠고기에서 목초와 옥수수로 키운 미국 쇠고기로 재빨리 입맛을 바꾸었다. 왕족, 런던 시장, 영국 은행장, 그 밖의 각계각층 명사들은 미국 쇠고기 품질을 입에 침이 마르도록 칭찬했다.[7] 1880년대에는 영국으로 수입되는 쇠고기의 90%가 미국산 쇠고기였다.[8] 이 시기는 영국 재정가들이 거대 자본을 들여와 서부 방목지와 육우 산업을 매점하고 옥수수 산지에 막대한 투자를 하던 시점과 일치한다. 그것은 곡식으로 키우는 새로운 축산 단지를 장악하고자 했던 노력의 결과였다. 이 새롭고 기발한 목축 사업은 곧 여러 나라들의 농업과 경제 관계를 변화시켰으며, 종국에는 지구 환경에 혼란을 가져왔다.

영국이 서부 방목지를 '침략'한 지 5년도 채 안 되어 영국으로의 쇠고기 수출액은 3,100만 달러로 가파르게 상승했다. 1884년과 1886년 사이에 4만 3,136톤의 신선한 쇠고기가 영국으로 이송되었다. 여기서 한 가지 짚고 넘어갈 점은 새로운 쇠고기를 공급하면서 모든 이들이 동등하게 그 몫을 챙기지는 않았다는 것이다. 영국의 중산층은 옥수수로 키운 미국 쇠고기의 알짜배기 부위를 섭취했다.[9] 나머지 부위는 대부분 군대에서 소비한 것으로, 병사 1인당 하루에 340그램의 쇠고기

제2부 미국 서부 정복기 | 117

가 보장되었다. 하지만 노동자층은 여전히 쇠고기 문화에서 소외되어 있는 계층이었다. 그들은 소량의, 그것도 등급이 낮은 부위의 쇠고기를 겨우 맛보는 정도였다. 그나마 알량한 쇠고기조차 노동자층 내에서도 고루 배분되지 않았는데, 남자 어른들이 쇠고기의 대부분을 가져가고 여자들과 아이들은 쥐꼬리만큼 먹거나 아니면 아예 입에 대지도 못했던 것이다.[10]

지방 많은 쇠고기를 원하는 영국인들, 평원의 황소를 구입할 돈줄이 필요한 서부 목축업자들, 잉여 옥수수를 먹어치울 비육우를 원하는 중서부 옥수수 재배 농부들, 새로운 식민지의 투기적 사업을 이용하려는 영국 재정가들의 관심사가 서로 한 덩어리가 되어 신흥 유럽-미국 축산 단지가 창출되었다. 미국인들의 입맛도 지방이 많은 쇠고기를 선호하는 영국인 취향으로 서서히 변해 갔다. 이는 공짜 목초와 여분의 옥수수를 결합시킴으로써 지속적인 이윤을 취했던 평원 목축업자들과 중서부 농부들이 생산자 중심에서 사람들의 취향을 배려한 결과였다.

1884년 경제 불황이 온 나라를 덮쳤다. 뒤이어 1886년과 1887년 겨울에는 강력한 겨울 폭풍이 잇달아 목초지를 강타했다. 당시 수만 마리의 소들이 목숨을 잃었으며, 어떤 목축업자들은 소 떼의 70%를 잃어버리기도 했다.[11] 1886년의 대폭풍은 축산업을 휘청거리게 했으며, 많은 축산 실업가들을 도산의 위기로 몰고 갔다.

1900년경 서부 초원은 이미 소들로 포화 상태에 이르렀고, 목축업자들은 더 이상 자신의 소 떼를 5~6년 동안 초원에 방목할 수 없었다.[12] 하지만 같은 시기에 옥수수를 재배하는 주들은 여전히 잉여 옥수수를 생산하고 있었다. 그들 입장에서는 소들을 한두 해 정도만 초원에 방목한 다음 시장에 내보내기 전에 중서부 비육장에서 옥수수로 살을 찌우는 편이 훨씬 실용적이었다.

지방이 많은 쇠고기 부위를 선호하는 유별난 영국인의 취향은 꾸준한 성장을 거듭한 끝에 농업 역사상 유래 없는 새로운 상업적 관계로 자리잡게 되었다. 1900년 이후로는 점점 더 많은 소가 옥수수에 의존하게 되면서 곡물 가격의 변동이 쇠고기 가격에 영향을 미치기 시작했으며, 거꾸로 연간 소 생산과 쇠고기 수요의 변화도 곡물 가격에 많은 영향을 미쳤다. 이러한 공조는 거의 흠잡을 데가 없었다. "쇠고기 시장이 없었다면, 곡물 가격은 곤두박질쳤을 것이다"라는 말이 나돌 정도로 곡물 시장은 쇠고기에 크게 의존했다.[13]

미국 정부에서는 미국인 소비자들이 지방이 많은 쇠고기를 안심하고 구입할 수 있도록 쇠고기 가치를 평가하는 등급 시스템을 고안했다. 1927년 미국 농무부(USDA)가 정한 이 시스템은 지방 함유율에 따라 쇠고기 등급을 매겼는데, 이는 지방이 많은 쇠고기가 지방이 적은 쇠고기보다 가치가 더 높으며 소비자들이 더 선호한다는 가정에 근거를 둔 것이었다. 결국 지방을 선호하는 영국인의 취향이 미국 소비자들에게 판매되는 쇠고기의 가치와 가격의 판단 기준이 된 것으로, 미국 정부가 이를 직접 채택한 셈이었다.

USDA 검사관들이 모든 부위에 도장을 찍는 품질 등급에는 프라임(pime), 초이스(choice), 셀렉트(select), 스탠더드(standard), 유틸리티(utility), 커머셜(commercial), 커터(cutter), 캐너(canner) 등이 있었다. 각 등급은 '동물의 최종 지방의 양과 분포'에 의해 결정되었다.[14]

프라임급은 주로 최고급 레스토랑에서 제공되고 전문 정육점들에서 판매되는 최고 품질의 쇠고기이다. 초이스급은 지방 함유율이 높으면서도 최상급보다 저렴하기 때문에 대다수의 소비자들이 선호하는 두 번째 등급의 쇠고기이다. 셀렉트급 쇠고기는 지방이 적고 소비자들도 선호하지 않기 때문에 슈퍼마켓의 정육 판매대에는 좀처럼 진열되지 않는다. 다른 등급의 쇠고기들은 핫도그와 통조림 식품 같은 육가공

제품 또는 규격화된 식품용으로 이용된다. 그보다 낮은 등급의 쇠고기는 애완동물 먹이로 사용된다.

등급 시스템은 과학적인 근거가 미약하기 때문에 오류나 남용의 여지가 있다. 연방 검사관은 도살장 냉장실에 줄줄이 매달려 있는 몸통들을 따라 걸어가면서 스테이크용 가슴살을 검사하기 위해 열두 번째와 열세 번째 갈비뼈 사이의 갈라진 틈을 슬쩍 들여다본다. 그는 고기에 고루 섞인 지방 정도, 조직, 색깔을 검사하며, 짐승의 나이를 확인하기 위해 연골 조직도 점검한다. 전체 검사 시간은 15초도 채 걸리지 않는다. 마지막으로 등급을 표시하는 금속 도장으로 소의 몸통을 찰싹 때린다. 고도로 자동화된 몇몇 식품 가공 공장에서는 한 검사관이 보통 1시간에 330마리의 몸통을 검사한다. 그러니 회계감사원(GAO)에서 연방 검사원들이 다섯 개당 하나꼴로 등급이 잘못 매겨지고 있다는 사실을 확인했다고 해도 전혀 놀랄 일이 아닌 셈이다.[15]

등급 시스템과 가격 정책에서 지방이 많은 쇠고기를 선호하는 방식을 채택한 USDA는 북아메리카에서 곡물을 먹이는 축산 단지 유지에 힘을 실어주고 있다. G. M. 워드는 정부, 축산업자, 옥수수 재배 농부들 사이에 형성된 공조 관계를 다음과 같이 요약한다.

> 가격이 좀더 높기 때문에 초이스 등급을 받는 것은 비육업자들이 너도 나도 바라는 희망사항이다. 따라서 현재의 등급 시스템은 은연중에 소비자의 입맛과 수요를 곡물로 기른 육우로 획일화하는 산업 구조를 강요하고 있는 것이다.[16]

2차 세계대전 이전에는 곡물로 사육되는 축산 단지의 성장이 더딘 편이었다. 전쟁 직전만 하더라도 미국 전체 소의 5%에 해당하는 220만 마리의 소들만이 곡물로 사육되었으며, 프라임급과 초이스급 쇠고기는 대부분 영국이나 유럽 대륙 시장에 보내지거나 미국의 중산층에 의해 소비되었다.[17] 그런데 전쟁 후 새로운 농업 기술이 미국의 농업 생산량을 비약적으로 끌어올렸다. 단식(單式) 농법으로 재배되는 작물 도입, 석유화학 비료와 살충제 사용의 증가, 농업 생산 과정의 기계화와 자동화가 이뤄져 수확량이 대폭 증가했던 것이다. 1945년과 1970년 사이에 농업 생산은 240% 가까이 수직 상승했다. 그것은 미국 역사상 농업 생산에서 가장 큰 상승폭이었다.[18] 록펠러 재단의 지원으로 작성된 전후 축산업에 관한 한 보고서에 따르면 "막대한 양의 옥수수 잉여분이 곡물 사료에 기반을 둔 가축 생산 시스템을 가능하게 했으며, 지금까지도 비교적 저렴한 가격의 고기를 미국 소비자들에게 제공하고 있다."[19]

1950년에서 1990년 사이에 미국 소의 수는 8,000만에서 1억 마리로 증가했는데, 대부분은 목초를 실컷 먹고 나서 옥수수로 다시 체중을 불렸다.[20] 세이프웨이를 포함하여 여타 잡화점 체인들은 지방이 많은 쇠고기에 대한 소비자 시장을 자극하기 위해 프라임급과 초이스급 쇠고기의 우수성을 적극 추천했다. 그러자 소비자의 쇠고기 수요가 증가했으며, 이는 중서부, 평원 지대, 캘리포니아 곳곳에 산재해 있는 상업적 비육장의 성장을 더욱 부채질하게 되었다. 그곳에서는 USDA로부터 프라임급과 초이스급의 품질을 승인받기 위해 소들에게 옥수수를 비롯하여 다양한 기름진 사료들을 먹였다.

1989년 미국에서 곡물로 사육된 소의 전국 생산량의 절반은 서부 주들에 흩어져 있는 198개의 자동화된 대형 '정육 공장들'에서 '최후'를 장식한 것이다.[21] 몇몇 상업적인 비육장들은 5만 마리 이상의 소를 처리했으며, 1970년대의 특별 연방 세금 인센티브는 비육장 사업에 더 많은 투자를 권장했다. 가령 유명한 영화배우 존 웨인 같은 부유한 미국인들은 '가축을 구입하여 비육장에 맡긴 다음 클럽 회원들을 위해

그것을 판매하는' 합자 회사에 투자했다.[22]

여기서 한 가지 짚고 넘어갈 점은 열량이 높은 곡물을 대량으로 먹이는 것이 소의 생리에는 부적합하다는 것이다. 열량이 높은 곡물은 혹위의 정상적인 미생물 기능을 방해하며, 그 결과 일련의 소화기 질환들이 발생한다. 가장 흔한 질환으로는 '혹위-간장 농양 합병증'이 있다. 미국에서 도살되는 소 중 약 8%에 달하는 소의 간에서 농양이 발견된다.[23]

영국이 평원의 공짜 목초와 중서부 곡창 지대의 잉여 옥수수를 성공적으로 결합시킨 지 한 세기가 지난 오늘날, 1억 600만 에이커에 달하는 미국 농경 지대에서는 2억 2,000만 톤의 곡식이 소를 비롯한 다른 가축들을 위해 재배되고 있다.[24] 미국에서 가축들, 그것도 주로 소가 소비하는 곡물은 전국민이 소비하는 곡식의 두 배에 육박한다.[25] 전세계적으로는 6억 톤의 곡식이 가축들, 그 대부분은 소의 먹이로 사용되고 있다.[26] 만약 전세계에서 생산되는 곡물을 가축 사료가 아닌 인간이 직접 소비한다면 지구상의 10억의 사람들이 곡식을 배불리 먹을 수 있을 것이다.[27]

곡물로 사육되는 축산 단지는 인간의 사회적 역학 관계에서도 모든 사회적 단계의 밑바닥에서부터 근본적인 변화를 몰고 오고 있다. 이제는 생존 그 자체, 누가 먹고 먹지 않느냐, 지구상에서 이용 가능한 수백만 에이커의 땅을 어떻게 이용하느냐, 누구를 위해 그렇게 하느냐의 문제가 대두되고 있다.

16. 철책을 두른 목장과 토지 사기

공짜 목초에 대한 도취감은 오래 가지 않았다. 아마도 미국 목축업자들과 외국 재정가들도 평원의 엄청난 노다지가 그리 오래 가지 못할 것이라고 대충은 짐작했을 것이다. 1862년에 연방정부는 동부의 인구 밀집을 완화하기 위해 서부 정착을 권장하는 자영 농지법 (Homestead Act, 미국 서부의 공유지를 개척 입주자에게 불허하는 연방법: 역주)을 통과시켰다. 정부와 목축업자들이 소 사육을 위해 버펄로와 인디언들을 평원에서 내몰자 많은 무리의 농부들이 공유지에 대한 자신들의 권리를 주장하면서 초원의 변두리에 속속 도착하기 시작했다.

그러나 1870년대와 1880년대 초의 호황기에는 축산 대실업가들이 여전히 공유지에 대한 주도권을 행사하고 있었다. 인디언들을 조상의 땅으로부터 내몰고 나서 서부의 목축 세력들은 광대한 공유지에 대한 주권을 선포했다. '목축 권리' 의 개념은 대체로 인정받는 상황이었다. 가령 어떤 목축업자가 지역의 한 개울을 손에 넣었다면, 그 개울에서 물을 긷는 주변의 모든 토지에 대한 그의 배타적인 권리를 다른 목축업자들이 인정하는 식이었다. 초창기에는 일부 목축 세력들이 매사추세츠 주와 델라웨어 주만큼이나 광대한 공유지에 대해 '목축 권리' 를 주장했다.[1]

축산 대실업가들이 자신의 세력권을 보호한다는 명목으로 총을 든 소규모 용병 집단을 거느리고 있는 한 초원에 대한 그들의 지배를 통제한다는 것은 그리 쉽지 않은 일이었다.

1880년대는 미국 방목 지대의 세력 판도에 영구적인 변화를 몰고 온 혁명적인 새로운 발명이 서부 평원에 등장했다. 가시 철조망이 공유지의 사유지화를 가속화시켰던 것이다. 조스픈 글리든(Josphen Glidden)은 이미 십여 년 전에 이런 새로운 유형의 울타리를 고안했다. 그는 이웃집 개가 정원에 들어오지 못하도록 울타리를 쳐달라는 아내의 부탁에 이런 아이디어를 떠올렸다고 한다. 그는 아내의 커피 분쇄기를 매끄러운 철사를 감는 릴로 사용하고, 오래된 숫돌로 철사를 구부린 다음 매끄러운 철사 둘레에 날카로운 철사 조각들을 군데군데 엮었다. 1874년 11월 24일 그는 발명에 대한 특허를 인정받았으며, 일리노이즈 주 데칼브에다 소규모 제조 공장을 설립했다.[2]

애초에 서부 목축업자들은 이 새로운 발명에 반감을 표시했다. 그들의 불법적인 침범으로부터 재산을 지키려는 농부들이 가시 철조망을 사용할지도 모른다는 우려에서였다. 카우보이들도 가시 철조망이 말과 소 떼에 상처를 입힐 뿐만 아니라 평원에서 그들의 자유로운 이동을 제한한다고 불평했다. 그들은 새로운 울타리를 '악마의 모자에 두른 검은 상장(喪章)'이라고 불렀다.[3] 그러나 그리 오래지 않아 몇몇 대형 목축업자들이 자신의 세력권을 보호하기 위해 가시 철조망을 사용하기 시작했다. 텍사스 축산 실업가 중 한 명인 찰스 굿나잇은 300만 에이커(1에이커=4,047제곱미터)가 넘는 '공유지'에 불법적으로 울타리를 쳤다. 몇 년 후 테오도르 루스벨트 대통령이 직접 개입하고 나서야 그는 자신의 철조망을 철거했다. 다른 목축업자들도 선례를 따라 아무런 법적 절차 없이 너도나도 수백만 에이커의 공유지에 울타리를 치기 시작했다. 그러자 서부에서는 철조망에 대한 수요가 급격히 증가했다. 1880년까지 판매된 철조망은 8,500만 파운드가 넘었다. 평원은 글리든의 놀라운 울타리들로 이리저리 갈라졌다.

가시 철조망에 대해 목축업자들은 서로 의견이 달랐다. 어떤 이들은 열등한 가축과의 잡종 교배를 막음으로써 자신의 소 떼를 보호하거나 치명적인 질병에 걸린 소들을 따로 몰아넣을 수 있다는 점을 들어 철조망의 사용을 환영했지만, 다른 이들은 그 발명품을 식수와 목초지에 자유로운 접근을 막는 족쇄로 간주했다. 1884년 텍사스 트레일의 한 운전사는 철조망에 대해 이렇게 말했다.

> 1874년만 하더라도 북부 트레일에는 어떠한 울타리도 없었다. 탁 트인 방목지뿐이었다. 그러던 것이 지금은 온통 울타리로 둘러싸여 있다. 트레일도 대부분 구불구불한 샛길처럼 변해 있다. 소 떼를 먹일 넉넉한 방목지를 발견하기란 하늘에 별 따기나 마찬가지다…… 한 마디로 울타리는 온 나라의 재앙인 셈이다.[5]

목축업자들은 '공짜 목초를 지지하는 편' 대 '울타리를 지지하는 편'으로 나뉘어졌다. 그런가 하면 목축업자와 농부들 사이에서도 분쟁의 불길이 솟아올랐다.[6] 축산 대실업가들은 농부들이 자신의 재산에 울타리를 쳐야 한다는 옛 스페인 법률을 선호했다. 많은 서부 주들에서는 소 떼를 자유롭게 돌아다니게 하면서 농작물에 울타리를 만드는 책임은 정착민에게 떠맡기는 '공개-방목지' 법률을 통과시켰다. 물론 농부들은 가축의 소유자가 동물들을 우리에 가두는 영국 법률을 선호했는데, 그 법에 따르면 농부들은 경작지에 우리를 만들 필요가 없었다.

1880년대 초 서부 평야에서 울타리 절단으로 인한 분쟁이 발생했다. 1883년 후반에는 텍사스 주에서만 그 지방의 절반이 넘는 곳에서 울타리 절단과 목초지 방화 사건이 발생했다.[7] 그 해 가을과 겨울에는 야밤 침입자들이 2,000만 달러 상당의 가시 철조망을 훼손시켰다.[8] 때로는 충격전까지 벌어져 많은 카우보이들이 목숨을 잃기도 했다. 다음은 1883년 10월 4일 캔자스 주 『도지 시티 타임즈』(Dodge City Times) 에 실린 기사이다.

> 셰우드의 울타리를 네 차례나 절단한 사건으로 인해 텍사스 주 클레이 카운티 남서부에서 유혈 사태가 벌어졌다. 여러 명을 살해하고 부상을 입힌 이 절단 사건의 우두머리는 버틀러라는 사내로 알려졌다. 이번 사건은 울타리를 경비하는 사람이나 경계선 침입자들의 소행으로 추정된다.[9]

몇몇 지방 정부와 주 정부는 공유지에 울타리를 치는 행위를 막으려고 애썼으며, 연방 토지 사무소 직원들도 그런 시도를 했다. 하지만 수년 동안 그들은 축산 실업가들의 위세에 눌려 별다른 성과를 거두지 못했다. 축산 실업가들은 교묘하게 정치적 영향력을 이용하고 목장 용병들을 고용하면서 공유지에 대한 자신들의 주권을 틀어쥐고 있었다. 텍사스 주와 몬태나 주에서는 목축업자들이 수천 에이커의 정부 땅에 울타리를 치고 장악하고 있었다. 축산 회사들은 캔자스 남서부와 서부의 모든 구역에 울타리를 쳤다. 카리슬 캐틀 컴퍼니와 브리티시 컴퍼니는 와이오밍 주의 공유지 대부분에 울타리를 쳤으며, 다른 축산 회사들도 네바다 주와 뉴멕시코 주의 공유지에 울타리를 쳤다.[10]

그러다가 여론의 압력, 특히 점점 더 많은 숫자로 서부 평원 지대로 몰려드는 농부들의 압력에 떠밀린 미국 의회는 1885년 사적인 용도로 공유지에 울타리를 치는 이는 누구를 막론하고 고소한다는 내용이 명시된 법률을 통과시켰다. 하지만 입법 절차가 끝난 뒤에도 많은 사람들은 축산 회사들이 연방정부의 명령을 깔아뭉개고 법령까지 간단히 무시할 수 있다는 점을 염려했다. 뉴욕의 비즈니스 잡지『브래드스트리츠』(Bradstreet's)의 사설에서는 이렇게 빈정거렸다. "주도권을 행사하는 측이 정부와 정착민들이냐 아니면 축산 회사들이냐를 놓고 그 결과를 눈여겨보는 것도 아마 흥미로운 일일 것이다."[11]

같은 해 8월, 클리블랜드 대통령은 서부 방목지의 '불법적인 울타리'에 대한 포고령을 발표하면서 울타리를 철거하지 않는다면 군대를 파견하여 강제로 울타리를 허물겠다는 점을 분명히 못박았다.

미국 공유지의 울타리 치기에 선봉장 역할을 했던 축산 회사들은 대부분 영국 회사들이었다. 프레어리 캐틀 컴퍼니와 아칸소 밸리 랜드 앤드 캐틀 컴퍼니가 그런 회사들이다. 이 두 회사는 "콜로라도의 100만 에이커의 땅에 불법적으로 울타리를 쳤다"는 이유로 비난의 표적이 되었다. 미국에서 갑자기 상황이 바뀌자 허를 찔린 영국인들은 서부 방목지에서의 초기 투자를 다시 뽑아낼 방법을 신중히 고려하기 시작했다. 이에 대해 『이코노미스트』지(誌)는 다음과 같이 신문업계의 순진함과 궤변을 질타했다.

이러한 유형의 투자로 사람들을 꾀어들이는 파렴치한 미국인들의 충고로 사람들은 순진하게도 서부에서 '축산 회사들의 영향력'이 국가의 법률을 무시해도 될 만큼 강하다고 믿게 되었다. 그들은 브로드웨이의 시청에 대한 권리를 가질 수 없듯이 아무런 소유권도 없으면서 수백만 에이커의 토지를 제멋대로 점유했다. 그들은 울타리 설치에 수천 파운드를 쏟아 부었지만, 이제는 마땅히 철거되어야 한다. 그들은 부정한 서류 작성으로…… 모든 방목지를 장악하려고 시도했다. 먼 서부의 토지 투기꾼들은 정착민들을 보호하는 법률을 맹렬히 반대하거나, 한술 더 떠 그런 법률을 훼손하려고까지 애쓰면서 악평을 뒤집어쓰는 것쯤에는 눈 하나 깜짝하지 않는다. 그들은 미국 토지 제도나 미국 국민과 정직하게 거래하지 않는다. 모든 주들을 믿지 못하는 편견을 스스로 자초한 탓이다.[12]

그러나 새로운 정부 금지령에도 불구하고 영국과 미국의 축산 회사들은 온갖 비윤리적, 비합법적 음모를 펼치며 수시로 법망을 빠져나갔다. 상당수의 축산 회사들은 영세 농부들에게 1인당 160에이커의 공유지를 제공하도록 제정된 공유지 불하법을 이용했다. 축산 회사들은 곧바로 자신들의 주택과 물웅덩이 둘레의 160에이커 땅에 대한 권리를 획득한 다음 그 근방 수천 에이커의 공유지에 소 떼를 방목했다. 다른 축산 회사들은 1873년에 제정된 산림경작법(Timber Culture Act)을 이용했다. 이 법에 따르면 환경 보호를 위해 대지의 1/4에 나무를 심는 조건으로 모든 청구자들은 1인당 160에이커의 공유지를 추가로 제공받을 수 있었다.

1887년에 제정된 황무지법(Desetr land Act)은 공유지를 배분하는 정부의 각종 법률안들 중에서도 가장 남용되고 오용된 법안이었다. 그 법안에 따르면 황무지에서 관개 시설을 개선할 용의가 있는 사람이라면 누구에게나 토지를 불하해 주어야 한다. 역사학자 월리스 스테그너(Wallace Stegner)에 따르면, 그것은 "투기꾼들과 토지 횡령자들이 이용해 먹기에는 더없이 적당한 법률이었다…… 사기 행위는 거의 입증되지 않았다. 하지만 법적 권리를 지닌 최종 서류의 95% 이상은 사기로 추정되었다." 샤이엔에 위치한 유니언 캐틀 컴퍼니는 '35마일 길이의 이랑을 갈아놓고는 그것을 관개 수로라 불렀다.' 그들은 3만 3,000에이커의 공유지에 대한 법적 권리를 획득했다.[13]

다른 축산 회사들은 철도로부터 땅을 매입한 다음 그 주변의 공유지를 무단으로 점유했다. 영국에 본사를 둔 스완 랜드 앤드 캐틀 컴퍼니는 주로 영국 은행가들로부터 재정적인 도움을 받고 있던 유니언 퍼시픽 철도 회사로부터 50만 에이커의 대지를 매입한 다음 추가로 50만 에이커의 공유지에 울타리를 쳤다.

나중에 정부는 1870년대와 1880년대에 축산 회사들이 440만~730

만 에이커의 공유지를 부정한 방법으로 점유했다고 발표했다. 1887년 미 의회는 외국 회사나 자국 기업들이 서부 평원에서 외국인 소유로 20% 이상의 대지를 획득하는 것을 금지하는 법률안을 통과시켰다. 하지만 이러한 조치도 서부 목장 지대에서 외국의 지배력을 제거하는 데는 실효를 거두지 못했다. 스코틀랜드-아메리카 저당 회사는 미국 시민의 이름으로 토지 보유를 기록함으로써 손쉽게 법망을 피해 갔다. 다른 회사들은 자신들의 카우보이들에게 공유지 불하법 및 다른 각종 정부 토지 분배법에 의거하여 토지에 대한 법적 권리를 요구하도록 시킨 다음 이들에게 소정의 수수료를 지불하고 부동산 양도 증서를 사들였다.

서부 평원의 토지 수용은 미국 역사상 그 유례를 찾을 수 없는 특이한 정착 과정이었다. 역사학자 벤저민 히바드(Benjamin Hibbard)는 당시의 시대 정신을 이렇게 요약했다.

> 널리 알려졌다시피 그것은 미국 역사상 가장 규모가 크고 치밀하며 파렴치한 토지 횡령 사건이었다. 동부 도시들, 심지어 영국에 본사를 둔 회사들은 자신들이 원하는 만큼 드넓은 대지에 울타리를 쳤는데, 몇몇 회사들은 울타리를 치는 사람이 그 방목지의 임자라고 버젓이 법정에서 주장할 정도로 뻔뻔스러웠다.[14]

1916년 연방정부는 목축업자, 특히 가축을 방목하는 목축업자 1인당 640에이커의 공유지를 나누어주는 방목 공유지 불하법(Grazing Homestead Act)을 통과시켰다. 1923년경 텍사스를 포함하는 서부 지역 전역에서 3,140만 에이커의 공유지가 목축 공유지 불하법에 의거하여 가축 사육업자들의 소유로 주장되었다.[15]

공유지의 사유지화는 기업형 축산 실업가들의 세력을 억제하는 데는 별 효과가 없었다. 실제로 정부 법률이 목축업자들에게 유리하게 작용하지 않는 곳에서도 그들은 합법적인 또는 초법적인 수단을 이용하여 자신들에게 유리한 방향으로 그 법을 이용했다. 정부는 정부대로 축산 회사들의 횡포에 권리를 철저히 유린당하는 농부들과 여타 피해자들의 불평을 줄곧 묵살했다.

1934년 프랭클린 D. 루스벨트 대통령이 테일러 방목법(Taylor Grazing Act)에 서명하자 축산 조합은 최후의 승리자가 되었다.[16] 표면상으로는 공유지 운영과 개선에 총체적인 책임을 지는 목축업자들에게 대지를 임대해 줌으로써 공유지의 향상을 꾀하자는 것이 그 법률의 취지였다. 그러다 보니 명목상의 인가나 임대 수수료만 지불하고서 수천만 에이커의 공유지를 사적으로 임대하는 것이 가능해졌다.

강력한 서부 축산 조합들은 60여 년에 걸쳐 공공 임대 정책에 대한 로비를 펼쳐 왔다. 1870년대에 세인트루이스에서 열린 축산업자 협의회에서 처음으로 이 아이디어가 공개적으로 등장했을 때 선견지명 있는 간행물 『스태티스트』(Statist)에서는 "이런 임대 제도 아래에서 서부의 소의 왕들은 영국 공작보다 열 곱절이나 더 큰 세력과 중요성을 갖춘 실력자로 변하게 될 것이다"라고 주장했다.[17]

이 예언은 훗날 현실이 되었다. 오늘날에는 11개 주-메인 주에서 플로리다 주까지 뻗어 있는 14개 동부 해안 지방 주들과 맞먹고, 미국 본토 48주 넓이의 16%에 해당하는 면적-에서 3만 명의 목축업자들이 대략 3억 에이커의 공유지에서 소를 방목하고 있다. 초창기부터 토지 소유 인가증 보유자들에 대한 수수료는 사실상 정부 보조금이나 다름없을 정도로 턱없이 낮은 수준이었다. 1936년 법률안이 시행되었을 때 목축업자들은 소 한 마리당 매달 5센트씩 지불했다.[18]

인가증을 받은 이들은 자신들에게 불하된 공유지를 이용할 수 있는 배타적인 권리를 가졌다. 나아가 인가증은 임대 소유주 가족에게 영속적으로 대물림될 수 있었다. 정부에서는 명목적인 수수료에도 불구하고 오랫동안 공짜 목초를 이용해 온 축산 회사들이 앞으로도 사업을 계속한다는 보장만 하면, 공유지 근처에서 '기본 재산'을 소유한 목축업자들에게 인가증을 내주었다.

오늘날에는 인가증 소유자들이 공유지에서 방목하는 권리로 소 한 마리당 매달 1.81달러를 지불하고 있을 뿐이다. 레이건 행정부는 목초지에서 소를 방목할 때의 실제 시장 가치가 매달 6.4달러에서 9.5달러에 이르는 것으로 추산했다.[19] 1989년 서부 목축업자들이 미 서부의 전체 공유지에 소를 방목하는 대가로 지불한 금액은 3,500만 달러였다. 엇비슷한 면적의 사유지 임대에 비하면 턱없이 적은 금액이었다.[20] 근대 역사에서 테일러 방목법은 토지를 헐값으로 나누어준 가장 대표적인 사례에 속한다. 역사상 미국 납세자들에 의해 그토록 완벽하게 보조금을 지급받은 선거구민은 그 전례를 찾기 힘들다. 더욱이 연방정부의 복지 프로그램에 대해 공개적인 논쟁이 제기된 적도 거의 없었다.

목축업자들은 명색뿐인 임대 수수료뿐만 아니라 인가증의 시장 가치로부터도 혜택을 받는다. 목축업자는 인가증을 직접 팔 수는 없지만 기본 재산은 팔 수 있다. 그런데 일반적으로 인가증은 재산에 부속되어 있었기 때문에 소유물의 가치는 배타적인 목축 권리에 의해 몇 곱절로 확대될 수 있다. 목축업자들은 공유지 인가증이 첨부된 부동산을 팔아넘기면서 여러 해 동안 수억 달러를 벌어들였다. 1984년 의회 세출위원회가 실시한 조사에서는 그 남용의 정도를 상세히 밝히고 있다. 위원회는 한 목축업자가 사적인 재산에 부속되어 있는 공유지 방목 인가증으로 정상 가격보다 100만 달러의 웃돈을 얹어 받고 자신의 목장을 판 사실을 지적했다.[21]

목축업자들은 공유지의 임차인으로서 추가 혜택을 누린다. 그들의 목축 수수료는 토지관리국(BLM)에서 징수하는데, 그 금액의 50%는 세금을 거두어들인 방목 지대의 '목장 개선'을 위한 비용으로 쓰인다.[22] 징수된 수수료의 1/3쯤은 재무부로 보내지고, 나머지는 주 정부로 넘겨지는 것이다.[23] 미 산림국에서도 유사한 프로그램을 실시하고 있는데, 그 프로그램의 내용은 대개 평원의 생태계를 향상시키는 것보다 목장주의 상업적 이익을 우선적으로 고려한다. 예를 들어 오리건 주의 화이트호스 뷰트에서 한 목장주는 12만 6,000에이커의 공유지 사용에 대해 연간 1만 8,000달러를 지불하고 있다. 토지관리국은 물 수송관을 건설하고 우물을 파고 16마일의 울타리를 설치해 줌으로써 그 목장주에게 보다 많은 보조금을 지급할 계획을 갖고 있었다. 그 계획은 연간 수송관 유지관리비 1만 4,000달러를 포함하여 17만 4,000달러로 추정된다.[24] 인가증 수수료는 불과 얼마 되지 않기 때문에 공유지 방목 '개량 사업' 비용에서 임차인으로부터 거두어들인 예산은 그 일부를 차지하고 있을 뿐이다. 나머지 금액은 전적으로 미국 납세인의 몫이다. 예를 들어 1989년 토지관리국과 산림청은 그 프로그램 실행에 본 예산보다 3,500만 달러를 초과하여 사용했다.[25]

토지관리국의 '개량 사업'에는 가축 연못, 신종 목초의 씨뿌리기, 울타리 설치, 제초제 살포, 표지판 설치 및 다른 편익 시설 비용이 포함된다. 1985년 토지관리국과 산림청은 7년 동안 공유지 방목 프로그램에 관한 조사를 한 뒤 현 시스템에서 무상으로 제공되는 금액이 수백만 달러에 이른다고 결론내렸다.[26]

서부를 어떻게 획득하게 되었느냐에 관한 진실한 이야기는 젊은 미국인들에게 전해지는 이야기책의 내용과는 상당히 동떨어져 있다. 개척자의 용맹과 카우보이의 허세, 문명화된 힘과 소박한 가치의 이면에는 생태계 파괴와 대량 살육, 토지와 인간의 강제적인 인클로저, 소수 특권층만을 위한 전체 아대륙의 수용(收用) 등과 같은 전혀 다른 뒷얘기들이 숨겨져 있다.

미국 평원의 인클로저는 원주민과 환경에 영향을 미쳤다는 점에서 튜더 왕조 및 엘리자베스 왕조의 영국과 유럽 대륙의 초기 인클로저 운동과 별 차이가 없다. 16세기 초 튜더 왕조의 영국에서는 지주층이 신흥 상인 계급과 세력을 규합하여 양을 키우기 위해 농부들을 조상의 땅에서 내몰았다. 당시 양모는 새로운 직물 시장에서 높은 가격으로 거래되고 있었다. 영국 평민층은 다양한 소작 제도 아래에서 수세기 동안 집단적으로 농사를 지어오면서 공동 경작지와 목초지에 대한 접근권 같은 토지에 대한 권리를 가지고 있었다. 1530년대 초 지주들은 공동 경작지를 양 떼를 위한 사적인 목초지로 변경시키는 인클로저를 강제로 시행했다. 시골 농부들은 토지에 대한 접근을 금지당하자 자신들과 후손의 생명줄인 조상의 땅을 더 이상 경작할 수 없는 새로운 무산 계급으로 전락하고 말았다. 상당수는 산업 도시들로 이주하여 미숙련 노동자 제1세대로 자리잡았고, 어떤 이들은 잃어버린 신분을 되찾으려고 저항하기도 했다. 하지만 그것은 부질없는 시도였다. 토마스 모어(Thomas More)경은 자신의 저서 『유토피아』(Utopia)에서 시대 상황을 날카롭게 꿰뚫어보았다. "양 떼가 인간을 게걸스럽게 먹어치우고 있다." 이는 불과 몇 년 전만 하더라도 농부들이 가족을 먹여 살리기 위해 경작하던 땅에 지주와 상인들이 꾸준히 양 떼를 몰고 들어오는 것을 목도하며 역설한 말이다.

미국에서는 수백만의 인디언들이 목축업자들, 연방정부, 영국 귀족 및 은행가들에 의해 조상의 땅인 광활한 평원에서 내쫓겼다. 미국과 유럽에서 새롭게 부상한 쇠고기 시장, 제혁 및 수지 산업에 필요한 소를 방목한다는 것이 그 명분이었다. 버펄로는 멸종되었고 인디언들은 강제로 지정 거류지로 이주되었다. 그곳에서 인디언들은 굶주림에 시달리고 백인이 가져온 질병에 걸려 쇠약해졌다. 그들에게는 가까스로 연명이 가능할 정도의 정부 배급 양식이 제공될 뿐이었다.

미 서부에서는 "소가 인간을 게걸스럽게 먹어치우고 있었다"라는 말이 어울릴 만했다. 뿐만 아니라 소들은 환경까지 게걸스럽게 먹어치웠다. 영국에서는 눈덩이처럼 불어난 양 떼가 단숨에 토양을 고갈시키면서 영국 시골의 식물과 동물에 장기적인 피해를 입혔다. 마찬가지로 미 서부 평원에서 소들의 공격은 초원을 황폐하게 만들었으며, 수백만 에이커의 땅을 파괴하고 천연 생태계를 서서히 약화시켰다. 이 문제는 5부에서 좀더 상세히 다뤄질 것이다.

미국 평원이 때묻지 않은 초원에서 상업적인 목초지로 탈바꿈하는 데는 한 세대도 채 걸리지 않았다. 그것은 분명 세계 역사상 가장 거대한 사업적 거래였다. 하지만 소 덕분에 서부를 손에 넣었으며, 서부 목축업자들이 영국 은행가들과 결탁하여 강력한 유럽-미국 축산 단지의 창출을 위해 광대한 미국 토지의 40% 정도를 식민지화했다는 사실을 알고 있는 미국인들은 거의 없다. 나아가 오늘날 광대한 서부 방목지의 축산업자들과 축산 회사들이 수백만 에이커의 공유지를 마음대로 이용하고 있으며, 그들이 사실상 미국인 납세자들의 보조금을 지급받고 있다는 사실을 알고 있는 미국인들은 더욱 드물다. 요컨대 강한 자립심의 상징인 서부 목축업자들, 문명의 서부 확장을 위해 트레일을 개척했던 용맹한 개척자들의 이미지는 축산 실업가들이 스스로 조장한 것이며 싸구려 잡화점의 소설과 서부 영화에서나 끊임없이 되풀이하고 있는 한낱 전설에 불과한 것이다.

| 3부 |

쇠고기의 산업화

17. 쇠고기 기업 연합

남북전쟁 이후 미국의 축산 단지는 불가피하게 사회의 전반적인 수준에서 이루어지던-토지와 자원의 사용 및 통제에서부터 다양한 계층과 집단의 사람들이 소비할 식료품의 가공과 배급에 이르기까지-기업의 힘과 연계할 수밖에 없었다. 앞서 우리가 육식 문화의 기반이 된 토지를 개척했던 힘들에 대해 논의했다면, 그에 필적하는 또 다른 강력한 힘에 대해서도 조사해 볼 필요가 있다. 그것은 바로 미국에서 축산 제품의 배급에 막강한 힘을 부여하여 이를 제도화한 사람들이다.

1870년대와 1880년대에 미국의 방목지와 옥수수밭에 대한 운영권은 시카고, 세인트루이스, 신시내티, 캔자스 시티와 같은 육가공업 도시들처럼 2차적인 중심 세력이 출현하면서 통합되었다. 대부분의 미국 신세대 사업가들은 신속하게 도축장과 철도망, 배급 점포들의 확보에 총력을 기울이며, 서부와 중서부의 축산 농가들과 동부와 해외의 쇠고기 최종소비자들 간의 유일한 중재자이자 독점적인 중개인을 자처했다. 1850년에 미국에서는 1,200만 달러에 달하는 적색 육류(쇠고기나 양고기처럼 색깔이 붉은 고기류: 역주)가 가공되었다. 그로부터 겨우 70년이 지난 후에 적색 육류의 시장은 무려 42억 달러라는 엄청난 규모로 성장하며 국민총생산에서 대단히 큰 비중을 차지하기에 이르렀

다. 또한 미국에서 두 번째로 많은 노동인구가 이 분야에 종사하고 있었다.[1]

미국에서 쇠고기는 최고의 인기를 누렸지만, 정작 육류 포장산업을 주도하는 회사들은 손가락에 꼽힐 정도로 소수에 불과했다. 이런 회사들의 성공에는 냉장 열차와 같은 혁신적 수단의 도입과 경쟁사들을 줄여 시장을 독점하는 능력이 뒷받침되고 있었다. 이 냉장 열차는 대서양을 횡단하는 냉장 증기선과 마찬가지로 축산업에 일대 혁신을 불러일으켰다. 디트로이트의 육류 포장업자 조지 H. 해먼드는 1869년에 냉동된 쇠고기를 동부에 위치한 보스턴의 정육도매상들에게 운송하기 시작했다. 1871년에 그는 시카고와의 주 경계선을 가로지르는 인디애나에 포장공장을 세웠는데, 그곳은 거대한 유니언 스톡야드로부터 불과 몇 마일 떨어진 지점이었다. 또 1875년에는 뉴잉글랜드에 냉동된 쇠고기를 정기적으로 운송했다. 그 지역의 정육업자들은 신선한 쇠고기를 위해서라면 1파운드당(1파운드=0.45킬로그램) 2센트의 프리미엄이라도 기꺼이 지불할 용의가 있었다.

보스턴 지역에서 해먼드가 공급하는 쇠고기를 판매하던 구스타버스 스위프트는 이런 엄청난 이윤에 혹한 나머지 1877년에 시카고에 포장공장을 세우고 냉동된 쇠고기를 동부 지역으로 운송하기 시작했다. 1878년 그는 보스턴 출신의 기술자 앤드류 체이스를 고용하여 더욱 효율적인 냉장 열차를 제작했다. 그 결과로 탄생한 스위프트-체이스 냉장 열차는 뛰어난 성능을 자랑하며 소규모의 제한된 시장을 전국적인 규모로 확대했다. 시카고에서 수소들을 도축한 후에 잘 손질된 고기만을 운송함으로써 스위프트는 수백만 달러의 운송비용을 절감했다. 동부로 운송되는 살아 있는 수소들 중량의 60%는 경제적 가치가 전혀 없는 그저 쓰레기에 불과했고, 운송비용만 높았던 것이다. 그는 "살아 있는 수소 한 마리의 운송비용으로 잘 손질된 세 덩이의 쇠고기를 운송할 수 있었다"며, "잘 손질된 냉동 쇠고기를 운송했기 때문에 동부 지역의 도축장들에서는 100파운드당 75센트의 비용을 절감할 수 있었다"라고 말했다.[2]

스위프트의 갑작스러운 성공으로 인해 이를 모방하려는 사람들이 늘어났는데, 그 중 필립과 사이먼 아머는 1882년에 냉동 쇠고기 사업에 뛰어들었다. 1886년에 그들의 회사는 시카고에서 이루어지는 쇠고기 거래의 거의 1/4을 점유했다. 넬슨 모리스도 1884년에 이런 경쟁의 대열에 동참하여 시카고에서 세 번째로 큰 쇠고기 공급업자가 되었다. 그 당시 헤먼드는 네 번째로 밀려나 있었다. 1901년에 아머는 헤먼드 컴퍼니를 매입하여 사업규모를 확장했다. 쿠다히 팩킹 컴퍼니와 슈왈칠드 앤드 슐츠버거(나중에 윌슨 앤드 컴퍼니라는 이름으로 알려짐)는 1880년대 후반에 이 사업에 합류하며, 후일 쇠고기 기업 연합으로 알려진 5대 기업으로 자리잡았다.

1차 세계대전이 일어나기 직전에 이 5대 기업들은 미국 쇠고기 생산량의 2/3, 적색 육류 생산량의 절반을 책임지고 있었다.[3] 사기와 강압을 통해 토지를 약탈했던 영국과 미국의 축산 재벌들처럼 시카고의 정육 포장업체들은 서로 담합하여 가격 고정 및 독과점 금지를 위해 마련된 연방법안을 위반했다. 심지어 기업 연합을 금지하는 셔먼 조항이 통과된 후에도 그들은 연방정부의 지시와 경고를 무시하며 악행을 이어나갔다. 1893년에 실시한 정부 조사에는 다음과 같은 내용이 들어 있다.

> 5대 정육 포장업체의 간부들은 시카고의 어느 호텔 스위트룸에서 정기적으로 만났다…… 이런 스위트룸을 빌리는 비용과 모임에 관련된 기타 비용들은 각 업체들이 운송하는 쇠고기의 양에 따라 부담한 것이다. 이 모임에서는 서로의 영역을 분할하고 통계자료에 따라 사업 규모를 정했

다…… 만약 어떤 영역에서 자신의 할당량을 초과하는 회사가 있을 때는 그에 따른 제재가 가해졌다.[4]

미국 대법원이 기업 연합 금지령을 내린 후에 5대 기업 중 세 곳-아머, 모리스, 스위프트-은 법원의 명령을 피하기 위한 방편으로 내셔널 팩킹 컴퍼니라는 새로운 회사를 설립했다. 이 새로운 회사는 경쟁사들을 흡수하기 시작하며 미국 식료품 가공 산업 전체를 손아귀에 넣으려는 계획을 갖고 사업을 전개했다. 1911년에 이르러 내셔널 팩킹 컴퍼니는 막강한 힘을 과시하며 언론으로부터 '전세계에서 가장 거대한 기업 연합'이라는 칭호를 얻었다.[5] 머크레이커 찰스 에드워드 러셀은 사람들에게 내셔널 팩킹 컴퍼니에 대해 다음과 같이 경고했다.

내셔널 팩킹 컴퍼니는 스탠더드 오일 컴퍼니보다 10배나 강한 힘을 축적했다. 막강하고 잔혹한 힘과 좀처럼 찾아내기 힘든 교활한 책략으로 잇달아 여러 사업들을 흡수하여 규모를 확장하였고, 이 거대한 괴물은 국가의 숨통을 완전히 조일 때까지 밤낮으로 힘을 키우며 커져 가고 있다.[6]

비록 정부가 제소한 몇몇 범죄 혐의에서 용케 벗어났지만, 1913년에 내셔널 팩킹 컴퍼니는 해체되었다. 하지만 그 이전에 또 다른 정육 기업 연합이 이미 형성되어 있었는데, 이것은 규모면에서 국제적인 수준이었다. 아머, 스위프트, 모리스, 그리고 슐츠버거가 유럽과 미국의 육류 운송을 장악하기 위해 영국과 미국 남부의 기업들과 연합했다. 그 즈음 5대 기업들은 브라질, 아르헨티나, 우루과이에서 공장을 가동하며 유럽과 북미에 쇠고기를 수출하고 있었다.[7]

1차 세계대전이 끝날 무렵에는 정육업체들이 미국 경제를 거의 장악하다시피 했다. 연방정부의 조사에 따르면 거대 정육 포장업체들은 축산 기업들과 터미널, 가축 사육장, 기계 제조회사, 창고, 토지개발회사, 공공시설, 출판업체, 스포츠용품 제조업체, 은행을 비롯한 다른 여러 사업들에 진출하여 그 총자산이 무려 수십억 달러에 달했다.[8]

정부의 반기업 연합 정책을 위반했다는 또 다른 혐의를 받는 상황에서 5대 기업들은 1920년에 정육산업과 그와 연계된 분야의 지분 상당량을 처분하라는 합의 명령에 동의했다.[9] 그러나 이것은 일시적인 미봉책에 불과했으며 장기적인 측면에서 5대 기업을 효과적으로 봉쇄하기에는 미흡한 것으로 판명되었다. 1935년 아머와 스위프트는 다시 미국 내 정육 판매의 61%를 장악했다. 그로부터 약 20년 후에 작성된 1957년 의회 보고서는 '정육 포장업체들의 경제집중도는 합의 명령에 동의하기 이전과 마찬가지로 엄청난 수준이다'라고 결론지었다.[10]

미국이 산업화를 시작했던 초창기 이후 정육 포장업체들은 전반적인 미국 상업의 형성에서 주도적인 역할을 했다. 남북전쟁 직후 수십 년간, 그리고 그 세기의 전반기에 걸쳐 그들은 지속적으로 미국 자본주의 개발을 좌지우지했다. 업무 성향과 마케팅 전략, 연방정부와의 관계에서 정육 포장 대기업들은 20세기 미국 산업계의 조류를 이끌고 그 기반을 닦았다. 그들은 근대 산업계의 모든 분야에 손을 뻗었는데, 그 중에서도 식품 가공 분야에서 그들의 영향력은 두드러졌다.

정육 포장 분야는 대량생산과 분업화는 물론 제조 과정에서 조합 공정을 성공적으로 도입한 최초의 사업이었고, 자동차 산업과 20세기 미국의 다른 산업 분야의 표준으로 자리잡았다. 정육 제조와 인사 관리에서도 신속성과 효율성, 효용성을 강조하는 그들의 합리적인 조직 운영 방식은 근대 제조산업에 필수적인 모든 요소를 갖춘 새로운 축산단지가 탄생할 수 있는 기반을 형성하는 데 기여했다. 20세기 산업사회는 시카고 유니언 스톡야드의 포장공장에 '해체 공정'이 도입되면서 시작되었다.

18. 쇠고기 해체 공정

남북전쟁 이후 미국은 산업강국으로 부상하기 시작했다. 철도와 전화가 대륙을 가로질러 연결되며 천연자원과 이민 노동자들, 도시의 잠재적인 시장들을 한데 묶어 강력한 상업 지역을 형성했다. 주조공장과 기타 공장들은 북동부 및 중서부 주들에 위치한 강가와 호수를 따라 밀집되었고, 그 공장들의 굴뚝에서 배출되는 막대한 양의 에너지는 장차 다가올 풍요로운 미래에 대한 확실한 징표였다. 사람들은 어디서나 동력장치와 새로운 생산수단에 대한 토론에 열을 올렸다. 수많은 남자들과 여자들이 새로운 공장에 취직하여 그곳에서 기계노동과 공장 생산 기술을 습득했다. 일상 업무는 출근부 시계와 작업예정표로 대체되었고, 오랜 세월 동안 이어진 장인정신은 동일한 제품을 값싸게 무더기로 찍어내는 요란한 기계 앞에서 점차 설자리를 잃게 되었다.

일시적인 새로운 가치들이 갑작스럽게 등장하여 새로운 산업시대의 시간관리와 조직운영의 주요한 원리가 되었다. 효율성은 하나의 수단이 되었다가 이내 새로운 체제의 목표가 되었다. 사람들은 최소의 노동과 에너지와 자본을 투자하여 최단 기간에 최대 효과를 거둘 수 있는 새로운 방법을 찾기 위해 거의 집착에 가까울 정도의 노력을 기울였다. 새로운 대량생산 문화가 운영방식으로 자리잡으면서 신속성은 품질을 대신하는 가치가 되었다.

대부분의 새로운 '산업적' 아이디어가 탄생하는 곳은 바로 거대한 시카고 유니언 스톡야드의 내부였다. 대다수의 경제역사학자들은 철강과 자동차 산업이 초창기 미국의 산업 천재에게 실마리를 제공했다고 여기지만, 돋보이는 혁신적인 디자인이 처음 사용된 곳은 대부분이 다름 아닌 도축장들이었다. 시카고 남부 지역에 위치한 거대 포장공장은 당시 대부분의 다른 공장들을 왜소해 보이게 했다. 그곳은 무려 1평방 마일이 넘는 으리으리한 규모를 자랑했다. 아머와 스위프트 같은 회사들은 유니언 스톡야드에 위치한 공장들에서 5,000명 이상의 많은 직원들을 고용했다.[1] 1886년에 유니언 스톡야드의 100마일이 넘는 잔 지역에서는 서부 지역에서 기차로 운송해 온 롱혼들을 광대한 우리로 몰아넣었다.[2] 사람들은 어디에서나 소들이 싸우거나 움직이는 모습을 볼 수 있었는데, 그 소들은 각각 정해진 지역으로 이동해서 언덕 위의 도축장으로 갈 준비를 하고 있었다. 업튼 싱클레어는 자신의 저서 『정글』(The Jungle)에서 이렇게 적고 있다. "이 세상에는 상상할 수 없을 만큼 많은 소들이 존재하고 있다."[3]

포장공장들은 미국에서 최초로 조합 공정을 도입한 산업 분야였다. 대평원을 가로지르는 철도망에서 날마다 쏟아져 들어오는 소들을 감당하기 어려웠을 뿐만 아니라 동부 지역과 해외 시장에서 늘어나는 쇠고기 수요를 충족하기 위해서 정육 포장 대기업들은 능률적인 도축작업을 할 수 있는 새로운 장치인 컨베이어 벨트를 고안했던 것이다. 한 정육 포장업체가 지원하는 자금으로 출판되던 어느 초창기 간행물에서는 그 과정을 다음과 같이 소개하고 있다.

도살된 소들은 머리가 땅을 향하도록 체인이나 컨베이어에 매달린 채 작업 인부들 사이로 지나가는데, 인부들은 각자 정해진 과정에 따라 업무

를 수행한다.[4]

새로운 조합 공정으로 소를 도살하고, 절단하고, 세척하고, 손질하는 속도는 가히 획기적인 수준이었다. 예전의 방식에서는 소의 머리를 때려 기절시켜 몸통을 찔러 죽인 뒤 바닥에 피를 흘린 채 그대로 방치했다. 그러면 세 명의 인부가 도살된 소를 끌어다가 침목으로 옮기는데, 이 침목은 소의 머리가 아무렇게나 흔들릴 정도로 높이 세워진다. 이 과정에서 이따금씩 15분 이상의 시간이 소요되는 경우도 있었다. 20세기 초반에 이르면 '족쇄 장치' 하나로 1분에 도살된 소 70마리를 들어올릴 수 있었다. '소의 뒷다리를 족쇄 장치에 걸고 나머지는 그저 증기의 힘에 맡기면 되었다.'[5] 훗날에 헨리 포드는 "자신의 자동차 조합 공정에 대한 발상은 쇠고기를 손질하는 데 사용되는 시카고 포장공장의 궤도 장치에서 빌어온 것"이라고 회고했다.[6]

도축 과정에서 부분적으로 사람을 대신하는 기계의 도입과 더불어 국가적으로 새로운 현실이 등장하게 되었다. 직접적인 살생에서 벗어나는 분위기가 확산되고 있었던 것이다. 대량 도축 과정의 속도를 높이기 위해 최초로 기계가 사용되면서 사람들은 단순한 인부로 전락하여 그저 조합 공정의 체계와 속도에 맞춰 일하게 되었다.

직접적인 살생에서 벗어난 새로운 기계적인 과정에 대해 기술역사학자 지그프리드 기디온은 다음과 같이 언급했다.

> 대량으로 소를 도축하는 과정에서 진정 놀라운 것은 살생에서 완전히 중립적인…… 그것은 생산 과정에서 너무나 자연스럽고 순식간에 일어나기 때문에 좀처럼 감정의 동요가 일어나지 않는다는 것…… 어떤 사람은 전혀 보지도 못하고, 어떤 사람은 전혀 느끼지도 못하며, 또 어떤 사람은 그저 지켜보기만 한다.[7]

해체 공정은 분업화와 연속생산, 대량생산, 특히 효율성과 같은 근대산업 생산의 중추적인 개념들을 소개했다. 소는 거대한 존재의 사슬에서 또 다른 위치로 격하되었다. 내세에서 생성을 나타내는 표상이 세속화되고 사지가 절단되어 스위프트나 아머와 같은 효율성을 열렬하게 신봉하는 회사들에 의해 표준화된 생산단위로 전락했다. 유사 이래로 수천 년간 서구 문화에서 숭배되어 왔던 이 고귀한 피조물들은 체인과 궤도 장치에 매달린 채 순식간에 작업장의 각 구획을 거치며 잘리고 나뉘어지고 가공되어 결국 생산 라인의 끝에서 형체를 알아볼 수 없는 고깃덩어리가 되어 나오는 것이다.

후세의 역사가들이 자동차 산업에서 조합 공정과 대량생산의 가치에 대해 선뜻 격찬하는 모습은 전혀 놀랍지 않다. 비록 완전하다고 할 수는 없지만, 조합 공정 작업자들의 정신적인 무감각은 적어도 선혈이 흐르는 '살생의 현장'에서 한 차원 벗어난 단계였다. 새로이 기계화된 시카고의 도축장에는 도살된 소들의 악취와 머리 위 체인들에서 찔그렁대는 쇳소리, 그리고 내장이 파헤쳐진 소들이 끊임없이 지나가며 윙윙거리는 소리들로 인해 작업자들의 모든 감각을 마비시켰다. 심지어 이것들은 새로운 생산법의 가치를 열렬히 신봉하는 이들의 열정조차 수그러들게 할 정도였다.

한편 새로운 해체 공정 라인에서 일하는 작업자들은 매우 형편없는 대우를 받았다. 도축장의 작업환경은 가히 디킨슨의 소설에나 나올 법한 광경이었다. 작업자들은 제대로 환기도 안 되고 위생시설도 형편없는 어둠침침한 공간에서 일했으며, 그들은 종종 피와 오물이 잔뜩 고여 있는 더러운 물에 서 있어야 했다. 초창기에 경영진은 작업장에 휴게실은커녕 의무실조차 갖추지 않았다. 작업자들은 허겁지겁 식사를 하는데, 이따금 도살된 소들의 악취가 풍기고 잘려나간 소들의 사지가 그대로 보이는 작업장 근처에서 식사를 해결하기도 했다.

잘려진 고깃덩이들은 아주 흔하게 볼 수 있었는데, 특히 작업 인부들이 칼이나 톱을 휘두르던 살생의 현장에는 사방에 널려 있었다. 의무 시설이 거의 없는 상태에서 작업자들은 생산 라인에서의 작업속도를 늦추지 않기 위해 스스로 상처를 치료할 수밖에 없었다. 미국 내의 다른 어떤 산업 분야보다 감염과 질병 발생률은 가장 높은 수준이었다. 냉동실은 결핵과 폐렴에 걸리기 쉬운 장소였으며, 1907년과 1910년 사이에 스위프트의 공장에서만 이러한 질병에 걸려 13명이 목숨을 잃었다.[8]

해체 공정은 고용안정과 숙련된 도축업자들의 독립을 막았다. 이제 도축업은 숙련된 기술이 거의 필요 없는 단순한 업무들로 분화된 상태에서 정육 포장공장은 이민자들과 흑인 노동자들의 거대한 집합소가 되었다. 20세기에 들어서 10년쯤 됐을 무렵 시카고 유니언 스톡야드에서 숙련된 도축업자들은 거의 사라지고 없었다. 그들은 78개의 다른 부서에 배치된 157명에 달하는 '살생 집단'으로 대체되었는데, 이들의 업무는 점차 하찮은 것이 되어갔다. 논평가들은 분업화 과정을 거의 과학적 수준으로 변형시킨 새로운 생산수단의 효율성에 감탄했다. "다른 산업 분야에서 이처럼 독창적이고 세세한 부분까지 효과적으로 분업이 이루어진다는 것은 상상하기 어려운 일일 것이다"라며 "소들은 마치 지도처럼 측량되고 구획이 나뉘어졌다"라고 노동경제전문가 존 R. 커먼스가 언급했다.[9]

경영진은 업무를 더욱 세분화하여 생산 속도를 증대하는 동시에 잉여 인력을 줄일 수 있었다. 그들은 이 두 가지 측면에서 모두 성공적인 결과를 낳았다. 경영진은 새로운 도축방법에 대해 다음과 같이 설명했다.

소를 도축하는 과정에는 개인의 재능이 개입할 수 있는 여지가 전혀 없다. 작업자들은 어느 부위를 어떻게 절단할지 판단하지 않고, 직접 소를 보지도 않으며 특별히 결정할 일도 없다. 모든 절단작업은 정해진 과정에 따라 이루어지며, 지시사항은 아주 명확하다.[10]

1908년 아머는 도축장에 새로운 자동 컨베이어 시스템을 도입했고, 그로 인해 작업자들은 기계가 설정한 속도에 따라 작업을 할 수밖에 없었다. 당시 산업 언론은 이 놀라운 혁신을 다음과 같이 싣고 있다.

> 사람들이 업무에 다가가는 것이 아니라 업무가 사람들에게 주어진다. 또한 사람들은 꾸준하고 정확하게 업무에 보조를 맞추어야 하는데, 끊임없이 업무가 주어지기 때문에 사람들은 저마다 주어진 시간 내에 자신의 업무를 수행해야 하며, 그렇지 않았을 경우에는 자신의 무능력을 인정해야 한다.[11]

해체 공정이 도입된 이후 수십 년 동안 생산량은 극적으로 증가했다. 1884년에 이르면 5개의 절단기가 10일 만에 800마리의 소를 처리했다. 이어 1894년에는 4개의 절단기가 하루에 무려 1,200마리의 소를 처리했다. 업튼 싱클레어는 이런 절단기의 '엄청난 위력'에 경탄했다. 절단기가 소들의 등뼈를 절단하기 시작하자마자 모든 과정이 끝나는 듯했으며, 기계의 작동 속도는 워낙 빨라서 그야말로 '눈 깜짝할 사이'에 소들이 절단되었다.[12]

인권을 무시한 채 작업자들을 끔찍하고 위험한 환경으로 내몰자, 그들은 작업환경 개선과 임금인상을 요구하며 투쟁했다. 19세기 말엽과 20세기 초반 벌어졌던 유혈 투쟁들 중에서 가장 치열했던 것은 정육포장공장 노동자 조합과 쇠고기 기업 연합 사이에서 일어났다. 1894년에 약소한 시카고 유니언 스톡야드 도축업자 조합은 막강한 5대 기업에 대항해 파업을 시도했는데, 이때 수천 명의 직원들이 일자리를 잃고 비조합원들로 대체되었다. 그러자 그들은 즉각적으로 격렬하게 대치했는데, 이 와중에 공장 정문에 들어서려는 비조합원들이 파업 직원들에게 구타를 당했다. 이런 소요사태를 진압하기 위해 경찰이 투입되었고, 클리블랜드 대통령은 연방 군대를 파견하여 파업을 주도한 도축업자 조합의 노력을 수포로 만들었다.[13]

1896년 미국 노동연맹은 사무엘 검퍼의 강력한 주도하에 최초의 전국적인 포장공장 노동자들의 조합인 북미 쇠고기 절단 및 도축 노동자 조합의 설립을 이끌었다. 1903년에 이르러 조합은 15%의 임금인상과 생산속도 증대에 따른 인원 확충을 포함한 전반적인 협상을 성공적으로 타결했다.[14]

자신들의 새로운 영향력에 용기를 얻은 노동조합의 창설자들은 경제가 침체되고 실업률이 두 배나 증가했던 시기에 상당한 수준의 임금인상을 요구하는 무리한 시도를 했다. 경영진은 이를 거부했고 조합은 파업을 일으켰는데, 이로 인해 무려 5만 명의 노동자들이 일자리를 잃었다. 시카고, 오마하, 캔자스 시티 등 주요 정육 포장산업 도시에서 폭동이 발생했다. 회사들은 밀려드는 이민 노동자들과 가난한 흑인들을 고용하며 공장을 계속 가동했다. 노동조합의 파업 자금은 몇 개월 만에 바닥이 났고, 낙심한 조합원들은 파업을 중지하고 조합을 포기했다. 마침내 시카고의 사회개혁자인 제인 애덤스가 중재에 나서 아머에게 이런 갈등상황을 끝내줄 것을 요청하자 회사는 삭감된 임금으로 전직 노동자들을 재고용하는 것에 동의했다. 낭패감에 빠진 많은 노동자들은 이 제안을 받아들였고, 노동조합은 '유명무실한 상태'가 되었다. 쇠고기 기업 연합에게 엄청난 패배를 당한 지 몇 개월 만에 노동조합의 조합원 수는 5만 6,000명에서 6,000명으로 격감했다. 그 후 몇 년이 지나서야 노동조합은 재조직되었고, 전체 노동자 16만 1,000명 중

10만 명의 조합원을 확보할 정도로 그 규모와 영향력을 회복해 갔다.[15]

1921년에 조합은 두 번째로 전국적인 규모의 파업을 강행했다. 그 해 12월에만 미국의 13곳의 정육 포장산업 도시에서 55만 명의 노동자들이 해고되었다. 처참한 실패로 끝난 1904년의 총파업 때와 마찬가지로 불운하게도 노동조합은 경기가 침체된 시기에 파업을 한 것이다. 실업률이 대단히 높았던 탓에 경영진은 비교적 손쉽게 비조합원들을 고용해서 공장 운영을 이어갈 수 있었다. 법원은 공장 내의 '평화로운 피켓 시위'도 불법으로 규정했다.[16] 이를 시행하기 위해 공장에 2,000명의 경찰이 투입되면서 상황은 유혈 대립으로 전개되었다. 시카고 유니언 스톡야드 경찰서장인 러셀은 진압 지시사항을 다음과 같이 설명했다.

> 경관들에게는 반드시 필요한 경우를 제외하곤 발포하지 말라는 지시가 내려졌지만 곤봉과 주먹은 자유로이 사용해도 좋다는 명령을 받았다. 또한 부득이하게 발포해야 할 상황이 벌어지면 반드시 신속하고 정확하게 발포하라는 지시도 떨어졌다. 이런 방침을 통해서 경찰은 이미 소기의 성과를 거둔 적이 있었다.[17]

1921년 12월 7일 파업 노동자들과 가족들은 공장의 건너편 애시랜드 애비뉴에 집결해 있던 경찰들에게 돌을 던지며 욕설을 퍼부었다. 경찰은 발포를 시작했고, 그 과정에서 적어도 1명의 파업 노동자가 사망하고, 9명의 부상자가 발생했다. 노동조합은 파업에 실패하고, 파업 개시 후 고작 2개월 만인 1922년 2월 1일에 회사에 굴복하고 말았다. 노동조합은 다시금 재조직을 시도했고, 1930년대 후반에 마침내 산업 노동자들을 결속하는 데 성공하여 주요 거대 기업들과 영구적 합의사항을 협상하게 되었다.[18]

19. 현대의 쇠고기

2차 세계대전 후 정육산업의 변화는 새로운 회사들이 등장해 기존의 5대 기업의 장기집권에 도전할 수 있는 기회가 제공됐다는 점이다. 회사들의 성향이 변화하는 동안에도 새로운 선두주자들의 정책과 실행의 특징은 강압과 부정부패에 근거를 두고 있었다.

1950년대와 1960년대에 '공장식' 가축 사육장의 일시적인 등장과 새로운 도축 자동화 과정의 도입, 그리고 규격에 따라 절단된 포장 쇠고기의 유행은 세력의 중심을 과거 착실한 쇠고기 포장 방식에서 더욱 공격적인 운영 방식으로 바꾸어놓았다. 수많은 신생 회사들은 고도로 자동화된 정육 가공 공장들을 가축 사육장들에 인접한 시골 지역에 설립하여 운송비를 절감하고 노동조합에 속하지 않은 값싼 시골 노동력을 활용했다. 낡은 시설과 종잡을 수 없는 운송비와 비싼 인건비로 인해 곤경에 빠진 기존의 거대 기업들은 신생 회사들과의 경쟁이 점차 힘들어질 거라는 사실을 깨달았다.

1970년에 시카고 남부 지역에 위치한 오래된 유니언 스톡야드가 문을 닫았다. 이는 보다 세분화된 정육 가공 전략이 성공했다는 명백한 증거였다.[1] 트럭과 주간 고속도로는 대부분 기차와 철로로 바뀌었고, 대부분의 육우 도축 사업장은 중서부 지역과 광활한 평야가 있는 주들로 분산되었다. 2차 세계대전 이후 진공 상태가 된 쇠고기 산업 분야를 공략한 아이오와 비프 팩커나 엑셀처럼 저돌적이면서 공격적인 신생 회사들 사이에서 기존의 5대 기업 중 업계를 주도했던 기업은 오직 스위프트 한 곳뿐이었다.

당시 미국 굴지의 쇠고기 가공업체가 된 아이오와 비프 팩커는 1960년대를 주도해 나갔다. 스위프트와 초창기 정육 포장업체들이 '살아 있는 소' 대신 냉동된 쇠고기를 운송해서 운송비를 절감한 사례를 교훈 삼아 이를 한 단계 발전시켜 냉동된 쇠고기 대신 규격에 따라 절단해 상자에 담은 쇠고기를 운송했다. 이로 인한 절감효과는 엄청난 수준이었고, 그 결과 IBP(아이오와 비프 팩커)와 그 방법을 모방한 다른 기업들이 10년도 채 되기 전에 업계를 장악할 수 있었다. IBP의 중역이었던 데일 틴츠먼은 회사의 전략을 다음과 같이 설명했다.

> 냉동된 소의 옆구리살을 가득 실은 트럭이나 열차에는 낭비되는 공간이 너무 많다. 소의 옆구리살은 희한한 형태여서 좀처럼 깔끔하게 포장할 수 없을 뿐만 아니라 뼈도 많고 모양도 안 좋아서 도저히 상자에 들어가지 않는다. 따라서 상자에 맞게 쇠고기를 절단하는 방법이 가장 합리적이다.[2]

또한 포장된 쇠고기는 새롭게 포장된 고속도로 주변에 들어선 교외 슈퍼마켓 체인점에서도 인기를 끌었다. 소매업자들은 인건비 절감 때문에, 또 소비자들은 요리하기 편하기 때문에 절단된 쇠고기를 선호했다. 1980년에 이르면서 소매 정육업자들의 수가 점차 감소했는데, 그들은 주로 시내 부유층의 식도락가들을 위해 적은 양을 판매하던 전문적인 정육업자들이었다. 한편 신흥 쇠고기 가공업자들은 도축 과정에서 나오는 기름덩어리와 다른 찌꺼기들을 활용해 부산물로 가공할 재료를 만들어 부가 수익을 올릴 수 있었다.

IBP는 적극적으로 비조합 방침을 유지함으로써 생산시설에 대한 인건비를 절감했다. 이 회사는 아이오와, 네브래스카, 캔자스, 텍사스 등 비조합 주에서 시설을 운영하며 합법적, 불법적 수단을 모두 동원하여 일체의 노동자 연합의 침투를 허용하지 않았다. 1960년대에 다른 신흥 정육업체들은 모두 IBP의 성공사례를 그대로 모방했다.

언론인 데이비드 모버그는 노동자들의 조직화를 저해하기 위해 IBP가 사용했던 다양한 수단들에 대해 다음과 같이 설명했다.

> 회사는 냉동된 쇠고기를 도시의 도매업자들이나 슈퍼마켓 체인에 운송하지 않고 미리 규격에 따라 절단한 쇠고기를 상자에 담아 운송하는 방식을 채택해 유통과정에서 숙련되고 인건비가 비싼 정육업자들의 단계를 건너뛰었다. 또한 포장공장 노동조합을 무자비하게 억압해 파업을 제지하고, 전미 트럭 운전사 조합과 전미 수산업자 조합과 결탁해 기존의 기준보다 낮은 수준으로 임금 협정을 체결했다. IBP는 집요하고 냉혹했다.[3]

노동조합은 다시금 투쟁을 시작했다. 1979년에 2대 주요 포장공장 노동조합인 전미 포장공장 노동조합과 쇠고기 절단 및 도축 노동조합은 국제 소매업자 조합과 결속하여 식품 및 상업 노동조합(UFCW)을 설립했다. 새로운 기본 운영방침에 따라 조합은 IBP와 다른 반노동조합 공장들에게 공세를 펼쳤다. 두 세력은 1982년 IBP의 다코타 시티 공장에서 충돌했다. 노동조합은 다른 정육 포장 회사들을 상대로 '생계 보장' 협상을 타결하고자 파업을 시도했다. IBP와 노동자들간의 대립은 네브래스카 주 방위군이 '피켓 시위 행렬을 진압' 하기 위해 투입되자 추악한 상황으로 돌변했다.[4]

UFCW의 P-9지구와 미네소타 주, 오스틴의 조지 A. 호멜 포장공장

간의 장기간에 걸친 투쟁을 비롯해 파업이 잇달아 일어났다. 호멜 공장에서 일어난 파업은 대단히 격렬했기 때문에 사태수습과 안정을 위해 미네소타 주 방위군이 개입할 수밖에 없었다. 파업 반대자들의 방해, 공장 정문 투쟁, 사태수습을 위한 군대 투입 등 이 새로운 세대들이 벌인 파업들은 지난 세기의 전환기에 다수의 이민 노동자들이 5대 기업 조합을 상대로 공식성명과 작업환경 개선을 요구하며 맞섰던 시절을 떠올리게 했다.

지난 세기의 전환기에 업튼 싱클레어가 도축장의 작업환경에 대해 토로했던 이래로 정육 포장산업에서 변한 것이라곤 거의 찾아볼 수 없었다. 작업 환경은 여전히 위험하고 비위생적이었다. 또한 작업자들은 계속해서 경영진에게 혹사당하고 있었다. 회사들은 도살장과 냉동실에서의 비인간적인 처우를 멈추지 않았다. 때때로 작업 환경은 미개한 수준, 심지어 처참한 수준에 가까웠다. UFCW의 엘레노어 케넬리는 "정육 포장공장은 지금껏 당신이 본 적도 없고 상상할 수도 없는 그런 곳이다"라고 말했다.[5] 일부 공장들에서 한 달 만에 무려 43%의 전직률을 보이는 것도 결코 놀랄 일은 아니다.[6]

회사들은 종종 따분하고 하찮고 위험한 일들을 멕시코 이민 노동자들과 아시아의 보트 난민들에게 시켰으며 서로를 경쟁시키며 전직을 부추겼다. 높은 전직률은 노동조합의 결속을 봉쇄하는 데도 기여한다.

> 더욱 중요한 것은 전직 체계는 노동자들의 인식력과 판단력을 떨어뜨려 노동조합 조직을 어렵게 만든다. 왜냐하면 그들은 오랜 기간 한 직장에 머물지 않기 때문이다.[7]

미국 전체 산업 분야에서 정육 포장산업은 사고발생률이 두 번째로 높아 빈번한 전직이 발생하는 것이다. 오직 벌목산업만이 이보다 더 높은 수치를 나타낸다. 1988년에는 남녀 모두 포함한 전체 13만 5,000명의 정육 포장산업 노동자들 가운데 4만 5,000명이 재해를 당했는데, 이는 미국 전체 산업재해 평균치의 3배에 달하는 수치였다. 직업안전위생국(OSHA)은 일부 포장공장들의 사고발생률이 85%를 상회한다고 추정했다.[8]

이후 5년 동안 능률적인 생산방식과 해체 공정의 속도가 증대되면서 사고발생률은 더욱 높아졌으며, 이런 추세는 가히 상상을 초월했다. 이제 작업자들은 1시간에 300마리의 소를 처리하는 도축 라인에서 하루에도 수천 번씩 '절단' 작업을 했다. 일부 절단기들은 15초에 5번씩 절단하도록 설치되었다.[9] IBP 같은 회사들은 이러한 사고들을 단순히 생산 과정에서 고려해야 할 또 다른 비용의 문제로 생각하며 아주 경미한 사항으로 처리했다. IBP의 대변인은 이렇게 설명했다. "우리는 일단 아침에 작동 버튼을 누르면 체인이 멈추는 것을 원치 않는다. 만약 체인이 멈추면 그만큼의 비용이 낭비되는 것이다. 우리는 많은 양이 생산되기를 원한다."[10]

1987년에 노동부는 안전규칙 위반과 재해 노동자 수를 날조한 혐의로 IBP에 259만 달러의 벌금을 부과했다. 이 회사는 자사의 공장들 중 한 곳의 업무와 관련된 사고와 질병 1,038건을 '고의적으로' 누락해서 보고했다. 1988년에 OSHA는 사우스다코타, 수폴스의 공장에서 '악질적이고 고의적으로' 위생을 위반한 혐의로 존 모렐 & 컴퍼니에 460만 달러의 벌금을 부과했다.[11]

전국적으로 정육 포장공장들의 도축장과 냉동실의 작업환경이 지옥을 방불케 했다면, 수많은 작업자들의 생활 환경은 그에 못지않게 악몽이었다. 포장공장들은 종종 조그만 시골 마을의 변두리에 세워지기도 한다. 농업에 종사하는 이민 노동자들과 마찬가지로 포장공장에서 일하는 이민 노동자들도 대부분 이 공장에서 저 공장으로 끊임없이 직장을 옮기며 떠돌이 생활을 한다. 이런 노동자들은 이따금씩 제대로 된 배수시설과 위생시설도 갖추어지지 않은 지저분하고 북적대는 트레일러 공원에서 지내기도 한다. 유아사망률과 문맹률은 미국의 모든 직업들 중에서 가장 높은 수치를 나타낸다. 노동자들과 그 가족들은 그들을 외부인이나 침입자로 바라보는 지역 사회로부터 종종 차별대우를 받기도 한다.

이런 노동자들은 지역사회와 아무런 유대관계도 맺고 있지 않으며, 그들과 지역 사회의 관계는 적대적이다. 그들은 배척당하고 있으며, 지역 사회의 기반에 긴장을 조성한다. 병원들은 빈민들의 진료를 꺼리며, 학교들은 비영어권 아이들의 영어 교육을 싫어한다. 이 새로운 노동자 계층의 일상생활은 인간 이하의 수준이다. 전직 체계는 생활 환경과 작업 환경을 악화시키고 소도시들을 황폐하게 만들며 확산되고 있다.[12]

IBP와 경쟁사들은 시골의 빈민들과 멕시코, 중남미, 동남아시아 등지에서 유입되는 이민자들을 공략하여 대부분 조직화되지 않은 값싼 노동자 집단을 기반으로 거대한 기업 제국을 구축했다. 1988년에 이르러 IBP는 미국 내 소 도살의 29%를 처리했고, 상자에 포장된 쇠고기 거래의 35~40%를 점유했다.[13]

IBP의 성공은 결코 시기적절한 혁신과 탁월한 인력 관리의 덕분만은 아니었다. 업계를 장악하는 과정에서 회사는 뒷거래와 폭력배 동원 등을 일삼아 추악한 명성을 쌓아갔다. 1974년 9월에 IBP의 설립자이자 회장인 C. J. 홀먼은 뉴욕 마피아와 공모하여 쇠고기 취급 업자들과 조합 관계자들에게 뇌물과 리베이트를 주고 세계에서 가장 큰 쇠고기 시장인 뉴욕 정육 시장을 장악하려고 했다는 혐의로 기소되었다.

1970년대에 마피아는 사실상 뉴욕 쇠고기 거래 시장을 장악했다. 마피아의 보스인 모이 스테인먼은 1970년 어느 호텔의 스위트룸에서 IBP와 불법적인 비밀협상을 체결했다. 스테인먼과 그의 동료들에게 8년간 수백만 달러의 정기적인 상납을 하는 대가로 IBP는 뉴욕의 도매업자들과 소매업자들과의 내부 거래 경로를 '보장' 받게 되었다. 이 기사를 보도했던 『월스트리트 저널』은 다음과 같이 전했다.

> 스텐호프 호텔에서 가진 밀회 이후 아이오와 비프 팩커는 회사의 전체 마케팅 기구를 재구성하여 스테인먼의 조직에 회사의 최대 시장과 전국적인 운영에 대한 전권을 위임했다. 1975년에는 스테인먼의 사위와 하수인들을 본사로 불러들여 사내 최대 부서의 운영을 맡기고 중요한 결정에 영향력을 행사하도록 했다.[14]

『월스트리트 저널』은 "이 폭력배들이 아이오와 비프 팩커를 장악하고 있기 때문에 그들의 영향력은 정육산업의 여러 분야들로 확장되면서 그 세력도 공고해질 것이다"라고 결론지었다. 이러한 일련의 사건들로 미국의 쇠고기 가격은 상승하게 된 것이다.[15]

1981년에 IBP는 오시덴탈 피트롤륨에 8억 달러에 매각되었다.[16] 오시덴탈의 대표이사는 자신의 회사가 정육산업에 관심을 보이는 이유를 "1970년대와 1980년대에 에너지가 부족했던 것처럼 1990년대에는 식량 부족을 예측했기 때문"이라고 설명했다.[17]

1970년대 IBP 경영을 모방한 회사이자 주요한 경쟁사는 캔자스 주, 위치토에 본사를 둔 MBPXL이었다. 1978년에 세계적으로 가장 큰 곡물 회사를 소유한 카길 인더스트리는 MBPXL을 매입한 뒤 회사명을 엑셀로 변경하고, 긴급 자금을 투입하여 캔자스 주 도지 시티로 생산 시설을 이전했다.[18] 회사의 업무 분야에 쇠고기 가공업을 추가한 카길의 결정은 1970년대 수직적인 통합의 흐름을 반영하고 있다. 이는 또한 소 사육과 곡물, 쇠고기 가공, 마케팅까지 한 곳의 축산 단지에서 축산업이 하나로 통합되었음을 말해준다.

또 다른 식료품 대기업인 콘-아그라도 1980년대에 스위프트와 다른 중소기업들을 매입하며 축산업에 뛰어들었다. 콘-아그라는 곡물 가공 회사, 사료 및 비료 제조회사, 농화학품 제조회사, 일용품 수출회사, 냉동식품 제조회사, 소매 체인 등을 소유하거나 지분을 보유했다. 1989년에 콘-아그라 레드미트 컴퍼니의 연간 매출은 무려 75억 달러를 기록했다.[19]

현재 정육산업의 3대 기업은 사실상 쇠고기 가공의 모든 과정을 장악하고 있는 실정이다. 그들은 여러 씨앗 회사를 소유하고 있는데, 이런 씨앗들은 소들에게 먹일 곡물로 재배된다. 또한 그들은 토질 개선과 곡물 재배에 쓰일 비료와 화학약품을 대량으로 생산한다. 더욱이 그들이 소유한 소들과 사육장의 수도 점차 증가한다. 이 3대 기업은 그들이 도축하는 소들의 1/4을 직접 사육하는데, 그 비율은 미국에서 도축되는 전체 소들의 17%에 육박하는 수준이다. 1995년에는 미국에서 도축된 소들의 30%가 이 3대 기업과 상업적 사육장들의 합동 벤처에 의해 주도되었다.[20] 그리고 마침내 IBP와 엑셀, 콘-아그라는 미국 전체 소 사육장들 중 70%의 도축을 합동으로 처리함으로써 도축 과정 자체를 장악한다. 신(新) 쇠고기 기업 연합은 과거 선임자들이 상상했던 것보다 훨씬 엄청난 규모로 쇠고기 산업을 장악한 것이다.

20. 자동화된 정육 공장

대부분의 미국인들은 자국의 도축장 노동자들이 절망적인 빈곤에 시달리고 있다는 사실을 거의 알지 못한다. 더욱이 그들은 자신들이 소비하는 쇠고기 제품이 어떻게 생산되고 포장되는지는 아예 모르고 있다. 소설가 업튼 싱클레어가 쇠고기 포장 산업의 끔찍한 현실을 폭로하는 글을 쓴 것은 바로 1904년이었다. 시카고 도축장의 비위생적인 작업 환경을 생생하게 묘사한 그의 작품 『정글』은 전 국민들을 엄청난 충격에 휩싸이게 했다. 독자들은 그 책의 내용에 경악했다.

포장 노동자들은 고기가 도저히 사용할 수 없을 정도로 부패될 때면 그것들을 캔 제품으로 만들거나 썰어서 소시지에 넣었다…… 그곳에선 소시지에 썰어 넣는 것이 무엇인지 아무런 관심도 기울이지 않았다. 또한 수입 불가 판정을 받은 곰팡이가 피고 희멀건 유럽산 소시지들이 들어왔는데, 그것들은 보록스와 글리세린으로 처리된 후 가공 장치에서 재차 가정용 식품으로 제조되었다. 또 그곳에는 먼지와 톱밥이 가득한 바닥에 고기들이 내팽개쳐져 있고, 그 위에서 노동자들이 고기를 짓밟고 침을 뱉어 대기 때문에 수십억 마리의 세균이 득실거렸다. 창고마다 수많은 고깃덩이들이 쌓여 있고, 곳곳에서 새어나오는 물이 그 위로 떨어지고, 그 주위로는 수천 마리의 쥐들이 내달리고 있었다. 이런 저장고들은 너무 어둠침

침해서 제대로 볼 수도 없지만, 이 고깃덩이들 위에 널린 말라빠진 쥐똥을 손으로 치워낼 수는 있었다. 이 쥐들은 아주 골칫거리여서 노동자들은 독이 든 빵들을 놓아두곤 했는데, 쥐들은 그것을 먹고 죽었다. 그러면 쥐들과 빵과 고깃덩이들은 모두 한꺼번에 가공 장치 안으로 들어갔다.[1]

이처럼 생생한 도축장의 모습은 즉각적으로 대중의 반향을 불러일으켰다. 격분한 미국 의회는 신속하게 대응하여 1906년에 각 주 간 교역에서 올바른 표기를 하지 않은 불량 식품과 불량 약품 거래를 금지하는 순수식품의약법(Pure Food and Drug Act)을 통과시켰다. 또한 의회는 그 해에 연방정부 차원에서 각 주 간 교역 및 해외 교역에서 모든 종류의 가축과 적색 육류에 대한 사전, 혹은 사후 검사를 실시하는 정육검사법(Meat Inspection Act)도 통과시켰다. 이 조항은 USDA에 '도축장과 포장공장 설립시에 유해한 화학약품과 방부제의 사용 및 허위 표기 방지를 위해 위생적인 시설과 환경을 갖추도록 의무화하고, 각 주 간 교역 및 해외 교역에서 정육 운송을 규제할 수 있는 권한'을 부여했다.[2]

20세기의 전환기 이래로 도축장들의 위생 조건에 대해 거의 알려진 것이 없었기 때문에 대부분의 미국인들은 자신들이 소비하는 육류에 건강을 심각하게 위협할 요소가 전혀 없다고 믿었다. 그러나 1960년대에 아이오와 하원의원인 닐 스미스가 연방정부의 통제를 받지 않는 정육 가공공장의 위생 조건에 주의를 기울이면서 이런 대중의 안이한 생각은 잠시나마 흔들리게 되었다. 많은 쇠고기 포장 대기업들-스위프트, 아머, 윌슨-은 주 내의 공장들에서 생산하는 육류의 25%만을 가공하고, 그 생산품을 해당 주에서만 운송하는 방식으로 연방정부의 검사제도를 회피했다. 결국 각 주 간 교역과 연방정부의 검사를 교묘히 빠져나간 것이다.[3]

22개 주들은 가축의 사전, 혹은 사후 검사에 대한 필수규정을 제도화하지 않았으며 8개 주에서는 검사기준조차 없었다. 수많은 시설들의 환경은 가히 끔찍한 수준이었다. 언론과 대중에 공개된 USDA의 내부 보고서에 따르면, 델라웨어 USDA의 검사관들은 '실제로 저장된 고기들과 각종 첨가물이 엄청나게 많은 쥐들과 해충들의 접근에 완전히 무방비 상태로 방치되어 있는 것'을 확인했다고 한다. 노스캐롤라이나의 한 감시관은 "담배를 피우며 뱉은 침과 고기가 같은 장소에 있었고…… 이윽고 그것들은 한데 모아져 압축기 안으로 들어갔다"라고 보고했다. 버지니아 주, 노퍽에서 연방정부 임원들은 '농양이 생긴 쇠고기와 소 간, 농양이 생긴 돼지 간, 기생충에 감염된 간을 식용 제품과 혼합하는 것'을 발견했다. 의회 청문회에서 입법관들은 비용 절감을 위해 기업들 사이에 만연해 있던 '4D 가축(dead: 죽은 가축, dying: 죽어 가는 가축, diseased: 병든 가축, disabled: 불구가 된 가축)' 구매 관행에 대한 보고를 받았다. 1967년에 존슨 대통령은 모든 주들이 각 주 간 교역을 규제하는 기준에 상응하는 정육 검사기준을 제정하도록 요구하는 도매정육법(Wholesale Meat Act)에 서명했다.[4]

그 당시에는 정육에 대해 의회도 대중도 아무런 의구심을 갖지 않았지만, 우습게도 1967년에 제정된 새로운 법률에 대해서 연방 검사 법령과 그 시행이 주 내 기준에 적절한 모델이라는 믿음이 널리 퍼져 있었다. 그러나 연방법률에도 불구하고, 실제 전국의 쇠고기 포장공장들은 전반적으로 비위생적인 환경이었다. 1985년에 발표된 한 보고서에서 미국 과학아카데미(National Academy of Sciences, NAS)는 현재의 연방 검사 과정이 정육과 관련된 질병으로부터 대중을 보호하기에 적합하지 않다고 발표했다. NAS의 보고서는 "전염성 병균과 다른 위험한 병균들로 인한 피해를 줄이기 위해서는 새로운 기술…… 개량된 도축방식, 그리고 포장기술의 개발이 이루어지고 시행되어야 한다"라

고 권고했다.[5]

충격적인 사실은 NAS의 권고가 결코 실행에 옮겨지지 않았다는 것이다. 오히려 USDA와 정육 포장산업계가 연합하여 그때까지 구축해 놓은 그나마 소수의 안전 검사 과정을 약화시키려는 목적으로 전혀 새로운 검사 과정을 고안하고 있었다.

USDA와 일부 정육 포장 대기업들은 현대식 검사 시스템(Streamlined Inspection System, SIS)을 실험 중인데, 이는 사실상 각 주 간 교역 및 해외 교역의 쇠고기 검사에서 연방 검사관들의 역할을 배제한 것이나 다름없다. 현재 미국의 일부 쇠고기 포장 대기업의 시설들에서 사용되고 있는 고속 검사 과정의 목적은 생산 라인의 생산성을 40% 향상하는 것이다.[6] 이 목표를 달성하기 위해 USDA는 지난 수십 년 동안 최소한의 위생과 안전 기준 확보를 위해 사용되었던 여러 검사 과정을 희생시키고 말았다.

새로운 SIS 체계의 시험 단계에서 연방 검사관들은 더 이상 생산 라인에 오른 모든 쇠고기를 검사할 수 없었다. 그 대신에 포장공장의 노동자들이 기껏해야 무작위 검사-때때로 1,000마리의 소들 가운데 단 3마리만을 검사하는 경우도 있었다-를 실행할 뿐이었다. 회사들의 임의적인 검사에 의존하는 이 새로운 검사 과정은 연방 검사관들에게 대대적인 비난을 받았다. 어느 검사관은 이 새로운 제도를 "의사가 한 마을에서 1,000명의 환자 가운데 3명을 진료한 후에 그 3명이 건강하다는 이유로 마을 사람들 모두가 건강하다고 말하는 것"에 비유했다.[7]

SIS 체계는 다른 산업 분야에서 운영되고 있는 품질관리 과정을 모방한 것이다. 그러나 소는 불량품 선별을 위해 무작위로 시험할 수 있는 그런 제품이 아니다. 모든 소들은 저마다 고유한 특성을 지니기 때문이다. 연방 검사관 스티븐 코커럼은 이 새로운 체계를 비판하며 USDA에 제출하는 진술서에서 명백한 차이점을 기술했다.

정육 산업계는 살아 있는 가축들을 저마다 질병에 감염될 가능성이 있는 개별적인 존재로 취급한다. 우리는 지금 압축기에서 생산되어 정확히 일치된 형태를 검사하는 기계적인 측면을 논하는 것이 아니다.[8]

새로운 SIS 체계에서 연방 검사관들은 대부분의 권한을 상실하게 되었다. 그들의 임무가 회사의 품질관리 임원들을 보조하는 역할로 축소된 것이다. 이처럼 축소된 권한 때문에 과거 생산 라인의 모든 가축을 일일이 검사하던 때와는 달리, 이제 그들은 1%에도 못 미치는 가축만을 검사하게 되었다. 연방 검사관들은 더 이상 정기적인 검사를 통해 질병 여부를 검사할 수 없었다. 일단 회사 직원들이 먼저 문제를 발견하기 전에는 신장이나 림프절, 혀, 허파, 머리 등 그 어느 부위도 개별적으로 검사할 수 없었으며, 검사 과정에 참여한 연방 검사관들은 세균에 의한 제품이나 시설의 감염 및 오염 여부를 확인할 수 없었다. 그들에게는 사전에 방선균종 같은 질병이 발견된 고기에 대해 폐기처분 선고를 내릴 수 있는 권한도 없었고, 특히 암이나 다양한 농양의 징후를 가장 잘 발견할 수 있는 궤도 장치 부근에 머물며 조사할 수 없었다. 신장 검사 단계에서 USDA 검사관들은 통풍 증상이나 해충 감염에 대한 경고표를 붙일 수 없었다. 그들은 주위의 벽, 트레일러, 처리실의 위생 상태를 검사할 수도 없었다. 심지어 그들은 도축된 가축의 질병 감염 여부를 확인하기 위해서 필요한 부분을 만져볼 수조차 없었다. 도축된 가축들의 모습은 윙윙거리는 소리를 내뿜으며 '4~5미터나 짙게 깔린 수증기 너머로' 거울 뒤편에서 볼 수 있었다. 수증기로 뿌옇게 가려진 채 피와 먼지로 뒤덮인 가축들을 눈으로 확인하는 것은 전혀 쓸모 없는 작업이었다.

직접 가축을 만질 수 없는 상황에서 연방 검사관들은 질병이나 각종 오염 여부를 진단할 수 없었다. USDA의 한 검사관은 "우리가 소의 혀를 제대로 만져볼 수 없기 때문에 농양이나 다른 질환은 그대로 통과된다. 우리는 디스토마, 농양, 낭충증 등을 발견할 수 없는데, 그 이유는 횡경막이나 심장, 엉덩이를 만져볼 수도 없기 때문이다."[10]

검사 기준이 완화되면서 재검사 과정에서도 더럽고 질병에 감염된 고깃덩이들이 생산 라인을 따라 지나갔다. 새로운 체계에서 이런 고깃덩이들의 결격사항에 대한 최대치는 존재하지 않는다. 측정치가 3~7.9센티미터 정도라면 그것은 단순한 얼룩으로 평가되며, 응혈은 2센티미터를 초과할 경우에만 결격사항에 해당된다. 기름기나 녹으로 인해 발생하는 탈색 및 변색도 측정치가 3~7.9센티미터 이하라면 문제가 없는 것으로 인정된다. 심지어 궤양이나 간반, 톱밥에 의해 발생하는 반혼 조직조차 결격사항에 해당되지 않기 때문에 그대로 검사 과정을 통과한다. 출혈 흔적은 2센티미터를 초과해야 결격사항에 해당된다.[11]

USDA의 관계자들은 쇠고기가 반드시 모든 오염물질들로부터 완벽하게 보호될 필요는 없으며, 그저 "외관상으로 이상이 없으면 된다"라고 주장하며 새로운 법령과 완화된 기준을 정당화했다. 관계기관에 의하면 "가축들의 청결 수치는…… 건강에 해롭지 않은 한계 수준 이내이다."[12] 카터 행정부에서 농무부 차관을 역임했던 캐롤 터커 포먼은 냉담한 어조로 상당한 우려를 표명했다.

> 쇠고기로 인해 식중독을 경험한 수천 명의 사람들은 틀림없이 쇠고기 때문에 고통을 받으면서도 자신들이 먹은 쇠고기는 외관상으로 아무런 이상이 없다고 생각할 것이다. '보기에 좋고, 먹기에 해로운' 것은 쇠고기 판매에 기여할 수 있을 만한 기준은 아닐 것이다.[13]

연방 정육검사국의 내부 고발자들은 새로운 SIS 체계가 USDA의 승인 도장이 찍힌 유해한 쇠고기의 양을 현저히 증가시킬 것이라고 추정했다. 많은 연방 검사관들은 이 프로그램이 실패할 수밖에 없는 운명이라고 말하는데, 그 이유는 회사들에게 자체 생산품에 대한 검사를 믿고 맡길 수 있다는 잘못된 전제를 기반으로 하기 때문이다. 회사 직원들이 가축을 검사하는 동안 연방 검사관들은 서류작업을 하며 대부분의 시간을 보낸다.[14] 연방 검사관 마이클 비컴은 이 문제점에 대해 다음과 같이 정확하게 지적했다.

SIS 체계의 목적은 정육 제품의 위생 책임을 회사와 직원들에게 맡기는 것이다. 직원들은 주어진 일을 수행하고 회사로부터 임금을 받는다. 회사의 목표는 이윤을 추구하는 것이다. 왜 USDA는 정육 검사의 책임을 오직 자사의 이윤 추구를 최선으로 삼는 정육 포장업체의 소유주들에게 맡기려고 한 것일까?[15]

직원들은 자신들이 고기의 불순물을 제거하면 회사의 지출이 늘고 이윤이 줄어든다는 사실을 알고 있다. 하지만 직장을 잃지 않기 위해 걱정하는 직원들은 경영진의 분노를 사지 않으려고 오염된 쇠고기를 그냥 방관할 것이다. 연방 검사관 짐 데커는 SIS 체계에 대해 USDA에 제출한 공식 진술서에서 동료들에 대한 불만과 걱정을 표출했다.

정육 포장 기업들이 스스로를 진단하겠다는 발상은 정말 우스꽝스러운 것이다. 고양이한테 생선가게를 맡긴다는 속담이 있는데, 이게 바로 그런 경우가 아닌가?[16]

회사 직원들은 종종 너무나 숙련도가 떨어지기 때문에 업무를 제대로 수행하고자 해도 오염된 쇠고기를 구별할 수 없는 경우가 많다. 그들 중 대부분은 멕시코, 라틴아메리카, 동남 아시아 출신이며, 거의 영어를 구사하지 못한다. 앞서 이미 언급했지만, 정육 가공공장의 전직률이 대단히 높기 때문에 품질관리 직원들은 가장 기본적인 과정에 익숙해지기도 전에 다른 곳으로 직장을 옮긴다. USDA의 어느 검사관은 "사람들은 길거리에서 고용되어 손에 칼을 쥘 수 있게 되는 순간 바로 신분이 보장된다"라고 말했다. 많은 회사들은 품질관리 직원으로 불법 체류자를 선호하는데, 그들은 고작 라오스어나 스페인어밖에 구사할 수 없기 때문이다. 바로 이런 까닭에 '정육을 손질하는 직원들이 USDA 검사관들의 말을 이해하지 못하는 것이다.'[17] 어느 공장에서는 품질관리 직원들이 작업 과정에 대해 거의 아무런 교육도 받지 못한 나머지 USDA 검사관에게 신장에 꼬리표를 붙이는 게 어떤 의미인지 물어보았다. '그들은 꼬리표가 식품이 상해서 반드시 폐기 처분되어야 한다는 의미인지도 몰랐던 것이다.'[18]

품질관리 직원들의 교육상태가 너무나 형편없었기 때문에 한 프로그램에서 낭충증에 감염된 편도선을 찾아내는 것을 실시했는데, 직원들은 한 개도 찾아내지 못했다. 그들은 편도선이 어디에 있는지, 심지어 어떻게 생겼는지조차 알지 못했던 것이다. 또 다른 SIS 체계에서 품질관리 직원은 '비료 위에 누워 있던 소의 몸에 엉겨붙은 폭 5센티미터, 길이 35센티미터의 조각'을 찾아내지 못했다. SIS 체계의 검사 과정을 지켜보던 한 회사 직원은 "품질관리 직원들의 교육상태가 워낙 부실해서 그들은 농양에서 고름이 새어나올 때까지 감염 사실을 알지 못할 것"이라고 지적했다.[19]

USDA 관계자들은 이런 비난에 대한 대응으로 대중들에게 고기를 완전히 익혀서 먹도록 경고했다. 자신이 몸담고 있는 기관이 보인 무책임한 태도에 어리둥절해진 데커는 냉소적인 어조로 말했다. "만약 농양, 먼지, 가죽, 배설물이나 다른 오염된 물질이라도 아주 푹 익혀 먹으면 해롭지 않을 것이다."[20]

회사들은 허위 기록과 허위 보고서, 자료 은폐, 질병에 감염된 고기의 고의적 불법 생산 및 유통 혐의로 기소되었다. 한 기업의 품질관리 프로그램을 세심히 검사했던 정부의 책임 조사 프로젝트를 맡았던 조직에서는 품질관리 직원들을 인터뷰했다. 그들은 "품질관리 위반에 대한 여러 문서를 기록했는데, 하나는 USDA에 관한 것이었고, 다른 하나는 회사의 기록이었으며, 또 다른 하나는 회사 경영진의 '열람용' 기록이었다. 그 중에서 USDA 문서가 가장 거짓으로 작성됐다"[21]라고 말했다.

이따금씩 회사들은 소의 수송경로를 바꾸고 분장을 통해 질병 감염 사실을 숨기려고 했다. USDA 검사관들은 "회사들이 질병에 감염된 소를 분산하여 그것들을 다른 건강한 소들과 섞는 방법을 사용해 표본검사에서 발각될 확률을 줄였다"라고 보고했다.[22] 다른 검사관들은 심한 열병을 앓는 소들이 도축장으로 들어오는 광경을 목격했다. 일반적으로 질병에 감염된 소는 도살하지 않는다. 그러나 새로운 제도에서는 체온이 정상으로 내려갈 때까지 소에게 물을 뿌린 후에 도살한다. 회사의 기록에는 열병 감염에 대한 내용은 전혀 존재하지 않는다. 한 연방 검사관은 이렇게 말했다.

나는 USDA에 들어오기 전에 한 도축 대기업에 근무했는데, 그곳에서 우리는 만약 문제점을 발견해도 기록하지 말라는 규정에 따랐다. 도축업계에는 좋지 않은 기록을 절대 남기지 않는 관행이 만연해 있는 듯했다.[23]

물로 헹구는 것은 소의 오염 상태를 감추는 데 사용되는 또 다른 수단이다. 해체 공정이나 가공 과정에서 소는 먼지를 씻어내기 위해 세척 단계를 거친다. 그러나 연방 검사관 도라 프라이는 다음과 같은 사실을 전한다.

세척 작업자들은 미리 소에 물을 뿌리면서 먼지를 숨긴다. 소기름 한 덩어리에 이물질들을 넣고 세척 작업자들처럼 강한 압력으로 물을 뿌려 보라. 그러면 그것은 아주 깨끗해 보인다. 날카로운 칼을 가지고 아주 얇게 썰어보면, 소기름 속에 여전히 이물질들이 모두 남아 있는 것을 볼 수 있다. 나는 이 모든 과정을 실험해 보았다. 도대체 어떤 목적으로 세척 작업에 앞서 이물질을 숨기고 물을 뿌리겠는가, 그것은 아마도 무게를 늘이기 위한 속셈일 것이다. 세척 작업자들이 미리 먼지를 깨끗이 씻어내는 것은 단지 이물질을 소기름 속으로 숨기는 것에 불과하다.[24]

USDA 검사관 24명이 미국 쇠고기의 유해한 위생 상태를 우려하는 합동 서한을 미국 과학아카데미에 전달했다. 그 편지에는 다음과 같은 내용이 들어 있다. "양심적으로 우리는 더 이상 USDA의 승인을 받은 쇠고기가 안전하다고 말할 수 없다…… USDA는 SIS 체계가 대중의 건강 기준을 전혀 떨어뜨리지 않으면서 적은 수의 검사관들이 더 많은 고기를 더 빠른 속도로 검사한다고 선전한다. 그러나 우리는 그 고기를 절대로 먹지 않는다."[25]

1990년에 전국의 연방 검사관들은 SIS 체계를 악용한다는 내용의 진술서를 가지고 USDA로 몰려들었다. 한 검사관은 "SIS 체계에서는 검사관들이 1분에 30개의 소간을 검사해야 한다. 그러나 실제로 2초마다 소간이 지나가면 우리는 그것이 정상인지 아닌지 전혀 구분하지 못한다"라고 지적했다. 또 다른 검사관도 "SIS 체계의 첫 번째 계명은 절대로 생산 라인을 멈추지 않는 것이다…… 이런 현상은 소가 가공되는 표면에서 낭충증 찌꺼기를 청소하기 위한 생산 라인을 검사관이 멈추게 하지 못하는 지경에까지 이르렀는데, 이런 상태에서는 자칫 질병이 확산될 수 있는 가능성이 있다"라고 덧붙였다. SIS 체계에서 연방 검사관들은 문제를 발견해도 생산 라인을 중지시킬 수 있는 권한이 없다. '그들이 할 수 있는 것이라고는 그저 불평을 하는 것인데…… 이는 총도 없이 강도를 체포하려는 경찰관과 똑같은 처지다.'[26] 만약 회사들이 문제가 존재하거나 위반한다는 사실을 인정하지 않는다면, 연방 검사관들은 아무런 개선책도 마련할 수 없는 것이다.

USDA의 한 검사관은 말한다. "너무나 형편없는 기준이 설정되었던 탓에 사전에 질병이 발견되어 반드시 폐기되거나 개 사료로 승인되어야 할 고기가 이제 버젓이 소비자용으로 USDA의 승인 도장을 받고 있다."[27] 검사관들은 요도를 막아서 소변을 볼 수 없는 '배에 물이 찬' 암소들의 사례를 인용한다. "암소들의 양지머리와 사태, 뱃살에는 그만큼의 소변이 차 있다. 그 소변은 암소가 도살되는 순간에 터져 나온다."[28] SIS 체계에서 암소의 배가 폐기처분되는 것이 아니라, 아무렇지도 않게 소비자용으로 승인되고 있다.

'복막염'에 감염돼 복부에 핏덩이 같은 점액이 고인 소도 아주 일상적으로 승인되고 있는데, 이전의 제도에서 이런 소들은 폐기처분되었다.[29] 심지어 폐렴이나 통풍에 걸린 소도 버젓이 승인을 받는다. USDA의 한 검사관에 의하면, "이제 수의사들은 허파에 수액이 가득 차고, 손상된 조직과 농양이 허파의 양쪽을 온통 차지하고…… 혈관이 튀어나와 더 이상 기능을 발휘하지 못하는 신장을 지닌 채 도축 직전까지 씨근거리며 숨쉬는 소들까지도 그대로 승인하고 있다."[30]

일부 소는 '음식물을 줄줄 토해낼 정도로 많이 먹은 채' 승인을 받는다. 높이가 30센티미터에 달하는 배설물 찌꺼기는 머리카락, 굼벵이, 착생식물, 디스토마, 온갖 섭취물 등이 한데 엉겨붙은 채 그대로 생산라인을 통과한다. USDA의 한 검사관은 "약 1미터 거리에서 양지머리와 겨드랑이, 앞다리 뒷부분 등에서 배설물과 털이 잔뜩 묻어 있는 모습을 볼 수 있었다"라고 말했다.[31]

배설물로 오염되는 쇠고기의 수치가 전국적으로 보고된 살모넬라균의 감염 사례에 버금간다는 사실은 그리 놀랍지 않다. 살모넬라균의 감염 사례는 지난 16년 동안 무려 2배나 증가했다.[32]

미국 공중위생국(Center for Disease Control)에 의하면 살모넬라균 발병 사례의 과반수 이상은 육류와 가금류의 섭취에서 기인한다. 살모넬라균과 같은 식중독으로 해마다 2,000명이 사망하고, 50만 명이 입원하며, 그에 따른 보건비용과 부차적인 다른 비용으로 수억 달러가 지출된다.[33] 지난 7년 동안 살모넬라균으로 인한 소비자의 쇠고기 반품 사례가 단 한 번도 없었던 한 가공공장에서는 SIS 체계 실험기간의 첫 4개월 동안에만 무려 3건의 반품 사례가 보고되었다.[34] 포도상구균 감염과 리스테리아증을 포함한 다른 식중독 질환도 도축장의 비위생적 환경으로 인해 점차 증가하는 추세이다.[35]

전국적으로 가장 규모가 큰 일부 도축장들의 위생 상태에 대한 USDA 검사관들의 기록은 가히 경악할 만한 수준이다. 그들은 공장에 도착하기 이전에 이미 심장도 뛰지 않고 싸늘하게 식어버린 암소들을 도살하는 장면을 목격한다.[36] 이런 주검들의 몸 안에는 녹슨 쇳가루, 부러진 이빨, 손톱과 발톱, 고리, 꼬리표, 송진 등의 이물질이 가득 찬 채 그대로 해체 공정을 따라 이동한다.[37]

일부 공장들에서 해체 공정의 속도가 너무 빠른 나머지 작업자들은 소의 혀에 박힌 선인장 가시를 제거할 틈조차 없다.[38] 생산 라인의 벨트가 다량의 소기름으로 인해 가동되지 않는 경우가 발생하기도 한다. 그러면 작업자들은 오물을 제거하는 대신에 다시 벨트가 가동될 때까지 그저 기름기 위에 소금을 뿌려댄다.[39] 한 공장에서 해체 공정을 가동하는 압력은 너무나 엄청난 수준이기 때문에 경영진은 제품에 윤활유를 뿌리는 지경에 이를지라도 절대로 생산 라인을 멈추려 하지 않으며, 손상된 쇠고기에 경고표를 붙이려 하지도 않는다.[40]

가공실의 벽은 온통 더러운 찌꺼기들과 곰팡이들로 가득하고, 작업장에서는 작업자들의 머리 위로 기름이 뚝뚝 떨어진다. 공장 안에는 바퀴벌레가 득실거리는데, 어떤 것들은 크기가 5센티미터에 달하기도 한다. 가공되고 있는 고기들 중 일부는 너무 오래된 나머지 '손질할 당시에 이미 변질된 상태이다.'⁴¹⁾ 이따금씩 이런 고기들은 상했기 때문에 슈퍼마켓에서 반품된 것들인데, 그 고기들이 버젓이 재활용되고 있는 것이다.

반추된 음식물이 가득 차 손상된 소의 머리는 이제 회사의 작업자들에 의해 재활용되어 재가공되고 있지만, 더 이상 USDA 검사관들의 재검사를 받을 필요가 없다. 그 결과 일부 공장에서는 '뼈를 추려내어 포장하는 작업대에 올려진 이런 손상된 소머리들 가운데 24% 이상이 머리카락, 먼지, 가죽, 섭취물 등으로 오염되어 있다'는 것이다.⁴²⁾ USDA 검사관 마이클 앤더슨은 말한다. "오늘밤에도 어느 곳에서 어느 가족이 이런 소머리를 갈아넣은 햄버거나 칠리 요리를 먹는다고 생각하면 그건 정말 소름끼치는 일이다."⁴³⁾

이전의 제도에서 연방 검사관들은 도축장 바닥을 항상 청결하게 유지하도록 했다. 그러나 그들의 권한이 줄어든 지금은 도축장 바닥이 '온통 내장과 소변 및 배설물, 비료 찌꺼기들로 가득하며, 이따금씩 걸어다니기에도 위험할 만큼 미끄럽기까지 하다.'⁴⁴⁾ 핏덩이와 오물로 인해 수많은 쥐들이 모여드는데, 일부 공장 작업자들은 "쥐잡기는 검사관들에게 운동거리와 악담거리를 제공했다. 회사 직원들은 우리에게 쥐들은 모두 냉각기 위에 올라가 있다가 밤이면 고깃덩이 위를 내달리며 마구 갉아먹는다"라고 말했다.⁴⁵⁾

일부 정육 가공업자들과 도매업자들은 포장공장들이 기준에 미달되는 고기를 운송하는 일이 증가하고 있다는 사실을 공공연히 말하기 시작했다. 쇠고기로 폴란드식 소시지를 가공하는 업체인 존 크루신스키 파이니스트 미트 프로덕트는 먼포트, 아이오와 비프 팩커, 엑셀을 비롯한 일부 미국 거대 포장회사들이 취급하는 쇠고기의 품질에 너무나 충격을 받아 1989년에 클리블랜드 텔레비전에 강한 불만을 표시하는 방송을 내보냈다. 크루신스키는 자신의 공장으로 운송된 고기들이 '명백히 상한' 상태였으며 박테리아로 가득했다고 말했다. "그 고기들은 악취가 풍겼고 농양에서는 고름이 흘러내렸다. 고기들에서 워낙 심한 악취가 풍겼기 때문에 연방 검사관들은 우리에게 그에 대한 사항을 방송하라고 권했다"라고 밝혔다.[46]

크루신스키는 운송된 쇠고기 물량 중 일부를 실험실에 의뢰한 결과, 대장균이 과다하게 검출됐으며 다량의 효모균도 검출되었다는 사실을 확인했다. 그는 "그 고기들은 너무 심하게 부패했기 때문에 그 상태로 갈아서 요리하려고 하면 곧바로 갈라지면서 고름이 거품처럼 새어나왔다"라고 말했다.[47] 많은 도축공장에서는 고기에 인산염을 첨가하여 부패 사실을 숨겼다. 크루신스키는 자신이 포장공장들에 항의를 하자, 그들은 물품을 받든지 말든지 알아서 하라고 말했다. 그들은 만약 자신이 계속 항의를 한다면 물품을 일체 공급하지 않겠다고 위협했다.[48] 이 정육 가공업자는 이런 위험부담을 무릅쓰고 자신이 입을 열기로 결심한 이유를 다음과 같이 설명했다.

> 우리 손자들을 비롯해 내 가족은 내 회사에서 제조된 정육 제품을 먹는다. 기업인으로서의 양심과 내 가족과 지역 사회에 대한 책임감에서 나는 대기업의 도축공장에서 생산되는, 도저히 용납할 수 없을 만큼 부패한 쇠고기의 품질을 USDA가 용인하는 한, 이대로 침묵을 지킬 수만은 없었다.[49]

생산 속도 향상, 비용 절감, 이윤 증대에 중점을 둔 미국 쇠고기 산업계와 USDA는 전국 도축장의 안전 및 위생 기준을 심각하게 떨어뜨렸다. 현재 미국을 비롯한 전세계 수백만 인구는 자신들이 소비하는 쇠고기의 잠재적 위험성을 전혀 인식하지 못하고 있다.

전형적인 식중독 질환이 증가하는 한편 새로운 가축성 질환들이 발견되고 있다. 이 새로운 질병들은 품질관리 검사관이나 USDA 검사관들도 전혀 감지하지 못하는데, 그 이유는 아직까지 사람들이 걸리는 질병과의 직접적인 연관성을 밝혀내지 못했기 때문이다. USDA 관계자들은 이 새로운 질병들이 숙주에게만 국한된 것이며 사람에게 직접적인 위협을 주지 않는다고 끊임없이 주장한다. 하지만 전염병학적 연구 결과에 따르면 적어도 뜻하지 않은 연관성이 존재할 가능성이 있으며 보다 세부적인 연구를 실시해야 한다고 밝히고 있다.

소위 '광우병'으로 알려진 BSE(Bovine Spongeform Encephalopathy)는 1986년 영국의 축사들에서 발생했는데, 1990년에는 7,000곳의 축사에서 무려 1만 6,000마리의 소들이 이 병에 감염되었다. 이 질병은 소의 뇌를 서서히 잠식하여 마치 스펀지 같은 상태로 만들어놓는다. 일단 질병에 감염되면 소는 미치게 되고, 결국 목숨을 잃는다. 과학자들은 불치병인 BSE가 진전병에 감염된 양의 내장 찌꺼기를 먹게 됐을 때 발병한다고 의심하고 있다.

아직까지 BSE가 인체에 미치는 영향은 입증되지 않았지만, 이 질병이 발견되면서 영국에서는 엄청난 파문이 일어났으며 혹시라도 사람들에게 확산될까 봐 1,000여 곳 이상의 학교에서는 쇠고기 소비를 금지하고 있다. BSE의 발병이 보고된 처음 몇 주 동안 영국 시민의 1/4이 쇠고기 요리를 기피하면서 영국의 쇠고기 시장은 완전히 위축되었다.[50]

더욱 심각한 문제는 미국에서 발견된 2종류의 가축성 질환이 현재 널리 확산된 상태이며, 이 질병들이 사람의 질병과도 연관성이 있다는 점이다. 소 백혈병 바이러스(BLV)는 해충성 RNA 종양 바이러스로 소에게 악성 종양을 유발하는데, 미국 전역의 축사들 중 60% 이상, 그리고 전체 암소들 중 20%에서 이 질병이 발견되었다. BLV의 항체는 백혈병 환자들에게서도 발견되었으며, 시험관 실험을 통해 인체 세포에 BLV가 감염된다는 사실도 밝혀졌다. 더욱이 BLV와 일부 백혈병 형태에 연관성이 있다는 전염병학 연구 결과들이 속속 나오고 있다. 연구 자료들에 의하면 BLV에 감염된 소들이 많은 주에서 백혈병 환자들이 많이 발생했다. 스웨덴과 소련에서 이와 유사한 연구를 실시한 결과, BLV의 발병과 백혈병 환자의 증가는 연관성이 있었다. 또한 과학자들은 BLV와 인간에게 최초로 암을 유발시킨 RNA 종양 바이러스인 HTLV-1과도 밀접한 관계가 있다는 사실을 발견했다. HTLV는 T-세포 백혈병이라는 아주 드물지만 대단히 치명적인 형태의 백혈병을 유발한다. BLV와 HTLV는 공통 유전자를 공유하는데, 바이러스 복제 기능을 지닌 이 유전자는 BLV와 HTLV-1에서 동일한 형태를 보인다.[51]

최근 몇 년 사이에 두 번째 가축성 바이러스가 미국의 축사들에서 발견되었다. 1970년대에 처음 가축에게서 발견되었던 이 바이러스는 소 면역부전 바이러스라고 불리는데, 그 이유는 바이러스의 유전자 구조가 HIV 혹은 AIDS 바이러스와 대단히 긴밀한 연관성을 보이기 때문이다. 과학자들은 인간 세포에 BIV를 감염시키는 데 성공했는데, 한 연구 결과에 의하면 'BIV가 인체의 바이러스를 악화시키거나 둔화시키는 역할을 할 수도 있다'라고 했다. 미국 국립보건원(National Institutes of Health, NIH)과 공동 작업을 하는 USDA 동식물 보건연구소(APHIS)는 1987년부터 조용히 BIV와 사람의 질병간의 잠재적 연관성에 대한 연구에 착수했다. 경제조류재단(FET)에서 제출한 청원서에 대한 공식답변에서 전임 NIH 감독관 제임스 와인가든 박사와 APHIS의 행정관 버트 호킨스는 "BIV 감염을 차단하기 위해 미국 여러 지역에 분포한 축사들의 가축 혈청을 수집하고 있는 중이다"라고 보고했다. 이들은 또 자신들이 "직업상, 혹은 다른 경로를 통해 이 바이러스에 노출될 위험에 처한 사람들의 혈청을 보호할 수 있는 민감한 시약을 개발하는 단계에 있다"라고 발표했다.[52]

1991년에 USDA는 4년에 걸쳐 진행했던 BIV에 관한 연구 결과를 FET에 전달했다. USDA에 따르면 암소의 AIDS 바이러스는 젖소들과 일반 소들 사이에 널리 확산되어 있으며, 가축의 면역체계를 떨어뜨려 유선염과 림프 육종을 포함한 여러 질병들에 취약한 상태로 만든다는 의혹이 제기되었다. USDA는 "BIV 단백질에 대한 노출로 인해 사람의 혈청이 HIV 양성 반응을 나타내는지 여부는 아직까지 알 수 없다"라고 밝혔다. 현재 USDA는 이러한 연구를 계속 진행하고 있다.[53]

한편 암소의 AIDS 바이러스는 뚜렷한 치료 수단도 없이 미국 소들 사이에 확산되고 있다. 쇠고기 산업과 낙농업계에 미치게 될 BIV의 경제적 영향은 장차 더욱 많은 가축이 암소 AIDS에 감염되고, 그로 인해 면역체계가 취약해져서 여러 가지 질병으로 죽게 될 경우 가히 참담한 수준일 것이다.

BLV와 BIV가 사람의 건강에 잠재적 위협이 된다는 증거 사례들이 늘어가고 있음에도 불구하고, USDA는 도축된 고기와 우유, 낙농 제품들에 이런 RNA 종양 바이러스에 대한 항체가 포함되어 있는지 검사하는 것을 완강히 거부했다. 미국인들은 날마다 쇠고기와 낙농 제품을 소비하고 있다. 하지만 그런 것들 중 일부는 BLV와 암소 AIDS에 감염된 소들이 원료가 되기도 하는데, 그에 따른 안전성에 대한 보증은 전혀 없는 상태이다.

미국 쇠고기 검사 제도의 변화는 정육 산업계의 다른 분야들에서 일어난 변화와 아주 흡사하다. 효율성 증대와 이윤 추구의 결과로 가축과 작업자들은 모두 비인간적인 취급을 받았고, 쇠고기 제품 소비자들의 건강을 위협하는 요소들은 증가했다. 이제 이처럼 고도로 산업화된 접근법이 범지구적인 축산 단지를 창출하기 위한 체계적인 노력의 일환으로 다른 국가에도 수출되고 있다. 전세계 기업들과 국제임대기구, 각국의 정부들이 주도한 이 원대한 계획은 인도-유럽과 아메리카 대륙을 가로지르는 육식 문화의 서구 확장을 이루며 정점에 이르렀다. 세계 쇠고기 산업의 범지구적 단일 농장으로의 합병은 이미 지구의 생태계와 경제 체계에 크나큰 영향을 미쳤다.

21. 전세계적인 '육우 기지화'

아메리카 대륙의 육우 기지화 500년 역사의 마지막 장은 2차 세계대전 이후에 시작되었다. 여러 민족국가들과 다국적기업들은 중앙 및 남북 아메리카를 하나로 아우르는 단일 축산 단지를 조성하는 공동 작업을 시작했다. 이 단일 농장은 북미 대평원에서 아르헨티나 팜파스의 비옥한 목초지까지 무려 6,000마일에 이르는 광대한 방목지를 이룬다.

영국 투자기관들은 미국의 평원에 축산 회사를 설립하는 동시에 남미 대초원에도 침투했다. 북아메리카의 경우와 마찬가지로 평원에 사는 인디언들과의 강화조약과 대서양 냉동 운송 수단은 대량의 영국 자본이 대초원으로 유입될 수 있는 원동력을 제공했다. 1880년에 이르러 영국과 스코틀랜드의 회사들은 이미 팜파스에서 사육되는 육우의 20% 이상을 소유하고 있었다.[1] 그 후 20년 동안 영국의 자본가들은 초창기 아일랜드와 스코틀랜드에 축산 단지를 세웠던 것처럼 북아메리카 대륙에서도 이를 진행했으며, 남미에도 서둘러 축산 단지를 세우기 위한 움직임을 보였다. 역사학자 S. 핸슨은 그 과정을 이렇게 기록한다.

리버 플래트 지역에서는 끊임없이 대량 수입되는 영국산 가축으로 인해 품종이 개량된 가축들은 영국 소유의 철도를 통해 영국 자본과 설비로 세워진 공장에 운송되고, 그곳에서 생산된 제품은 영국 증기선에 실려 오랜 세월 유일한 독점 시장이었던 영국으로 운송된다.[2]

20세기의 전환기에 이르면, 278척의 냉동 운송선이 정기적으로 대서양을 가로질러 남미의 쇠고기를 영국과 유럽으로 운송했다.[3] 일부 영국 상인들은 아르헨티나와의 무역을 통해 부를 거머쥐었다. 리버풀의 베스티 가(家)는 19세기 후반에 아르헨티나 무역의 대부분을 장악하면서 영국에서 가장 큰 소매 정육 체인점 '듀허스트'를 세웠다.

아르헨티나가 영국의 귀족과 중류층이 소비하는 쇠고기의 대부분을 공급했다면, 우루과이의 육우들은 주로 영국 노동자 계층이 소비하는 유명한 '리빅 익스트렉트'를 생산하는 데 사용되었다. 대부분의 영국인들에게 이 제품은 동물성 단백질을 섭취할 수 있는 주요 공급원이었다. 1880년대에 무려 15만 마리 이상의 우루과이 육우가 도축되어 우루과이 강에 위치한 프라이벤토스의 영국 소유 공장에서 리빅 익스트렉트로 가공되었다.[4]

2차 세계대전 이후 유럽과 미국에서 증가하는 쇠고기 수요는 라틴아메리카 영토에 대한 새로운 관심을 급속도로 가속화했다. 1960년대 세계은행과 미주개발은행의 차관에 힘입어 중앙 및 남아메리카 국가들의 정부는 수백만 에이커(1에이커 = 4,047제곱미터)에 달하는 열대우림 지역과 농경 지역을 국제 쇠고기 시장을 겨냥한 육우 사육을 위한 목초지로 전환하는 작업을 시작했다. 1971년과 1977년 사이에만 무려 35억 달러 이상의 차관과 기술 지원이 라틴아메리카의 육우 생산 촉진을 위해 이루어졌다.[5] 중앙 아메리카의 상당 부분은 북아메리카에 값싼 쇠고기를 공급하기 위한 거대한 방목지로 전환되었다. 남아메리카에서 아마존의 열대우림 지역은 방목지를 건설하기 위해 불태워졌는데, 이는 영국과 유럽의 쇠고기 수요를 충당하기 위한 목적이었다. 이런 전환은 경이적인 속도로 이루어졌으며, 가히 초창기 북아메리카의 평원과 아르헨티나의 팜파스를 침략하던 속도에 필적할 만한 수준이었다.

중앙 및 남아메리카의 '육우 기지화'는 쇠고기 생산과 유통을 위한 단일 세계 시장을 창출하기 위해 다국적기업들이 체계적인 노력을 기울인 것의 일부분에 불과하다. 벌써부터 산업분석가들은 쇠고기 산업의 월드카(world car, 전세계 시장에 보급을 노리는 가벼운 소형차: 역주) 개념인 '월드 스티어(The world steer, 직역하면 '세계의 소'라는 의미: 역주)'라는 신조어를 만들어냈다.[6] 글로벌 쇼핑센터를 창출하기 위해 절치부심하는 다국적기업들은 쇠고기 산업의 모든 측면에 대한 통제력을 얻기 위해 분주히 움직인다. 그들은 전세계적 운영의 수직적 통합을 통해 자원의 최적화와 잠재시장의 최대화를 이룰 수 있다는 기대를 걸고 있다.

다국적기업들은 자동차를 조립하는 방식으로 쇠고기를 생산하는 작업을 시작하고 있다. 여러 나라에 분산되어 있는 씨앗, 곡물, 의약품, 소 배아, 도축 자동화 시설, 도매 판매망, 소매 유통망과 같은 기본 요소들을 한 곳에 모아 단일 공동 운영체계로 만드는 것이다. 이미 '육우 기지화'는 거의 실현 단계에 있으며, 중앙 및 남북 아메리카는 빠른 속도로 세계 최대의 방목지와 도축장이 되어가고 있다.

'육우 기지화'용 축산 단지를 창출하기 위한 핵심 단계는 최종 산물의 표준화 작업이다. 정치학자 스티븐 샌더스는 가장 중요한 요소들로 '주요 전염병에 대한 면역체계, 고기 품질의 차별화, 쇠고기 부위의 표준화'와 같은 사항을 꼽았다.[7] 이제 쇠고기 산업은 새로운 시대로 접어들었다. 장차 '소비자의 식탁 위에 놓인 고기는 유럽과 북아메리카에서 개량되고 라틴 아메리카에서 사육되며, 핵심 생산 국가들에서 수입된 곡물을 먹이고 국제 표준에 따라 도축되며, 육우의 원산지에서 가장 멀리 떨어진 지역들에서 소비될 것이다.'[8]

월드 스티어의 제도화는 개발도상국가들의 경제에 상당한 영향을 미치고 있다. 멕시코와 같은 나라들은 이런 최신식 식민지 개척 방식에 의해 점점 더 많은 토지가 미국 시장을 겨냥한 육우 사육을 위한 방목지로 전환됨에 따라 가장 큰 타격을 받았다. 멕시코는 엄청난 수량의 육우를 미국에 수출하는데, 육우들은 텍사스 가축 사육장에서 살찌워진 후에 미국인들의 수요를 충족하기 위해 도축된다.[9]

한편 브라질과 같은 나라들은 가축 사료 재배에 점점 더 많은 토지를 할애하고 있다. 이런 가축 사료는 유럽과 러시아, 일본, 미국에 수출되고 있다. 중앙 및 남아메리카의 육우는 대부분 목초로 사육된다. 현재 브라질은 경작지의 23%에서 콩을 재배하고 있는데, 그 중 거의 절반에 달하는 양을 수출한다. 이런 현상은 장기적으로 대단히 중요한 의미를 내포한다. 일반적으로 1에이커의 토지에서는 연간 1,200파운드(1파운드=0.45킬로그램)의 옥수수를 생산할 수 있다. 만약 경작지에 콩 씨앗을 파종하게 되면 사람들이 소비할 옥수수 생산량이 현저히 감소하고, 결국 곡물 가격이 상승하게 된다. 이렇게 상승된 곡물 가격으로 인한 피해는 엉뚱하게도 가난한 사람들에게 돌아간다. 일례로 농부들이 국제 사료 시장에서 높은 수익을 보장하는 콩을 재배함에 따라 오랜 세월 브라질 농가의 주식이었던 검정콩의 가격은 점차 상승하게 되었다.[10]

멕시코는 소와 다른 가축들의 사료로 사용하기 위해 사탕수수 재배량을 증대하고 있다. 25년 전만 해도 가축들은 멕시코 곡물 생산량의 6%에도 못 미치는 양을 소비했다. 하지만 지금 멕시코에서는 적어도 곡물 생산량의 1/3이 가축 사료로 사용되고 있다. 바로 수백만의 국민들이 만성 영양실조에 시달리는 국가에서 벌어지는 모습이다.[11]

점차 월드 스티어 과정의 식민지가 되고 있는 중앙 및 남아메리카에서 사는 가난한 사람들은 자원을 최적화하고 시장 침투를 최대화하기 위한 욕망의 궁극적인 희생자들이다. 육우와 쇠고기의 단일 세계 시장을 창출하기 위한 시도는 이런 개발도상국가들의 정치적 운명과 미래에 지대한 영향을 미칠 것으로 전망된다. 그 이유는 이미 사회적으로 소외된 시골의 빈민 계층에게 더욱 심한 상실감을 안겨주기 때문이다. '바로 여기에 육우 생산이 국제화되면서 정치적으로 고려해야 할 가장 중요한 측면이 자리하고 있다. 그것은 생존을 위해 농업에 의존하는 다수의 시골 빈민층이 주류를 이루는 농민 계층에 대한 위협이다.'[12]

머지않아 다가올 농민 사회의 운명은 상당히 암울해 보인다. 최근 들어 라틴 아메리카 국가들의 쇠고기 수출은 점차 감소하고 있는 데 반해, 이 국가들이 세계 시장에 진입할 수 있는 가능성은 거의 없는 상태이다. 동시에 중앙 및 남아메리카의 여러 국가들은 점점 더 많은 경작지를 콩과 사탕수수 및 다른 사료 작물을 재배하는 데 할애하면서 그 대부분을 수출하고 있다. 사람들을 먹일 곡식을 생산하느냐, 가축을 먹일 사료를 생산하느냐의 기로에서 토지를 가진 귀족층과 도시의 권력층은 후자를 선택했고, 그 과정에서 수백만의 농민은 빈곤의 수렁에 빠지고 말았다. 이런 상황에서 일부 국가들의 농업생산 기반은 이미 걷잡을 수 없이 무너져 내리고 있다. 그들에게는 외국의 수입 사료에 대한 자립이 절실히 요구되었는데, 이는 대부분 라틴 아메리카 국가에서 수많은 축사들과 도축 시설, 마케팅 및 유통망을 갖추고 있거나 장악하고 있는 바로 그 다국적기업들에 의해 이루어지는 것이었다. 몇 년 전만 해도 USDA는 "라틴 아메리카 국가들이 사료 산업에서 적자로 고통을 겪게 될 것이며, 미국의 새로운 사료 작물 시장이 될 것이다…… 이는 전적으로 육우 생산의 증가로 인한 현상이다"라고 예측했다.[13] 이 같은 예측은 1970년대와 1980년대에 일부 국가들에서 현실로 나타났다. 퀴커 오트와 퓨리나 같은 회사들이 지역적인 사료 생산 감축으로 인해 발생한 공황 상태를 공격적으로 채워나갔던 것이다.

  방목지와 농경지로 전환된 열대우림 지역이 재차 사료 작물 재배지로 전환되면서 시골의 농부들은 자신들의 생존권을 보호할 어떤 수단도 없이 설자리를 빼앗긴 채 내몰리고 있다는 사실을 깨달았다. 근대적 육우 사육은 고도의 자본집약적 산업인 동시에 노동 절감 산업이다. 농업에서는 때때로 1평방 마일에 농부를 100명까지 고용할 수 있지만, 열대우림 지역의 축산 목장에서는 평균적으로 소 2,000마리에 인부 1명을 고용하는데, 이는 기껏해야 12평방 마일에 인부 1명이 고용되는 수치이다.[14] 토지도 없이 절망에 빠진 수백만의 농부들은 하찮은 일자리라도 구하기 위해서 인구가 밀집한 도시 지역으로 이주했다. 그들은 대부분 턱없이 부족한 정부의 구호물자에 의존할 수밖에 없었고, 길거리나 도시 외곽의 임시 판자촌에서 하루하루 힘겹게 살아가야 했다. 수많은 사람들은 그나마 멕시코 북부에서 조금이라도 나은 생활을 할 수 있으리라는 기대를 품고 판아메리카(범미, 凡美) 고속도로를 따라 북쪽으로 이주하기 시작했다. 지난 20년 동안 수백만의 인파가 리오그란데를 가로질러 미국으로 향했고, 그로 인해 미국 남서부 지역 전체의 문화적 역학관계에 변화가 일어났다.

  현재 LA 공립학교들의 대다수 어린이들은 히스패닉 계열이다. 미국 문화의 부분적 라틴화는 전적으로 미국을 제외한 아메리카 대륙의 토지 활용 형태가 변화하는 데 기인한다. 그 지역들에서 기존의 생존을 위한 농업이 육우 사육과 사료 작물 재배로 대체되면서 대륙 전체가 국제 쇠고기 무역을 위한 방목지, 경작지, 가축 사육장으로 전환된 것이다.

| 4부 |

배부른 소 떼와 굶주린 사람들

22. 소 떼의 천국

소들은 어디에서나 볼 수 있다. 현재 전세계적으로 10억 마리 이상의 소가 있다.[1] 그 소들은 6개의 대륙에서 방목되고 있다. 지구 대륙의 1/4은 소와 다른 가축들의 방목지로 사용되고 있다.[2] 전세계 목초지의 생산성은 저마다 천차만별이다. 아주 비옥한 초원에서는 1.5에이커의 면적이면 소 한 마리를 1~2년 동안 사육할 수 있지만, 척박한 초원의 경우에는 소 한 마리를 1년 동안 사육하는 데 15에이커 이상의 면적이 필요하다.[3]

오스트레일리아에서는 소의 숫자가 오스트레일리아 전체 인구보다 무려 40% 이상 많다. 남아메리카에서는 인구와 소의 개체수가 10:9의 비율을 나타내며, 아르헨티나, 브라질, 파라과이, 우루과이에서는 소의 개체수가 인구와 거의 비슷하거나 그보다 상회한다.[4] 전세계 소의 개체수는 지난 10년 동안 5% 증가했다.[5]

현재 미국에서는 약 1억 마리의 소가 사육되는데, 이는 미국인 2.5명당 소 1마리의 비율이다. 인구면에서 미국은 지구 전체 인구의 5%에도 못 미치지만, 소의 개체수는 무려 8%에 달한다.[6]

미국인들은 자신들의 국가를 고도로 산업화된 도시 문명으로 생각하는 경향이 있다. 사실 그들은 주로 해안선과 미시시피 강 남북을 축으로 도시들이 밀집한 지역에 오밀조밀 모여 살면서, 미국 영토의 거의 29%에 달하는 땅을 주로 소를 사육하기 위한 방목지로 사용하고 있다.[7] 국토의 1/3이 공개적으로 서부 목장의 목장주들에게 임대되고 있다.[8]

오늘날 전세계의 수십 여 국가에서 약 2억에 가까운 인구가 가축 생산에 관여하고 있다.[9] 중앙 및 남북 아메리카에서만 전세계 쇠고기의 43%가 생산되고 있다.[10] 미국은 주요 쇠고기 생산국가로 세계 생산량의 22%를 책임진다.[11] 소련은 전세계 쇠고기의 18%를 생산하며, 그 뒤를 이어 아르헨티나와 브라질이 각각 약 5%의 쇠고기 생산량을 담당한다.[12] 서구 유럽의 모든 국가들은 총 17%에 달하는 양의 쇠고기를 생산한다.[13]

미국에서 쇠고기는 거대한 사업이다. 비록 축산 인구는 일반 노동자 계층의 0.2%에 불과하지만, 고기 생산을 위한 소 사육은 360억 달러 규모의 산업으로 미국 농가 소득의 24%를 차지하며, 슈퍼마켓 판매고의 7%를 점유한다.[14] 쇠고기 생산은 이제 미국 제조산업에서 네 번째로 큰 규모로 자리잡았다. 목축을 하는 주요 주들은 캔자스, 콜로라도, 네브래스카, 아이오와, 텍사스, 미주리, 오클라호마, 캘리포니아로 모두 미시시피 강 서부에 위치해 있다.[15]

미국에서 '쇠고기는 왕'이다. 자그마치 10만 마리의 소들이 매일 도축되고 있다.[16] 또한 일주일에 미국 전체 가정의 91%가 쇠고기를 구입한다.[17] 미국 남부 사람들은 다른 지역의 사람들보다 조금 더 많은 양의 쇠고기를 소비하며, 서부 사람들이 가장 적은 양의 쇠고기를 소비한다. 상위 20%에 속하는 고소득층 가정들은 상대적으로 많은 양의 쇠고기를 소비한다.[18] 현재 미국인들은 전세계 쇠고기 생산량의 23%에 달하는 양을 소비하고 있다.[19] 더불어 현재 미국인들의 연간 1인당 쇠고기 소비량은 평균 65파운드(1파운드＝0.45킬로그램)이다.[20]

미국인들은 어려서부터 쇠고기를 좋아하도록 길들여진다. 이런 통계 수치는 가히 놀랄 만한 수준이다. 햄버거를 예로 들면, 7세 이하의 어린이들은 일주일에 평균 1.7개의 햄버거를 먹고, 7세 이상 13세 미만의 어린이들은 일주일에 평균 6.2개의 햄버거를 소비한다. 13세 이상 30세 미만의 청장년층에 이르면 일주일에 평균 5.2개의 햄버거를 소비하는데, 이처럼 쇠고기 소비량이 다소 감소하지만 이런 단백질 중독은 스테이크나 로스트 비프와 같은 좀더 '성인용' 음식으로 충족된다.[21] 미국에서는 패스트푸드 음식점에서만 매년 67억 개의 햄버거가 팔려나간다.[22] 미국인들은 일생 동안 평균 1,100파운드의 쇠고기를 소비한다.[23]

전세계에서 미국인들이 최고의 쇠고기 소비자라면, 오스트레일리아인들도 결코 그에 뒤지지 않는다. 서구 유럽인들의 쇠고기 소비량은 미국인들의 절반 정도 수준이며, 일본인들의 소비량은 그에 훨씬 못 미치는 10% 수준에 불과하다.[24] 하지만 이런 수치는 점차 증가하는 일본인 소비자들이 독점적 세계 쇠고기 소비 클럽에 가입하게 될 향후 10년 동안 극적으로 변할 가능성이 있다. 1965년부터 1990년 사이에 일본의 쇠고기 수요는 3.5배나 증가했다.[25] 1989년에 일본의 도쿄에서 판매된 맥도널드 햄버거는 뉴욕에서 판매된 수량보다 많았다.[26] 비록 일본의 쇠고기 가격이 미국에 비해 4배나 비싸지만, 일본 무역 관계자들은 향후 10년에서 15년 동안 일본의 쇠고기 소비량이 2배로 증가할 것이라고 전망하고 있다.[27]

아시아에서 오직 일본만이 유일하게 세계적인 쇠고기 소비국가의 대열에 합류한 것은 아니다. 최근에는 한국과 대만도 국내 쇠고기 소비량이 눈에 띄게 증가하고 있다.[28] 또한 아시아의 다른 개발도상국가들도 다가올 10년 동안 쇠고기 소비가 증가될 것으로 예측되고 있다.

사실상 지난 반세기 동안 전세계 모든 국가에서는 국민소득 수준이 향상되면서 육류 소비, 특히 쇠고기 소비가 증가했다. 그 점에서 경제

개발협력기구(OECD) 회원국들은 좋은 본보기를 보여준다. 1970년대에 OECD의 20개 회원국들은 소득 수준이 높아지면서 육류의 섭취로 인한 칼로리 비율이 35~40%로 증가했다.[29] 일부 국가들, 특히 이탈리아, 스페인, 포르투갈, 일본에서는 국민총생산(GNP)의 급격한 상승에 따라 육류 제품의 소비도 가파른 상승세를 나타냈다.[30]

소득 수준 향상과 육류·쇠고기 소비 증가의 관계는 각국의 상황에 따라 차이가 있다. 15개 국가들을 대상으로 실시한 세부적인 연구 결과에 따르면 소득 수준이 높은 집단일수록 소득 수준이 낮은 집단에 비해 지방, 단백질, 칼로리를 동물성 음식에서 더 많이 섭취했다.[31] 세계에서 가장 가난한 국가에 속하는 자메이카에서 쇠고기는 상위 25%에 속하는 부유층의 단백질 공급원 1순위였던 반면에 밀가루는 그보다 훨씬 낮은 7위에 불과했다. 그러나 하위 25%에 속하는 빈곤층에게는 이와 거의 반대되는 수치가 나타났다. 그들에게 밀가루는 단백질 공급원 1순위였고, 쇠고기는 13위였던 것이다. 마다가스카르에서 부유층의 가정들은 사회계층 피라미드의 밑바닥에 있는 가정들보다 자그마치 12배나 많은 동물성 단백질을 소비한다.[32]

대부분의 나라들에서 쇠고기 소비는 부와 지위를 드러내주는 특권의 한 가지 형태이다. 또한 국가간에서도 쇠고기 클럽은 권력을 상징하며, 국가의 탱크와 함선 보유 숫자나 산업 생산력의 상승 수치 못지않게 모든 면에서 한 국가의 지위를 결정하는 중요한 요인이 되었다.

근대로 접어든 이후 국가들 간의 권력 관계에서는 종종 쇠고기의 문제를 둘러싸고 분쟁이 벌어졌다. 실제로 앞서 언급했던 것처럼 쇠고기 생산과 유통에 대한 장악은 서구 문화의 확장에 결정적인 요소로 작용했다. 축산 단지는 이주하는 곳마다 최소한 부분적으로나마 정치적 장악을 위한 새로운 체계를 설립하는 책임을 맡았다. 쇠고기 소비에 대한 문제는 단순한 '입맛'의 차원을 훌쩍 뛰어넘어 인류의 가장 복잡한 문제인 사회 정의와 평등의 차원으로까지 확장된 것이다.
 수백만 인구가 최소한의 일일권장 칼로리를 섭취하지 못하는 가운데 극소수의 특권층이 곡물 사료로 사육된 쇠고기를 소비하는 현상은 현재 우리 문명이 직면하고 있는 가장 핵심적인 문제이다. 범지구적 식량 전쟁과 식단 정치에서 국제 쇠고기 클럽의 역할을 이해하는 것은 앞으로 닥칠 인류 생존의 문제를 설명하는 데 필수적이다.

23. 맬더스와 육식

토마스 맬더스(Thomas Maltus)가 인구에 대한 짧은 글을 쓴 이후 거의 200년이라는 세월이 흘렀다. 인구 증가와 가용 경작지의 관계에 대한 그의 섬뜩한 예측은 '음울한 학문'이라는 새로운 경제학의 탄생을 거들었다. 맬더스는 "인구의 힘은 인류의 생존을 위한 지구의 힘보다 무한히 크다"라고 주장했다. 이 영국의 경제학자는 만약 인구 증가를 그대로 방관만 한다면, 인구는 기하급수적으로 증가하는 데 반해 경작지는 고작 산술급수적으로 증가할 것이라고 말했다.[1] 따라서 인구의 증가는 토양 침식, 천연자원 고갈, 기근, 역병 등을 유발하며 끊임없이 지구의 부양능력을 손상시킬 것이다. 이 과정은 불가피한 동시에 자정적인 것이라고 맬더스는 믿었다. 지구의 인구가 토지의 부양능력을 초과할 때마다 반드시 기근, 전쟁, 질병 등이 발생하여 인간의 입과 경작 가능한 토지가 다시금 균형을 이룰 때까지 인간의 개체수를 적절히 조정했다.

맬더스의 글은 계몽사상가들의 정열적인 예측에 찬물을 끼얹었으며 그 당시의 사상체계에 엄청난 영향을 미쳤다. 그의 비관적 사상은 그의 수많은 동료들에 의해 격찬받았던 풍요로운 진보의 과정에 대한 강력한 대안을 제시했다. 새로운 진보 사상에 영향을 받지 않은 맬더스는 한정된 가용 토지를 무제한적인 인구 증가에 의해 조성되는 천부적 제한에 대한 자신의 믿음을 굽히지 않았다. 그는 이렇게 적었다.

> 인구와 지구의 생산성이라는 두 힘의 자연적 불균형, 그리고 스스로 끊임없이 균형을 이루어야만 하는 자연의 위대한 법칙은 내가 보기에 도저히 완전한 사회를 이룰 수 없을 것 같은 어마어마한 난관을 만든다……
> 나는 모든 생명체에게 적용되는 이 법칙의 굴레에서 벗어날 수 있는 사람은 아무도 없다고 생각한다.[2]

물론 인류는 적어도 한동안은 이러한 맬더스의 예언을 피해갔다. 신세계의 방대한 경작지와 방목지, 처음에는 사육 수단이 개선되고 뒤이어 기계 기술이 발전했으며, 마지막으로 화학 분야가 발전하면서 이룩한 새로운 농업 기술의 혁신은 심판의 날을 뒤로 늦추었다. 앞서 이미 언급했던 것처럼 2차 세계대전 이후 새로운 공장의 단일화, 석유화학 비료, 살충제의 도입은 세계 역사상 가장 엄청난 농업 생산량의 증가라는 결과로 나타났다. 1950년부터 1984년 사이에 세계 곡물 생산량은 2.5배 이상 증가했다.[3] 경제학자들과 농업 경제학자들은 인간의 창의력과 신기술이 비관론의 두려움과 우려에 맞서 언제나 승리를 거둘 거라는 자신들의 확신에 거의 만장일치를 이루는 분위기였다. 1980년대에 세계 인구의 증가로 인해 이미 고갈된 토양 기반에 새로운 압력이 작용하기 시작하면서 이런 그들의 믿음은 흔들리기 시작했다. 1984년과 1989년 사이에 세계적으로 1인당 곡물 생산량은 세계적으로 거의 7% 가까이 떨어졌다.[4] 아프리카와 근동 지역 및 라틴 아메리카에서는 1인당 곡물 생산량이 1980년대 초에 비해 낮아졌다.[5] 1980년대 농업 위기에는 수많은 환경 요소들이 그 원인으로 작용했다. 여기에는 '토양 침식, 삼림 감소, 목초지 파괴, 사막의 팽창, 산성비, 성층권 오존층 감소, 온실 가스 축적, 대기 오염 및 생태계 다양성의 상실' 등이 포함된다.[6] 더불어 과다한 에너지 소비와 깨끗한 물의 부족도 곡물 생산량 감소 현상을 촉진했다. 현재 맬더스가 경고했던 천부적 제한의 징후들이 다시금 나타나고 있다. 기술론적 낙관주의자들은 네오-맬더스주의 학파에 가담하는 젊은 지식인들과 경제학자들의 수가 늘어감에 따라 처음으로 자신들이 수세에 몰리게 된 것을 알게 되었다.

1990년대에 세계 인구가 9억 5,900만 명 증가할 거라는 예상과 더불어 장차 다가올 미래에 인구를 부양할 수 있는 능력에 대한 두려움이 다시 고개를 들었다.[7] 1988년에 세계 곡물 보유고는 최근 들어 가장 낮은 수치인 54일 분량까지 떨어졌다.[8] 인구 전문가들은 아프리카 사하라 이남 지역과 방글라데시, 인도에서 기아 현상이 증가할 것이며, 중앙 및 남아메리카, 중국, 동남아시아 일부 지역에서는 증가하는 인구를 부양할 수 있는 식량의 부족 현상이 발생할 것으로 내다보았다.[9] 장기적인 관점에서 미래는 더욱 심각할 것으로 예측된다. 지구의 인구는 향후 60년 안에 50억에서 100억으로 2배 증가할 것으로 전망되고 있다.[10] 1988년에 미국 과학아카데미와 미국 예술 및 과학 아카데미의 과학자들은 공동 발표를 통해 인구의 폭증 현상이 일련의 환경 위협과 맞물리면서 야기할 수 있는 끔찍한 결과에 대해 다음과 같이 경고했다.

지구의 인구 팽창을 억제하는 것은 인류에게 핵전쟁 방지에 이어 두 번째로 중대한 사안이어야 한다. 과다한 인구와 급속한 인구 팽창은 재생 불가능한 자원의 급속한 고갈, 환경 파괴(여기에는 급속한 기후의 변화도 포함된다), 증폭되는 국제 긴장 등을 비롯해 현재 인류가 처해 있는 어려운 상황과 밀접한 관계가 있다.[11]

지극히 적은 자원을 둘러싸고 과도하게 많은 사람들이 투쟁하는 문제에 대한 경각심이 커져가고 있음에도 불구하고, 이런 위기상황을 유발하는 결정적인 요인들 가운데 한 가지인 인구 문제에 관해서는 거의 아무런 관심도 기울이지 않고 있다. 과도한 인구에 관한 모든 문헌들 가운데 금세기 들어 세계 농업의 추세가 식량 곡물에서 사료 곡물로 전환되었다는 사실에 관심을 기울인 예는 거의 찾아볼 수 없다. 하지만 이것은 인간 생활의 모든 측면에서 그 영향력을 느낄 수 있을 만큼 엄청난 규모의 전환이었다. 새로운 네오-맬더스주의의 기운이 그 어느 때보다도 두렵고 불길하게 우리 앞에 다가오고 있다. 유럽과 북아메리카의 거대한 육식 문화는 지난 150년 동안 전세계적으로 인위적인 단백질 사다리를 구축했는데, 그 사다리의 최상층에는 곡물 사료로 사육된 쇠고기가 자리잡고 있다. 현재 부유한 유럽과 북아메리카와 일본은 우리 지구의 하사품을 포식하며 먹이 사슬의 꼭대기에 올라서 있다.

제1세계의 지적 엘리트들이 제2세계와 제3세계의 국가에서 지나치게 많은 아이들이 태어난다는 문제에 대해 고심하는 것은 아주 모순된 모습인 듯하다. 사실상 그들은 부유층이 곡물 사료로 사육된 고기를 꾸준히 소비할 수 있도록 빈곤층의 생계를 박탈하고 있는 과도한 소의 개체수와 먹이사슬의 현실을 수수방관하고 있기 때문이다. 세계 농업이 식량 곡물에서 사료 곡물로 전환된 것은 새로운 형태의 인류 악을 나타내는데, 아마도 그 결과는 과거 인간 대 인간이 벌였던 그 어떤 폭력보다도 훨씬 장기적이고 심각할 것이다.

이 문제의 심각성을 이해하기 위해서 세계 생태계의 먹이사슬과 선택된 극소수를 위해 이 먹이사슬이 변형되고 왜곡되는 방식을 살펴볼 필요가 있다.

화학자 G. 타일러 밀러는 자연의 진화 모형에서 생명체들에게 적용되는 에너지 법칙의 운영방식을 증명하기 위해 간단한 형태의 먹이사슬을 고안했다. 이 사슬은 풀, 메뚜기, 개구리, 송어, 사람으로 구성된다. 먹이사슬의 각 단계마다 메뚜기는 풀을 먹고, 개구리는 메뚜기를 잡아먹으며, 송어는 개구리를 먹는 방식으로 구성되어 있으며, 각 단계별로 에너지의 손실이 발생한다. 밀러는 "먹이를 포식하는 과정에서 약 80~90%의 에너지는 주변으로 상실되어 버린다"라고 말한다. 고작 10~20%의 에너지만이 포식자의 세포에 축적되어 다음 단계의 먹이사슬로 전환될 에너지로 남는다. 여기서 잠시 상위 단계 종의 생존 유지에 필요한 각 종의 개체수에 대해 생각해 보자. '한 명의 사람이 1년간 생존하기 위해서는 300마리의 송어가 필요하다고 한다면, 송어들은 9만 마리의 개구리를 소비해야 하고, 개구리들은 2,700만 마리의 메뚜기를 소비해야 하며, 메뚜기들은 생존을 위해 다시 100톤의 풀을 소비해야만 한다.' [12]

현재 미국에서 생산되는 곡물의 70%가 가축 사육을 위해 소비되고 있다.[13] 불행히도 소는 가축들 중에서 음식물의 에너지 전환이 가장 비효율적인 부류에 속한다. 소는 에너지 폭식자이며, 일부에서는 가축의 '캐딜락'으로 취급한다. 사육장의 소로부터 1파운드(1파운드=0.45킬로그램)의 고기를 얻기 위해서는 약 9파운드의 사료가 소모되는데, 이것은 6파운드의 곡물 사료와 부산물 사료, 그리고 3파운드의 거친 사료로 구성된다.[14] 이는 쇠고기 자체만을 생산하는 데 고작 사료의 11%만이 사용되고, 나머지는 신체 기능을 유지하기 위한 에너지 전환 과정에서 소모되거나 머리카락, 뼈 등과 같이 소화기능이 없는 신체 부위에 흡수되거나, 혹은 체외로 배설된다는 것을 의미한다.[15] 데이비드 피멘틀은 이렇게 말한다. "가축 사육장 전체에서 소와 다른 가축에게 먹이는 단백질의 약 42%가 목초이며, 나머지는 곡물로 이루어진다. 소의 사료 단백질 전환율은 고작 6%에 불과하다. 이는 790킬로그램 이상의 식물성 단백질을 소비해도 기껏해야 50킬로그램에 못 미치는 단백질을 생산한다는 의미이다."[16]

　사육장에서 도살될 때쯤이면, 그 소는 2,700파운드의 곡물을 소비한 상태이며 무게는 대략 1,050파운드 정도 나가게 된다.[17] 현재 미국에서는 사람이 섭취할 수 있는 1억 5,700만 톤에 달하는 곡물과 콩류, 야채 단백질이 사람들이 1년 동안 소비할 동물성 단백질 2,800만 톤을 생산할 목적으로 가축을 사육하는 데 사용되고 있다.[18]

　소를 비롯한 다른 가축들은 지구에서 생산되는 곡물 중 상당량을 먹어치우고 있다. 이는 지금까지 전혀 경험하지 못했던 새로운 농업 현상이라는 점에서 주목할 필요가 있다. 대단히 우스운 사실은 근대의 다른 어떤 단일 요소보다 토지 사용과 식량 배급은 정치적 측면에서 강력한 영향을 미치고 있음에도 식량에서 사료로의 전환은 거의 아무런 논란도 없이 이루어졌다는 것이다. 미국만 해도 그 수치는 충격적인 수준이다. 식량 경제학자 프랜시스 무어 라페는 1979년에 1억 4,500만 톤의 곡물과 콩이 소와 돼지, 가금류를 비롯한 가축 사료로 사용되었다는 사실을 지적했다. 이런 사료들 중에 고작 2,100만 톤이 에너지 전환 후 육류와 달걀 등 사람들이 소비할 수 있는 형태가 되었다. '나머지 1억 2,400만 톤의 곡물과 콩은 사람이 소비할 수 없게 되었다.'[19] 라페는 만약 낭비된 1억 2,400만 톤의 곡물과 콩을 현금으로 환산하면 무려 200억 달러에 달할 것이며, 그 곡물을 사람들이 소비할 수 있도록 전환할 경우에는 "모든 지구인들이 1년 동안 날마다 곡물 1컵씩을 먹을 수 있는 양이 될 것이다"라고 추산했다.[20]

　다국적기업들이 부유한 국가들의 육류 소비에 대해 자본화를 추구하면서 전세계적으로 사료 작물 수요는 꾸준히 증가하고 있다. 농업 분야에서 대풍작을 기록했던 1950년부터 1985년 사이에 미국과 유럽에서 2/3나 증가한 곡물 생산은 사료 곡물 재배에서 이루어졌고, 그 중 대부분은 소 사육에 사용되었다.[21]

개발도상국가들의 토지 개혁 문제는 정기적으로 농민들을 규합하여 정치적 인민 폭동을 유발했다. 놀랍게도 토지 소유와 관리의 문제는 대중의 엄청난 관심거리였던 반면 토지 사용의 문제는 큰 정치적 화젯거리가 아니었다. 그러나 역사상 가장 불평등한, 결국 수억 명에 달하는 전세계 모든 사람들에게 처참한 비극을 가져다줄 인공적 먹이사슬을 창조하는 것은 토지 사용에 대한 결정에 달려 있었다. 라페는 식량 재배와 가축 사육에 사용되는 각각의 토지 생산성을 다음과 같이 비교했다.

> 곡물 재배에 사용되는 1에이커 토지는 육류 생산에 사용되는 1에이커의 토지보다 5배 많은 단백질을 생산할 수 있다. 콩류(대두, 완두콩, 렌즈콩)를 심으면 10배 많은 단백질을 생산하며, 잎이 많은 야채를 심으면 15배나 많은 단백질을 생산하고…… 시금치를 심으면 쇠고기 생산에 사용되는 1에이커의 토지에 비해 무려 26배나 많은 단백질을 생산할 수 있다.[22]

씨앗과 화학제품, 소를 생산할 뿐만 아니라 도축장과 쇠고기 판매 및 유통망을 장악하고 있는 다국적기업들은 곡물 사료로 사육한 가축의 이점을 최대한 활용하려고 한다. 개발도상국가들을 향한 광고와 판매 활동은 순식간에 곡물 사료로 사육된 쇠고기를 국가의 위상과 동일하게 만들었다. '단백질 사다리'를 오르는 것은 성공의 표상이 되었고, 세계 먹이사슬의 꼭대기에 위치한 생산자들의 엘리트 클럽에 대한 입장을 보장했다. 『팜 저널』에서는 농산업계의 성향을 다음과 같이 분석했다.

> 모든 개발도상국가들이 육류 공급을 확장하고 다양화하는 것은 그들의

첫 번째 단계인 듯하다. 그들은 모두 근대적인 닭과 달걀 생산 시설-비식물성 단백질을 생산하는 가장 신속하고 저렴한 방법-을 세우는 것으로 시작한다. 이윽고 경제적 여건이 허락되는 상황에서 가능한 빠른 속도로 돼지고기, 우유, 낙농제품, 목초로 사육한 쇠고기의 순서로 '단백질 사다리'를 올라가, 마침내 곡물 사료로 사육된 쇠고기에 도달한다.[23]

다른 국가들에게 단백질 사다리를 올라가도록 권유함에 따라 미국 농부들과 농산업계 회사들의 이익이 증진됐다. 만약 자국에서 해외로 수출되는 곡물의 2/3가 굶주린 사람들을 위한 것이 아니라 가축을 사육하기 위한 것이라는 사실을 알면 대부분의 미국인들은 깜짝 놀랄 것이다.[24]

많은 개발도상국가들은 '녹색 혁명' 기술로 인해 잉여 곡물이 발생하게 된 농업 열풍의 절정기에 단백질 사다리를 올라갔다. 1971년에 국제연합 식량농업기구(FAO)는 잉여 곡물을 보유한 개발도상국가들에게 사료 곡물 시장 개발을 위해 그 곡물을 사용하도록 권장하는 보고서를 발표했다.[25] 쌀을 주식으로 하는 그런 국가들에게 FAO는 가축 사육에 적당한 잡곡류로 전환할 것을 권유했다. 미국 정부는 외국 원조 계획에서 식량 원조와 사료 곡물 시장 개발을 연계하며 이를 더욱 권장했다. 랠스톤 퓨리나와 카르길 같은 회사들은 정부로부터 저금리 융자를 받아 개발도상국가들에 가금류 곡물 사료 사육장을 세우며 그들을 단백질 사다리에 오르게 했다.[26] 많은 나라들이 FAO의 조언을 따랐으며, 녹색 혁명의 잉여 곡물이 사라진 지 오랜 후에도 단백질 사다리의 위쪽에 머무르려고 노력했다.

절망적인 기아에 시달리는 사람들이 증가하고 있음에도 식량 곡물에서 사료 곡물로의 전환은 역전될 기미가 전혀 없는 채 여러 나라들에서 사료 곡물 생산은 꾸준히 지속되고 있다.[27] 이런 전환이 인간에게 미친 결과는 1984년 날마다 수천 명이 기아로 목숨을 잃어 가던 에티오피아의 사례를 통해 극적으로 입증되었다. 바로 그 당시 에티오피아는 일부 경작지를 아마인 깻묵, 목화씨 깻묵, 평지씨 깻묵을 생산하는 데 할애했다는 사실을 대중들은 모르고 있었다. 그 작물들은 가축 사료로 영국을 비롯한 다른 유럽 국가들에 수출할 목적이었다. 현재 수백만 에이커에 달하는 제3세계 토지가 오로지 유럽의 가축 사육에 필요한 사료를 재배하는 데 사용되고 있다.[28]

근대 세계에서 위상과 권력, 몰수와 개발의 문제는 지구 전 인류의 칼로리 수치를 떨어뜨려 놓았다. 이런 불균형은 상당히 심각한 상태이다. 보통 아시아인들의 식단에서 2/3 이상은 곡물이 차지하고 있다. 아시아의 성인들은 매년 300~400파운드의 곡물을 소비하고 있고 이와 대조적으로 미국 중산층은 매년 1톤의 곡물을 소비하는데, 이 중 80%는 곡물 사료로 사육된 소나 다른 가축을 통해 섭취한다.[29] 아시아인들은 하루 평균 56그램의 단백질을 소비하는데, 그 중에서 고작 8%만이 동물성 단백질이다. 반면 미국인들은 하루에 96그램의 단백질을 소비하며, 그 중 66%가 동물성 단백질이다.[30]

식량 곡물과 사료 곡물의 문제는 향후 수십 년 동안 남반구와 북반구의 정치 관계에서 보다 중요한 역할을 할 것으로 전망된다. 우리는 지구 인구의 2/3가 주로 채식을 하고 있다는 사실을 기억할 필요가 있다.[31] 세계 곡물 생산의 1/3이 소와 다른 가축 사육에 소비되고 10년 후에 인구가 20% 증가하게 될 상황에서 벌어질 법한 세계적인 식량 위기는 이미 시작되고 있는 것이다.[32]

미국인들은 세계 주요 육류 소비자 계층에 속한다. 미국인들은 그들이 직접 공들여 이룩한 단백질 사다리의 가장 꼭대기에 올라 지구의 하사품인 육류를 소비하고 있다. 그러나 미국인들 사이에서 자격에 대한 문제는 좀처럼 부각되지 않고 있다. 곡물 사료로 사육된 육류를 대량으로 소비하는 것은 마치 어떤 권리나 생활방식으로 여겨지고 있는 것이다. 육식 문화의 이면에는 생활 수단을 잃은 사람들이 끼니를 이어가기 위해 안간힘을 쓰고 있다. 그들의 현실은 결코 드러나지도 않으며 사람들의 관심을 받지도 못할 것이다. 육식을 즐기는 소비자들은 축산 단지의 추악한 면모들과 너무나 동떨어져 있기 때문에 자신들의 음식 기호가 다른 사람들의 삶이나 국가들 간의 정치적 관계에 어떤 영향을 미치는지 까맣게 모르고 있다.

24. 지방(脂肪)의 사회학

많은 사람들이 곡물 사료로 사육한 쇠고기 클럽의 회원이 되면서 그들은 단백질 사다리의 각 층에 집중되어 있던 지방을 자신들의 체내로 받아들이기 시작했다. 북반구의 육식 문화는 지방 소비 문화, 혹은 비만의 문화이다.

과다체중과 비만은 오랜 세월 권력과 부와 연관되어 있었다. 서부 아프리카의 어떤 부족은 상류층 가정의 사춘기 소녀들을 특별히 마련된 오두막에 보내어 2년 동안 강제로 살을 찌우는데, 그 기간이 끝날 무렵에야 그 소녀들은 결혼할 준비가 된 것으로 인정되었다.[1] 고대 로마제국에서는 비만이 너무나 만연했던 나머지 정부는 음식 소비에 쓰이는 비용과 저녁식사에 초대되는 손님의 수를 제한하는 법률을 제정했다. 중세에 이르면 폭식은 귀족 사회에서 아주 흔한 광경이었는데, 그들은 이것을 자신들의 부를 과시하는 가시적 상징으로 여겼다. 반면 교회에서는 폭식 습관을 혐오하며 이를 가벼운 죄악으로 취급하였다. 단테의 『신곡』 지옥편에서 12지옥 가운데 하나는 폭식가들을 위해 마련되었다. 르네상스 시대에 부의 상징은 이따금씩 육체적으로 표현되기도 했는데, 당시 예술가들은 살찐 여성들이 화려한 옷을 차려 입고 값비싼 고급 가구들에 둘러싸여 있는 모습을 화폭에 담았다. 당시 루벤스의 작품에 등장하려는 모델들은 체중이 200파운드(1파운드

=0.45킬로그램) 이상 되어야만 했다.[2]

　식민지 시대의 미국 청교도들은 금욕적인 분위기를 조성하여 최초의 정착민들이 그 어떤 것에도 탐닉하지 못하도록 했다.[3] 그러나 그들의 내세적인 방법도 훗날 미국 이민자 세대들이 풍요로운 대륙의 엄청난 부를 탐닉하는 것을 막기에는 역부족이었다. 남북전쟁 이후 시대는 사상 유래 없는 팽창과 성장의 시기였다. 사람들은 부를 축적하고 모든 것들을 탐닉하며 새로이 찾아낸 부를 자축했다. 아마도 당시 비평가들에 의해 '비만의 시대'라고 불리던 시기가 육식 문화의 부상과 맞물린 것은 결코 단순한 우연의 일치가 아닐 것이다.[4] 쇠고기 소비는 '부유한 삶'의 가장 두드러진 가시적 상징이었다. 스테이크 요리점들은 거의 교회에 버금갈 만큼 빠른 속도로 확산되었다.

　20세기에 이르러 미국은 영국을 제치고 세계 최대의 쇠고기 소비 국가로 자리잡았다. 미국인들이 곡물 사료의 풍부한 지방을 포함한 차돌박이 쇠고기를 엄청나게 소비하면서 점차 과다체중이 되기 시작한 것은 전혀 놀라운 사실이 아니다.

　미국 공중위생국에 의하면, 미국인들 가운데 3,400만 명이 비만이며, 중서부와 남부 지역의 사람들은 서부와 북동부 지역의 사람들보다 비만 정도가 다소 심하다고 한다.[5] 또 다른 연구 자료들에서는 미국 인구의 24~27%가 과다체중이라고 추정하고 있다.[6] 과다체중의 원인은 과다한 당분 섭취와 오래 앉아 있는 생활 방식 때문이기도 하지만, 그 중에서도 동물성 지방의 섭취가 가장 중요한 원인이다.

　20세기에 접어들면서 미국인들의 체중은 10년마다 점차적으로 증가하게 되었다. 미국 선발 징병제 자료에 의하면 1950년대에 입대한 남자들은 1940년대에 입대한 같은 신장의 남자들에 비해 체중이 더 나갔다고 한다. 2차 세계대전에 참전한 군인들은 1차 세계대전에 참전했던 군인들보다 평균 체중이 무거웠다.[7] 미시간 대학에서 수집, 보고된 연방정부의 자료에 따르면, 1960년대와 1980년대를 거치며 미국 여성의 평균 체중이 증가했다고 나타나 있다. 25세에서 34세에 이르는 백인 여성들의 비만 비율은 13.3%에서 17.17%로 증가했다. 또한 같은 연령층의 흑인 여성들의 비만 비율은 28.8%에서 31%로 증가했다.[8] 1980년대의 사람들은 1970년대의 같은 나이와 같은 신장의 사람들에 비해 체중이 2~8파운드 가량 더 나갔다.

국가들마다 차이가 있긴 하지만 모든 서구 선진국 사람들은 과다체중에 시달리고 있다. 미국, 캐나다, 영국을 비교한 통계조사에서 연구자들은 국민들의 체중 차이가 국가들 간에 상대적인 부의 차이와 상호관계가 있다는 사실을 발견했다. 미국 국민들의 체중이 가장 무거웠고, 그 다음으로 캐나다와 영국의 순서였다. 이를 통해 연구자들은 다음과 같은 사실을 알게 되었다.

> 과다체중에 대한 세 국가의 순위는 각 국가의 상대적 부의 수준에 따라 결정되었다. 대중의 건강에 대한 중요한 변수는 모든 국가들이 추구하는 부의 증대가 국민들의 비만 인구를 확대하느냐의 문제에 있다.[9]

역사상 이처럼 많은 사람들이 과다체중에 시달린 시기는 단 한 번도 없었다. 곡물로 사육한 고기를 소비하는 북반구의 국가들은 너무 많은 양의 지방을 섭취한 탓에 다이어트라는 새로운 현상이 등장하는 지경에 이르렀고, 이는 서구 문화의 사회학에서 빼놓을 수 없는 부분이 되었다.

역사적으로 단식은 모든 문화권에서 행해졌지만, 그것은 종종 정화 의식과 신성한 영역에 관련된 것이었다. 사람들은 희생의 형태로서 고행을 하거나 신의 노여움을 달래기 위해 단식을 했다. 하지만 오늘날 사람들은 신이 아닌 자신을 위해, 단식이 아닌 다이어트를 하며 자신의 이미지를 바꾸기 위해 음식을 거부한다. 미국인들은 체중감량을 위해 연간 50억 달러에 달하는 비용을 소비하고 있다.[10] 다이어트 인구의 대다수는 다이어트의 주된 동기로서 외모와 미모를 첫손가락에 꼽았다. 지난 수십 년간 실시했던 국민 여론조사에서 미국 여성의 44%와 남성의 21%는 체중을 줄이고 싶다고 대답했다.[11] 현재 여성 2명 가운데 1명은 '대부분의 시간'을 다이어트에 할애하고 있다.[12] 젊은이들 사이에서 다이어트는 거의 집착에 가까운 수준이 되었다. 미국 전체 여고생들 중 63%가 넘는 인원이 현재 다이어트를 하고 있으며, 남학생들도 16.2%가 다이어트를 한다. 여학생들은 연평균 11주 가량 다이어트를 한다.[13] 1987년에 『미스』는 "전체 4학년 여대생들 가운데 절반이 다이어트를 한다"는 기사를 실었다. 여러 의사들은 다섯 살난 어린이들까지 외모를 위해서 '필요 이상' 체중을 줄이려고 한다는 내용을 보고했다. 오타와 의과대학 교수인 윌리엄 펠드먼 박사는 "자신의 체중에 지나치게 집착하는 5~6세 가량의 아이들을 보았는데, 그 중 한 여자아이는 수영장에 가라는 엄마의 말에 울음을 터뜨리기까지 했다. 그 아이는 신장에 비례해 정상체중일 때도 수영복을 입은 자신의 모습이 뚱뚱해 보인다고 말했다."[14]라는 내용을 보고했다.

　날씬한 몸매에 대한 거의 병리학적 집착은 중산층 및 중상류층 사춘기 소녀들에게 신경성 무식욕증과 이상식욕 항진과 같은 새로운 식욕 질환을 유발했다. 대중의 관심이 이런 '식욕질환'에 집중된 동안에 자발적인 절식과 정기적인 장 청소는 미국의 대다수 여성들과 소수의 남성들에게 일상이 되어버렸다. 3만 3,000명을 대상으로 실시한 『글래머』의 조사에서 응답자의 50%가 '가끔', 혹은 '자주' 다이어트 약을 복용한다고 대답했고, 27%는 물약 형태의 다이어트를 한다고 대답했다. 또한 18%는 이뇨제를 사용한다고 했고, 45%는 단식이나 '금식'을 한다고 대답했다. 게다가 장 청소는 아주 흔한 사례가 되어, 응답자의 18%가 빠른 체중 감량을 위해 설사약을 사용한다고 대답했고, 15%는 '스스로 구역질을 한다'고 대답했다.[15]

인류학자들과 사회학자들 및 심리학자들은 지난 세기에 들어 외모의 기준이 풍만함에서 날씬함으로 전환된 이유에 대해 연구했다. 농경사회에서 산업사회로의 생활방식 전환과 도시화의 확산, 그리고 이동수단과 통신수단의 가속화는 앉아서 생활하는 방식과 함께 미국 소도시의 생활을 붕괴시켰다.

20세기는 구조에서 기능으로, 물질에서 에너지로 전환되는 변화의 세기였다. 풍만한 이미지는 새로이 부상한 엄청난 삶의 속도와 제대로 조화를 이루지 못했다. 속도가 느린 농업의 계절주기는 속도가 빠른 조합 공정의 시간의 틀로 대체되었다. 안전면에서 이동 생활은 공동체 생활로 대체되었고, 어디에서나 대화의 주제는 효율성에 관한 것이었다. 농업과 기술 분야에서 능률적 방식은 유행이 되었다. 뉴욕 시티에 위치한 아트 데코 크라이슬러 빌딩과 매끈한 모양의 최신 스포츠카는 빅토리아풍 대저택과 초창기 증기기관차와는 전혀 다른 이미지이다. 산업 기술에서 정보 기술로의 전환은 강인한 힘에서 예리한 정신력으로, 육체에서 정신으로의 전환을 서둘러 앞당겼다. 비만은 점차 부의 상징과는 거리가 멀어지고 진부함과 게으른 태도에 가까워졌다. 비만이 된다는 것은 무기력하고, 둔하고, 멍청해지는 것이다. 정확한 시간과 계획에 의해 운영되는 세계에서 과학적 경영 원리와 효율성은 핵심적인 규범이 되었기 때문에 비만은 시대에 뒤떨어진 것이다. 비만과 부가 성공의 기준으로 여겨지는 곳에서 새로운 세대는 윈저 공작부인의 다음과 같은 말에 공감하게 될 것이다. "당신은 절대로 아주 부자가 되거나 아주 날씬한 몸매를 갖지 못할 것이다."[16]

스튜어트 어윈은 자신의 저서 『모든 소비성 이미지들』에서 날씬함의 사회적 개념을 근대화의 부산물로 묘사했다. 여성들의 패션은 1920년대 '플래퍼'의 등장과 함께 새로운 근대적 감각을 반영하기 시작했다.[17] 디자이너들은 여성들을 위해 산뜻하고 맵시 있는 옷을 제작하기 시작하면서 활동적이고 간편하고 속도감 있는 인상을 주었는데, 이는 문화적으로 일반화된 자질 및 기준과 동일한 것이었다. 근대적 광고를 통해 날씬함의 가치가 강조되기 시작했고, 날씬함은 아름다움과 섹시함과 동등해진 반면에 빅토리아 시대의 관능미는 급속히 구시대의 유물이 되어버렸다. 신장과 체중의 변화, 그리고 유명한 화이트 록 걸의 신체 사이즈는 지난 세기의 전반에 걸쳐 뚱뚱함에서 날씬함으로 변화하는 이미지의 정확한 기준을 제시한 것이다. '1894년 당시에는 가슴둘레 37인치, 엉덩이둘레 38인치의 몸매에 신장 160센티미터, 체중 140파운드의 모델이 우리 증조할머니 세대에서 이상적인 체형을 나타냈다. 이런 여성의 이상적인 체형은 1947년에 처음으로 체중이 125파운드까지 감소하며 날씬해지기 시작하더니 1975년에는 신장이 170센티미터로 커졌음에도 불구하고 오히려 체중은 118파운드로 줄어들었다.'[18]

　날씬함은 대부분의 미국인들과 부유한 유럽인들이 열망하는 표준이지만, 실제로 세계의 부유한 사람들은 역사상 가장 살찐 사람들이었고, 현재에도 그들의 체형은 더욱 비대해지고 있다. 북반구의 사람들은 무려 6,000년 동안 쇠고기 소비라는 유산의 상속자였으며, 지난 세기에는 어마어마한 양의 쇠고기를 소비했다. 오랜 세월 이어져온 동물성 지방을 섭취하고 싶은 자신들의 욕구와 새로이 부상한 날씬한 이미지를 동시에 충족할 수 없는 그들은 엄청난 쇠고기 소비와 체중감량의 기로에서 이도 저도 아닌 상태로 남아 있다.

25. 육식의 대가

1917년 연합군은 북부 유럽에서 독일이 점령한 지역 주위에 해군 봉쇄망을 펼쳤다. 이런 조치로 인해 특히 덴마크인들은 큰 피해를 보았다. 정상적인 식량 공급 경로가 차단됨에 따라 덴마크 정부는 사실상 육류를 제외한 감자와 보리의 소비에 중점을 둔 배급 프로그램을 제정할 수밖에 없었다. 순식간에 300만 명의 덴마크인들이 채식주의자로 바뀌었고, 그 과정에서 몇몇 흥미로운 결과가 발생했다. 배급이 실시된 해에 질병으로 인한 사망률이 무려 34%나 감소했던 것이다.[1]

덴마크의 실험에서 입증된 것은 지극히 미미한 수준이었다. 그러나 이는 육류 소비와 인간의 질병간의 연관 가능성을 암시했다. 오늘날 70년간의 연구 끝에 과학계와 의학계는 과다한 동물성 지방과 콜레스테롤을 포함한 식사는 심장병과 암, 당뇨병과 같은 '풍요의 질병'의 발병률을 높인다고 경고했다. 동물성 포화지방산과 콜레스테롤의 과도한 섭취는 인체의 혈중 콜레스테롤 수치를 상승시킨다. 콜레스테롤은 용해성 단백질 분자가 응축된 저밀도 리포단백질(LDL)의 형태로 혈액을 통해 이동한다. 이 LDL은 동맥과 심장의 벽에 연결된 세포들에 플라크 형태로 콜레스테롤을 축적하여 혈액의 흐름을 방해한다. 또한 LDL은 혈소판 형성을 자극하는데, 이따금씩 혈소판들은 한데 뭉쳐 동맥에 핏덩어리를 형성한다.[2] 초이스급 쇠고기는 셀렉트급 쇠고기에 비해 지방 함량이 15~19% 가량 많아서 미국과 서부 유럽 소비자들의 과도한 포화지방과 콜레스테롤 섭취에 주요 원인이 되고 있다.[3]

단백질 사다리의 상층부에 속한 삶은 대단히 위험한 것으로 입증되었다. 북반구의 부유한 사람들 가운데 수백만 명이 곡물 사료로 사육한 쇠고기와 적색 육류의 섭취로 인해 죽어가고 있는 것이다. 동물성 지방 섭취와 관련된 질병과 콜레스테롤 수치의 상승으로 인한 사망자 수는 매년 증가하고 있다. 미국 공중위생 국장의 보고서에 의하면, 1987년에 사망한 210만 명 가운데 150만 명의 사망 요인은 식습관과 관련이 있다고 하는데, 여기에는 포화지방과 콜레스테롤도 포함되어 있다.[4] C. 에버렛 쿠프 박사는 사람들에게 포화지방과 콜레스테롤의 과다한 섭취는 10대 사망 원인들 가운데 심장병, 암, 뇌졸중과 같은 질환이 발병하는 데 심각한 영향을 미친다고 경고했다.[5] 곡물 사료로 사육한 쇠고기와 다른 동물성 지방 제품들의 과다한 소비로 인해 미국인들과 유럽인들의 체중이 꾸준히 증가하는 것은 이런 질병들 가운데 한두 가지 이상에 걸려 일찍 사망할 가능성이 커지고 있다는 것이다. 그 보고서는 다음과 같이 결론을 내렸다.

> 과다한 지방 섭취는 몇몇 종류의 암과 쓸개 질환에도 관련이 있다. 전염병학, 임상병리학, 동물 연구를 통해 포화지방 섭취와 높은 혈중 콜레스테롤은 관상동맥 질환 및 유방암과 결장암을 발병시킨다는 가능성에 대해 일관적이고 확실한 증거가 밝혀졌다.[6]

과다체중과 치명적 질환의 관계에 대한 과학적 증거는 이제 더욱 확실해지고 있다. 매사추세츠 주 프레이밍햄의 거주자 5,000명을 대상으로 25년간 실시한 연구를 통해 연구자들은 비만이 심장혈관 질환을 예측할 수 있는 결정적 요인임을 밝혀냈다. 과학자들은 "만약 모든 사람들이 정상 체중이라면, 관상동맥 질환 발병률은 25% 감소하고, 심장마비와 뇌경색증의 발병률은 35% 감소할 것"이라고 결론지었다. 미국 암 연구회가 미국인 75만 명을 대상으로 실시한 광범위한 연구를 통해 연구자들은 과다체중 및 비만과 심장질환 사이에서 이와 유사한 상호관계를 발견했다.[7]

또 다른 연구 결과들을 통해 비만과 당뇨병도 상호관계가 있다는 사실이 밝혀졌다. 과다체중인 사람들은 마른 사람들에 비해 당뇨에 걸릴 확률이 높으며, 비만인 사람들은 정상 체중인 사람들보다 당뇨로 인해 사망할 가능성이 훨씬 높다. 과학자들은 이런 발병률 증가의 요인으로 비대한 조직이 '인슐린에 둔감하기 때문일 것'이라고 의심한다. 비만인 사람들은 담석증에 걸릴 가능성도 높다. 콜레스테롤은 담석증에서 90%에 달하는 주성분을 차지했기 때문에 담석증에 걸린 50세 이하의 여성들이 정상 체중의 여성보다 25파운드(1파운드=0.45킬로그램)가량 과다체중이라는 사실이 그다지 놀랍지 않다.[8]

이제 새로운 연구들이 홍수처럼 쏟아져 나오며 적색 육류 소비와 미국 암 발생률 2위인 결장암의 관계를 밝히고 있다. 매년 10만 명 이상이 결장암 진단을 받고 있으며, 1990년 한 해에만 무려 5만 명이 이 질병으로 사망했다. 30세에서 59세에 이르는 여성 8만 8,751명을 대상으로 6년에 걸쳐 실시한 결장암과 식사에 대한 최대 규모의 연구에서 연구자들은 "매일 적색 육류를 섭취하는 여성들이 가끔씩 혹은 전혀 적색 육류를 섭취하지 않는 여성들보다 결장암에 걸릴 확률이 2.5배가량 높다"는 사실을 발견했다.[9] 이 연구의 책임자인 보스턴 브리엄 여성병원의 월터 윌리트 박사는 연구결과에 대해 다음과 같이 말했다. "만약 한 걸음 물러나서 자료를 살펴보면, 적색 육류에 대한 최적의 소비량은 0이 되어야 합니다."[10] 쇠고기 소비 문화를 가진 서구 세계에서 결장암 발생률은 쇠고기 비소비 문화권인 아시아와 다른 개발도상국

가들에 비해 10배 가량 높았다.[11]

과학자들은 또 적색 육류 소비와 유방암의 관계에 대해 연구하고 있다. 통계적으로 미국 여성 10명 가운데 1명은 유방암에 걸리고 있다. 1960년 이후 44세 이상 여성들의 유방암 발생률은 매년 2%씩 증가해 왔다.[12] 국립 암 연구소의 연구원들은 100마리의 동물 실험 자료를 통해 유방암 발생률이 증가하는 원인이 '지방과 칼로리' 때문이라고 결론지었다. 최근에 실시된 핀란드와 캐나다 여성들에 대한 연구에서도 똑같은 결론이 나왔다. 이 연구에서 유방암에 걸린 여성들의 대부분은 평균치보다 높은 지방성 칼로리를 지속적으로 섭취했다.[13] 일부 과학자들은 지방 섭취의 증가는 체내 지방의 신진대사와 젖의 분비를 담당하는 호르몬인 프로락틴의 분비를 자극하여 암을 유발한다고 믿고 있다.[14] 토론토에서 지방 섭취와 유방암 발병의 관계를 조사한 연구자들은 1일 섭취 칼로리에서 포화지방의 섭취를 9%까지 줄이면-현재 북미에서 1일 지방 섭취율은 37%를 상회하고 있다-폐경기 여성들의 유방암 발생률이 10% 가량 감소할 것이라고 전망했다.[15] 쇠고기와 다른 육류 제품들이 식탁에 등장하는 유일한 지방 공급원은 아니더라도 주요한 부분을 차지하는 것만은 사실이며, 특히 미국과 같은 부유한 국가들이 그런 경우에 속한다.

동물성 지방 및 콜레스테롤 섭취와 인간의 질병간의 관계에 대한 가장 확실한 증거는 아마도 1990년 미국과 중국이 합동으로 발표한 중국인들의 식습관과 건강에 대한 방대한 연구 자료일 것이다.[16] 『뉴욕 타임스』가 '전염병학의 그랑프리'라고 명명한 이 연구는 전세계 69개국의 25개 지역에 거주하는 8,000명의 중국인들의 식습관을 조사한 것이다.[17]

중국인들은 미국인들보다 20% 많은 칼로리를 섭취하지만, 비만율은 미국인들이 25% 더 높다. 이런 현상이 발생하는 까닭은 미국인들의 식단 칼로리 가운데 37%가 지방인 반면, 농촌에 사는 중국인들이 섭취하는 지방은 15% 미만에 그치기 때문이다. 더욱이 서구인들은 단백질의 70%를 육류 제품에서 섭취하고 고작 30%만을 채소에서 섭취하지만, 중국인들은 오직 단백질의 11%만을 육류 제품에서 섭취할 뿐 89%를 채소에서 섭취한다.[18]

최근 수십 년간 서구에서 실시했던 다른 연구들과 마찬가지로 중국인들의 식습관에 대한 연구도 육류 소비와 심장병 및 암의 발병에 상당한 관계가 있다는 사실을 입증했다. 연구자들은 육류 소비가 증가하는 국가들에서 심장혈관 질환이 급격히 증가하는 사실을 발견했는데, 몇몇 경우에는 일상 식단에서 동물성 지방 섭취가 15% 이하인 지역보다 50배나 높은 심장병 발생률을 보였다.[19] 또 동물성 지방의 소비가 증가함에 따라 결장암 발생률도 상승했다. 이 전례 없는 연구를 지휘했던 코넬 대학의 콜린 캠벨 박사는 이렇게 말했다. "일단 사람들이 자신들의 식단에 육류 제품을 올리기 시작하는 때가 바로 불행이 시작되는 시점이다."[20]

방대한 양의 자료를 분석한 후에 캠벨 박사는 자신의 연구팀이 밝혀낸 사실을 근거로 다음과 같은 조언을 남겼다.

> 일반적으로 경제가 발전하는 과정에 있는 국가가 실행하는 첫 번째 일은 대량의 가축을 도입하는 것이다. 하지만 우리 자료들은 이런 행동이 아주 현명한 처사가 아니라는 것을 보여주고 있으며, 중국인들은 여기에 귀를 기울이고 있다. 그들은 동물 사육에 기반을 둔 농업은 자신들의 갈 길이 아니라는 것을 깨닫고 있다…… 우리는 근본적으로 채식을 하는 종(種)이며 동물성 식품의 섭취를 최소화하고 다양한 식물성 식품을 섭취해야만 한다.[21]

인간이 쇠고기 클럽의 가입이라는 특권에 지불한 대가는 대단히 크다. 최근에 영국의 의학잡지『란셋』은 '풍요의 질병'으로 인한 일본인들의 사망이 급격히 증가했다고 보고했다. 25년 동안의 유행은 이 태평양 연안 국가의 쇠고기 소비율 상승과 보조를 맞추었다.[22] 미국에서 곡물 사료로 사육한 쇠고기 식단을 유지하는 데 소요되는 보건비용은 상상을 초월하는 지경에 이르렀다. 매년 거의 수백만에 달하는 사람들이 심장혈관 질환으로 사망하고 있는데, 매년 이 질병의 사망자들이 지출하는 비용만 무려 1,000억 달러를 상회하고 있다.[23] 또한 결장암과 유방암에 대한 치료비도 매년 거의 200억 달러에 달하는 수준이다.[24]

미국 심장협회, 미국 암학회, 미국 과학원, 미국 소아과협회는 동물성 지방과 콜레스테롤 섭취를 줄이고 고단백질을 포함한 채식 습관을 들여야 한다고 주장하는 단체들이다. 미국 과학원의 식단 및 질병 담당 위원단은 미국인들에게 단백질 섭취량을 최소한 12% 줄이고, 단백질 공급원을 동물성 단백질에서 식물성 단백질로 전환해야 한다고 권장했다.

> 동물성 단백질에서 대두 단백질로의 전환은 체내의 혈중 콜레스테롤 수치를 감소시킨다…… 또한 채식을 하는 집단은 일반 대중에 비해 평균 콜레스테롤 수치가 낮다는 증거 자료가 있다.[25]

미국 소아과협회는 한 걸음 더 나아가 두 살 이상의 모든 아이들에게 포화지방의 섭취를 10% 이하로 제한할 것을 제안했다. 이 협회의 대표인 브라운 대학의 리처드 갈튼 교수는 다음과 같이 말했다.

> 이런 접근법은 미국인들의 평균 혈중 콜레스테롤 수치를 최소한 10%

낮출 것이며, 그 결과 심장 관상동맥 질환은 약 20% 감소하게 될 것이다.[26]

지난 20년 동안의 지속적인 경고에도 불구하고 미국인들은 여전히 곡물 사료로 사육한 쇠고기를 비롯한 다른 육류 제품을 많이 소비하며 고단백질을 함유한 식단을 고수하고 있다. 미국인들은 식량농업기구(FAO)가 권장하는 1일 단백질 섭취량의 2배 이상을 소비하는데, 이는 인체가 흡수할 수 있는 수준을 훨씬 초과한 것이다.[27] 대부분 과다한 단백질의 소비는 육류 섭취에서 비롯되기 때문에 미국인들의 건강은 아주 위험한 수준이다. 수많은 미국인들은 동물성 단백질의 섭취를 줄이면 약해지거나 활력이 떨어지고 어느 정도 자신들이 건강하다고 믿고 있다. 그들은 불과 65년 전만 해도 단백질 섭취량의 40%를 곡물과 빵과 시리얼로 충족했다는 사실을 모르고 있다. 이제 고작 17%만을 식물성 단백질로 섭취하는 반면, 과거 단백질 섭취량의 절반을 차지했던 동물성 단백질이 이제는 단백질 섭취량의 2/3를 넘어서고 있다.[28]

미국인들과 유럽인들은 차돌박이 쇠고기를 비롯한 다른 육류 제품을 마구 먹어치우며 자신의 체내를 포화지방과 콜레스테롤로 채워서 사실상 스스로 죽음의 길로 이르고 있다. 지방질은 혈액에 축적되어 동맥의 흐름을 방해하고, 세포벽을 연결하여 혈액의 흐름을 막고, 신진대사와 호르몬 체계의 변화를 유발하고, 세포의 성장을 방해하며, 신체조직을 파열시킨다. 육식 문화가 약속했던 '행복한 삶'은 미국인들이 자신들의 과욕으로 인한 비만과 풍요성 질병에 시달리면서 그저 잔인한 농담으로 변질되었다.

26. 인간을 집어삼키는 소

부자들은 풍요의 질병으로 죽어가고 있는 반면 지구촌의 빈자들은 생존에 필요한 양식 부족으로 야위어가고 있다. 21세기 단백질 사다리로 인해 이 세상에서 자행되는 불공정은 그 유례를 찾아볼 수 없을 정도다. 10억의 사람들이 배부르게 먹으면서 늘어난 지방을 주체하지 못하는가 하면, 다른 10억의 사람들은 건강 유지에 필요한 최소한의 영양분조차 공급받지 못해 날로 수척해지고 있다. 나머지 35억의 사람들은 단백질 사다리에서 한 단이라도 더 올라가지 못해 안달하면서 구원과 절망 사이에서 아슬아슬한 줄타기를 하고 있다. 사람들은 누구든지 사다리의 맨 꼭대기에 올라가고 싶어한다. 그러나 영양실조와 기아가 기다리고 있는 사다리 맨 아랫단에서 도저히 헤어나지 못하는 사람들도 부지기수다.

세계은행(World Bank)은 전세계적으로 7억에서 10억의 사람들이 절대 빈곤 속에서 살아간다고 추산한다.[1] 일반적인 통념과는 달리 빈자들은 해를 거듭할수록 점점 더 가난해지고 있으며, 41개의 개발도상국들은 1980년대 초반보다 후반에 더 빈곤해졌다.[2] 빈곤의 증가는 그만큼 영양실조도 심화되었음을 뜻한다. 아프리카 대륙에서는 4명 중 1명이 영양실조에 시달리고 있으며, 남미에서는 8명 중 1명이 매일 밤 굶주린 채 잠자리에 든다. 아시아와 태평양 연안에서는 28%의 사람들이 잦은 굶주림의 고통에 시달리고 있고, 근동(近東)에서는 10명 중 1명이 충분한 음식을 섭취하지 못하고 있다.³⁾ 세계보건기구(WHO)에 따르면 오늘날 만성적인 기아에 시달리는 사람은 13억 명-생산되는 전체 곡식의 1/3을 육우 및 다른 가축들이 먹어치우는 세상에서 깜짝 놀랄 만한 통계-을 상회한다.⁴⁾ 인류 역사상 전체 인구의 20% 가량에 이르는 이토록 많은 사람들이 영양실조에 시달린 적은 없었다.

진보의 시대는 어디까지나 북반구의 좁은 지역에서 살아가고 있는 인류에게만 해당되는 말이다. 나머지 지역에서는 이 진보가 기아와 질병, 그리고 날로 심화되는 자포자기와 절망감을 초래하고 있을 뿐이다. 그 엄청난 고통을 떠올리기란 그리 쉽지 않다. 남반구와 동아시아에서는 5억의 사람들이, 남미에서는 1억 6,000만의 사람들이 굶주리고 있다고 한번 상상해 보라.⁵⁾

전세계적으로 해마다 4,000만~6,000만의 사람들이 기아와 관련된 질병들로 목숨을 잃고 있다. 그 중에서도 가장 큰 희생자는 아이들이다. 다음은 자원개발협회의 카트리나 골웨이가 미국 국제개발처(USAID)에 제출한 한 보고서에 작성한 글이다. "영양 부족이 개발도상국 전체 아동들의 약 40%에 영향을 주고 있으며, 그것이 모든 아동 사망의 60%에 직접적인 원인이 되는 것으로 추정된다." 매해 1,500만 명의 아이들이 영양실조와 관련된 질병으로 목숨을 잃고 있는 것이다.⁶⁾

수백만의 미국 십대들은 비만으로 고민하며 날씬해지기 위해 시간과 돈과 정력을 쏟아 붓고 있다. 하지만 다른 세계의 아이들은 돌이킬 수 없는 성장 장애, 신체를 괴롭히는 기생충과 병원체 질병, 부족한 영양으로 인한 뇌 기능 저하로 바싹 야위어가고 있다.

소모성 질환은 불충분한 음식 섭취와 잦은 전염병, 특히 설사 발병이 맞물려 야기되는 '심각한 영양실조' 증상을 말한다. 성장 장애는

만성 영양실조와 장기간에 걸친 전염병 노출에서 기인한다.[7]

소모성 질환은 대개 유아가 모유를 떼는 순간부터 시작된다. 모유에는 유아의 전염병 예방에 도움이 되는 주요한 영양분이 포함되어 있다. 모유를 대신하는 음식에는 종종 성장하는 아이의 보호와 양육에 필요한 충분한 영양분이 담겨 있지 않다. 그 결과 활발하게 움직일 만큼 성장한 아기는 주위 환경의 공격에 더욱 취약해질 가능성이 있다.

제3세계에서 영양실조에 걸린 아기들 대부분은 오늘날 전세계 유아 사망 질병 1위인 극심한 설사를 앓고 있다. 설사에는 흔히 주기적인 구토가 동반되는데, 이런 증상은 전염병의 온상인 비위생적인 환경에서 발생한다. 설사와 구토는 아기가 섭취한 얼마 되지 않는 영양분마저 고갈시키며, 따라서 영양실조는 더욱 악화된다. 아기들이 먹는 것이라고는 부족한 단백질과 낮은 칼로리를 함유한 빈약하고 보잘것없는 식사가 전부이다. 첫돌을 맞이할 무렵 아기는 한 가지 이상의 기생충 질환에 감염되며, 기생충은 아기의 신체에 남아 있는 소량의 단백질과 칼로리마저 모조리 빨아먹는다. 이 시기에 아기는 세포 성장, 체중, 신장, 뇌 기능 발달에 악영향을 미치는 소모성 질병의 과정에 접어든다.

만성 영양실조에 걸린 아이들은 대개 정상적인 아이들보다 골격이 작으며, 때로는 뇌 크기도 더 작다. 만약 출생 첫해가 지나기 전에 영양실조가 발생한다면 육체적, 정신적 장애는 돌이킬 수 없게 된다.[8] 이런 아이들은 대개 영양이 부족한 어머니로부터 태어나기 때문에 출생 순간부터 선천적인 기형일 가능성이 있다. 또한 부족한 영양 때문에 출생 후에도 뇌세포 성장 장애에 시달릴 수 있다. '영양이 부족한 어머니로부터 태어나 영양실조로 사망한 유아 뇌의 DNA 용적은 정상적인 신생아의 DNA 용적보다 40%나 낮게 나타날 수 있다.'[9]

오늘날 전세계 수백만의 아이들은 정상적인 신체적·정신적 성장

능력을 빼앗긴 채 유전자 상속에서 소외되고 있다. 그들은 모두 가장 잔인한 운명, 즉 영양실조의 희생자들이다. 대다수의 미국인들은 비정상적인 작은 두뇌와 신체를 가진 유령과도 같은 수백만의 아이들을 상상조차 못한다. 자신의 운명을 바꿀 수 없는 그런 아이들은 유아기부터 정상적으로 성장하지 못한 골격에 갇힌 채 육체적·정신적 성장에 크나큰 애로를 겪고 있다. 정신적 능력이 뒤떨어지고 육체적 질병들에 시달리며 아이들은 성장하며, 그들은 평생토록 무기력과 무관심 속에서 차츰차츰 쇠약해진다. 그들의 삶은 '짧고 심술궂고 잔인하다.'

　상당수의 아이들은 비타민A 결핍으로 고통을 겪고 있는데, 이 중요한 비타민 결핍은 병소(病巢)와 실명(失明)에 이를 안구 건조증을 일으킨다. 25만 명의 아이들이 각막에 진행성 병소를 앓으며 시력을 상실해 평생 장애자 신세가 되는 것이다. 비타민A 결핍증으로 고통받는 다른 600만~700만의 아이들은 전염병, 특히 장과 호흡기 관련 질환들에 대한 저항력이 약화되어 병에 시달리고 있다. 또 다른 수백만의 아이들은 혈액 속의 헤모글로빈 결핍으로 극심한 빈혈증을 앓고 있다. 지금 전세계 인구의 30%에 달하는 15억의 사람들이 빈혈증으로 고통받고 있으며, 그 때문에 만성 피로와 여타 질병들에 걸리기 쉽다.[10]

　영양실조에 걸린 아이들의 각종 신체는 정상적인 기능을 하지 못한다. 심지어 그들은 아주 미미한 환경적 자극에도 취약하다. 세포 간 나트륨 비율은 상승하는 반면 세포 간 칼륨 비율은 낮아지며, 단백질 합성과 분해 비율이 감소한다. 마그네슘, 아연, 구리, 망간, 셀레늄, 철의 함유가 부족하기 때문이다. 아이들은 주변 온도의 사소한 변화에도 열병과 저체온증에 시달리며, 면역 체계도 정상적인 기능을 하지 못한다. 아이는 고통을 느끼지 못하지만 벌어진 상처는 결코 치유되지 않는다. 상처들은 붓거나 붉어지지 않으며 심지어는 고름이 생기지도 않는다. 신장, 간, 심장 및 다른 기관들도 쇠약해지면서 점차 기능을 잃기 시작한다.

  이것이 대부분 지구상의 남반구에 살고 있는 수백만 아이들의 공통된 운명이다. 그들의 육체적·정서적·정신적 삶은 풍요로운 북반구의 아이들과 사뭇 다르다. 우리는 그들의 곤경에 그다지 신경 쓰지 않으며, 심지어 그들의 몸부림에도 동정심을 갖지 않는다. 그들은 고통받는 인간이지만 우리는 우연히 뉴스 기사를 통해 잠깐 그들의 얼굴을 보게 될 뿐이다. 그들의 존재는 사회에서 소외되어 UN 통계와 보고서에만 일괄적으로 실려 있다. 우리의 일상과 관심사에서 비껴난 어딘가에 잘 보관되어 있는 것이다. 만약 우리가 이런 사람들을 눈곱만큼이라도 생각한다면 그것은 대개 그들의 그늘진 측면이다. 그들은 인간 존재의 어두운 면, 우리의 운명과는 전혀 다른 세상처럼 여겨지는 그런 고통과 불행의 지옥을 떠올리게 한다.

  부자들의 다이어트와 빈자들의 굶주림 간의 모순, 그리고 단백질 사다리의 최상단과 최하단에 위치하여 갈수록 양극화되는 인류의 모순은 노골적인 이기심과 뻔뻔스러운 실용주의에 그런 대로 익숙해져 있는 현대적인 정서에서도 소름이 끼칠 정도이다. 전자 세계에서는 시간이 동시성으로 압축되고 공간이 '가상 현실'로 줄어들며 글로벌 시장과 글로벌 쇼핑센터를 위해 그 경계선들이 제거되고 있다. 하지만 정작 인류는 가장 중요한 경계선 하나를 없애지 못하고 있다. 가진 자와 못 가진 자, 먹는 자와 굶주린 자를 구분하는 경계선이 바로 그것이다. 심지어 인공위성 통신, 정보 기술, 첨단 무기, 유전자 공학 기술로 정교한 포스트모더니즘의 세계에서도 인류는 가장 원시적인 형태로 나뉘어져 지구의 풍부한 유산에 다른 이들이 참여하는 권리를 서로 부정하고 있다.

  현대적인 축산 단지와 인위적인 단백질 사다리는 사냥, 침략, 강탈, 식민지화, 탐욕의 폭력 아래에서 꾸준히 키워온 과거 의식의 가시적인 잔재이다. 북반구인들의 낭비가 심한 육식 습관은 먼 과거로 거슬러 올라간다. 그것은 유라시아 스텝 지방에서부터 시작하여 고대 유럽과 신세계 그리고 그 너머 지역까지 전파되었다. 오늘날에는 식민지 정신을 되살리고 세계를 분리시키기로 작정한 다국적기업에 의해 그 임무가 수행되고 있다. 육식이 지배하는 세상은 앞으로도 선택받은 소수와 아무것도 물려받지 못한 다수 간의 불균형을 더욱 심화시키면서 어느새 현실이 되어 우리 눈앞에 다가올 것이다.

전세계 축산 단지와 인위적인 단백질 사다리를 떠받치기 위해 인간이 치러야 할 비용은 엄청나다. 여기서 우리는 미래에 육식 문화를 존속시키는 것이 과연 이익이 되는지 재고하게 될 것이다. 하지만 이러한 비용도 전세계에서 축산 단지로 인해 발생하는 보다 심각한 위협-온갖 다양한 지구상의 생물들이 살아가는 생태계와 생물권의 생존 가능성에 영향을 미치는 환경적 위협-에 비하면 빙산의 일각에 불과하다.

전세계 축산 단지는 육류 공급을 증가시키기 위해 지구상의 모든 생태 지역을 파괴하면서 지구 생태계를 훼손하고 있다. 현대적인 쇠고기 생산과 소비가 안겨준 충격은 오직 그것이 지구 생태계에 미친 영향에 비추어 평가되고 이해될 수 있다. 여기서 수천 년에 걸친 서구 소 떼의 확산이 남긴 유산이 전면에 등장한다. 지구상의 모든 지역이 목초와 곡식을 찾는 발굽 달린 파괴자들에게 희생당하는 현실이 그것이다. 이제 우리는 현대적인 축산 단지가 시장을 위한 육류를 준비하는 과정에서 수백만 년에 걸쳐 형성된 생물학적 진화를 위협하며 지구 생태계를 위태롭게 하는 다양한 방식들에 관심의 눈길을 돌려야 할 것이다.

| 5부 |

지구 환경을 위협하는 소 떼

27. 생태적 식민지 정책

현대는 지구 생태계에 대한 끊임없는 공격의 역사라 해도 과언이 아니다. 댐, 운하, 철도 그리고 고속도로는 중요한 생태적 동맥을 절단하고 자연의 동물군과 식물군을 변화시키며 지구 표면에 깊은 상처를 남기고 있다. 석유화학 제품들은 동물과 식물들에 서서히 침투하며 석탄기의 타르(tar)로 기관과 조직을 빨아들이면서 자연의 내부를 오염시키고 있다. 산업 혁명에 사용된 에너지는 대기를 오염시키는 가스층—일산화탄소, 이산화탄소, 황산, 염화불화탄소, 일산화질소, 메탄—으로 하늘을 숨막히게 하고 있다. 그런 가스들은 지구에서 열기가 빠져나가는 것을 차단할 뿐만 아니라 지구의 생물들을 치명적인 자외선에 노출시킨다.

과학 공동체, 지구촌의 각국 정부들과 대중 매체들은 이러한 인간들이 자행한 위협들이 생태계에 미치는 영향력을 조사하고 그것을 널리 알리기 위해 막대한 시간과 노력을 쏟아 붓고 있다. 또한 그들은 증가하고 있는 엔트로피를 무시하면 지구와 문명에 끔찍한 결과를 초래한다고 경고한다.

지구 환경 위기를 둘러싼 온갖 공적 논쟁들은 지금도 계속되고 있다. 그러나 현대의 가장 파괴적인 환경 위협 중 하나인 소의 사육 문제는 신기하게도 거의 언급되지 않는다. 전세계 온대 지역의 토양 부식은 상당 부분 길들여진 소가 그 원인이다. 소의 사육은 지금 전 대륙에서 진행 중인 사막화 확산의 주범이며, 남아 있는 지구 열대우림의 파괴에도 상당 부분 책임이 있다. 소 사육은 지구 표면의 담수를 고갈시키는 직접적인 원인이다. 현재 일부 저수지와 대수층(帶水層)들은 마지막 빙하 시대 이래 최저 수위를 나타내고 있다. 또한 소들은 유기체 오염의 주요 원인인데, 소들의 배설물은 전세계의 호수, 강, 개울들을 오염시키고 있다. 소의 증가는 자연 생태계의 부양 능력을 압박하면서 전례 없이 야생의 모든 종들을 멸종의 위기로 내몰고 있다. 소들은 지구 온난화를 촉진하는 주요 원인이며, 최근에는 점점 더 증가하는 소들의 수가 지구 생물권의 화학 작용까지 위협하고 있다.

한때는 신성했던 동물이 지금은 위험한 모습을 하고 있다. 소들은 광대한 유럽, 아메리카, 아프리카 대륙 곳곳에 우글거리면서 마치 발굽 달린 메뚜기처럼 수백만 년 진화의 역사가 남긴 유산인 식물들을 게걸스럽게 먹어치우고 있다. 그러나 도시와 근교의 인공적인 환경에 둘러싸여 있는 대다수의 유럽인과 미국인들은 소들의 파괴 행각을 전혀 눈치채지 못하고 있다. 지금은 10억이 넘는 이 고대 발굽 동물이 시골을 마구 돌아다니며 토양을 짓밟고 식물을 모조리 먹어치우면서 넓은 면적의 지구 생물 자원을 황폐시키고 있다.

우리는 앞에서 아메리카 원주민을 정복하고 때문지 않은 아메리카의 자원을 이용하는 데 일조했던 식민지에서의 인간과 소의 협력 관계를 살펴보았다. 아메리카와 다른 대륙의 소의 전파는 또 다른 효과, 즉 최대한 상업적으로 그것을 이용하는 효과를 낳았다. 소들은 쇠고기와 가죽을 유럽 시장에 제공하기 위해 아메리카를 목초지로 탈바꿈시키면서 신세계의 식민화에 이용되었다. 그런가 하면 세계 역사에서 식민 시대가 끝나고 한참 뒤 미래 세대들에게 영향을 미치는 보다 심층적인 유형의 또 다른 식민지화가 발생했다. 신세계로 이주한 소 떼가 남부,

중앙, 북부 아메리카의 생태계와 지형을 근본적으로 변화시킨 것이다. 소 떼와 함께 따라온 것은 유럽 대륙의 목초, 잡초, 곡물, 콩으로 구성된 총체적인 생태 단지였다. 유럽의 목초, 잡초, 곡물들은 아메리카 대륙에서 서식지를 야금야금 잠식하면서 토착 생태계를 크게 변화시켰다. 인간과 소가 아메리카의 원주민과 영토를 식민화한 것처럼 유럽의 식물들도 새로운 대륙의 생물들을 효과적으로 식민화했다. 말하자면 아메리카 대륙을 유럽 대륙의 생태학적 서자(庶子)로 변화시킨 셈이다.

16세기 초 수도사 바르톨로메오 데 라스 카사스(Bartoleme de Las Casas)는 서인도제도에서 토착식물들을 닥치는 대로 먹어치우는 큰 무리의 유럽산 소 떼와 그곳에서 확산되고 있던 카스티야(스페인 중부의 한 지방:역주) 원산지의 엉겅퀴, 양치, 쐐기풀, 까마중, 사초, 질경이에 관한 글을 남겼다.[1] 1555년경에는 유럽 클로버가 뉴멕시코로 확산되어 스페인 소들에게 익숙한 먹거리를 제공했다. 유럽산 식물들은 원산지 풀들을 잠식하는 동시에 유럽 식민지 개척자와 소들의 지속적인 진출에 대한 간단한 생태학적 지표 역할을 하면서 신세계의 자연 속으로 퍼져나갔다. 훗날 스페인과 영국 정착민들은 북부 멕시코와 캘리포니아 연안의 언덕과 계곡을 따라 낯익은 야생 메귀리, 참새귀리, 이탈리아 호밀풀, 뚝새풀이 무성하게 자라는 것을 보고 놀라움을 금치 못했다.

많은 식물들의 씨가 소의 위 속에서 휴면하거나 가죽에 달라붙은 채 소와 함께 신대륙에 도착했다. 스페인 선교사들은 여행 도중 개울 옆과 언덕 가장자리에 작은 군락을 이루도록 그 씨앗들을 심었다. 그들은 북으로 샌프란시스코, 남으로 아르헨티나 팜파스에 이르기까지 유럽 식물을 아메리카 땅에 심었다. 가령 흑겨자는 16세기 초 프란체스코 선교사들에 의해 캘리포니아에 소개되었다. 1844년에 미국 탐험가

존 프리몬트(John Premont)는 새크라멘토 밸리에 붉은 줄기의 필라레와 유럽 잡초가 자라는 것을 보고 깜짝 놀라면서 "그것들은 이제 막 무성해져 대지를 덮고 있다"라고 기록했다. 생태 역사학자 알프레드 크로스비(Alferd Crosby)에 따르면 캘리포니아 한 곳에서만 90종이 넘는 유럽산 잡초들이 뿌리를 내렸다.[2]

크로스비는 자신의 저서 『생태학적 제국주의』에서 신세계의 생태계를 거의 완벽하게 유럽화로 이끈 유럽 대륙의 소와 식물들의 공조 관계를 설명하고 있다. 그는 목초지에 터전을 잡은 풀들은 1만 종이 넘지만 "그곳에 씨를 뿌린 풀의 99%는 40종도 채 되지 않는다"라고 적고 있다.[3] 그것들은 대부분 유럽과 북아프리카와 중동이 원산지였으며, 서구 역사상 가장 오랜 세월에 걸쳐 소와 서로 적응하고 긴밀한 협력을 이루면서 신석기 혁명 이후 소의 사료로 이용되어 온 풀들이었다.

유럽 식민지 개척자들이 신세계로 소 떼를 이주시키자 풀들도 함께 따라왔는데, 이런 풀들은 토착 풀보다 생존력이 훨씬 더 강했다. 그들은 직사광선, 벌거벗은 토양, 동물에게 바싹 뜯기는 것을 잘 견뎠으며 소 떼에 짓밟히는 데도 익숙했다. 야생으로 돌아간 소들은 눈앞에 보이는 온갖 식물들을 먹어치우며 새로운 생태계를 휩쓸고 지나갔다. 그러면서 그들은 유럽 대륙의 식물 친구들에게 무임승차의 길을 열어주었다. 유럽 식물들은 다른 토착식물들의 방해를 받지 않고 손쉽게 대지에 뿌리를 내릴 수 있었다. 크로스비는 그 과정을 이렇게 설명한다.

식물들은 다양한 방법으로 번식하고 확산될 수 있었다. 예를 들어 유럽 식물의 씨앗들은 지나가는 가축들의 가죽에 달라붙을 수 있도록 갈고리를 가지고 있거나 먼 곳에 떨어질 때까지 소의 위 속에서 견딜 수 있을 정도로 단단했다. 계절이 바뀌어 소들이 먹이를 찾아 돌아올 때 식물들은

그곳에 여전히 남아 있었고, 목축업자들이 소를 찾아왔을 때도 식물들은 그곳에 멀쩡히 남아 있었다.[4]

소는 아메리카의 생태계 변화에 결정적인 역할을 했다. 심지어 인간이 침입하기도 전에 뒤따르는 '문명'을 위한 기반을 닦으며 유럽 대륙의 식물들이 새로운 대륙에 씨앗을 뿌릴 수 있도록 도움을 주었다. 다시 말해 신세계에서 소와 식물 군락은 최초의 개척자이자 선구자였던 셈이다.

북아메리카에서는 유럽 원산지인 흰 클로버와 블루그래스가 서쪽으로 애팔래치아 산맥을 넘어 중서부로 꾸준히 퍼져나갔다. 최초의 영국 식민 개척자들이 켄터키에 당도했을 때 그들은 수년 전에 이미 무역상, 말, 노새에 묻어 들어온 유럽산 풀을 목격할 수 있었다.[5] 정착민들은 유럽산 식물을 켄터키 블루그래스라 불렀다.[6] 훗날 서부로 향하는 역마차들이 대마, 선옹초, 매발톱나무, 세인트존스풀 같은 유럽산 식물의 매개자로서 주요한 역할을 했다.[7] 다음은 1818년에 일리노이 주를 여행했던 한 개척자의 회고담이다.

> 평원을 횡단하는 작은 여행자 무리들이 야영을 하며 자신들의 소 떼에게 이런 다년생 풀들로 만들어진 건초를 먹였다. 그 후 그곳은 개량종이 도입되는 녹색 영토가 되었다.[8]

이러한 오아시스에서 유럽산 잡초들은 미시시피 지역 대부분을 유럽화하면서 중서부로 퍼져나갔다. 그러다 유럽산 풀들은 한동안 대평원 앞자락에서 발목이 잡혔다. 카우보이와 소 떼와 함께 정부와 미군이 버펄로와 인디언을 평원에서 내몰 때까지 이동을 멈춰야 했던 것이다. 크로스비는 평원의 토착식물인 버펄로 그래스와 그라마 그래스가 수천 년 동안 버펄로에 잘 적응해 있었기 때문에 침략에 대한 저항력이 강했음을 지적한다.[9] 결국 유럽의 소와 풀들이 서부로 전진할 수 있도록 생태계의 진공상태를 마련해 준 것은 다름 아닌 버펄로의 멸종이었다.

오늘날 북아메리카에서 발견되는 500여 종의 주요한 잡초들 중 258종이 다른 대륙—177종은 유럽, 나머지는 지중해 연안과 북아프리카—에서 건너온 식물들이다.[10]

유사한 씨앗 전파가 남아메리카에서도 발생했다. 드넓은 초원에 퍼져나간 유럽산 소들은 토착식물을 닥치는 대로 먹어치우면서 유럽산 씨앗들을 퍼뜨렸다. 16세기 페루에서는 트레볼(trebol)이라 불리는 유럽산 클로버가 들끓었다. 이 클로버는 사료로서 모자람이 없었다. 하지만 급속도로 확산되는 바람에 잉카 인디언들은 '농경지 확보를 위해 트레볼과 경쟁하지 않으면 안 되었다'.[11]

비글 호를 타고 남아메리카를 여행하던 도중 아르헨티나 초원 지대를 방문한 다윈은 그곳에서 '굵고 거친 풀'이 '융단처럼 매끄러운 푸른 풀'로 급격히 변해 가는 것을 목격했다. 다윈은 "서식 식물로 판단하건대…… 이 모든 변화는 소의 거름과 방목에서 기인했음이 분명하다"라고 적었다.[12]

1877년 카를로스 베르그(Carlos Berg)는 파타고니아에 대략 153종의 유럽산 식물들이 번성하고 있다고 기록했다. 특히 야생 아티초크는 아르헨티나, 우루과이, 칠레의 도처에서 밀집하여 자라났는데, 수백만 평방 마일에 걸쳐 말과 인간이 뚫고 지나갈 수 없을 정도로 울창하게 자라나기도 했다. 다윈은 "토착 생물군에 한 종의 식물이 이처럼 대규모로 침입한 경우는 아마도 그 유례를 찾기 힘들 것이다"라고 적었다.[13] 지중해산 2년생 식물인 큰엉컹퀴는 2미터 이상의 키로 자라나 도처에 번성하면서 많은 토착 식물군을 내몰았다. 그런데 그 풀은 마르면 쉽게 불이 붙는 특성이 있었다. 아르헨티나에서 어린 시절을 보냈던 영국인 국수주의자 W. H. 허드슨은 그곳에서 걷잡을 수 없이 활활 타오르던 대형 산불을 생생히 기억했다. 1920년대에 아르헨티나 팜파스에서 자라던 야생식물 중 토착식물은 1/4도 채 되지 않았다.[14]

유럽의 식물들은 소 떼와 함께 세계 곳곳의 식민지 영토로 건너갔다. 1788년 오스트레일리아에 정박한 영국 해군은 두 마리의 황소와 여섯 마리의 암소를 그곳에 내려놓았다.[15] 1830년대에는 소 떼가 37만 1,000마리를 넘어섰다. 한 세대가 지난 후 오스트레일리아에는 수백만 마리의 소 떼가 들끓었고, 그 대부분은 야생으로 돌아가 오지를 휘젓고 돌아다녔다.[16] 1836년 탐험가 토마스 미첼(Thomas T. Mitchell)은 소 떼가 드나들던 변경의 물웅덩이 주변 길이 '대로처럼' 널찍하게 다져진 것을 보고서 벌어진 입을 다물지 못했다. 야생으로 돌아간 소들 역시 인간을 보고 깜짝 놀랐다. 미첼은 오지에서 소 떼와의 최초의 만남을 이렇게 회상한다. "우리는 순식간에 최소한 800마리쯤은 되어 보이는 야생의 짐승들에 둘러싸였다. 놈들은 우리를 우두커니 바라보고 있었다." 오지에서 유럽산 소 떼들과의 만남은 전혀 뜻밖이었지만 다소 위안이 되는 경험이었다. 미첼은 "소들의 반기는 듯한 기색은 우리의 뱃속은 물론 갈망하는 눈동자도 즐겁게 해주었다"라고 추억을 되새겼다.[17]

영국인은 자신들과 함께 수백 종의 유럽산 식물들을 가져와 이용 가능한 모든 생태학적 적소(適所)에 씨를 뿌렸다. 흰클로버는 멜버른의 습한 기후에서 번성했지만, '이따금 다른 식물들을 침범하기도 했다.' 마디풀과 붉은 참소리쟁이 같은 식물들도 초원의 토착식물들을 몰아내는 공격적인 이주종(移住種)들이었다. 유럽의 평범한 잡초 야생 귀리는 오스트레일리아 알프스를 따라 보금자리를 마련했다. 타스매니아에서는 유럽산 범꼬리가 식민 개척자들과 함께 소 떼를 따라왔다.[18]

뉴질랜드에서는 유럽 대륙 잡초들이 식민 개척자들보다 한 걸음 앞서 들어와 유럽의 풍경으로 정착민들을 맞이했다. 박물학자 윌리엄 콜론소(William Colonso)는 섬의 오지에서 우연히 우엉에 걸려 넘어질 뻔했을 때의 충격을 이렇게 회상했다. "나는 모래 위에서 유럽인의 발자국을 발견한 로빈슨 크루소처럼 그것을 보고 소스라치게 놀랐다."[19]

19세기 중반 유럽 원산지의 139종에 달하는 식물들이 오스트레일리아에서 야생 상태로 자라났다. 100년 후 오스트레일리아는 381종의 이주 식물들로 북적거렸다. 아메리카와 마찬가지로 오스트레일리아의 많은 토착식물들은 유럽산 소 떼의 방목으로 인해 더 이상 생존할 수 없었다. 오스트레일리아산 캥거루풀은 한때 '안장깔개'에 닿을 만큼 큰 키로 쑥쑥 자랐지만, 유럽산 식물들의 침입으로 지금은 철길 옆, 공동묘지 및 여타 인공 피난처들에서 작은 군락을 이루며 겨우 명맥을 유지하고 있다.[20] 1930년대의 식물학자 어바트(A. J. Ervart)에 따르면 빅토리아 주에서는 유럽산 식물종들이 '매달 두 배'의 빠른 번식 속도로 정착했다고 한다. 최근에는 크로스비가 "오스트레일리아 대륙에서 대부분의 개체군들이 자라고 있는 남부 1/3 지점의 잡초들은 그 대부분이 유럽 원산지 식물들이다."[21]

유럽의 축산 단지는 지구 생태계를 확 바꾸어놓았다. 수천 년 전 유라시아 스텝 지방에서부터 시작된 꾸준한 서쪽 진출은 전체 대륙의 자연스런 진화 역사를 영원히 변화시켰다. 길들인 말, 소, 유럽의 식물들은 광대한 서쪽 대륙을 침략하면서 원주민을 정복하고, 토착 식물군과 동물군을 멸종시켰으며 여러 대륙의 유전자 다양성에 심각한 타격을 입혔다. 침략자들은 전체 생태계를 유럽화하였으며 상업적 곡물 생산을 위해 광대한 전세계 공유지를 사유화했다.

오늘날에는 소들이 자연적, 인공적으로 생태계에 부과하는 압력이 점점 가중되고 있으며, 날로 늘어나는 가축들을 유지하기 위한 사료의 곡물 의존도 역시 점점 증가하고 있다. 그러자 이번에는 한층 큰 규모의 또 다른 환경 변화가 발생하고 있다. 초창기 침략자들이 토착식물과 동물들을 황폐화시키고 신대륙 거주지에 비토착 종들을 도입시켰다면, 최근의 공격은 지구상 모든 생태 지역의 미래의 안전성과 생존성을 위협하면서 생물권 그 자체를 훼손하고 있다. 소는 오늘날 지구가 직면하고 있는 주요한 환경적 위협들 중 하나다. 따라서 21세기에 인류가 지구 생태계의 건강과 번영을 다시 회복시키고자 한다면, 지구 생물권을 해치는 소들의 역할부터 검증하고 평가해 보아야 할 것이다.

28. 열대지방에 자리잡은 목초지

1960년대 이후 중앙 아메리카 삼림의 25%가 육우 사육을 위한 목초지로 개간되었다.[1] 1970년대 말 중앙 아메리카에서는 육우와 다른 가축들이 농경지의 2/3를 차지하고 있었으며, 그들은 대부분 북아메리카로 수출되었다.[2] 미국 소비자들은 중앙 아메리카에서 수입한 쇠고기로 만든 햄버거를 먹으며 한 개당 5센트쯤 절약할 수 있었지만, 햄버거를 만들기 위해 훼손된 자연을 복원하는 데 드는 자연 환경 비용은 엄청나며 이미 돌이킬 수 없는 것이었다. 그런 햄버거 하나를 생산하려면 소가 자랄 목초지를 마련하기 위해 정글 6평방 야드(1평방 야드= 약 0.9제곱미터)가 필요했다. 조지프 토시(Joseph Tosi)는 "쇠고기용 육우에 대한 순진한 시각이 중앙 아메리카의 숨통을 조이는 생태계 파괴의 핵심이다"라고 주장한다.[3] 1979년에 미국은 중앙 아메리카 국가들로부터 11만 톤의 쇠고기를 수입했다. 1990년에는 중앙 아메리카의 쇠고기 대미 수출이 연간 4만 8,000톤으로 감소했으나 육우 방목은 여전히 중앙 아메리카의 삼림 파괴에 주요한 역할을 하고 있다.

중앙아메리카에 거대한 축산 단지가 둥지를 틀자 선택받은 소수의 삶은 더욱 부유해진 반면 대다수의 시골 농부들은 극도로 궁핍해졌으며, 사회적 불안정과 정치적 격변이 끊이지 않게 되었다. 현재 중앙 아메리카에는 농촌 가족의 절반 이상인 3,500만 명이 스스로를 부양할 농토가 아예 없거나, 턱없이 부족한 상황이다. 반면 지주층과 다국적 기업들은 이용 가능한 땅이라면 물불을 가리지 않고 덤벼들어 그곳을 목초지로 개간하고 있다.[4]

코스타리카에서는 지주층이 불과 20년 만에 적도 삼림의 80%를 개간하고 사유지화하면서 이용 가능한 국토의 절반을 목초지로 탈바꿈시켰다. 최근에는 영향력을 가진 2,000여 가족들이 코스타리카 경작지의 절반 이상을 소유하고 있다.[5] 그들이 그곳에서 사육하고 있는 육우의 수는 200만 마리에 육박한다. 1980년대에는 대미 쇠고기 수출이 감소하긴 했지만, 전체 쇠고기 생산은 꾸준히 증가하는 추세다. 과테말라에서는 3%도 채 되지 않는 인구가 농경지의 70%를 차지하고 있으며, 그 대부분을 육우용 목초지로 사용하고 있다.[6]

1990년 과테말라에서 생산된 쇠고기의 1/3이 미국에 수출되었다. 온두라스에서는 육우용 목초지로 사용된 경작지가 1952년 40%에서 1974년에는 60%로 증가했다. 이 작은 나라에서는 1960년과 1980년 사이에 쇠고기 생산이 무려 세 배나 껑충 뛰어 연간 6만 2,000톤에 이르고 있다.[7] 1990년 온두라스에서 생산된 쇠고기의 30% 이상이 미국으로 수출되었다. 니카라과에서는 같은 기간인 20년 동안 쇠고기 생산은 3배, 쇠고기 수출은 5.5배 증가했다.[8] 1980년대 중앙 아메리카에서 육우의 수는 20년 전에 비해 80% 증가했고, 쇠고기 생산은 170% 증가했다.[9]

1970년대와 1980년대에는 많은 미국 기업들이 중앙 아메리카에서의 쇠고기 생산에 막대한 투자를 했다. 보든, 유나이티드 브랜즈, 인터내셔널 푸즈 외에도 카르길, 랠스턴 퓨리나, W. R. 그레이스, 웨이어하우저, 크라운 젤러바흐, 포트 도지 랩스 같은 미국의 다국적기업들은 중앙 아메리카의 쇠고기 산업을 위해 냉동 정액에서부터 냉동 시설, 목초 씨앗, 사료, 의약품에 이르기까지 광범위한 기술적 지지 기반을 제공했다.

남아메리카에서는 삼림 개간, 토지 집중, 농업 인구의 강제 이주가 반복적으로 발생했다. 이는 부유한 남미인, 미국인, 유럽인, 일본인들에게 기름진 쇠고기 식사를 제공하기 위해 전 국토를 목초지로 탈바꿈시키려는 체계적인 노력의 과정이었다. 멕시코에서는 1987년 이후 육우용 목초지의 추가 조성으로 3,700만 에이커(1에이커 = 약 4제곱킬로미터)의 삼림이 훼손되었다. 멕시코 생태학자 가브리엘 쿠아드리(Gabriel Quadri)는 "우리는 소수의 힘있는 축산업자들의 이익을 위해 멕시코의 미래를 수출하고 있다"라는 말로 대다수 시골 농민들의 감정을 한마디로 간추리면서 경고의 메시지를 보냈다.[10]

세계은행의 조사에 따르면 콜롬비아에서는 부유한 지주층이 농경지의 70%를 차지하고 있으며 그 대부분이 육우 사육용 방목지로 사용되고 있다.[11] 토지개혁안이 제출되었지만, 많은 콜롬비아인들은 목초지가 아닌 땅에 울타리를 치고 그곳에 육우를 채워 넣는 식으로 하여 토지를 이용하고 있는 것처럼 눈가림을 했다.[12]

육우 사육이 대지와 인간에게 심각한 영향을 미친 지역을 들자면 아마 브라질이 첫손에 꼽힐 것이다. 대다수의 미국인들이 브라질 육우의 연결고리를 알게 된 것은 열대우림 사용 문제로 분쟁을 벌이다 살해당한 브라질인 수액 채취업자 치코 멘데즈에 관한 기사를 접한 다음부터였다. 수액 채취업자들은 오랜 세월 동안 열대우림을 이용하여 가족의 생계를 부양해 왔다. 하지만 아마존을 목초지로 개간하고 싶어하는 목축업자들은 수년에 걸쳐 수액 채취업자들을 숲 밖으로 내몰았다. 목축업자와 수액 채취업자 간의 분쟁은 지리하게 계속되다가 1987년 수액 채취업자 조합의 리더였던 멘데즈가 살해당하자 분쟁은 절정에 이르렀다.[13]

멘데즈의 암살은 아마존 열대우림을 목초지로 전환시키는 문제를 둘러싸고 시골 농부들과 축산 회사들 간에 점점 더 심화되고 있는 갈등이 명백히 드러난 사건이었다. 다른 남아메리카 국가들처럼 브라질 역시 엄청난 잠재력의 부유한 영토를 가진 국가였지만, 소수 특권층이 그 대부분을 소유하고 관리했다. 오늘날에는 전국 토지 소유주의 4.5%가 농경지의 81%를 소유하고 있는 반면에 시골 가정의 70%는 단 한 평의 토지도 소유하지 못하고 있다.

1966년 브라질 정부는 '오퍼레이션 아마조니아'라 불리는 프로그램에 착수했는데, 그것은 이 세상에 마지막으로 남은 광대한 열대우림을 상업적인 용도의 토지로 전환시키려는 계획이었다.[15] 정부에서는 아마존 지역에 대한 국내외 기업들의 투자를 활성화할 목적으로 특별 세금 인센티브를 제공했다. 그러자 다국적기업들이 울창한 밀림을 육우 사육용 목초지로 개간하기 위해 우르르 몰려들었다. 스위프트, 아머, 다우 케미컬, 유나이티드 브랜즈, W. R. 그레이스, 걸프 & 웨스턴, 인터내셔널 푸즈 같은 미국계 다국적기업들이 아마존에 집중적으로 투자했다. 폭스바겐과 미츠이 같은 유럽 및 일본계 기업들도 이 흐름에 동참했다.[16] 다국적 기업들은 지구상에 마지막으로 남은 광대한 땅을 집어삼키려고 너도나도 달려들었다. 더욱이 이런 기업들은 세계은행, 미주개발은행, 미국 국제개발처(USAID)로부터 막대한 지원을 받았으며, 이 기관들은 아마존 지역에 광대한 목초지를 건설한다는 상업적 전망에 큰 기대를 걸고 있었다.

1966년부터 1983년 사이에 4만 평방 마일(1평방 마일 = 약 1.3제곱 킬로미터)에 이르는 아마존 밀림이 상업적 목적으로 개간되었다.[17] 브라질 정부는 이 기간 동안 이뤄진 대규모 목초지 개발로 모든 열대우림의 38%가 훼손되었다고 추산했다.[18] 오늘날에는 수백만 마리의 육우들이 개간된 목초지에서 풀을 뜯고 있다. 그런데 여기에는 개간되고 사유화된 땅이 정작 목축에는 그리 적합하지 않다는 비극적인 아이러니가 숨겨져 있다. 열대 생태계에서는 밑바닥에서 꼭대기까지 순식간에 에너지 재순환이 이루어지는 절정의 상태에서 토양 기반이 유지된다. 그런데 이곳에서 육우를 사육하면 삼림 바닥에는 거의 남겨지는 게 없으며, 결국 불과 3~5년 동안 목축을 하고 나면 토양은 고갈된다. 그래서 목축업자들이 어쩔 수 없이 새로운 천연림을 개간하는 악순환이 되풀이되는 것이다.[19]

브라질 법률에 따르면 아마존에서 공유지에 대한 권리를 획득하기 위해서는 우선 정착한다는 사실을 명확히 입증해야 한다.[20] 그래서 다국적기업들은 농부들이 삼림 지역을 파괴하고 불태울 때까지 기다렸다가 상업적 목초지에 대한 명목적인 수수료만을 지불하고서 개간된 땅을 매입한다. 목재는 벌목되는 경우가 드문데, 이는 목재를 불태워 버리는 편이 훨씬 수월하기 때문이다.[21] 대륙을 비행하는 우주비행사들은 아마존 열대우림을 횡단하면서 수백 개의 불꽃들이 깜빡이는 것을 목격했다고 보고한다.[22] 목재의 상업적인 손실이 상당하다 할지라도 막대한 생태학적 비용에 비하면 그야말로 아무것도 아니다.

지금부터 2,000년 전 열대우림 지역은 지표면의 12%인 25억 에이커의 면적을 차지하고 있었다. 그 사이에 인간은 전체 열대 생물체의 절반을 파괴했으며, 특히 유럽의 식민지 팽창 정책이 시작된 지난 2세기 동안 열대 생물체의 대부분이 파괴되었다. 현재 남아 있는 열대 삼림의 57%는 남아메리카에 있으며, 또 그 대부분이 아마존에 위치해 있다.[23]

아마존 열대우림은 대략 270만 평방 마일에 달하는데, 이는 미국의 면적과 거의 맞먹는 수준이다. 아마존 강은 브라질 주변의 다른 8개국을 관통한다. 아마존 강과 열대우림은 남으로 볼리비아, 북으로 베네수엘라, 서로 페루까지 뻗어 있다.[24] 아마존의 생물군은 아닌 말로 '원숭이 한 마리가 안데스 산자락의 정글 꼭대기에 오른 뒤 60m 높이의 나무를 건너고 건너 3,200킬로미터 떨어진 대서양 연안에 도달할 수 있을 정도'로 빽빽하게 밀집되어 있다.25)

전세계에서 두 번째로 거대한 아마존 강은 6,500킬로미터의 열대우림을 구불구불 흘러가며, 1만 개가 넘는 지류들이 그곳으로 흘러 들어간다. 이 지류들을 모두 하나로 엮는다면 그 길이는 지구 둘레를 두 바퀴 돌고도 남는다. 아마존의 수량은 나일 강의 6배, 미시시피 강의 11배에 달한다. 아마존 강은 전세계 모든 강 수량의 1/5을 차지하며, 아마존 강의 어떤 지점은 영국 해협보다 더 넓다.26)

다른 열대우림과 마찬가지로 아마존 열대우림도 풍성한 층을 이루고 있다. 식물의 폭넓은 분류 체계에서 맨 아래쪽에 위치한 것은 바닥의 작은 땅위식물과 관목들이다. 덩굴과 기생식물들은 그곳을 뚫고 지나가지 못할 정도로 울창하게 삼림을 휘감고 있다. 나무들은 15~48m 이상의 높이로 자라며 여러 층을 형성하고 있다.

아마존 열대우림을 방문한 사람들은 간혹 그 적막함에 놀라곤 한다. 바닥에는 생명의 흔적이 별로 없고, 곤충, 새, 포유동물들이 다양한 층을 이루며 살고 있다. 아래층과 위층에는 서로 분리된 거주 환경이 조성되어 있으며, 한 종의 생물은 오직 한 단계의 층에서만 평생을 보낸다. 최하위층과 최상위층은 기후의 편차도 매우 크다. 어떤 곳에서는 삼림이 너무 우거진 나머지 바닥에 도달하는 햇빛이 2%도 채 되지 않는다. 바닥은 위쪽보다 더 그늘지고 축축하고 서늘하며, 기온은 8도 이상 차이가 난다. 극상(極上)을 이루는 이러한 태고의 생태계는 지구상에서 가장 복잡하고 훼손되기 쉬운 생태적 환경을 형성하고 있다. 종들 간의 관계는 매우 긴밀하게 엮여 있으며, 심지어는 아주 사소한 혼란이 전체 환경을 위태롭게 하는 연쇄 작용을 불러일으킬 수 있다.27)

열대 생물의 긴급 조사에 관한 국가조사위원회 회장 피터 레이븐 박사는 열대 생태계는 너무나도 복잡하게 얽혀 있어 이해하기 어렵기 때문에 그 역학관계를 연구할 만큼 역량 있는 과학자들은 세계적으로도 '15명'을 넘지 않는다고 말한다.[28] 이 태고의 삼림에는 지구상 모든 종들의 50%가 살아가고 있다.[29] 뉴욕식물원의 적도 식물학자 길리언 프랜스에 따르면 아마존 열대우림에서는 2.5에이커의 면적에 350종의 수종들이 자라고 있는 것으로 파악되었다.[30] 파나마와 코스타리카의 접경지 열대우림에서는 하버드 대학 에드워드 O. 윌슨이 300평방 마일의 면적에 500종 이상-북아메리카 동부에서 발견되는 모든 조류 수의 4배-의 조류가 서식하는 것을 확인했다.[31] 파나마의 열대우림에는 유럽 대륙 전체의 식물 종들과 맞먹을 정도로 많은 식물들이 서식하고 있다. 다음은 전미 과학아카데미의 보고서에 실린 내용이다.

> 4평방 마일의 열대우림에는 1,500종의 꽃피는 식물과 750종의 나무들, 125종의 포유류, 400종의 조류, 100종의 파충류, 60종의 양서류, 150종의 나비들이 서식하고 있다.[32]

전미 과학아카데미 보고서에 따르면 2.5에이커의 면적에 무려 4만 2,000종의 곤충들이 서식하고 있다.[33] 각각의 나무 한 그루에는 1,700종의 곤충들이 둥지를 틀고 있다. 간혹 1m²의 나뭇잎을 보금자리로 삼은 곤충들을 살펴보면 개미만 하더라도 50종이 넘는 경우도 있다. 연구자들은 나무늘보 한 마리의 털 속에서 '3종의 딱정벌레, 6종의 진드기, 3종의 나방'을 발견했다고 보고한다.[34]

매우 희귀한 어떤 열대 종들은 단 하나의 산자락이나 단 한 곳의 수풀에서만 서식한다. 과학자들은 열대우림에서 아직 미발견 상태의 식물들이 1만 5,000종에 이를 것이라고 추정한다.[35] 남아메리카의 열대우림은 지구상의 모든 생명체의 1/5에 해당하는 수백만 종들의 보금자리이다.

육우 목축을 위해 수백만 에이커의 열대우림을 파괴하고 불태우는 데 따르는 미적·환경적·상업적 충격의 여파는 우리의 상상을 훨씬 뛰어넘는다. 중앙 아메리카와 남아메리카의 열대우림-세계 도처에 산재해 있는 여타 열대우림도 마찬가지-에서 발견되는 풍부한 다양성이 없다면, 미래의 세대들은 새로운 식량, 의약품, 섬유, 에너지 공급원을 상실하게 될지도 모른다.

대다수의 미국인들은 석유화학 제품과 플라스틱 혁명의 경이로움에 도취되어 식물들-대부분 열대우림-이 일상적인 필요에 얼마나 보탬이 되는지 전혀 모르고 있다. 모든 약물과 의약품의 1/4은 열대우림에서 추출된 것이다.[36] 국립 암 연구소에 의해 항암제 성분을 지닌 것으로 확인된 식물의 70%는 열대우림이 원산지이다. 남아메리카의 쿠라네 덩굴의 껍질은 외과 수술 과정에서 다양하게 사용된다. 콘도덴드론과 스티크노스 속(屬)의 식물들에서 추출한 D-터보 터보쿠라린 및 다른 알칼로이드는 정교한 외과 수술시 골격 근육을 이완시키는 데 사용된다. 코티존, 디오스게닌 같은 스테로이드 호르몬 및 경구 피임약 속의 활성 성분은 과테말라와 멕시코의 열대우림에서 발견되는 야생 얌(마과)에서 추출된다.[37]

열대우림에서 추출되는 천연 고무, 라텍스, 수지, 아교, 염료, 왁스, 기름은 산업 원료로, 또한 립스틱과 탈취제부터 셀로판과 니스에 이르기까지 다양한 소비자 제품들의 화학적 주성분으로 사용된다.[38]

그러나 잠재적인 막대한 생물학적 손실에도 불구하고 다국적기업, 각국 정부, 지역 목축업자들은 이 세상에서 가장 풍요로운 생물군의 영토를 불도저로 밀고 벌목하고 불태워, 수백만 년에 걸친 진화 과정을 송두리째 파괴하면서 열대우림에 대한 공격의 고삐를 늦추지 않고 있다.

오늘날에는 남아메리카 전역에서 무한궤도식 트랙터들이 태고의 삼림과 전투를 치를 태세를 갖추고 있다. 매일같이 그것들은 점점 더 깊숙이 정글 속으로 들어가면서 눈앞에 보이는 모든 것들을 파괴한다. 윙윙거리는 강력한 모터 소리가 태고 생태계의 적막을 깨뜨린다. 프랜시스 무어 라페는 그 과정을 이렇게 설명한다. "2,500파운드의 앵글 플라우를 단 웅장한 35톤 D-9s가…… 눈앞에 보이는 모든 것들을 파괴하면서 1시간에 2,700야드의 삼림을 밀어 없애고 있다."[39]

예전에는 16만 평방 에이커의 열대우림이 멕시코와 중앙아메리카를 뒤덮고 있었지만, 지금 남아 있는 면적은 5만 평방 에이커에 불과하다. 그나마 그 대부분이 육우 사육용 목초지 건설을 위해 불태워지고 벌목되고 있는 실정이다. 어쩌면 향후 20년 내로 남아 있는 열대우림이 모두 사라져버릴지도 모른다.[40]

브룬틀랜드 위원회(Bruntland Commission)에서 조사한 UN 보고서 '우리가 공유하는 미래에 관하여'에서는 아마존 지역의 삼림 파괴가 현재의 속도로 지속된다면 수년 내에 지구상에서 '식물 종의 15%가 자취를 감추게 될 것이다'라고 예상하고 있다.[41]

우리들 모두는 전세계 열대우림의 손실에 대해 어느 정도 책임을 느껴야 한다. 예를 들어 중앙 아메리카와 남아메리카에서 사육된 육우의 쇠고기로 만든 1/4파운드짜리 햄버거 한 개에는 대략 75킬로그램에 이르는 생명체의 파괴가 뒤따른다. '여기에는 20~30종의 식물, 100여 종의 곤충, 수십 종의 조류, 포유류, 양서류가 포함된다.'[42]

삼림 개간 비용이 매우 저렴한 탓인지 생태계 안정성과 유전자 다양성의 무형자산을 진지하게 고려하는 목축업자들은 거의 찾아볼 수 없다. 무엇보다도 척박하고 불충분한 열대우림 토양의 지지기반을 보살피는 일이 시간과 금전의 낭비처럼 보이기 때문이다. 때로는 석유화학 비료와 다른 에너지 투입 비용이 토지의 상업적 가치를 훨씬 상회하는 경우도 있다. 여기서 보다 손쉬운 방편은 하나의 주기가 끝날 때마다 반복적으로 베어내고, 불태우고, 방목하면서 꾸준히 이동하는 것이다. 지리학자 수잔나 헤흐트의 보고에 따르면 아마존에 들어온 새로운 축산업자들의 90%는 8년도 채 안 되어 사업을 정리했으며, 그 사이에 토양은 완전히 고갈되었다. 정부가 내륙으로 새로운 고속도로를 개통하자 목축업자들도 그 선례를 따르고 있다. 몇 년 후 헤흐트는 한 여행객이 "개간 후 그대로 방치된 수백 마일에 이르는 2차 관목숲을 통과하게 되었으며 주(州) 고속도로를 따라 여행할 수 있었다"라고 말했다.[43] 다음은 아마존 지역에 방목지를 소유한 한 미국인이 새로운 식민 개척자들의 태도에 관해 한 말이다.

> 지금은 아무나 두어 병의 맥주를 사는 값으로 1에이커 정도의 땅을 매입할 수 있다. 만약 당신이 50만 에이커의 땅과 2만 마리의 육우를 소유하게 된다면 당신은 시끌벅적한 장소를 떠나 파리, 하와이, 스위스 또는 당신이 원하는 어느 곳에서건 살아갈 수 있다.[44]

아마존의 쇠퇴는 새삼스러운 일이 아니다. 지난 4,000년 동안 육식 문화의 서부 팽창 과정에서 원시림, 원주민과 미래 세대들이 필요로 하는 자원에 대해서는 철저히 무시된 반면 약탈과 강탈이 다반사로 일어났기 때문이다. 많은 미국인들은 아마존의 사유화와 상업화를 부추기는 브라질 정부에 비난을 퍼붓지만, 정작 대평원에서 벌어졌던 자신들의 역사에는 그리 신경 쓰지 않는다. 브라질 목축업자들의 거만한 태도는 미 서부 목축업자의 태도를 떠올리게 한다. 적어도 미래 세대들은 남북 아메리카에서 자행된 목초지 개발에 책임이 있음을 분명히 기억할 것이다.

29. 발굽 달린 메뚜기 떼

소 사육으로 인한 파괴적인 영향은 열대우림을 전세계의 광대한 목축 지대에 편입시키는 것에 그치는 것이 아니다. 오늘날 소 사육은 사막화의 주요한 원인으로 부각되고 있다. UN 환경 프로그램은 사막화에 대해 다음과 같이 정리하고 있다.

사막화는 인간 활동의 영향으로 인한 건조, 반건조 생태계의 불모지로 만드는 것이라고 정의한다. 이런 과정을 통해 가치 있는 식물의 생산량이 감소하고, 생물군과 종 다양성이 변화하고, 토양 침식이 가속화되고 인간 거주지의 위험이 증가한다.[1]

사막화의 발생은 가축의 과잉 목축, 과잉 경작, 삼림 벌채, 부적절한 관개 기술에서 비롯된다. 그 중에서도 소 사육이 사막화의 가장 큰 주범이다. UN에서는 오늘날 전 대륙의 29%가 '경미하거나, 중간 정도이거나, 극심한' 사막화로 몸살을 앓고 있다고 추산한다.[2] 현재 미국 면적의 4배인 1,300만 평방 마일의 건조 및 반건조 지역은 '중간 정도'의 사막화 지역-잠재적 생산의 1/4의 손실이 발생하는 지역-으로 분류되고 있다.[3] 또 다른 600만 평방 마일의 지역은 정상적인 생산량에서 절반 이상이 손실되는 극심한 사막화 지역으로 분류되고 있다.

대략 8억 5,000만의 사람들이 사막화로 위협받는 지역에서 살아간다.[4] 특히 극심한 사막화 지역에 거주하는 2억 3,000만의 사람들은 생존을 위협받을 정도의 기아에 내몰리고 있다.[5]

전세계적으로 해마다 1,500만 에이커의 토지가 사막화 과정에서 소실되고 있으며, 5,200만 에이커의 토지는 목축과 경작이 불가능한 정도로 심하게 침식되어 있다.[6] 이런 사막화의 확산은 수많은 가족들을 몰락의 구렁텅이에 빠져들게 한다. 황폐화된 토지에서 더 이상 생계를 이어갈 수 없는 수많은 사람들이 시골에서 불결한 도심으로 발걸음을 재촉하고 있다. 지구촌 곳곳에서 벌어지고 있는 방목지, 삼림, 평야의 사막화가 인류 역사상 가장 거대한 규모의 대이주를 돕고 있는 셈이다. 21세기에 즈음해서는 인류의 절반 이상이 도시 지역에서 살아가게 될 것이다.

사막화의 확산으로 인한 인류의 손실은 상상을 초월한다. 가진 것 없고 기댈 것 없는 수천만의 사람들이 침식된 평야, 바싹 마른 사막, 헐벗은 삼림 벌채 지역을 전전하면서 안전한 피난처를 찾아 헤매다가 결국에는 도시빈민가, 판자촌, 노상 야영지로 우르르 몰려든다. UN 환경 프로그램에서는 이런 상황을 매우 비관적으로 설명한다.

> 제3세계 전역에서 벌어지는 토지 침식은 자급자족 농부들을 대도시 빈민가와 판자촌으로 내모는 주요한 원인이다. 이 절박한 사람들은 질병과 자연 재난에 취약하며, 범죄와 도시 분쟁에 빠져들기 십상이다…… 이런 이주자들은 이미 심각한 지경에 이른 도시 문제들을 더욱 악화시키고 있으며…… 동시에 인력 부족과 토지에 대한 무관심으로 인해 농촌 지역을 재건하고 개발하려는 노력도 지연시키고 있다.[7]

사막화로 인해 가장 영향을 받는 곳은 미 서부, 중앙 아메리카와 남아메리카, 오스트레일리아, 아프리카 사하라 사막 이남 등 모두 주요 소 사육 지역이다.

오늘날에는 전세계 수십억 마리의 소들이 천연 및 인공 목초를 모조리 뜯어먹고 밟아 뭉개면서 지구상에 남겨진 초원의 대부분을 벗겨내고 있다. 만약 토양에 단단히 뿌리를 박고, 수분을 흡수하고, 영양분을 재순환시키는 식물군이 없다면 토지는 바람과 물의 침식에 점점 더 취약해질 것이다. 지난 반세기 동안 전세계 방목지의 절반은 과잉 목축으로 인해 피해를 입었다.[8]

뿐만 아니라 소를 비롯해 다른 가축들을 위한 곡물 사료와 증가하는 인간의 식량을 생산하기 위해 농부들이 토양을 지나치게 혹사시킴에 따라 수백만 에이커의 농경지가 과잉 경작으로 침식되고 있다. UN 환경 프로그램에서는 전세계 연간 표토 손실을 250억 톤쯤으로 추산한다.[9] 최근 몇 년 동안의 표토 손실은 전세계 농작물 생산을 29% 이상 감소시켰다.[10] 오스트레일리아 수상 로버트 호크는 토양 침식이 국가가 당면한 가장 심각한 환경 문제이며, '오스트레일리아 대륙의 경작 가능한 토지의 약 2/3의 면적에' 영향을 미치고 있다고 주장한다.[11] 러시아, 인도, 아메리카 대륙에서는 토양 침식으로 인해 경작지와 방목지 모두 위태롭다. 아프리카에서는 토양 손실과 사막화의 확산이 가장 중요한 환경 문제로 등장하고 있다.

토지 침식으로 표층이 2.5센티미터 손실될 때마다 곡물 생산량은 6% 정도 감소된다. 월드워치 연구소에 따르면 해마다 전세계적으로 25억 톤의 표토 손실로 인해 전세계 곡물 수확은 6% 감소-매해 900만 톤의 곡물 손실-되고 있다.[12] 토양 침식으로 막대한 타격을 입고 있는 많은 나라들의 경우 농부들은 필요한 생산량을 유지하기 위해 할 수 없이 먼 변경의 땅까지 경작하고 있으며, 그 때문에 침식되는 토지는 점점 더 증가하고 있다. 한편 부유한 나라들에서는 막대한 양의 석유화학 비료를 사용하여 손실된 토양을 인위적으로 보충하고 있다. 인간의 식량과 가축 사료의 수요가 날로 증가함에 따라 생산량을 끌어올리려는 필사적인 시도로서 실제로 전세계 곡물 대부분은 이러한 석유화학 비료에 의존하여 재배되고 있다.

자연 상태에서 2.5센티미터의 표토가 만들어지기까지는 200년에서 1,000년의 세월이 걸린다.[13] 하지만 인간과 소의 수가 유례없이 빠른 속도로 증가하기 시작하면서 당장 내일이나 미래 세대에 대한 고려 없이 이용 가능한 모든 목초지와 경작지가 개발되고 고갈되고 침식되고 있는 것처럼 보인다.

토양 침식과 사막화의 확산은 미국에서도 심각한 문제로 대두되고 있다. 200년 전만 하더라도 미국의 경작지에는 최소한 53센티미터의 표토가 층을 이루고 있었지만, 오늘날에는 과잉 목축, 과잉 경작, 삼림 벌채의 결과로 전 국토의 표토 손실이 1/3에 육박하고 있다. 심지어 어떤 지역에는 불과 15센티미터의 표토만 남아 있다.[14] 예전에는 세계에서 가장 광대한 농경지로 간주되었던 아이오와 주는 1세기도 채 지나지 않아 표토의 절반을 잃어버렸다.[15] 미국에서만 해마다 40억 톤의 토양이 강우 침식으로, 30억 톤의 토양이 바람 침식으로 손실되고 있다.[16]

수학자 로빈 허(Robin Hur)는 미국에서 침식되는 토양 중 60억~70억 톤이 소 사육, 사료 작물 생산과 직접적인 관련이 있다고 추정한다.[17] 유감스럽게도 전세계 단백질 사다리의 최상위에 위치한 부유한 육식 문화의 환경 비용은 쇠고기 그 자체의 가격으로 결코 고려되지 않는다. 대신에 토양 침식의 증가와 사막화의 확산은 미래 세대에 떠넘겨지는 환경적 '부채'의 형태로 축적되는, 생산의 2차 비용인 '외부적인 요소'로 분류되고 있다. 데이비드 피멘텔(David Pimentel)은 미국에서 토양 침식과 유출의 직·간접적 비용이 연간 440억 달러 이상이라고 추산한다.[18] 육식을 즐기는 모든 미국인들은 알게 모르게 개인적으로 그런 과정에 기여하고 있는 셈이다. 월드워치 연구소는 1파운드의 쇠고기에는 약 35파운드의 토양 침식이 뒤따른다고 추정한다.[19]

대평원과 서부 방목지의 일부는 급속도로 황량한 사막으로 변해가고 있다. 수백만 에이커의 공유지가 해마다 사막화의 확산으로 인해 쓸모 없는 땅으로 전락하고 있다. 한때는 가지뿔 영양, 엘크, 야생마, 당나귀, 코요테, 늑대, 수백 종의 새들, 민물고기와 수중생물, 초원 야생화와 풀들로 가득했던 생태계가 장기적인 보존보다 단기적인 이익에 더 관심을 보이는 서부 목축업자들의 과잉 목축으로 서서히 죽음으로 치닫고 있다. 그 손실의 규모와 파괴의 범위는 엄청나다. 수많은 강과 개울들의 수량이 급격히 줄어들고 있으며, 이제 그곳은 거대한 진흙 바닥과 갈라지고 딱딱해진 수천 마일에 이르는 협곡을 드러내고 있다. 강기슭 지역들은 곳곳마다 생태학적 유령 도시로 변하고 있다. 어떤 지역에서는 양버들이 자취를 감춘 지 이미 오래이며, 야생화와 설치류도 온데간데없다. 그나마 남아 있는 야생 생물들도 시간이 지남에 따라 야금야금 줄어들고 있다.

소 떼는 미 서부 대부분의 지역을 파괴하고 있다. 현재 200만~300만 마리의 소들이 서부 11개 주 3억 600만 에이커의 공유지에서 목초를 뜯고 있다. 그들의 영토는 미 서부 면적의 40%, 미국 전체 면적의 12%를 차지한다.[20] 미 서부의 소들이 미국 쇠고기 생산의 일부만을 차지한다고 하지만, 그들은 미 서부 생태계 파괴의 주범이다.[21]

공유지를 자유롭게 돌아다니는 소 한 마리는 매달 900파운드의 식물을 먹어치운다.[22] 그들은 목초지의 풀을 모조리 뜯어먹고 관목과 나무의 싹도 훑어먹으며, 그것도 모자라 선인장과 나무 껍질까지도 입에 댄다. 그들의 강력한 발굽은 토착식물들을 짓밟고 1평방 인치당 24파운드의 압력으로 토양을 단단히 다진다.[23] 토양이 다져지면 흙 알갱이 사이의 공간이 좁아지는데, 이는 결국 흡수되는 수분의 양이 줄어드는 것을 의미한다.[24] 그런 토양은 눈이 녹은 웅덩이로부터 많은 수분을 저장할 수 없으며, 지표면을 흐르는 급류에 의해 손쉽게 침식된다. 서부 콜로라도 주만 하더라도 방목되는 하천 지역이 방목되지 않는 지역보다 76%나 더 많은 침전물이 생겨난다.[25]

소 떼의 발굽으로 인한 지속적인 토양 훼손도 심각하지만, 그것이 방목지의 미생물 세계에 미치는 충격도 이에 못지않다. 박테리아, 원생동물, 균류, 조류(藻類), 선충, 곤충, 지렁이, 진드기와 같은 5센티미터 깊이의 표토 속에서 살아가고 있다. 그들은 토양을 기름지게 하고 새로운 토양을 숨쉬게 하는 데 긴요한 역할을 한다. 소 떼가 토양을 짓밟으면 이런 자그마한 미생물들의 서식지는 혼란스럽고 불안정해지며, 이미 위태로운 목초지의 토양은 한층 더 약화된다.[26]

과잉 목축과 무차별적인 토양 훼손은 식물 생물 군계(群系)를 불안정하게 하며, 토착 식물군과 동물군을 황폐시킨다. 소들이 지표의 식물을 모조리 먹어치움에 따라 곤충, 조류, 포유류 등 동물의 왕국의 나머지 동물들도 충분한 먹이와 생활의 터전을 잃게 된다. 또한 토양이 단단해지기 때문에 수분을 저장하고 흙을 재생하는 토지의 능력이 현저히 줄어들며, 이미 불안정한 식물계의 순환은 더욱 위태로워진다. 식물이 더 이상 단단히 뿌리를 내리지 못하고 직사광선을 피하지 못하며 수분을 저장할 수 없다면, 표토는 순식간에 바람에 날려가고 급류에 휩쓸릴 것이다. 서부의 어떤 지역은 침식당한 표토가 이미 절반을 넘어서고 있다. 1950년대 초 토지관리국이 준비한 비공개 보고서에서는 다음과 같이 침식 문제가 특별히 강조되고 있다.

> 연방 목초지에서 연간 32만 에이커풋(acre-foot, 관개 용수량의 단위, 43,560 세제곱 feet=1,233세제곱미터)의 침전물-미시시피 강과 콜로라

도 강이 유출하는 침전물을 합친 것보다 더 많은 양-이 발생하는 것으로 추산된다. 무게로 환산하자면 연간 침전물 손실은 5억 톤의 토양과 맞먹는다. 이 분량을 철도로 수송하려면 각각의 차량에 40톤의 짐이 실려 있다고 가정할 때 50개의 차량을 매단 24만 4,846대의 기차가 필요하다.[27]

어떤 조사에서는 서부 방목지의 생물 자원이 100년 전에 비해 절반쯤 감소했다고 추정한다. 서부 방목지의 소 사육으로 인해 가장 타격을 받은 곳은 강기슭 지역이다. 그곳은 강, 개울, 웅덩이를 따라 이어져 있는 좁은 지역으로 많은 식물군과 동물군이 집중적으로 서식하고 있다. 네바다 주 같은 주들에서는 이런 작은 오아시스들이 전체 면적의 1%도 채 되지 않지만, 육상의 300여 야생 종 중 80%가 '강기슭 서식지'에 집중적으로 의존하고 있다.[28] 강기슭 유역은 서부 목초지의 물 흐름을 조절하고 정화하는 데 아주 중요한 역할을 한다. 그곳은 야생 생물들에게 피난처와 보금자리 역할을 하고, 여름에는 작열하는 햇빛을 차단하는 그늘을 제공하며 겨울에는 눈을 피하는 보호막을 제공한다.

서부 방목지의 광대한 강기슭 지역을 양도받은 목축업자들은 이러한 태고의 서식지를 자신들의 소 떼를 위한 물웅덩이와 먹이창고로 변화시켰다. 소들은 자생 초목을 파괴했고 토양을 단단하게 만들면서 이러한 서식지를 헐벗고 황량한 곳으로 탈바꿈시켰다. 애리조나 주립공원국에 따르면 애리조나 주와 뉴멕시코 주에서 과거 강기슭 지역의 90%가 흔적도 없이 사라졌다.[29] 회계감사원(GAO)의 1988년도 보고서 역시 콜로라도 주 토지관리국이 관리하는 강기슭 서식지 8,500킬로미터의 90%, 아이다호 주 강기슭 지역의 80%가 바람직하지 않은 상황에 놓여 있다고 어두운 전망을 내놓았다. GAO 보고서는 "허술하게 관리되는 가축 방목이 연방 목초지의 강기슭 서식지를 황폐화시키

는 주요 원인이다"라고 결론지었다.[30]

수천 년 동안 진화의 역사를 거치며 그 관계들이 미묘하게 얽혀 있는 훼손되기 쉬운 아메리카 생물 군계에 유라시아산 소의 발굽을 들여놓게 한 것은 재난이나 다름없다. 때로는 아주 사소한 변화도 엄청난 결과를 초래한다. 예를 들어 소 떼가 개울을 건널 때면 발굽의 압력으로 인해 둑의 토양이 허물어지고 많은 양의 토사가 강물에 휩쓸린다. 유타 주의 어떤 지점은 소들을 방목한 곳에서 개울의 넓이가 두 배쯤 넓어진 경우도 있다.[31]

개울이 더 넓어지고 얕아지면 태양광선에 의해 수면의 온도가 상승하게 된다. 수온이 상승하고, 거기에 소들의 노폐물까지 뒤섞이면 자연히 개울의 산소 함유량은 감소하게 된다.[32] 용존 산소량이 부족한 더운물은 한류 어류, 특히 송어에게 좋지 않은 영향을 미친다. 따뜻한 물과 적은 산소에서 견딜 수 있는 황어, 잉어, 망상어 같은 어류들과의 경쟁에서 밀려난 송어는 서부 방목지에서 점차 줄어드는 추세다.[33] 몬태나 주에서는 소를 방목하지 않은 곳의 개울과 소를 방목한 비슷한 규모의 개울에서 연어 개체수를 비교한 결과 무려 268%의 차이를 보인다. 현재 네바다 주 인디언 문제부(BIA)에서는 멸종 위기에 놓여 있는 라혼탄 컷스로트 송어를 보호하기 위해 서밋 레이크의 한 지류에 울타리를 치고 소들의 접근을 막고 있다.[34]

서부 방목지에서는 식물 종들도 소들의 침입에 피해를 입는다. GAO에 따르면 미국의 많은 식물 종들이 목축으로 인해 멸종되거나, 혹은 멸종의 위기에 처해 있다. 1989년 8월과 9월에 멸종 위기에 처한 종들로 등록된 새로운 5종의 식물 중 '목축의 희생물'이 3종이나 된다.[35] 한때 서부 평원의 대표적인 식물이었던 다년생 번치그래스는 아이다호 같은 주들에서 목축으로 인해 자그마치 85%나 감소했다. 앞서 말한 것처럼 유럽산 식물들이 소들과 함께 도입되어 곳곳을 침투해

들어가자 많은 토착식물들은 설자리를 잃고 말았다. 비토착 식물로 가장 번성한 종들로는 필라레, 러시아 엉겅퀴, 할로게톤 등이 있다.

그 중에서도 개보리풀은 가장 성공적인 '유럽의 침략자'였다. 반세기 만에 평원으로 퍼져나간 이 식물은 1930년대에 접어들면서 봄이면 방목지에서 가장 쉽게 목격되는 풍성한 풀이 되었다. 10년 후 개보리풀은 400만 에이커에 달하는 방목지의 지배적인 식물 종이 되었는데, 개보리풀은 사료용으로 손색이 없는 풀이었다. 하지만 마른 뒤에는 쉽게 불붙는 특성이 있었다. 실제로 그 풀은 다른 풀들보다 500배나 더 인화성이 강했으며, 서부 방목지에서 수백만 에이커의 야생 서식지를 파괴하며 걷잡을 수 없이 타오르는 숱한 산불의 주범이 되었다.[36]

목축으로 인해 서부 방목지의 자생력은 현저히 떨어졌으며, 토착 조류들도 급격히 감소하거나 멸종되었다. 모테수아 메추라기는 텍사스 방목지에서 거의 멸종되다시피 했으며, 야생 칠면조는 애리조나 주 일부 지역에서 종적을 감추었다. 세이지 뇌조, 작은 초원 뇌조, 긴꼬리 뇌조도 공유 방목지의 과잉 목축으로 인해 눈에 띄게 줄어들었다.[37]

소들이 거의 없는 방목지와 소들로 북적거리는 방목지를 지속적으로 조사·비교해 본 결과, 소들이 없는 지역에서 새들이 훨씬 더 많이 번식했으며, 특히 명금(鳴禽)류가 그랬다.

공유지 과잉 목축의 영향으로 가장 현저히 감소한 것은 대형 초식동물들이었다. 대부분의 서부 방목지에서 엘크, 큰뿔양, 영양붙이, 영양이 자취를 감추었다. 유타 주의 생태학자 프리드릭 H. 와그너는 대형 초식동물이 "예전에 비해 그 수가 5%에도 미치지 못하는 것"으로 추정한다.[38] 영양붙이는 한 세기 전 1,500만 마리에서 지금은 27만 1,000마리로 현격히 줄어들었다. 큰뿔양도 예전에는 200만 마리를 웃돌았지만, 지금은 2만 마리에도 미치지 못한다. 엘크 역시 200만 마리에서 45만 5,000마리로 그 개체수가 곤두박질쳤다.[39]

대형 초식동물들이 전체적으로 감소한 데에는 토지관리국(BLM)의 책임도 무시할 수 없다. 애초부터 정부 기관은 연방 임대 토지의 목초를 할당하면서 소들의 편을 들었다. 일례로 오레곤 주 번스 구역에서는 '대략 2,520만 파운드의 목초가 가축에게 할당된 반면 야생동물에게 할당된 목초는 800만 파운드에도 미치지 못한다.'[40] 부족한 목초를 놓고 소들과 경쟁이 되지 않는 수많은 대형 초식동물들은 먼 변경의 목초지로 옮겨가 그곳에서 굶주리며 서서히 죽어간다. 간혹 대형 초식동물들의 유해가 서부 방목지에서 목격되기도 하며, 울타리 여기저기에 유해들이 걸려 있는 광경은 마치 고대 고분의 토템 상(像)처럼 섬뜩한 분위기를 자아낸다.

수목과 덤불을 없애기 위한 제초제 살포가 대형 초식동물 감소의 또 다른 주요 원인이다. BLM과 서부 목축업자들은 종종 이런 동물들의 생존에 꼭 필요한 관목과 덤불을 제거할 목적으로 한 번에 수천 에이커의 면적에 제초제를 살포한다. 그곳이 깨끗하게 정리되고 나면 정부에서는 깃털개밀 같은 소 사육용으로 적합한 이국의 목초를 단식 농법으로 심는다. 그러나 야생생물 지역에서의 인위적인 목초지 전환은 토착 서식지를 한층 더 약화시키며, 그로 인해 대형 초식동물들은 무방비 상태로 보금자리를 잃고 굶주림에 시달리게 된다.

연방 공유지는 야생생물과 목축업자 모두를 보호하자는 취지로 운영되고 있지만, 토지관리국에서는 '야생생물보다 가축의 이익을 위한 목축 프로그램에 10배나 더 많은 비용을 쏟아 붓고 있다.'[41]

평원을 관리하기 시작한 초기부터 연방정부는 서부 방목지에서 야생생물 서식지를 제거하는 정책을 전개했다. 정부 관리들도 수억 에이커의 공유지를 광대한 소 사육용 목초지로 전환시키는 데 한몫 거들었다. 정부와 축산업자들은 평원에서 소들의 입지를 확실히 굳혀주기 위해 손을 맞잡고 체계적인 활동을 전개했다. 방목지에서 소들의 잠재적인 위협이 될 만한 모든 육식동물들을 제거하는 것이 그 취지였다. 토지관리국을 비롯하여 다른 정부 기관들은 지난 세기에 쿠거, 코요테, 곰, 스라소니, 살쾡이, 심지어 독수리까지 멸종시키는 것을 목표로 삼았다.

육식동물들은 야생동물들의 개체수가 환경이 수용하지 못할 정도로 지나치게 늘어나는 것을 막음으로써 희생 동물 종들의 번식을 조절하는 기능을 한다. 서부 방목지에서 수백만 육식동물들의 멸종은 평원 생태계의 불안정을 초래했으며, 사막화의 확산으로 생태계를 더욱 취약하게 만들었다.

1915년 연방정부는 최초로 공유지에서 육식동물 관리 프로그램을 시행하면서 12만 5,000달러를 지원했다. 오늘날 미 농무부 동물피해 관리국에서는 현실적으로 육식동물들이 가축들에게 별다른 위협이 되지 않는데도 불구하고 해마다 육식동물을 제거하기 위해 수백만 달러를 쏟아 붓고 있다.

20세기 육식동물을 관리하는 정부의 역사는 19세기에 버펄로를 관리했던 정부의 역사와 거의 동일한 양상을 보인다. 야생생물 작가 덴첼 퍼거슨과 낸시 퍼거슨은 자신들의 저서 『공공 여물통에 입을 대는 신성한 소들』(Sacred Cows at Public Trough)에서 한 세기 동안 평원의 육식동물들에게 자행되었던 무차별적인 살해와 대량 살육을 목록으로 작성했다.

20세기 초 정부의 덫사냥꾼들은 수만 마리의 육식동물들을 제거하기 위해 철제 덫과 올가미와 총기를 사용했다. 당시에 유행했으며 오늘날까지도 정부 관리들이 즐겨 사용하는 '데닝(denning)'은 일단 새끼들이 있는 둥지에 석유를 붓고 불을 붙이는 방식이다. 1940년대에는 피스톨 카트리지에 의해 작동되는 '코요테 게터(coyote getter)'라는 청산가리 분배기가 고안되었다.[42] 코요테를 포함하여 다른 육식동물들은 이 기계에서 풍겨나는 냄새에 이끌리는데, 그것을 잡아당기면 동물의 입 속으로 청산가리가 발사되도록 하는 새로운 방식이었다. 이것으로 인해 동물은 고통스럽게 죽어갔다. 최근에는 정부 관리들이 신형 청산가리 총인 M-44를 주로 사용하여 해마다 코요테를 비롯하여 수천 마리의 육식동물들을 죽이고 있다.

1940년대 말 정부는 육식동물 관리를 위해 또 다른 무기를 사용했다. 염화 제1불소 아세테이트로 만들어진 '콤파운드 1080'이라는 명칭의 치명적인 화학약품이 그것이다.[43] 그 화학약품은 동물의 신경계를 파괴하면서 심장마비를 일으키게 했다. 1961년부터 1970년 사이에 정부는 서부 평원에서 살육의 향연이라 부르면 딱 어울릴 만한 만행을 저질렀다. 그들은 육식동물들을 닥치는 대로 죽일 목적으로 덫을 놓고 가스를 살포하고 독약을 놓고 총을 쏘았다. 가끔은 육식동물들을 불에 태우거나 익사시키기도 했다. 10년 동안 콤파운드 1080이 혼합된 14만 1,000개의 미끼들이 평원 곳곳에 설치되었다. 9.5킬로미터 간격으로 설치된 미끼들은 '거대한 그물망'을 형성하며 코요테를 끌어들여 대량으로 몰살시켰다. 같은 기간 연방정부는 서부 방목지 전역에 스트리크닌(취어조과 식물의 열매에서 채취되는 맹독성 알칼로이드:역주)이 함유된 수지 알약을 700만 개나 살포했다.[44]

수많은 육식동물들이 대량으로 학살되자 서부 평원에는 '유해' 동물들이 들끓기 시작했다. 육식동물들이 조절 기능을 상실함에 따라 어떤 지역에서는 토끼, 다람쥐, 캥거루쥐, 땅다람쥐 및 여타 설치류들이 주기적으로 창궐했다. 그러자 정부 관리들은 육식동물과 유해 동물 간에 형성된 예전의 생태학적 균형을 되찾는 것이 아니라 독약이 든 곡식을 공중 투하함으로써 설치류의 수를 인위적으로 조절하려 했다.

정부 프로그램으로 인한 과잉 목축과 생태계의 불안정은 다시 메뚜기, 방아깨비, 수확개미 및 여타 곤충들의 창궐을 낳았고, 정부의 반응은 당연히 살충제를 대량으로 살포하는 것이었다. 그로 인해 생태계는 더욱 약화되었으며 토지는 사막화에 한층 더 취약해졌다.

1989년에는 연방정부 관리들이 '고퍼 초커스(gopher chokers)'라는 동물피해 관리 프로그램(ADC)을 통해 8만 6,502마리의 코요테, 7,158마리의 여우, 236마리의 북미 흑곰, 1,220마리의 스라소니, 80마리의 회색늑대들을 살해했다.[45] 1990년에는 ADC의 총예산이 2,940만 달러에 달했다. 미국 동물애호협회(Humane Society)에서 발간하는 『동물 행동주의자 경보』(Animal Activist Alert)의 전 편집자 캐롤 그룬월드는 육식동물 박멸에 들어가는 납세자 비용이 "야생동물로 피해를 입는 농부들의 손실"을 훨씬 능가한다고 꼬집는다.[46]

심지어 연방정부는 수천 마리의 야생마와 당나귀를 사로잡아 목축업자들에게 넘겨주기도 한다. 여기에는 이 소수의 동물들이 공유지에서 사육되는 수백만 마리의 소들에게 경쟁적인 위협이 된다는 그릇된 믿음이 그 밑바닥에 깔려 있다.

서부 방목지의 축산 단지는 북아메리카 대륙에 엄청난 폐해를 끼쳤다. 그럼에도 예전의 야생 서식지와 전반적인 생태계 파괴에 대해서는 간간이 들려오는 반대의 중얼거림이 고작이었다. 광범위한 공개적인 분노나 비난의 외침은 그 어디에도 없었다. 대개의 경우 축산 회사들은 자신들의 영토-축산업을 위해 인정사정 없이 혹사당하고 착취당하는 수백만 에이커의 공유지-에 대한 철저한 관리에 성공을 거두었다. 때로는 그런 세력에 도전하는 외로운 목소리가 들려오기도 한다. 1985년 작가 겸 자연보호론자인 에드워드 애비는 몬태나 대학의 연설에서 목축업자들을 향해 다음과 같이 예언적인 넋두리를 했다.

미 서부, 특히 남서부에서 대부분의 공유지는 그야말로 '소 떼의 천지' 입니다. 미 서부 어딜 가든 여러분은 소 떼를 목격하게 됩니다…… 그들은 기생충이자 재앙입니다. 그들은 우리의 샘과 개울과 강을 오염시킵니다. 그들로 인해 우리의 협곡, 계곡, 초원, 산림이 몸살을 앓고 있습니다. 그들은 토착식물인 블루스템과 그래마그래스와 번치그래스를 깡그리 뜯어먹고, 가시투성이 배나무만 무성하게 남겨둡니다. 그들은 토착 활엽 초본, 관목, 선인장을 짓밟습니다. 그들은 외래종 개보리, 러시아 엉겅퀴, 깃털개밀을 퍼뜨립니다. 잡초류도 마찬가지입니다. 설사 소들을 두 눈으로 직접 볼 수 없다 하더라도 똥과 파리, 진흙과 먼지, 각 도처에서 파괴의 흔적들은 쉽게 목격할 수 있습니다. 이조차 볼 수 없다면 최소한 냄새는 맡을 수 있습니다. 미 서부 전체가 소들의 악취로 가득하기 때문입니다.[47]

멸종 직전의 버펄로와 자취를 감춘 대형 초식동물, 육식동물, 토착 식물군 그리고 새로 도입된 '유럽 대륙'의 풀과 소 떼는 대평원을 불구로 만들고 있다. 서부 방목지의 사유화, 상업화와 단식 농법은 현대 인류의 가장 야심 있는 공공 사업 프로젝트 중 하나로 자리매김하고 있다. 그것이 미국 자연에 미친 영향의 정도는, 단순히 규모만 보더라도 많은 미국인의 생활을 교외 고속도로 문화로 탈바꿈시킨 1950년대의 미국 주간(州間) 고속도로법에 결코 뒤지지 않을 것이다. 오늘날 서부 방목지는 대부분 황폐해지고 있으며, 남아 있는 지역들도 생태계 붕괴의 위기에서 휘청거리고 있다. 1980년대에 BLM에서는 환경 파괴에 대한 상세한 내용이 담긴 '몸살을 앓고 있는 방목지'(Ailing Rangelands)라는 보고서를 제출했다. BLM에 따르면 9,467만 1,893 에이커의 대지가 '불만족스러운 상태'에 놓여 있다.[48] 1989년 전미 야생생물협회와 천연자원 보호위원회에서 제출한 보고서에서는 '허술한 목축 관행들'이 많은 문제들을 야기하고 있다고 비난했다.[49] 나아가 비슷한 시기에 제출된 환경 기준에 관한 대통령 자문위원회의 한 보고서에서는 "북아메리카에서 사막화의 영향을 받고 있는 지역이 예상보다 훨씬 넓다"라며 대중에게 경각심을 불러일으켰다. 그 보고서는 "미국 내에서 사막화의 영향을 받는 면적을 전체 면적의 기준에서 보자면, 과잉 목축이 사막화의 가장 유력한 요인으로 대두되고 있다"라는 내용도 덧붙였다.[50]

UN에서 준비한 1991년도 보고서에 따르면 적어도 서부 방목지의 85%에 해당하는 대략 6억 8,500만 에이커의 면적이 과잉 목축 및 여타 문제들로 인해 침식되었다. 텍사스 공과대학 토양학 교수 겸 UN 연구의 입안자인 해럴드 드레근(Harold Dregne) 박사는 과잉 목축으로 인해 미 서부의 4억 3,000만 에이커의 토지에서 25~50%의 생산량 감소 현상이 일어나고 있다고 추산한다.[51]

그러나 정부 기관의 경고에도 불구하고 환경공동체와 미국 대중은 환경 재난이 어떤 모습으로 나타나게 될지에 대해 미지근한 반응을 보이고 있다. 필립 프레드킨은 『오듀본』(Audubon) 지(誌)의 기고에서 서부 방목지 위기의 특성-지금까지 미국에서 가장 잘 감추어져 온 환경 비밀의 위기-을 이렇게 간추렸다.

> 오랜 세월 동안 수많은 소들은 용수 프로젝트, 노천 광산, 발전소, 고속도로, 구획 개발을 모두 합친 것 이상으로 서부 식물과 토지의 형태를 변화시켰다.[52]

1989년 서부 6개 주들의 100주년 기념일 직전에 『뉴스위크』는 서부 방목지에 관한 이야기를 게재하면서 미 서부를 미국에서 '가장 착취당하고 무시되는' 지역으로 탈바꿈시킨 오랜 역사의 생태학적·정치적 남용을 폭로했다. 다음은 『뉴스위크』에 실린 기사의 일부 내용이다.

> 수십 년에 걸친 연방정부의 아낌없는 지원은 그 지역을 반식민 상태로

만들었다. 1인당 기준으로 볼 때, 100주년을 맞이하는 주들 중 5개 주는 연방 투자를 가장 많이 유치하는 10개 주에 속한다. 하지만 뉴딜 정책부터 그 이후 굵직굵직한 여타 정책들에 이르기까지 이런 과도한 투자-대규모 용수와 농경 보조금-에도 불구하고 그 지역은 점점 더 쇠퇴하고 있다.[53]

서부 방목지의 고용 기회는 갈수록 줄어드는 추세다. 현재 대학 졸업자의 60%가 그 지역을 떠나고 있으며, 인구 조사에서는 향후 10년 동안 17~24세 사이의 젊은이들이 대량 이주할 것이라고 예상하고 있다.[54]

몇몇 입안자들은 서부를 급속도로 황폐시키는 사막화 과정을 효과적으로 역전시키는 최상의 방안이 거대한 버펄로 떼를 되살려 토지를 갱생시키는 것이라고 주장한다. 러트거스 대학 교수 프랭크 포터와 데보라 포터는 로키 산맥 동쪽의 10개 서부 주들 중 몇 군데에 대형 국립공원 조성을 제안한다. 공유지 갱생 프로젝트에는 미국 전체 규모의 1/5 면적에 버펄로와 다른 야생동물들을 재도입하는 내용이 포함되어 있다.[55] 다음은 이러한 계획을 옹호하는 사람들의 주장이다.

다음 세대쯤이면 평원에서는 거의 모든 인간들이 사라지게 될 것이다. 그렇게 되면 갑자기 텅 빈 평원에 대한 새로운 용도가 등장하게 될 것이다. 그것은 미국인의 경험보다 훨씬 앞서는 아주 유래 깊은 방식이다.

30. 사막으로 변해 가는 아프리카

아프리카는 과잉 목축 문제가 가장 심각하게 나타나는 지역이다. 그곳에서는 해마다 수백만 에이커의 방목지가 훼손되고 있다. 사막화가 그 대륙의 생태계와 인구의 생존에 가장 큰 위협으로 부각되고 있는 것이다. 2장에서 언급한 것처럼 소는 기원전 5000년에서 기원전 2300년 사이에 유라시아 스텝 지방의 유목민들과 중동 제국들을 통해 아프리카에 도입되었으며, 지금은 아프리카 도처에서 소를 볼 수 있다. 동아프리카 지표면의 50%가 2,300만 마리에 달하는 소들의 방목지로 이용되고 있다.[1] 광대한 초원과 사바나 지역에서는 '축산 단지'가 부족민들의 사회적·경제적 삶을 뒷받침하는 원동력 역할을 하고 있다.

수세기에 걸쳐 유목민들과 반목 농경민들은 소의 사육과 생태학적인 절제 사이에서 절묘한 균형을 유지해 왔다. 그것은 길들여진 동물들이 과도하게 토지를 혹사시키는 것을 미연에 방지하기 위한 오랜 이주 관습과 농경 기술 덕분이었다. 그러나 식민 통치는 그런 균형을 일시에 허물어뜨리며, 결국 대륙의 사막화를 초래하는 변화를 부족민들에게 강요했다.

아프리카 사헬(세네갈부터 차드까지 뻗어 있는 대초원 지역)을 오랫동안 지배했던 유럽의 강대국 프랑스는 자신의 세력권을 독단적으로 여러 국가들로 분할했다. 그 경계선은 토착 목축 부족들의 이주 양식을 고려하기보다는 군사적 사항과 시장 세력의 이해관계에 따라 정해졌다. 전통적인 이주 경로를 잃어버린 유목민들은 부득이 새로 정해진 국경선 내에서 제한된 방목지에 소 떼를 밀집시킬 수밖에 없었다. 그리고 그것이 과잉 목축, 토양 부식, 사막화의 과정을 초래했다. 설상가상으로 프랑스가 유목민들 각자에게 인두세를 부과하면서 문제는 더욱 악화되었다. 인두세의 파급 효과는 멀리까지 미쳤다. 아프리카 부족 문화는 오랫동안 물물교환에 의지해 살아가는 자급자족 경제를 존속시켜 왔다. 하지만 정부의 강제적인 세금 정책은 목축민들을 화폐 경제로 내몰았고, 난생 처음으로 그들은 정부의 인두세를 지불할 현금을 마련하기 위해 소들을 팔아야 했다.

그 밖의 다른 식민 정책들도 부족민들에게 또 다른 부담이 되었다. 프랑스의 상업적 회사들은 자국 수출용으로 땅콩과 면화를 재배하기 위해 예전의 광대한 목초지를 사유화하고 상품화하기 시작했다. 그 때문에 이용 가능한 목초지는 더욱 줄어들었다. 다른 유럽의 식민지 세력들도 이와 유사한 시도에 동참하면서 아프리카 대륙 대부분의 지역은 자급자족 경제에서 시장 경제로 변화되었다. 유목 부족들은 물물교환에 의존하는 경제와 화폐에 의존하는 경제, 즉 전혀 다른 두 가지 경제 시스템에 꼼짝없이 갇혀버린 신세가 되었다. 부족민들은 더 이상 물물교환에만 매달려 살 수 없게 되었다. 그들은 여분의 소를 팔아 생필품을 구입하기 위해 더욱더 많은 소를 키우려고 했다.

유럽의 식민 지배는 쇠고기 수출에 대한 수요도 낳았다. 시장의 유혹에 이끌린 많은 부족들은 국제적인 쇠고기 무역을 위해 소를 사육하기 시작했다. 하지만 수세기 동안 부족 생활의 문화적 구심점 역할을 했던 축산 단지는 식민지적 굴레와 시장 세력으로 인해 그 의미를 차츰 잃어버렸다.

1950년대와 1960년대에 접어들면서 유럽의 식민 지배는 막을 내렸지만, 부족 생활의 기초를 위태롭게 하고 토지를 더욱 혹사시키는 정치적·상업적 경향은 거의 그대로 남아 있었다. 식민 통치자였던 전임자들과 마찬가지로 갓 독립한 아프리카 국가들은 국민들의 통치에만 온통 신경을 곤두세웠다. 유목 생활은 보건 의료, 교육, 군대 징집, 세금 징수 같은 정부 기관의 질서정연한 행정을 위태롭게 하는 것처럼 여겨졌다. 여기서 목자들을 구슬리기 위해 도입된 새로운 방안은 정착 생활을 선택하는 것이었다.

새로운 관행들 중 가장 잘못된 것을 들라면 아마도 아프리카 전역에 깊은 우물을 뚫는 발상이 첫손에 꼽힐 것이다. 미국 국제개발처(USAID)를 포함하여 외국 개발 프로그램들은 수천 개의 우물을 뚫는 작업에 자본과 기술을 아낌없이 지원했다. 당시만 하더라도 한 장소에서 물이 꾸준하게 공급만 된다면, 유목민들이 강우 주기에 따라 이동하는 유목 생활을 청산하고 정착할 수 있으리란 믿음이 있었다. 유목민들은 그 미끼를 덥석 물고 물웅덩이 주위에 반영구적인 야영지를 건설했다. 얼핏 보기에 값싸고 풍부한 물이 끊임없이 공급되어 유목민들은 소 떼의 규모를 늘릴 수 있는 것처럼 보였다. 하지만 불과 2~3년 후 물웅덩이 주변의 방목지에는 좁은 지역에 밀집된 많은 육우들로 인해 식물들이 자취를 감추었다. 짓밟힌 토양은 단단해지고 침식되었다. 라페와 콜린스의 보고에 따르면 사헬의 몇몇 물웅덩이 주변의 목초지에서는 600마리의 동물들이 간신히 먹이를 구할 수 있는 땅에서 6,000마리의 소들이 풀을 뜯고 있었다.[2]

장기적인 환경의 영향에는 무관심했던 정부는 우물 근처에 점점 더 많은 소들이 집중되도록 부추기는 형편이었다. 아프리카 대륙의 광범위한 사막화를 위한 조건을 마련해 준 셈이었다. 1975년과 1984년 사이에 수단~사헬 지역-대서양 연안의 베르데 곶(아프리카 대륙 최서단:

역주)에서부터 인도양의 소말리아까지 뻗어 있는 21개 국가들의 영토에서 사육되는 소의 수는 25% 증가했다. 어떤 곳에서는 소의 수가 6배나 급증하기도 했다.[3] 현재 아프리카 대륙에는 1억 8,600만 마리, 즉 인구 3명당 1마리의 소가 사육되고 있다.[4] 그 지역에서는 최근 20여 년 동안의 농업 생산량이 증가하는 인구의 수요를 미처 따라잡지 못했다. 서아프리카 9개국들의 경우 현재 소의 수가 토지 수용 능력보다 50~100% 정도 초과하고 있다.[5]

소의 숫자가 증가하고, 갈수록 인공적인 우물 근처에 소 떼가 집중됨에 따라 아프리카 많은 지역들의 생태계가 훼손되고 있다. 수단에서는 마을 물웅덩이 너머 19~40킬로미터에 이르는 지역이 메마른 모래로 변하고 있다. 예전의 비목축지에 새로운 우물이 하나씩 생겨날 때마다 이런 과정이 새롭게 발생한다. 결국 광범위한 침식의 여파는 대륙 전역에 미치게 된다. 우물을 둘러싼 이런 원형(圓形)의 지역은 흔히 '희생 지역'이란 명칭으로 불리기도 하는데, 이는 현대적인 축산단지의 희생물이 된 불모의 지대를 뜻한다.[6] 오늘날에는 목자와 농부들이 남아 있는 땅을 놓고 치열한 각축전을 벌이는 바람에 과잉 목축과 과잉 경작으로 토양이 계속 혹사당하고 있다.

많은 아프리카 국가들은 유럽과 국제 쇠고기 시장에서 좀더 큰 몫을 차지하기 위해 서구 기술과 농경 관행을 채택함으로써 현대적인 목축 경제로 대대적인 변화의 발걸음을 옮기고 있다. 케냐, 스와질란드, 짐바브웨, 보츠와나에서는 이미 상업적 목축이 상당한 규모로 자리잡아 가고 있다. 인구의 절반이 소를 소유하고 있는 보츠와나에서는 정부가 직접 나서서 상업적 목축 사업을 독려하고 있다. 전국 150만 마리의 소들을 다른 야생동물들과의 경쟁에서 보호하기 위해 목축업자들과 정부는 소 떼 주위에 160킬로미터에 달하는 철조망을 설치했다. 하지만 이 철조망은 아프리카 누와 다른 초식동물들의 이주 형태에 심각한 혼란을 몰고 왔다. 최근 건기에는 수만 마리의 야생동물들이 탈수와 기아로, 일부는 건너편의 식수와 먹이에 도달하려고 발버둥치다 철조망에 목 졸려 죽어갔다.[7] 미국 동물애호협회의 마이클 폭스 박사에 따르면, 몇몇 아프리카 국가들에서는 "토착 야생동물들의 상당수가 영원히 자취를 감추었다."[8] 대부분의 경우 과잉 목축과 사막화가 주범이다.

북아프리카의 상황도 그다지 나아 보이지 않는다. 월드워치조사에 따르면 "알제리, 이집트, 리비아, 모로코, 튀니지에서는 인간과 소의 숫자가 메마른 토지의 수용 능력을 초과하고 있다." UN 개발 프로그램(UNEP)은 사하라 아틀라스 산맥 북쪽에 위치한 알제리에 관한 보고서에서 "넓은 정착지와 경작지가 흐르는 모래 언덕과 모래 퇴적물에 의해 위협받고 있다"라고 적고 있다.[9] 모로코에서도 사막화 과정이 동일한 피해를 주고 있다.

사하라 사막은 해마다 48킬로미터씩 놀라운 속도로 남하하면서 3,500마일의 경계선을 따라 예전에 비옥했던 목초지를 집어삼키고 있다.[10] UNEP에서는 전세계 목초지 중 대략 77억 에이커가 이미 사막화의 영향을 받고 있다고 주장한다. 사막화의 25%는 수단~사헬 지역의 21개 국가들에서 진행되고 있다.[11]

소의 과잉 목축과 주기적인 가뭄은 인간의 위기를 점점 더 증폭시키고 있다. 확장되는 사막화를 피해 수백만의 시골 피난민들이 북적거리는 도시로 밀려들고 있으며, 사헬의 도시 인구는 불과 20년 만에 4배로 껑충 뛰었다.[12] 마우리타니아에서는 시골 인구의 20%가 도시들로 이주했으며, 부르키나에서는 농촌 인구의 1/6이 그곳 생활을 청산하고 도심으로 밀려들었다.[13] 수많은 마을과 시골 공동체들이 사헬 전역에서 황폐화되고 있다. 빈곤과 영양실조에 시달리는 사람들은 농촌을 휩쓸고 있는 가뭄과 사막화의 확산을 피해 도시에서 안식처를 찾고 있지만, 상당수는 그런 시도에서 쓰라린 실패를 맛보고 있다. 1968년에서 1973년까지, 1982년에서 1984년까지 잇달은 대 가뭄의 소용돌이에서 기아로 목숨을 잃은 아프리카 농촌 사람들은 25만 명이 넘는다.[14] 그나마 도시에 들어가는 데 성공한 사람들은 노상에서 생활하면서 간헐적인 정부 배급 식량에 의존하여 간신히 목숨을 부지하고 있다. 1974년 니제르에서는 20만의 사람들이 전적으로 정부 식량 배급프로그램에만 의존하여 살아갔으며, 말리에서는 25만의 사람들이 원조에 의존했다.[15]

UN에서는 "2000년까지 부르키나파소, 차드, 말리, 모리타니아, 니제르, 세네갈에서는 1975년보다 224% 늘어난 1,180만 명의 사람들이 도시에 집중하게 될 것이다"라고 추산한다.[16]

현대적인 축산 단지는 아프리카 대륙의 많은 지역을 훼손시키고 있다. 100년 전만 하더라도 야생생물, 무성한 식물, 울창한 삼림, 태고의 사바나로 가득했던 이 풍요로운 대륙이 지금은 세계에서 가장 황폐화된 곳으로 변해가고 있다. 과잉 목축으로 인해 토지는 침식되고 식물군과 동물군이 사라지고 있다.[17] 아프리카 일부 지역은 돌이킬 수 없는 생태계 붕괴로 휘청거리고 있는데, 그런 소용돌이에서 수백만의 사람들에게 어떤 결과가 발생할지는 누구도 예측하기 힘들다. 사헬은 초원을 건너며 눈앞에 보이는 모든 것들을 먹어치우는 수천만 마리의 발굽 달린 메뚜기 떼의 위세에 압도당하고 있다. 지금은 아프리카의 침식된 토양이 전세계 다른 대륙들을 향해 흩날리고 있다.[18]

오늘날 수많은 아프리카 목축업자들은 전통에 기반을 둔 자신들의 목축 문화와 현대 국가들 및 국제 상업 시장들이 그들에게 강요하는 정치적·경제적 구속 사이에 자신들이 갇혀 있다는 사실을 깨닫고 있다. 또한 밀고 당기는 두 세력의 틈바구니에서 아프리카 대륙을 거대한 황무지로 빠르게 변화시키고 있는 경제적·환경적 공격의 집중 세례에 자신들의 생존이 점점 더 고달파짐을 깨닫고 있다.

31. 물을 빼앗긴 사람들

오늘날에는 지구상 담수의 보존조차 가뭄, 과잉 경작, 과잉 목축으로 위협받고 있다. 동아프리카의 지하 수면은 현저히 낮아지고 있는데, 그 지역의 7개 국가들 중 6개국들은 머지않아 심각한 물 부족 사태를 겪게 될 것으로 예상된다. 지중해 연안의 북아프리카 5개국들도 21세기에 접어들면서 이와 비슷한 곤경에 처하게 될 가능성이 크다.[1] 멕시코와 남인도의 지하 수면 역시 급격히 낮아지고 있다.[2]

예전에는 아무리 써도 결코 줄어들 것 같지 않던 담수가 지금은 세계 곳곳에서 귀해지고 있다.[3] 1940년에서 1980년 사이에 전세계 용수 사용이 곱절로 증가했는데, 그 대부분이 급증하는 인구가 사용한 것이었다. 전체 용수의 70%는 농경-식량과 사료 재배-에서 소비된다.[4] 최근에는 전세계 농경지의 15%, 대략 6억 7,000만 에이커(1에이커 = 4,047제곱미터)가 관개 용수 부족을 겪고 있으며, 해마다 4조 세제곱 야드(1세제곱 야드 = 약 0.76세제곱미터) 가량의 용수를 필요로 하고 있다.[5] 전문가들은 2000년까지 관개 용수가 경작지의 증가 추세에 보조를 맞추려면 25~30%의 추가 용수가 필요할 것이라고 예상한다.[6] 미국, 특히 서부 주의 물 부족 현상은 이제 위험 수위로 치닫고 있으며, 현재는 25%의 보충도 부족한 형편이다.[7]

미국인들은 서부의 물 부족을 인식하고 있기는 하지만, 소와 다른 가축들이 지하 수면을 줄어들게 하는 데 주요한 역할을 하고 있다는 점은 까맣게 모르고 있다.

현재 미국에서 소비되는 용수의 절반쯤은 소와 다른 가축을 위한 사료 재배에 사용되고 있다. 곡물 사료를 먹인 스테이크 1파운드를 생산하려면 사료 작물 재배에 수백 리터의 관개 용수가 필요하다. 식품 경제학자 프랜시스 무어 라페는 "10파운드의 스테이크 생산에 사용되는 용수는 한 가족이 일년 내내 사용하는 물의 양과 맞먹는다"라고 지적한다. 그런가 하면 『뉴스위크』에서는 "1,000파운드짜리 황소에 들어가는 물의 양이면 구축함을 띄울 수 있다"라며 좀더 구체적인 예를 들고 있다. 데이비드 피멘델에 따르면 쇠고기 단백질 1파운드를 생산하려면 식물 단백질 1파운드를 생산하는 것보다 15배나 더 많은 물이 사용된다.[8]

오늘날에는 북아메리카에서 이용 가능한 담수의 상당량이 소 사육용 사료 재배에 사용되고 있다. 그 결과 중서부와 대평원에 위치한 주들의 지하 수면은 급격히 낮아지고 있다. 물 부족 현상은 산업·상업·주거 부문의 용수 사용 양태에도 근본적인 변화를 불러일으키고 있다. 벌써부터 서부 도시들과 교외에서는 용수 배급을 실시하면서 가정용과 상업용 모두에 대해 사용을 제한하고 있다. 하지만 잔디 물주기와 세차 및 다른 용도의 용수 사용 금지 조치가 소와 다른 가축들의 사료 재배를 위한 용수 공급 때문이라는 사실을 아는 소비자들은 거의 없다.

미국에서 곡물 사료를 먹이는 소의 절반쯤은 동일한 지하 대수층(帶水層)에 의존하는 중서부와 서부 주들에서 사육되고 있다. 오갈랄라 대수층은 세계에서 가장 거대한 지하 저수장 중 하나이다. 그것은 8개 주들을 가로지르며 남서부 텍사스 주로부터 남부 다코타 주까지 뻗어 있다. 오갈랄라의 크기는 뉴욕 주 면적의 세 배에 이른다. 지금 농부들은 해마다 콜로라도 강의 연간 유출량보다 더 많은 양의 지하수를 오갈랄라에서 퍼올리고 있다.[9] 그 대부분은 서부 방목지와 중서부 비육장에 있는 수백만 마리의 소들에게 먹일 사료 작물을 재배하는 데 사용된다. 지난 40년 동안 이 재생 불능 자원으로부터 120입방 마일의 용수를 뽑아냈다. 수리학자들은 캔자스, 텍사스, 뉴멕시코 주의 대수층은 이미 절반쯤 고갈되었다고 추산한다.[10] 텍사스 주에서는 지하수의 1/4이 고갈되었으며, 소 사료로 쓸 수수 같은 작물을 재배하면서 그 주의 북부에 위치한 많은 우물들이 바닥을 드러내고 있다. 지하 수면이 현저히 낮아지자 미국 농무부는 향후 40년이 채 되기도 전에 대평원의 관개 지역이 '30% 감소할 것'이라고 예상하고 있다.[11]

관개 용수의 42%가 소와 다른 가축용 식수 및 사료 작물 생산에 사용되고 있는 캘리포니아 주에서는 지층이 가라앉을 정도로 지하 수면이 낮아지고 있다. 샌와킨 밸리에서는 5,000평방 마일의 면적이 가라앉고 있는데, 일부 지역은 무려 9m나 가라앉은 곳도 있다.[12] 샌와킨 밸리의 대수층에서는 '해마다 지하수 부존(賦存) 능력보다 18억 9,000만 리터 이상 초과하는 비율로' 지하수가 퍼올려지고 있다.[13]

서부 축산업자들은 오랫동안 지역 용수 자원에 접근할 수 있는 특권을 누려왔다. 초창기에 그들은 필요한 물을 쉽게 조달할 수 있는 개울과 강 근처에서 사업을 시작했다. '용수권(water rights)'에 대한 통제 덕분에 축산업자들은 방목지 사용에 필요한 경제적·정치적 영향력을 획득할 수 있었다. 하지만 지금은 과잉 목축, 토양 침식, 사막화의 결과로 방목지를 통과하는 많은 개울과 강들이 바닥을 드러내거나 혹은 간신히 흘러가는 정도이다.

유감스럽게도 현재의 연방 조세 법률은 목축업자와 농부들이 지하 대수층에서 좀더 많은 지하수를 퍼올리도록 부추기고 있다. 뉴멕시코, 캔자스, 텍사스 주에서는 '지하 수면이 낮아짐에 따라 상승되는 지하

수 펌프 비용을 보전해 주기 위해' 지주들에게 지하수 자원 고갈에 대한 세액 감모(減耗) 공제를 허용하고 있다.[14] 심지어는 시추 장비 구입과 가라앉는 우물에 대한 비용조차 세금 감면 대상에 포함시키고 있다. 미국에서는 목축업자들과 농부들에게 공공 기금을 지급하면서 사실상 관개 시설 비용의 절반 이상을 정부가 감당하고 있는 것이다.

지난 90년 동안 연방정부는 서부 17개 주들에서 32개의 관개 프로젝트를 지원했으며, 현재 그 지역의 20%가 정부 보조금에 힘입어 관개 시설을 갖추고 있다.[15] 라페의 보고서에 따르면 푸에블로와 콜로라도 근처에서 실시된 한 프로젝트의 경우 농부들이 가축 사료용으로 수수, 옥수수, 자주개자리를 재배할 수 있도록 5억 달러 규모의 관개 계획을 지원했다. GAO에서는 용수를 끌어들이는 비용이 에이커풋당 54센트에 달하지만 정작 농부들이 부담하는 비용은 에이커풋당 7센트에 불과하다고 추산했다.[16] 유타 주에서는 농부들이 보너빌 용수 프로젝트 아래 물을 사용하는 대가로 에이커풋당 18달러를 지불하지만, 연방정부는 용수를 끌어들이기 위해 에이커풋당 306달러를 지불한다.[17] 연방정부의 조사에 따르면 간혹 사료의 시장 가치가 용수를 제공하기 위해 연방정부가 지불하는 비용을 밑도는 경우도 있다.

많은 목축업자들과 농부들은 연방에서 보조하는 관개 프로그램 덕분에 부를 축적하고 있다. 라페에 따르면 오늘날 불과 2%의 지주들이 연방정부의 보조를 받는 관개 토지의 1/4을 소유하고 있다.[18] 미 의회는 22억 달러의 연방 보조금이 서부 용수 프로젝트에 흘러 들어갔다고 추산한다. 총 보조금 중 5억~10억 달러는 '사료 작물 재배자들'의 수중에 들어갔다. 캘리포니아 주만 하더라도 영향력 있는 기업과 가족 집단이 연방정부의 보조를 받는 150만 에이커의 용수 지역을 불법적으로 관리하고 있다. 서부 주들의 가축 생산자들에 대한 용수 보조금 영향을 조사했던 코넬 대학 경제학자 데이비드 필즈(David Fields)는 많은 비판가들의 우려를 다음과 같이 대변했다.

> 회계감사원, 랜드 코퍼레이션, 수자원위원회의 보고서에서는 가축 생산업자들에 대한 관개 용수 보조금 지원이 경제적으로 비생산적임을 분명히 못박고 있다…… 현재의 용수 사용 제도는 그 지역 모든 주들의 경제적 기반을 위태롭게 하고 있다.[19]

소는 또 다른 용수 관련 환경 문제의 근원지이다. 소는 해마다 10억 톤의 유기 노폐물을 배출한다. 미국에서는 그 대부분이 지하수와 지표수에 스며들어 전국 곳곳의 우물, 강, 개울, 호수들을 오염시키고 있다.[20] 식품 지리학자 조지 보그스트롬(Georg Borgstrom)은 소와 다른 가축들이 미국에서 배출되는 모든 산업폐기물의 두 배에 달하는 양을 배출하고 있다고 추산한다.[21]

비육장들은 유기 오염 물질의 위험한 근원지가 되고 있다. 담수에서 발견되는 독성 유기 오염 물질의 절반을 차지할 정도다.[22] 평균적으로 비육장의 소 한 마리는 24시간마다 21.3킬로그램의 분뇨를 배출한다. 1만 마리의 소를 사육하고 있는 일반적인 비육장의 경우 매일 50만 파운드의 분뇨를 배출하고 있는 셈이다.[23] 좀더 넓은 시각에서 보자면, 1만 마리의 비육장에서 배출되는 유기 노폐물은 11만 인구의 도시에서 발생하는 쓰레기 양과 맞먹는다.[24] 소의 노폐물에 포함된 질소는 암모니아와 질산염으로 변화된 다음 지하수와 지표수로 스며들어 우물, 강, 개울을 더럽히고 식수를 오염시키며 수중 생물을 죽음에 이르게 한다.

곡물을 먹인 쇠고기 수요가 '선진' 국가들의 부유한 소비자들 사이에서 꾸준히 증가하는 한 전세계의 담수 공급은 차츰 줄어들 것이며, 일부 지역에서는 아예 고갈의 위기에 처하게 될 것이다. 그렇지 않아도 용수 부족과 호수, 강, 개울의 오염은 이미 수로를 공유하는 국가들 사이에서 정치적 불안을 야기하고 있다. 또한 점점 줄어드는 자원을 서로 차지하려고 다툼을 벌이는 국내의 집단과 계급들 사이에서는 사회적 불안이 내재되어 있다.

32. 더워져만 가는 지구

4,000년 전 이집트 사제들은 천상이 지구의 네 모퉁이에 발을 뻗고 있는 거대한 소라고 생각했다. 오늘날에는 소의 이미지가 또다시 하늘로 향하고 있다. 하지만 이번에는 현대의 에너지 소비 형태로 등장하고 있는 소의 이미지이다. 지구 온난화는 역사상 가장 규모가 큰 환경의 위협이자 인류의 위협으로 급부상하고 있다. 전세계 축산 단지는 지구에서 태양의 열기가 빠져나가는 것을 차단하면서 대기 중에 확산되고 있는 온실효과 가스들을 배출하는 데 일조하고 있다.

자동차와 공장을 움직이게 하고 통신망, 주택, 사무실에 전력을 공급하는 화석 연료의 연소가 대기에 어떤 영향을 미치는지에 대한 많은 기록들이 남아 있다. 하지만 현대적인 소 사육이 온실효과에 미치는 영향에 대해서는 거의 논의된 바가 없다. 실제로 축산 단지는 지구 온난화 현상을 일으키는 네 가지 가스 중 메탄, 이산화탄소, 아산화질소를 배출하는 주요한 요인이다. 더욱이 앞으로도 이런 역할의 비중은 점점 더 커질 공산이 크다. 예전에는 신성한 번식력의 상징으로, 보다 최근에는 이동 자산의 상징으로 간주되던 소가 지금은 생물권을 치명적인 가스들의 불모지로 변화시키면서 대기와 지구 환경을 오염시키고 있다.

온실효과 가스들의 두꺼운 층은 생명체의 오랜 역사와 함께 지구 대기에 존재해 왔다. 그 가스들은 태양 복사열이 지구 대기로 들어오는 것을 허용한다. 지표면은 대부분의 태양 에너지를 흡수한 뒤 그것을 적외선 에너지 또는 열기로 변화시킨다. 열기는 지구 표면에서 솟아올라 대기 속의 가스 분자들에 충격을 가하여 진동하게 한다. 그러면 가스 분자들은 일종의 반사경처럼 작용하여 열기의 일부를 다시 지표면으로 보내 온실효과를 일으킨다. 온실효과 현상은 지구 대기의 본질적인 특성으로 지구상의 생명체 출현에 도움이 되는 온난한 기후대를 형성한다. 유구한 진화의 역사에서 이런 온실효과는 비교적 일정하게 유지되어 왔다.

산업화 시대는 막대한 양의 석탄, 석유, 천연 가스가 기계 문화를 촉진시키기 위해 연소되고 있다. 대기 중에 방출되는 이산화탄소는 급속도로 증가하면서 지구로부터 열기가 빠져나가는 것을 차단하고 있다. 1750년대에는 지구 대기에 대략 288ppm의 이산화탄소가 포함되어 있었다. 오늘날에는 350ppm이 대기 중에 포함되어 있다.[1] 미국 독립전쟁 발발부터 오늘날까지 산업 국가들은 막대한 양의 화석 연료를 태우면서 1,850억 톤이 넘는 이산화탄소를 대기 속에 방출했다.[2] 많은 과학자들은 대기 속의 이산화탄소 함유량이 21세기 중엽에는 두 배로 증가할 것이며, 기록된 역사상 가장 높은 수치로 기온이 상승할 것이라고 예측한다.[3]

1987년 대기에 발생된 85억 톤에 달하는 이산화탄소의 2/3는 화석 연료 연소에서[4], 나머지 1/3은 지구의 증가된 바이오매스(열 자원으로서의 식물체 및 동물 폐기물:역주) 연소에서 방출된 것이다.[5] 식물은 광합성 과정에서 이산화탄소를 흡수하여 저장하는데, 식물이 죽거나 불에 태워지면 저장된 이산화탄소-때로는 100년 이상 축적된다-는 다시 대기로 방출된다.[6] 바이오매스와 전세계 산림의 토양 부식토에 함유된 이산화탄소의 양은 각각 대기에 포함된 이산화탄소 양의 1.3배와 4

배에 달한다.[7] 아마존 삼림만 하더라도 그곳의 수목들에는 대략 750억 톤의 이산화탄소가 저장되어 있다.[8] 소 사육용 목초지 개발을 위해 나무들이 벌목되고 태워지면 엄청난 양의 이산화탄소가 대기 중에 방출되는 셈이다.

1987년 브라질 법률이 제공하는 세금 혜택의 마지막 몇 달을 최대한 이용하려고 브라질 지주들이 앞다투어 달려들던 아마존 개발의 절정기에 삼림 개간과 방화로 대기 중에 방출된 이산화탄소는 약 12억 톤으로 추산된다.[9] 같은 해 아마존 열대우림의 삼림 파괴는 세계적으로 지구 온난화를 초래하는 모든 요소들의 9%를 차지했다.[10] 이외에도 해마다 온실효과를 발생시키는 가스들이 초원의 방화와 농업 폐기물에서 방출되고 있다.

오늘날 대부분의 생물 자원이 전세계 축산업 발전을 위해 연소되고 있다. 해마다 수백만 에이커의 열대우림이 불타고 있고, 광대한 목초지가 까맣게 태워지고 있으며 넓은 면적의 사료 작물 농업 폐기물이 연소되고 있다. 이들은 모두 축산 단지를 보호하면서 수백만 톤의 이산화탄소를 대기 중에 방출하고 있다.

그러나 생물 자원의 연소는 빙산의 일각에 불과하다. 상업적 소 사육은 또 다른 방식들로 지구 온난화를 부추기고 있기 때문이다. 고도로 기계화된 농업 부문은 엄청난 양의 화석 연료 에너지를 소비한다. 현재 미국에서 생산되는 곡물의 70%가 가축 사료용, 주로 소 사육용이며, 사료 생산을 위해 연소되는 에너지로 인해 상당한 양의 이산화탄소가 방출되고 있다.[11]

오늘날 미국에서는 1파운드의 쇠고기를 생산하는 데 3.78l의 가솔린이 소비되고 있다.[12] 평균 4인 가족이 1년 동안 소비하는 쇠고기 수요를 감당하려면 983l 이상의 화석 연료가 필요한 셈이다. 그 연료는 연소되면서 대기 중에 2.5톤의 이산화탄소를 방출하는데, 이것은 보

통 차량이 정상적으로 6개월 동안 운행되면서 방출하는 이산화탄소와 맞먹는 양이다.[13]

뿐만 아니라 소 사육용 작물 생산에는 아산화질소 및 다른 온실효과 가스들을 방출하는 석유화학 비료가 사용된다. 지난 40년 동안 화학비료 사용은 1950년의 140만 톤에서 1989년의 1,430만 톤으로 급격히 증가했다.[14] 비료와 다른 요인으로 방출되는 아산화질소는 현재 지구 온난화 현상의 6%를 차지하고 있다.[15]

마지막으로 소는 강력한 온실효과 가스인 메탄을 방출한다. 이탄(泥炭) 습지, 논, 매립지에서도 메탄이 방출되긴 하지만, 지난 수십 년 동안 증가된 메탄 방출의 대부분은 소와 흰개미 수의 증가, 삼림과 초원의 방화에서 비롯되었다. 메탄 방출은 지구 온난화 현상의 18%를 차지하고 있다.

대기 중 메탄의 수치는 산업 시대 이전의 1만 년 동안 비교적 일정했다. 그러나 지난 300년 동안 대기 중 메탄 함유량은 거의 두 배로 증가했다.[17] 메탄 분자는 이산화탄소 분자보다 25배나 더 많은 태양 열기를 잡아둘 수 있기 때문에 미국 국립 대기연구센터의 랠프 시서론 같은 과학자들은 향후 50년에는 메탄이 주요한 지구 온난화 가스가 될 것이라 예측한다.[18] 과학자들은 매해 5억 톤의 메탄이 이미 대기 중에 방출되고 있다고 추산한다.[19] 전세계 13억 마리의 소들은 대략 6,000만 톤, 즉 대기 중에 방출되는 전체 메탄의 12%를 내뿜고 있다.[20]

이러한 수치는 놀랍기는 하지만 어디까지나 문제의 일부일 뿐이다. 열대우림이 목초지로 개간될 때는 이산화탄소뿐만 아니라 메탄도 방출된다. 전세계 곳곳에서 삼림과 초원과 농업 폐기물을 태울 때도 대기 중에 5,000만~1억 톤의 메탄이 추가로 방출된다.[21] 심지어는 목초지 개간으로 불에 타 쓰러진 열대우림의 목재를 먹고 살아가는 흰개미도 메탄을 방출한다. 살아 있는 나무들은 흰개미의 증식을 막는 알칼로이드와 테르펜 같은 성분을 생산하는데, 나무가 쓰러지더라도 흰개미들은 화학적 분비물을 생산하지 못하는 죽은 나무 조각을 먹고 살아갈 수 있다. 간혹 흰개미 수는 개간된 삼림에서 10배 이상 증가하기도 한다. 여왕개미는 하루에 8만 개의 알을 낳을 수 있는데, 몇몇 곤충학자들은 지구상의 인구 1인당 1,500파운드의 흰개미가 존재하는 것으로 추산한다. 꾸준히 증가하는 흰개미는 해마다 수백만 톤의 메탄을 대기 중에 방출하는 것으로 알려져 있다.[22]

　이미 지구에서 상당한 지리적 영역을 차지하고 있는 전세계 육식 문화가 지금은 생태적 영역에서 그 존재를 부각시키고 있다. 인위적인 단백질 사다리-전세계 식품 사슬의 맨 꼭대기에 쇠고기가 위치해 있다-를 유지하는 데 들어가는 환경적·경제적 비용은 역사상 가장 비싸게 먹힐지도 모른다. 오늘날 수백만의 미국인과 유럽인과 일본인들은 수없이 많은 햄버거, 스테이크, 구운 쇠고기를 소비하면서도 자신들의 육식 습관이 지구상의 생물권과 생명체의 생존에 어떤 영향을 미치는지는 전혀 의식하지 않고 있다. 곡물로 키운 소의 고기는 지구 환경을 불에 탄 삼림, 침식된 방목지, 황폐해진 경작지, 말라붙은 강이나 개울로 만들어버리고 수백만 톤의 이산화탄소, 아산화질소, 메탄을 허공에 배출시킨 그 결과물이다.

　위기의 심각성을 파악하려면 지구 기온대의 자기 조절 특성부터 이해하는 게 필수적이다. 온갖 종들이 좁은 기온대 내에서 살고 있는 것과 마찬가지로 지구도 그런 기온대에서 유지되고 있다. 1만 8,000년 전 마지막 빙하기 이후 지구의 평균 기온은 화씨 3.6도 이상 변하지 않았다. 현재 많은 과학자들은 태양열이 지구를 빠져나가는 것을 차단하는 이산화탄소, 메탄, 아산화탄소, 염화불화탄소 화합물이 지속적으로 배출됨에 따라 향후 50년에 지표 온도가 4~9°C 정도 상승할 것으로 예상하고 있다. 이 정도의 기온 변화라면 전세계 생태계와 인간 문명이 전례 없는 혼란의 위기에 휩싸일 가능성이 크다. 화씨 4~9°C의 상승은 지구가 머지 않아 생태계와 사회 체계에 급진적인 변화를 몰고 오는 전반적인 지리적 변화의 시기를 맞을 수 있음을 뜻한다. 어쩌면 역사의 기록이 시작된 이후 지속되어 온 환경과 경제 관계의 정교한 그물망은 그 피해가 상상을 초월할지도 모른다.

2030년경에는 뉴욕과 보스턴 같은 북아메리카 도시들이 마이애미와 같은 적도 기후를 갖게 될지도 모른다. 중서부 농장 지대는 가뭄에 시달릴 가능성이 크며, 일부 지역의 극심한 사막화는 국내 식량 공급뿐만 아니라 자신들의 생존을 미국의 곡창지대에 의존하고 있는 수억 명의 해외 거주민들에 대한 식량 수출에도 큰 타격을 입힐 것이다. 미시시피 강 같은 대형 강들은 여름이면 거대한 진흙바닥으로 변할 것이고 사상 처음으로 상업적 관개를 중단하게 될 것이다. 지금보다 50%쯤 더 강력한 초대형 허리케인이 해마다 연안을 강타하면서 갤버스턴, 노퍽, 볼티모어 같은 항구 도시들을 황폐하게 만들 것이다.

지구 온난화가 전세계에 미치는 영향은 어디서든 심각하게 나타날 가능성이 크다. 과학자들은 해수 온도가 상승함에 따라 2050년에는 해수면이 91~152센티미터 정도 올라갈 것으로 예상하고 있다. 만약 극지(極地)의 빙하가 녹는다면 해수면은 더 높아질 수도 있다. 연안지역을 범람한 소금물은 담수 강과 호수에 스며들어 이미 부족해진 수백만 명이 사용할 식수를 오염시킬 것이다. 상승된 수위는 많은 저지대 섬 국가들을 파괴할 것이다. 인도양의 몰디브 군도, 태평양의 마셜 군도, 카리브 섬들이 거대한 대양 밑으로 가라앉을 가능성도 있다. 전설의 아틀란티스 섬처럼 그런 섬들 역시 물거품처럼 사라져 인간의 기억 속에만 남게 될지도 모른다. 대륙의 침수는 새로운 유형의 피난민들을 낳게 될 것이다. 역사상 처음으로 거대한 대륙이 지표면에서 사라짐에 따라 수많은 사람들이 고향 땅을 등지게 될 것이다.

저지대 국가들은 그런 공격을 피하기 위해 연안 지역에 댐을 건설하고 버팀목을 만드는 데 수십억 달러를 쏟아 붓게 될 것이다. 과학자들은 이집트가 나일 강 삼각주에서 경작 가능한 토지의 15%를 잃을 것이며, 주민의 1/7을 이주시켜야 할 것으로 예상하고 있다. 이 정도 규모의 손실이면 이집트 GNP는 14% 정도 하락될 것으로 예상된다.[23] 환경보호청(EPA)에서는 해수면이 152센티미터 상승하면 미국에 남아 있는 습지대의 90%가 파괴될 것으로 예측한다.[24] 네덜란드 같은 국가들은 상승된 해수면을 저지하기 위해 거대한 댐 건설에 막대한 자본을 투입해야 할 것이다.

지구 온난화는 지구촌 곳곳의 강우 형태도 근본적으로 변화시킬 것이다. 강우 지역과 집중도가 변함에 따라 기존의 호수, 강, 개울은 증발하기 시작하고, 또 어떤 지역은 아예 바닥을 드러낼 것이다. 콜로라도 강 상부 유역의 저수량은 40% 정도 줄어들 것으로 예견된다.[25] 몇몇 기후학자들은 미 중서부의 강수량도 엇비슷하게 40% 정도 감소할 것으로 예상한다.[26] 세계 곳곳의 강우 지역이 변하게 되면 댐과 관개 시스템에 대한 전반적인 재건설이 불가피해질 것이다. 미국 댐과 관개 시스템들을 개편하는 데 들어가는 비용은 70억~230억 달러에 달할 것으로 추산된다.[27] 현재 전세계적으로 모든 농경지의 18%에 관개 시설이 갖추어져 있는데, 재건설을 하게 되면 그 비용이 2,000억 달러를 넘어설 것이다.[28]

지구 온도의 급격한 상승은 지역 생태계에도 엄청난 영향을 미칠 것이다. 1987년 세계적으로 유수한 기후학자들이 참여한 연구인 벨라지오 보고서에 따르면 2010년대 말이 되기 전에 광대한 삼림의 고사(枯死)로 인해 온실효과가 발생할 가능성이 있다. 삼림은 기온대의 변화 속도를 따라잡을 만큼 빨리 이동하지 못하기 때문이다. 리처드 에이커스는 『사이언스』의 기고에서 "섭씨 1°C가 상승할 때마다 기후대는 100

~150킬로미터 북쪽으로 이동하게 될 것"이라고 주장한다. 생태계에 미치는 영향을 살펴보면, 향후 60년 이내에 옐로스톤 국립공원(와이오밍·아이다호·몬태나 등 3개 주에 걸쳐 있는 미국 최대의 자연 공원:역주)의 기후는 캐나다로 이동하게 될 것이다. 수목은 온실효과 현상으로 인한 기후의 이동 속도를 따라잡을 수 없을 것이다.[29] 지구촌 곳곳의 온갖 생태계들-나무, 곤충, 미생물, 동물들-은 이러한 빠른 속도의 기후 이동을 따라잡지 못해 소멸하게 될 것이다.

생태계에 크게 의존하는 경제 시스템 역시 빠른 기후의 이동과 강우 형태의 변동 및 여타 환경 변화들에 적응하는 데 곤란을 겪게 될 것이다. 그에 따라 일어나는 전세계 시장경제의 혼란은 그 전례를 찾을 수 없을 정도로 엄청날지 모른다.

현재 전세계 각국들은 지금 그들의 조상들이 수천 년 동안 체험해 온 기후 환경이 50년 후에도 지속될 것이라는 잘못된 예상을 토대로 경제 계획을 결정하고 미래 개발 계획을 마련하고 있다. 1985년 세계 기후 프로그램(World Climate Program)의 막을 내리면서 25개의 선진국 및 개발도상국의 과학자들은 다음과 같이 경고했다.

> 오늘날에는 많은 경제적·사회적 결정들이 관개와 수력 발전, 가뭄 구제, 농경, 토지 이용, 구조 설계, 연안 토목 공사 프로젝트, 에너지 계획 같은 장기적 프로젝트들로 이루어진다. 이것들은 과거 기후 데이터가 미래에 대한 확실한 지침이 된다는 가정에 토대를 두고 있다. 하지만 이것은 더 이상 바람직한 가정이 아니다. 날로 증가하는 온실효과 가스들의 집중으로 인해 다음 세기는 지구 온난화의 발생이 예견되기 때문이다.[30]

심지어는 우리가 당연하게 받아들이는 가장 일상적인 경제 활동조차 혼란에 빠질 가능성이 있다. 가령 사회적 인프라의 설계 과정을 생각해 보자. 오늘날 빌딩, 교량, 댐, 도로, 하수 시설, 운하 및 각종 기계류는 향후 50~100년이면 더 이상 적용되지 않는 기후 압력 오차 허용도를 감안하여 설계되고 있다. 전미 공학아카데미의 제스 앤수벨은 "과거가 더 이상 미래의 지침이 되지 못한다면 당신은 무엇을 하겠습니까?"라는 질문으로 개발 공동체 내부의 뿌리깊은 불안감을 표현하고 있다.[31]

지구 온난화는 진보 시대의 어두운 면이다. 그것은 현재 수백만 톤의 에너지가 사용되고 있음을 말해준다. 생물권은 모든 산업 시대의 방탕한 소비를 낱낱이 기록해 놓은 일종의 거대한 부기 원장 같은 역할을 하고 있다. 이 원장에는 현대적인 축산 단지가 두드러지게 등장하며, 소를 시장에 내놓는 과정에서 대기로 방출되는 무수히 많은 이산화탄소, 아산화질소, 메탄 분자들에 그 내용이 그대로 새겨져 있다. 지금 생물권은 6,000년에 걸친 유라시아 축산 문화의 서진(西進)에 대해 최후의 유언을 남기고 있는지도 모른다. 변화된 기후, 짧아진 성장 시기, 변화하는 강우 형태, 침식된 방목지, 사막화의 확산이 지금껏 육식 문화를 지탱해 온 축산 단지와 인위적인 단백질 사다리에 죽음의 조종(弔鐘)을 울리고 있는지도 모를 일이다.

| 6부 |

육식을 즐기는 사람들의 의식구조

33. 쇠고기 심리학

과거 우리 조상들은 신과 영혼들에 기대어 생명의 '재료'를 빼앗아 먹었다. 그들은 생명의 하사품을 획득하기 위해 신성한 신화 및 동물과 인간 희생을 재연하는 의식에 매달렸다. 오늘날에는 동일한 목적의 효과를 얻기 위해 과학과 새롭고 강력한 기술에 의존한다. 우리의 도구들은 주변의 생명을 사로잡고 빼앗는 데 도움을 준다. 덕분에 우리는 생존하고 번성할 수 있다.

인간은 가장 기본적인 충동에 대해 언제나 애증의 감정을 동시에 느낀다. 아나톨 프랑스(Anatole France)의 소설 『현대사』(Histoire Comtemporaine)의 주인공 M. 베르제레는 우리 존재의 밑바닥을 형성하고 있는 현실에 비통해 한다.

> 유기체적 생명을 차라리 우리의 볼품없는 행성의 특유한 질병으로 간주하고 싶다. 무한한 우주에 오직 먹고 먹히는 과정밖에 없다는 생각을 도저히 견딜 수 없기 때문이다.[1]

세상의 창조물을 먹는다는 것은 고통스러우면서도 동시에 즐거운 일이다. 우리가 살기 위해 다른 생명을 부정하는 것은 고통스런 체험이다. 하지만 정복의 산물을 섭취하는 것은 상당한 만족감을 안겨주며, 살아 있다는 느낌을 가득 채워준다. 예전에 문화역사가 엘리아스 카네티(Elias Canetti)는 '우리들 각자는 시체들로 가득한 들판의 왕'이라고 말한 적이 있다. 만약 우리가 수많은 생명체와 지구 자원 그리고 평생토록 우리가 이용하고 소비하는 물질에 대해 곰곰이 반성해 본다면, 우리 존재를 확보하는 데 필요한 살육과 그에 상응하는 고갈을 깨닫고 소스라치게 놀라게 될지도 모른다. 먹는 행위는 에로스(eros, 성적 충동)만큼이나 타나토스(thanatos, 죽음의 충동)와 관련이 있고, 생명만큼이나 죽음과 관련이 있다. 삶을 몹시 즐겼던 체호프(Chekhov)는 이렇게 탄성을 질렀다. "자연은 그 얼마나 풍요로운가! 나는 그저 자연이 베푸는 것을 손에 잡고 꿀꺽 삼키면 될 뿐이다…… 나는 스텝 지방에서 나는 것이건, 외국에서 나는 것이건 그 무엇이건 먹을 수 있다고 생각한다." 풍요로움에 대한 체호프의 감정에 호응하듯 로버트 브라우닝(Robert Browning)은 꽃과 잎들을 "야금야금 베어먹고" 싶을 정도로 사랑스럽다고 말했다.[2]

자연을 섭취하는 행위는 보답 없는 사랑과 상실에 대한 불안감, 삶의 풍요로움, 무시무시한 죽음의 환영으로 가득 채워져 있다. 자연을 제압하는 힘의 행사가 한편으로는 흥분과 열정, 다른 한편으로는 혐오와 반감을 우리에게 불러일으키는 것도 그 때문이다.

어떤 다른 경험보다도 먹는 행위는 자연과의 충만한 관계 속으로 우리를 이끈다. 그 행위 자체는 오감-미각, 후각, 촉각, 청각, 시각-의 완벽한 구현을 끌어낸다. 우리는 흔히 자연을 섭취하는 다양한 방식을 통해 자연을 이해한다. 먹는 행위는 인간과 환경 사이에 맺어지는 가장 기본적인 관계이다. 그 경험이 생존과 보충의 행위이자 신성한 행위로, 또한 영적 교감으로 칭송받는 문화가 많은 것도 다 이런 이유에서다. 먹는 행위는 문화와 자연, 사회적 질서와 자연적 질서를 연결하는 징검다리 역할을 한다. 앤 머콧(Ann Murcott)은 "음식은 특별히 적합한 '중개자'이다. 우리가 음식을 먹을 때면 우리 자신(문화)과 음식(자연)에 직접적인 동일화가 이루어지기 때문이다"라고 말했다.[4] 프랑스 인류학자 겸 철학자 롤랑 바르트(Roland Barthes)에 따르면 문화가 생물들을 수용하는 방식, 문화가 섭취하는 생물들의 유형, 생물들이 준비되고 주문되는 방식은 고도로 조직화된 의사소통의 형태이다. 그리고 그것이 문화 전반의 밑바닥에 깔려 있는 가치, 믿음, 시행 원칙들을 전달한다.[5] 다음은 바르트의 글이다.

> 음식이 필요한 이유는 무엇인가? 음식은 이용 가능한 생산물을 모아놓은 것이며…… 동시에 의사소통 체계이고, 이미지의 구현체이며 관례와 상황과 행동의 시발점이다.[6]

'자연의 식사'를 위해 문화가 정한 규율과 통제, 보상과 분배는 그것의 세계관을 형성하고 반영한다. 그래서 "인류 역사는 음식 역사와의 관계 속에서만 명료해질 수 있다"라는 말도 전해지는 것이다. 이 중에서도 육식이야말로 단연 돋보이는 문화이다. 현대적인 육식 문화는 성별(性別), 계급 차별, 국가 정체성, 식민 정책, 인종 이론의 문제에 영향을 미치며 도처에 확산되어 있다. 사실 현대적인 축산 단지의 심리학적 범위는 그보다 훨씬 더 광범위하다. 그것이 우리의 시간과 공간 개념 그리고 현대적인 세계관을 구성하는 주요한 원리들에도 영향을 미치기 때문이다.

34. 육류에서 비롯된 남녀 차별주의

다양한 축산 문화들 간에 존재하는 상황과 의식의 엄청난 차이에도 불구하고, 그 대부분은 어떤 핵심적인 가치들을 공유하고 있다. 이러한 가치들을 검토해야만 21세기에 육식 문화를 초월하기 위해 절실히 필요한 게 무엇인지 그 해결의 실마리를 찾을 수 있을 것이다.

조지프 캠벨(Joseph Cambell)은 경작 문화는 성장과 재생, 수렵 문화는 도살과 죽음이 기본 특성이라고 설명한다.[1] '지구상의 먹을 것'에 대한 이런 완전히 동떨어진 접근방식에는 그만큼 판이하게 다른 세계관이 담겨 있다.

식물 경작에는 추적이나 격리의 이미지와는 상반되는 관리와 육성이 요구된다. 식물들은 먹이나 자산이 아니라 살아 있는 지구의 베풂이나 선물로 여겨진다. 번식은 농경 사회에 널리 퍼져 있는 대표적인 특성이다. 동물 세계와 마찬가지로 식물 세계 역시 인간에게 음식, 의복, 거처를 제공한다. 인간과 음식의 관계는 거대한 자연 순환—인류학자 미르치아 엘리아데(Mircea Eliade)가 말하는 이른바 '영원 회귀'—에 기반을 둔 각기 다른 우주론적 규범에서 시작된다. 농경 사회는 자연의 생명 주기와 결합되어 있기 때문에 재생-생명 본능-이 항상 그 세계관의 우주론적 핵심이 된다.

자신들의 음식, 의복, 건축 재료를 주로 동물에 의존했던 전근대 문화는 곡물 문화에 비해 항상 죽음의 행위에 더 친숙하다. 육식 문화에 대한 조지프 캠벨의 말을 들어보자.

경험의 최고 목적이 되는 대상은 짐승이다. 살해되고 도살당한 짐승은 사람들에게 우리의 실체가 되는 살, 우리의 장식이 되는 치아, 의복과 텐트가 되는 가죽, 로프가 되는 힘줄, 도구가 되는 뼈를 제공한다. 동물의 생명은 전적으로 죽음과 도살의 방식을 통해, 그리고 요리와 무두질과 바느질 기술을 통해 인간의 생명으로 전환된다.[2]

붉은 피는 여러 사회에 스며들어 있다. 여기에는 자연과 문화의 구분도 거의 없으며, 이런 특성은 음식 요리에서 가장 두드러지게 나타난다.

프랑스 인류학자 클로드 레비스트로스(Claude Lévi-Strauss)는 요리가 문화와 자연의 주요한 매개자라고 지적한다. 오직 인간만이 고기를 요리함으로써 문명과 자연 세계 사이에 근본적인 경계선을 긋는다. 요리에는 '자연이 문화로 변형되며, 요리의 종류들은 항상 차별화의 상징으로서 시의적절하게 사용된다' 라는 보편적인 의미도 담겨 있다.

레비스트로스는 음식을 날 음식과 요리한 음식, 삭힌 음식 세 가지로 구분한다.[3] 요리는 날 것을 음식으로 변화시킴으로써 자연의 부패 과정을 한동안 지연시킨다. 또한 고기 요리 방식은 사람들의 본성, 그들의 가치, 제도, 세계관을 엿볼 수 있는 유용한 단서를 제공한다. 쇠고기 중심 문화에서는 '삶은 요리' 보다 날것에 더 가까운 형태의 '구운 요리' 를 선호한다. 목축과 경작을 병행하는 복합 농경 사회에서는 고기를 삶기도 하고 굽기도 한다.

레비스트로스는 삶은 요리와 구운 요리의 심리학적 차이를 설명한다. 그는 고기를 직접 불에 굽는 것이 날것에 더 가깝다는 점을 지적한다. 그러나 삶은 요리는 먼저 물항아리를 놓은 다음 불 위에 고기를 올려놓아야 하기 때문에 두 가지 과정이 요구된다. 그릇과 물이 고기와 불 사이에 끼여드는 것은 자연과 문화간에 중요한 경계선을 설정한다.⁴⁾ 레비스트로스에 따르면 구운 요리는 문명과 자연 세계를 연결하는 가느다란 끈을 지속시킨다. 고기는 항상 바깥쪽만 타고 안쪽에는 붉은 피가 그대로 남게 된다. 요리라기보다는 날것에 더 가까운 셈이다. '한쪽은 태워지고 다른 쪽은 날것인 구운 고기, 혹은 바깥쪽은 석쇠로 구워지고 안쪽은 붉은 빛이 그대로 남아 있는 구운 고기는 날것과 요리된 것, 자연과 문화의 두 가지 의미를 나타낸다.' 대부분의 아메리칸 인디언 부족들 및 다른 수렵채집 사회들의 경우 구운 요리는 남성 중심의 활동인 반면 삶은 요리는 여성의 몫으로 넘겨진다. 구운 요리는 남성다움, 용감무쌍, 사냥, 전사 의식과 밀접한 관련성을 보인다.

레비스트로스는 삶은 요리가 구운 요리보다 경제적이고 낭비가 심하지 않다고 주장한다.

> 삶은 요리에는 온갖 고기들과 그 육즙을 보존하는 방법이 포함되어 있는 반면 구운 요리에는 파괴나 손실이 내포되어 있다…… 삶은 음식이 생명이라면 구운 음식은 죽음이다.…… 전자가 절약이라면 후자는 낭비다. 전자가 평민적이라면 후자는 귀족적이다.⁵⁾

구운 요리는 주로 권력, 특권, 찬양과 관련이 있는 반면 삶은 요리는 치료와 재생 가치 및 검소와 관련이 있다. 중세 유럽에서는 황소 및 다른 동물 구이가 전사와 봉건 귀족들 사이에서 흔한 음식이었던 반면 삶은 고기는 농부, 소작인, 도시 시민들의 표준 음식이었다. 대부분의 문화들에서 구운 요리는 특별한 행사-주일 만찬, 축제일, 축연, 결혼식-를 위해 준비되었다. 스튜는 기대와 흥분과는 다소 동떨어진, 보다 일상적이고 세속적인 요리로 낮은 신분의 사람들이 즐겨 먹었다. 구운 요리는 강인함, 용맹, 남자다움과 관련이 있다. 그래서 에드워드 왕 시대의 요리 책에서는 "병자들에게 적합한 환자용 식사로 찐 음식과 삶은 음식"을 권하고 있다.[6]

유럽, 미국, 오스트레일리아처럼 주로 쇠고기를 먹는 문화에서 삶은 요리보다 구운 요리를 더 선호한다는 것은 그리 놀라운 일도 아니다. 중세 유럽의 전사들, 근대 초기의 지주층, 신세계의 탐험가와 발견자들, 애팔래치아 트레일의 개척민들, 대평원의 카우보이들, 이들은 모두 주식으로 구운 요리를 즐겼다. 삶은 고기를 먹는 카우보이란 상상조차 할 수 없는 일이다. 심지어 오늘날 후기 산업사회에 접어든 미국에서도 카우보이가 화톳불에 고기를 굽는 장면으로 대표되는 육식 문화의 이미지는 여름 주말이면 교외 뒷마당에서 무수히 재연되고 있다. 가장은 석탄에 불을 붙이고 지글거리는 석쇠에 날고기를 척척 올려놓는다.

온갖 음식들 중에서도 쇠고기는 가장 높은 지위를 차지하고 있다. 사실상 모든 육식 문화들에서 붉은 고기, 특히 쇠고기는 음식 피라미드의 최상위에 올라 있으며, 그 밑으로 차례로 닭고기와 물고기, 그리고 달걀, 치즈 등의 동물 생산물이 자리잡고 있다.[7] 특히 붉은 고기와 쇠고기를 최고로 치는데, 이는 품질이 뛰어나기 때문이다. 오랫동안 신화와 전통에서는 붉은 고기에서 흘러내리는 피를 '체력, 공격, 정열, 성욕'의 상징으로 여겼다. 이것들은 모두 쇠고기를 먹는 사람들이 탐하는 덕목이었다.[8]

붉은 피는 동물의 주요한 '생명의 원동력'이다.[9] 거기에는 활력과 만나(이집트 탈출 후 광야를 헤매던 옛 이스라엘인들이 신에게 받은 음식: 역주)가 녹아들어 있다. 때때로 황소를 죽이고 굽기까지 기다릴 만큼 여유가 없었던 유라시아 스텝 지방의 유목민들은 영양과 활력을 얻기 위해 동물의 몸에 작은 칼자국을 낸 뒤 가늘고 속이 빈 갈대로 피를 빨아 먹었다. 특히 장기간 계속되는 전쟁에서 그렇게 했다. 남부 스페인의 일부 지역에서는 지금까지도 투우 경기가 끝난 후 여성들이 지역 정육점을 찾아가는 것은 흔한 일이다. 그녀들은 남편의 저녁식사를 위해 가장 용감한 황소의 스테이크를 구매한다. 그것이 남편의 원기와 사내다움을 유지시켜 준다고 믿었기 때문이다.[10]

붉은 피는 전통 문화에서 상속의 매개자로 간주된다. 혈통은 사회적 계급 조직을 정하는 데 가장 편리한 방식이다. 앞서 살펴본 것처럼 영국 귀족들은 보다 우수한 소를 사육하는 데 열중했으며, 자신의 소 떼에서 '순수한 혈통'을 유지하려고 온갖 애를 다 썼다. 자신들의 '귀족적인' 짐승을 먹음으로써 그 동물의 혈통이 자신들에게 결합되어 신체를 강하게 하고 정신을 순수하게 만든다고 그들은 확신했다.

붉은 고기에서 흘러내리는 피는 정열을 부여하는 것으로 여겨졌다. 붉은 피는 공격과 폭력-전사, 운동선수, 연인 사이에서 가치 있는 것-의 개념을 떠올리게 했다. 병사들은 매번 전투에 임하기 전에 쇠고기를 즐겼으며, 경기장에 나서기 전의 운동선수들도 그랬다. 피가 흥건한 쇠고기를 먹는 것은 오랫동안 성적인 욕정을 불러일으킨다고 여겨졌다. 노예선 선장 존 뉴튼은 자신이 종교적 개심(改心)을 체험한 후 항해 도중 왜 육식을 삼가게 되었는지에 대한 기록을 남겼다. 그는 "음식의 변화가 여자 노예들에 대한 자신의 욕정을 막아줄 것을 바랐다"라고 적었다.[11] 19세기의 교육자들은 때때로 청소년들에게 붉은 고기를 먹이지 말고 채소로 식단을 대신할 것을 권유했다. "소년들이 건강을 유지하는 데 채소가 많은 도움이 된다"라는 이유에서였다.[12]

붉은 고기, 특히 쇠고기는 남성다움 및 남성적 특성들과 관련이 있는 반면 '붉은 피가 없는' 흰 고기는 여성다움 및 여성적 특성들과 관련이 있다. 빅토리아 여왕 시대와 20세기 초의 건강 잡지들은 "임산부와 젖을 분비하는 여성들은 붉은 고기 섭취를 줄이고, 그 대신 닭고기, 물고기 또는 달걀 같은 부드럽고 가벼운 음식을 먹을 것"을 권유했다. 이런 음식들에는 여성 자신의 섬세한 '여성스러운' 상태가 반영될 뿐만 아니라 양육의 역할을 수행하는 데 부적절한 것처럼 보이는 붉은 고기의 특성들을 피한다는 의미가 내포되어 있었다.[13] 병약자들도 '찐 물고기, 삶은 닭고기, 삶은 달걀 같은 전통적인 저지방 음식을 섭취함으로써 비슷한 대우를 받았다.[14] 심지어 붉은 고기는 학자 타입, 문필가, 회계사, 서기들이 섭취하기에는 '지나치게 강한 음식'으로 간주되었다.[15]

육류에 의한 계층 조직은 사실상 모든 육식 문화권에 존재하며 성별로 사람들을 구분한다. 이런 점에서 육식 문화는 전통적인 식물 중심의 농경 사회와 근본적인 차이를 보인다. 후자의 경우 음식에 의한 고도로 계층화된 조직이 그리 발달하지 않는다. 설사 식물 중심의 문화에서 성별의 계층 조직이 존재한다 할지라도 고기를 먹는 사회의 주요한 특징인 엄격한 음식 피라미드는 좀처럼 찾아볼 수 없다. 그곳의 음식 섭취 관행은 평등주의에 훨씬 가깝다.

인류학자 페기 샌데이(Peggy Sanday)는 100여 곳의 비전문적인 문화들을 조사하던 도중 우연하게 동물 중심 경제는 남성 지배적인 데 반해 식물 중심 경제는 훨씬 더 여성을 축으로 움직인다는 사실을 발견했다. 동물 중심 경제는 남신(男神), 부계(父系)제 그리고 사회적 피라미드의 최상위에 남성이 포진하는 성별 계층 조직의 특징을 보인다. 여성들은 잡다한 일을 하는데, '그리 중요하지 않은' 천한 일들은 죄다 여성들의 몫이다. 반면 여신과 모계제의 특징을 가지고 있는 식물 중심 경제는 '훨씬 평등한 경향'을 보인다.[16] 여성들은 음식 채집에서 긴요한 역할을 하기 때문에 그들은 비교적 남성들과 동등한 위치에서 생활한다. 샌데이는 "동물 중심 문화에서는 고기가 주로 성별을 구분하고 지위와 계층을 정하는 데 사용되지만, 식물 중심 문화에서는 여성들이 주요 음식을 분배하는 까닭에 차별당하는 일이 없다"라고 주장한다.[17]

심지어 고도의 기술과 후기 산업사회의 정서가 뿌리내린 현대사회에서도 동물과 식물, 남성과 여성의 원시적인 구분은 여전히 주요한 지배 관계에서 사라지지 않고 있다. 서구 문명의 고대 축산 단지들은 우리 인류의 의식 속에 지워지지 않는 흔적을 남겼다. 다음은 헤겔의 말이다.

> 남성과 여성의 차이는 동물과 식물간의 차이와 흡사하다. 남성은 동물에 대응하고 여성은 식물에 대응한다. 여성의 성장이 보다 조용하기 때문이다.[18]

남성과 고기를 사회적 피라미드의 최상위에 올려놓는 계층 체계에서는 여성과 식물이 여전히 최하위에 위치한다. 캐롤 애덤스(Carol J. Adams)는 그녀의 저서 『육류의 성(性) 정치학』에서 이런 고대의 음식과 성별의 선입관이 심리적 영역에 얼마나 깊숙이 파고들었는지를 밝히고 있다. 예컨대 육류는 단순한 음식을 뛰어넘는 중요한 의미를 가지고 있다. 서구 문화에서 얼마나 육식을 탐했는지는 지금 우리가 사용하는 용어의 상징적인 의미에서 쉽게 찾아볼 수 있다. '문제의 골자(meat of the matter)', '내용이 충실한 질문(a meaty question)', '개선(beef up)' 같은 용어들이 그런 것들이다.[19]

한편 식물은 둔함을 나타낸다. 오늘날처럼 매순간 변하는 사회에서는 성공이 속도나 운동성과 동등한 의미로 사용된다. 그래서 식물처럼 굼뜬 존재는 경멸의 대상이 된다. 누군가 무능하다고 낙인찍히면 그는 식물처럼 의욕이 없는 사람으로 취급된다. 솔선수범과 대담성이 인정받는 적극적인 시장주도 사회에서 식물은 사람들의 뇌리 속에 수동성의 개념으로 자리잡고 있다. 지난 세기에 여성들은 남성들을 'hunks(매력적인 남자)', 'beefcakes(늠름한 사내)', 'animals(짐승)'로 묘사했고, 남성들은 여성들을 'hot tomatoes(매력적인 여자)', 'shrinking violets(수줍음 타는 아가씨)', 'wallflowers(소극적인 여성)'로 불렀다. 때로는 남성과 육류, 여성과 식물을 동등하게 놓음으로써 사회적 질서는 음식 계층 조직이 성별 계층 조직을 더욱 강화시켜 주는 사회적 계층 시스템을 영속화할 수 있었다.

근대에는 페미니즘 운동이 활발히 진행되었지만, 육식 문화를 둘러싼 과거의 선입견과 관행은 줄곧 음식과 성별의 구분을 강화시켰다. 프랑스 인류학자 부르디외(Bourdieu)는 프랑스인들 사이에서 육류와 성별에 대한 근거 없는 통념이 여전히 만연해 있다고 말한다.

> 모름지기 사내라면 강한 음식을 먹고 마시는 것이 어울린다…… 남성들은 맛있는 음식 한 조각을 아이들과 여자들에게 남긴다…… 육류는 남성들에게 적당한 반면, 샐러드 같은 채소는 여성들에게 더 적당하다.[20]

남성과 고기를 음식 사슬과 사회 질서의 최상위에서 결속시키는 미묘한 작용은 다양하고 복잡하다. 예를 들어 쇠고기 식사 문화에서 남성들은 붉은 고기, 특히 쇠고기를 먹는 것이 물고기 같은 흰 고기를 먹는 것보다 훨씬 남성적이라고 생각한다.

부르디외의 또 다른 말을 들어보자.

> 물고기는 남성들에게 부적절한 음식으로 간주되는 경향이 있다. 그것

은 가벼운 음식으로 '포만감'을 주지 못할 뿐만 아니라 과일처럼 사내의 손에 익숙하지 않고 그를 유치하게 보이게 하는 음식이기 때문이다.…… 무엇보다도 물고기는 남자답게 먹는 방식에 전혀 어울리지 않는다. 조심스럽게 한입씩 뜯어먹어야 하고, 뼈로 인해 앞니로 찬찬히 부드럽게 먹어야 하기 때문이다…… 모든 남성적인 고유한 특성-남성미라 불리는 것-에는 여성스럽게 집어들고 조금씩 물어뜯는 것이 아니라 완전히 남자답게 꿀꺽꿀꺽 삼키는 것, 이러한 식사 방식의 차이가 포함되어 있다.[21]

부르디외에 따르면 "영양분이 뛰어나고 강한 체력을 갖게 하며 원기, 피, 건강을 제공하는 음식인 붉은 고기는 남성들을 위한 요리이다."[22]

남성들은 사회적 통제의 무기로서, 여성들이 종속적인 지위를 받아들이는 상황을 위한 수단으로서 오랫동안 육류를 이용해 왔다. 다음은 인도네시아의 예이다.

> 육류는 남성들의 재산으로 간주된다. 잔치에서는…… 남성을 기준으로 가장들에게 고기가 분배된다…… 따라서 분배 시스템은 사회에서 남성들의 지위를 강화시키는 역할을 한다.[23]

육류에 의한 계층 조직이 가장 뚜렷하게 나타나는 곳은 다름 아닌 영국이다. 1863년에 처음으로 시행된 영국 식사 습관에 대한 전국 조사에서 조사관들은 농촌 공동체의 경우 여성과 아이들이 "주로 감자를 먹고 고기는 구경만 한다"라는 사실을 알아냈다.[24] 도시 노동자층과 빈민층의 경우 여성들은 남편을 위해 고기를 따로 '남겨 두었다.' 제대로 밥벌이를 하려면 고기를 먹어야 한다는 믿음에서였다. 조사에 따르면 여성들은 일주일에 한 차례 고기를 맛보는 게 고작이었지만, 남

성들은 '거의 매일' 고기를 먹었다.[25]

지난 한 세기가 넘도록 시골 빈곤층과 도시 노동자층의 식사 습관은 거의 변하지 않았다. 고기가 너무 비싸거나 귀한 곳에서는 십중팔구 남성 가장에게 우선 분배되었다. 1970년대 말 영국 북부의 한 작은 마을의 200여 명의 노동자층 여성들을 대상으로 시행되었던 조사에 따르면 가장 좋은 부위의 고기는 항상 남성 '가족 부양자'의 몫이었다.[26]

고기의 각종 부위 중에서 큰 고깃덩어리와 스테이크, 작고 두껍게 자른 고기 조각들은 대개 가장 높은 지위의 사람들이 차지했다. 중간의 위치에 있는 사람들에게는 간과 베이컨을 다진 고기 요리와 스튜와 찜 냄비 요리가 제공되었다.[27]

한 가지 흥미로운 점은 남성 가장이 직업을 잃게 되면 '음식 섭취에서의 특권 역시 상실하는 경향'이 있다는 것이다.[28] 간혹 그가 벌어들이는 수입이 줄어들면 할당받는 고기의 양도 이에 비례하여 줄어들었다. 물론 어느 정도는 비용을 절감한다는 명분이었지만, 그것말고도 가족의 계층 조직에서 그가 더 이상 과거와 같은 특권을 누릴 만한 가치가 없음을 일깨워주려는 의도가 내포되어 있었다. 자료를 검토하면서 매리온 커와 니콜라 찰스는 "고기가 남성의 특권을 나타내는 가장 대표적인 사례임에는 의심의 여지가 없다"라고 결론지었다.[29]

심지어 쇠고기가 값싸고 흔한 미국에서도 지배적인 행동 양식은 남성을 음식 계층 조직의 최상위에 올려놓는 경향을 보인다. 애덤스는 미국 요리책들에 대한 무작위 조사를 통해 저자들이 은연중에 과거의 선입견과 그릇된 통념을 내세우고 있음을 알아냈다. 독자들은 아버지날의 메뉴로 런던식 스테이크가 안성맞춤이라는 권유를 받는다. '아버지들에게는 스테이크 만찬이 항상 인기 있는 메뉴'라는 이유에서다.

『여성을 위한 대접』이라는 제목이 붙은 인기 있는 요리책 1장에서는 여주인이 점심을 준비할 때 '채소, 샐러드, 수프 요리'가 여성들에게 적합하다고 권하고 있다.[30]

그런데 최근에는 아이러니컬하면서도 한편으로는 수긍이 가는 일이 벌어지고 있다. 현대의 고도 기술 사회에서 신체적 힘과 능력에 최고의 가치를 두던 육체 노동과 직업이 점점 더 사라짐에 따라 많은 남성들이 고기에 대한 남성적인 통념을 오히려 더 영속화하려는 경향이 그것이다. 영양학자 진 메이어는 그 이유가 "남성들이 하루 종일 책상에 앉아 있는 시간이 점점 더 많아짐에 따라 남성다움의 마지막 상징인 피가 흥건한 고기 조각을 먹음으로써 남성임을 확인하고 싶어한다"는 사실과 관련이 있을지 모른다고 주장한다.[31]

만약 고기와 남성다움에 대해 서구 문화가 지금껏 집착하는 강력한 상징적 의미에 대해 일말의 의혹이 남아 있다면, 국내 폭력과 쇠고기로 인한 분쟁과 관련된 통계를 살펴보는 것이 그런 의혹을 불식시키는 데 상당한 도움이 될 것이다. 당국의 보고서에 따르면 많은 남성들은 '고기를 먹지 못하는 것을 여성에 대한 폭력의 구실로 삼고 있다.' 그들은 고기를 먹지 못하는 것을 자신의 남성다움에 대한 부정으로 받아들이기 때문에 배우자에 대한 구타도 서슴지 않는다. 때때로 그들의 분노는 걷잡을 수 없는 폭력으로 나타난다. 매 맞는 한 아내는 "샌드위치에 고기를 넣는 대신 치즈를 넣었다는 사소한 일 때문에 남편은 벌컥 화를 내곤 했어요"라고 말한다.[32] 다음은 한 여성이 기록한 내용이다.

한 달 전 남편은 펄펄 끓는 물을 내게 끼얹었고 오른팔에 상처를 남겼다. 신선한 고기 대신 감자와 채소를 넣은 파이를 식탁에 올려놓았다는 것이 그 이유였다.[33]

날고기를 '힘, 남성 지배, 특권'과 동일시하는 것은 지금까지도 현대사회에서 종종 목격되는 가장 오래된 문화적 상징들 중 하나이다. 육류, 특히 쇠고기가 지금껏 광범위한 성차별의 수단으로 사용되고 있다는 점은 선사 시대의 식사 습관과 선입견, 그리고 음식과 식사가 사회 정책에 미치는 영향이 끈질기게 남아 있음을 입증하는 사례라 할 수 있을 것이다.

35. 쇠고기가 낳은 계급주의 · 국수주의

쇠고기 섭취는 오랫동안 남성이 지배하는 사회적 질서의 이해 관계를 보호하는 강력한 조정자 역할을 했을 뿐만 아니라 부자와 부유함, 가난한 노동자와 빈곤을 구별짓는 계급의 표시로 사용되어 왔다. 레슬리 고프턴(Leslie Gofton)에 따르면 근대에서는 "음식 섭취가…… 사회적 차별의 수단이자 계급 불평등의 구현물이다."[1]

미국인들은 신분, 성공, 성취의 명확한 경계선을 설정하는 쇠고기의 상징적인 힘을 눈여겨보았음이 분명하다. 모국에서는 쇠고기가 귀족과 상인층의 식탁에만 올랐기 때문에 맛볼 기회가 거의 없었던 유럽의 이주자들에게는 '지글거리는 쇠고기 스테이크, 육즙이 풍부한 고기 조각, 큼지막한 고깃덩이가…… 뻣뻣하게 풀을 먹인 칼라, 폭 넓은 고급 나사 코트, 실크 모자만큼이나 부의 징표로 보였을 것이다.'[2] 따라서 19세기 미국의 부유한 노동자들이 새롭게 획득한 부의 상당 부분을 쇠고기 스테이크에 투자하는 것은 흔한 일이었다. 상업에 종사했던 일부 이민 노동자들은 '매일같이 쇠고기 스테이크'를 먹음으로써 '미국인 노동자'로서 새롭게 고양된 신분을 과시했다. 그런가 하면 철도 인부들과 건설 노동자들은 '대장장이의 용광로 불꽃에 새빨갛게 단 부삽을 올려놓고' 거기에다 스테이크를 구워 먹기도 했다.[3]

많은 이민 집단들이 쇠고기 문화에 합류함으로써 자신들의 식사 습관을 미국화하려고 안간힘을 썼다. 따라서 경제적인 이유로 스튜 요리를 권했던 당시의 사회개혁자들의 말은 귀에 들어오지도 않았다. 대신 그들은 '미국에서의 성공의 징표 중 하나가 구운 쇠고기나 스테이크를 먹는 거라고 확신하면서' 쇠고기를 위해 다른 필요한 것들을 희생시켰다.[4] 19세기와 20세기 초에 쇠고기는 오늘날 자동차 소유가 그러한 것처럼 강력한 성공의 이미지를 불러일으켰다. 대다수의 이주자들은 쇠고기 문화에 합류하는 것을 미국 중산층에 들어가는 필수적인 통과의례이자 뭇 사람들이 가장 부러워하는 최고의 목표로 생각했다. 스테이크와 구운 쇠고기를 지속적으로 먹을 수 있다는 것은 사실상 '바람직한 삶'의 일부분이 되었음을 인정받는 일종의 심리적 보험과 같은 역할을 했다.

한 독일 이주자는 놀라움을 금치 못하며 이렇게 물었다. "하루 세끼를 죄다 고기로 해결하는 노동자를 유럽 어느 나라에서 찾아볼 수 있단 말인가?" 독일의 경제학자 베르너 솜바르트(Werner Sombart)는 유럽식 사회주의가 미국에서 입지를 굳히지 못하고 실패한 것에 대해 논평하면서 "미국 노동자들이 독일 노동자들에 비해 3배나 많은 쇠고기를 즐길 수 있었다는 것이 문제"였다고 말했다. 또한 그는 "로스트비프와 애플파이가 넘쳐나는 곳에서는 모든 사회주의적 유토피아가 실패를 경험한다"라고 적었다.[5]

근대의 쇠고기 소비는 계급적 열망뿐만 아니라 국가적 열망에도 영향을 주었다. 18세기와 19세기에 쇠고기 소비는 강력한 국수주의의 상징이 되었다. 이미 앞에서도 영국인과 구운 쇠고기의 동일화를 고찰한 적이 있다. 프랑스인 역시 스테이크를 지구상에서 프랑스의 국위를 나타내는 상징으로 간주했다. 롤랑 바르트는 다음과 같은 찬사를 늘어놓았다.

스테이크의 명성은…… 설익힌 것에서 나온다. 고기 속으로 비치는 붉은 피는 자연 그대로인 듯하고, 오밀조밀하며 동시에 촘촘하고 매끄럽게 잘릴 것처럼 보인다. 입 안에서 감지되는 이런 풍부한 맛은 고대 신들의 음식을 떠올리게 하기에 부족함이 없다. 게다가 스테이크 원래의 원기와 특성이 인간의 혈액 속으로 녹아드는 듯한 미묘한 느낌도 맛볼 수 있다. 이런 붉은 피야말로 스테이크의 존재 이유인 것이다.[6]

바르트에 따르면 프랑스인에게 쇠고기 섭취는 성찬이자 개인과 국가를 결합시키는 애국적 행위이다.

스테이크는…… 프랑스인의 정열이다. 포도주와 마찬가지로 프랑스인에게 스테이크는 전혀 어색함이 없는 음식이다. 외국에서 고생할 때 프랑스인은 스테이크에 대한 진한 향수를 느낀다. 스테이크는 국가의 일부로서 애국적 가치의 지표 같은 역할을 한다. 그것은 전쟁시에 프랑스 병사들의 원기를 북돋는 데 도움을 준다. 스테이크는 그들의 살이자, 반역을 제외하고 적군에서 넘겨줄 수 없는, 절대 양도할 수 없는 고유한 자산이다.[8]

뿐만 아니라 쇠고기 심리학은 인종 이론의 형성에 많은 영향을 미쳤으며, 식민 정책과 외국인 정복을 정당화하기 위해 사용되었다. 19세기의 많은 지식인들은 식물에서부터 붉은 고기에 이르는 음식 계층 조직을 '미개하고 야만적인' 유색인종과 '문명화된' 유럽 백인종의 진화론적 계층 조직과 동등한 위치에 놓고 생각했다. 19세기의 저명한 물리학자 조지 비어드(George Beard)는 우수한 인종이 보다 진화된 본성과 품행에 의해 자연스럽게 전세계 음식 사슬의 높은 곳에 위치한 음식을 먹게 된다는 개념을 처음으로 제기했다.[9] 비어드는 다음과 같이 주장했다.

> 교양이나 질병을 통해 예민하게 성장한 사람이라면 그의 발전 정도에 훨씬 못 미치는 곡물과 과일 섭취의 양을 줄이고, 대신 그의 발전 기준에 거의 근접해 있고 쉽게 흡수될 수 있는 고기 섭취의 양을 늘여야 한다.[10]

비어드는 당대의 각광받던 생물학적·사회적 개념을 고기를 먹는 민족들이 더 우수하다는 오랜 유럽의 선입견과 결합시킴으로써 정교한 인종 이론을 만들어냈다. 즉 성(性)과 계급 차별을 만들어냈던 것처럼 육류와 우월성, 식물과 열등성을 결합시켜 또 다른 경계선을 만들어내는 데 이용했던 것이다. 백인 식민 세력과 다른 유색 원주민들과의 차별을 공고히 했던 것이다.

> 그렇다면 진화 이론에 따라 미개인과 반미개인들이 백인 식민 세력들보다 진화의 정도가 훨씬 못 미치는 데도 그런 유형의 음식들에 의존해 살아갈 수 있는 이유는 무엇인가?…… 미개인들은 일반적인 동물 무리와 별반 차이가 없기 때문이다. 고도로 문명화된 두뇌 노동자들과 견주어 볼 때 미개인들은 생물의 유형에 훨씬 더 가깝다. 따라서 그들은 우리에게 아주 해로울 수 있는 생물들을 먹으면서도 살아갈 수 있는 것이다.[11]

당시 사람들과 마찬가지로 비어드 역시 세계적으로 강성한 영국의 군대와 상업이 적어도 어느 정도는 쇠고기 식사 습관에서 기인한다고 생각했다. 말하자면 쇠고기를 주식으로 하는 사람들은 '천성적으로' 진화 사슬에서 상위층에 위치해 있으며, 그 때문에 적자생존에서 경쟁자들을 압도할 수 있고 열등한 민족들과의 전쟁에서 당연한 승리를 거두게 된다는 논리였다.

　쌀 주식의 인도인과 중국인들, 그리고 감자 주식의 아일랜드 농부들은 기름지게 먹는 영국인들에게 줄곧 복종하고 있다. 나폴레옹이 워털루 전투에서 참패한 주된 요인들 중 하나가 죽는 순간까지 절대 물러서지 않는, 쇠고기를 주식으로 하는 민족과 그가 처음으로 마주쳤다는 것이다.[12]

　쇠고기에 대한 선입견은 20세기에 이르러서도 인종 이론과 식민 행위에 자극제 역할을 하였다. 인기 있는 서부극 작가 에머슨 휴그(Emerson Hough)는 미국 카우보이들의 덕목에 찬사를 보내면서 자신의 독자들에게 "역사적으로 승리를 거둔 이들은 식물 대신 쇠고기를 주식으로 삼는 민족들이었다"라고 역설했다.
　그렇다고 쇠고기 주식과 진화론적 우월성 및 인종의 지배를 동일시하려는 시도에 비판의 목소리가 아주 없었던 것은 아니다. 19세기의 많은 지성인들은 동물 학살을 야만적인 잔인성, 진화론적인 발전이 아닌 퇴행으로 간주하면서 고기를 얻기 위한 도살의 개념에 이의를 제기했다. 그러나 다윈의 '적자생존' 이론이 워낙 득세했기 때문에 대다수의 사람들은 '객관적인' 과학과 '만물의 자연적인 질서'를 반박하는 진보적인 윤리적 논쟁을 비판적으로 생각했다. 한편 적지 않은 사람들이 체스터필드 경의 한탄에 동조했다. 체스터필드는 문명화된 사람들이 거리낌없이 다른 동물들을 살해하고 잡아먹는 현실을 비통해 했다. 하지만 그 역시 자연에 작용하는 힘을 식민지 팽창 및 인종적 우월성을 조장하는 사회적·경제적 힘과 동일시하는 당대 생물학적 이론에는 두 손을 들었다.

오랜 심사숙고 끝에, 나는 약자가 먹이가 되는 것을 제1법칙으로 삼는 자연의 보편적인 질서로부터 고기를 주식으로 먹는 것을 인정하게 되었다.[13]

어쩌면 자연이 '하나의 거대한 도살장'이라는 에라스무스 다윈의 설명이야말로 당대의 사고방식을 가장 명확히 표명하고 있는 말인지도 모른다.[14] 자연에 대한 그의 설명에는 유럽 식민 세력이 원주민들을 살해하거나 노예로 만들고 원주민의 영토를 파괴하거나 착취하면서 당시 아메리카, 아프리카, 아시아에서 실제로 벌어졌던 도살 행위가 반영되어 있었다.

2차 세계대전 당시 미국 전쟁성(省)은 미국 병사들 각자에게 하루에 일반 시민이 육류를 통해 섭취하는 단백질 양의 2.5배에 해당하는 130그램 이상의 동물 단백질을 공급했다. 이는 쇠고기를 먹는 병사들이 훨씬 용맹한 전사가 될 뿐만 아니라 생과 죽음의 전쟁터에서 식품 사슬의 낮은 위치에 있는 음식을 먹는 자들을 압도할 수 있다는 통념에서 비롯된 것이었다.[15] 모든 육·해·공군 병사들을 '살찌우려는' 군대의 노력은 흡사 음식의 성전(聖戰)에 나서는 듯했다. 그것이 얼마나 대단했던지 훗날 사회풍자가 러셀 베이커(Russel Baker)는 그런 노력을 두고 "기름진 쇠고기를 모든 미국 병사들의 입에 강제로 밀어 넣는…… 쇠고기 광증(狂症)"이라고 비꼬아 말했다.

36. 소 떼와 개척정신

1806년 탐험가이자 모험가인 제불론 파이크(Zebulon pike)는 미국의 광활한 서부 평원에 당도했다. 그는 로키 산맥 너머 서쪽으로 뻗어 있는 드넓은 초원을 조사하면서 '길들여진 무수히 많은 소들이 필경 이 축복의 땅에 새로운 주인이 될 것이다'라고 생각했다.[1] 파이크는 미국의 운명이 부분적으로나마 이 초원의 바다와 억센 텍사스 롱혼에 달려 있음을 감지했다. 그것은 또한 위대한 두 가지 철학적 전통들의 독특한 결합에도 의존했다. 하나는 기원전으로 거슬러 올라가는 전통이고, 다른 하나는 18세기 유럽 계몽주의에 대한 지적 선호에서 빚어진 전통이었다. 여러모로 미국 축산 단지는 이러한 새로운 철학적 조류의 직접적인 수혜자였으며, 그 때문에 그것의 육성에 힘을 실어주는 보다 폭넓은 지적인 틀 안에서만 이해될 수 있다.

애당초 미국은 전혀 다른 전통들을 결합시킨 두 역사적 거물인 존 윈스럽(John Winthrop, 매사추세츠 베이 식민지의 초대 총독이자 뉴잉글랜드를 건설한 청교도 중 주요인물: 역주)과 벤저민 프랭클린(Benjamin Franklin)의 나라였다. 윈스럽의 미국은 신의 영광을 위해 정복하고 개간해야 할 유해한 삼림과 타락한 자연으로 가득한 황무지였다. 최초 이주자들과 그들의 후손들은 선택받은 민족이며, 그들의 임무는 '언덕 위에 도시'를 건설하는 것이었다. 그들은 자신들을 다가오는 천년 왕국 통치의 의기양양한 보병으로 간주했으며, 신앙과 강직함으로 황무지를 경작하고 젖과 꿀이 흐르는 약속의 땅인 '에덴'을 창조하는 병사였던 것이다.

반면에 프랭클린의 미국은 기회의 땅이자 인간의 물질적 향상을 위해 이용하고 개발할 수 있는 광대한 풍요의 대륙이었다. 그의 미국은 유럽 계몽 사조의 최고의 과학적 지식과 수학적 창의를 끌어들이는 세속적 메카이자 자석이었다. 미국인들은 아메리카 대륙을 새로운 발명과 혁신을 실험하는 거대한 연구소로 사용하는 세계적인 위대한 실험자들이었다. 프랭클린은 신성함보다 실용성을 더 선호했고, 영원한 구원보다 풍요의 앞날을 꿈꾸었다. 그의 미국은 실용적인 기술로 터전을 잡은 근면한 사람들로 붐비는 세상이었다.

미국의 경험은 유럽의 이 두 가지 위대한 전통에서 비롯된 것이었다. 전자가 천상과 영원한 속죄에 초점을 맞추었다면, 후자는 자연의 힘과 시장의 영향력에 중점을 두었다. 결국 개척정신은 종교적 열정과 '소박한' 공리주의의 독특한 결합의 산물이었다.

앨러게이니 산맥을 너머 정처 없이 서부로 떠났던 대다수의 초기 개척자들은 자신들을 피난자가 아니라 선택받은 사람들로 생각하는 경향이 있었다. 그들은 유럽의 압제를 피해 약속의 땅을 찾아 시시각각 변하는 황무지에 과감히 도전하는 사막의 유대인들이었다.

그런가 하면 미국의 자연환경은 물리치고 길들이고 이용해야 할 필요가 있는 타락한 세계이자 혼란한 황무지로 간주되었다. 그들이 미국 변경을 정복하는 과정에는 빛의 세력과 어둡고 사악한 지하 세계간의 전쟁을 묘사한 옛 교훈극의 요소가 두루 갖춰져 있었다. 아메리카 버펄로의 대량 살육과 원주민에 대한 집단 학살은 천년 왕국의 기준에 의해 악에 대항하는 삶과 죽음의 투쟁, 신의 은총을 통해 필연적인 승리를 거두게 되는 신기원(新紀元)의 전투로 개작되었다. 로데릭 내시

(Roderick Nash)는 자신의 저서 『황무지와 미국 정신』(Wilderness and American mind)에서 이렇게 적었다.

> 황무지는 개척자들을 육체적으로 좌절시켰을 뿐만 아니라 어둡고 사악한 상징적인 의미를 갖게 되었다. 개척자들은 황무지를 도덕적 진공상태, 혼란하고 저주받은 불모지로 생각하는 서부의 오랜 전통을 공유하고 있었다. 그 결과 개척자들은 사실상 자신들이 개인적인 생존과 함께 전능한 신의 이름으로 황무지에 도전한다고 생각했다. 신세계의 문명화는 어둠을 계몽하고 혼란을 바로잡으며 악을 선으로 바꾸는 것을 뜻했다. 서부를 향한 확장에서 황무지는 악한인 반면 개척자는 그것의 파괴를 즐기는 영웅이었다.[2]

전쟁터에서 스스로를 차별화하는 선민(選民) 개념은 대륙 정복에 정당화를 제공했다. 수천의 무구한 사람들이 죽임을 당했고 온갖 종들이 멸종당했다. 또한 불결한 태고의 땅은 영원한 구원을 얻기 위한 우주의 전쟁에서 그리 중요한 대상이 아니었다. 실제로 많은 서부 개척자들은 자신들이 천사들을 위해 투쟁하며 '그리스도의 병사'로서 봉사한다는 투철한 믿음으로 행동했다.

서부 평원에서 소들이 한가로이 풀을 뜯는 장면을 꿈꾼 제불론 파이크의 공상은 타락한 자연이 하나님께 봉사하는 지상의 에덴으로 부활하고 다시 봉헌된다는 천년 왕국의 이미지와 딱 들어맞는 것이었다. 소 떼의 대륙 점령은 문명의 첫 번째 교두보로서 가시적인 증거나 다름없었다. 앞선 탐험가들이 먼 변경에 두고 떠났던 길 잃은 소 떼와 우연히 마주쳤을 때 남서부 스페인 탐험가들이 얼마나 놀라고 기뻐했는지 한번 상상해 보라. 최초로 길들인 동물 중 하나였고 유럽 권력의 상징이었으며, 오랜 서구 역사의 '문명화된 사람들'을 위한 자산이자 부의 전형이었던 소는 은총의 징표나 마찬가지였다. 소는 전세계의 교화, 목축 중심주의, 문명, 선(善)의 힘을 나타냈다. 소가 전파된 곳이면 어디서나 그들은 '문명의 신호탄이자 전초기지였고 다가오는 천년 왕국의 상징'이었다.

사탄의 영토는 하룻밤 사이에 신의 지상 천국으로 변했다. 야생 버펄로는 길들여진 소로, 평원의 천연 초지는 낯익은 유럽의 목초로, '미개한' 인디언은 새로운 기독교 집단의 사명감을 가진 '문명화된' 카우보이로 대치되었다.

윈스럽이 '구원'을 제공했다면 벤저민 프랭클린과 그의 철학적 후예들은 '개량'을 제공했다. 그것은 유럽 계몽주의를 수행하는 원리의 형태로 자리잡아 갔다. 풍성한 신의 정원을 건설하는 데는 실용주의의 틀에 기반을 둔 새로운 유형의 농업이 필요했다. 온갖 계시의 행위에 대해 개척자들은 공리주의적 합리성을 부여했다. 동시에 그것은 미국인을 서구 국민들 중 가장 종교적이고 적극적인 실용주의자들-오늘날 그들이 확보한 지위-로 만들었다.

유럽 신학자들은 창조된 질서에 대해 '인간 중심' 관점을 강조함으로써 계몽주의 사상의 입지를 굳혔다.[3] 유대-기독교 신학에서 인간은 전능한 신의 형상을 따라 창조되었으며, 신의 창조물 중 나머지에 대한 '지배'의 권한을 위임받았다. 다음은 대홍수 이후 신이 노아에게 한 말이다.

> 땅의 모든 짐승과 공중의 모든 새와 땅에 기는 모든 것과 바다의 모든 고기가 너희를 두려워하며 너희를 무서워하리니 이들은 너희 손에 달려 있음이라.[4]

계몽주의 사상가들은 자신들을 둘러싼 세계가 인류의 실용주의적 목적에 기여하기 위해 합리적인 방식으로 신에 의해 고안되었다고 확신했다. 다음은 계몽주의 이전의 사상가이자 현대 과학의 아버지 프랜시스 베이컨(Francis Bacon)의 글이다.

> 만일 우리가 목적인(目的因)을 찾는다면 인간을 세상의 중심으로 간주할 수 있을 것이다. 따라서 만일 인간이 세상에서 사라진다면 나머지 세상은 모두 아무런 목적이나 목표도 없이 방황하는 것처럼 보일지도 모른다.[5]

베이컨은 인간이 이성적 기능을 사용하여 '신의 질서에 대한 객관적 지식'을 얻을 수 있고, 그런 지식을 이용하여 '모든 대상들에 영향을 미치는 인간 제국의 영역을 확장시킬 수 있다'라고 생각했다.[6] 베이컨은 과학적인 방식을 사용함으로써 자연이 "천연 상태에서 벗어나 새로운 형태로 변모될 수 있다"라고 주장했다.[7] 베이컨의 열성에 공감한 계몽주의 사상가들은 일단 자연이 인간에게 알려지면 '인간의 삶을 위해 그것이 정복되고 관리되고 이용될 수 있다'는 확신에 토대를 두고서 자연의 유용한 많은 비결들을 파헤치는 데 자신들의 관심과 지성을 쏟아 부었다.[8] 창조된 질서 속에서 인간의 특권적 지위를 찬양하는 기독교 교리가 풍미했던 시대에서는 자연의 '이성적인' 정복에 정당성을 부여했다. 베이컨에 따르면 자연의 정복은 '결코 후회의 감정을 불러일으키는 양심의 걸림돌이 될 수 없다.'[9]

계몽 운동의 실용주의 사상은 창조의 본성을 완전히 탈바꿈시켰다. 생업이 수학자였던 르네 데카르트(René Descartes)는 자연을 기계로 간주하는 급진적인 새로운 사상을 전개했다. 데카르트의 새로운 공리주의적 세계에서는 기독교 세계의 자애로운 수호자인 신 대신 소원하고 냉정한 신이 자리잡고 있다. 그의 신은 질서 있고 예측 가능하며 스스로 영속하는 기계적 우주를 창조하고 시동했다. 데카르트는 자연에서 생생한 생명력을 제거하고, 창조와 창조물 모두를 수학적이고 기계적인 대상으로 격하시켰다. 심지어 그는 동물들을 '영혼 없는 자동 장치'에 비유하면서 그들의 움직임은 스트라스부르 시계에 맞춰 춤을 추는 자동 인형과 별반 차이가 없다고 설명했다.[10]

당시의 지성인들은 데카르트의 통찰력에 손쉽게 설득당했다. 때로는 '살아 있는' 기계들(자연)의 동작을 알고 싶어한 과학자들이 야만적인 실험을 벌이기도 했다.

> 그들은 얼굴빛 하나 변하지 않은 채 개를 마구 때렸으며, 고통을 느끼는 듯 몸부림치는 그 창조물에 동정심을 느끼는 이들을 비웃었다. 그들은 동물이란 모름지기 시계와 같다고 주장했다. 매를 맞을 때 터져 나오는 비명소리는 작은 스프링의 소음일 뿐, 몸 전체는 아무런 고통도 느끼지 못한다는 것이 그들의 생각이었다. 그들은 네 다리에 못을 박고 가엾은 동물을 널빤지에 올려놓은 채 생체 해부를 실시하면서 대화의 주제인 혈액순환을 살펴보았다.[11]

데카르트는 자연을 기계적인 기준에서 설명함으로써 얻게 되는 실용주의적인 이익을 인정했다. 결국 다른 창조물들이 사실상 영혼 없는 기계에 지나지 않는다면, 인간들은 '동물들을 죽이면서 느끼게 되는 죄책감'으로부터 벗어날 수 있게 된다.[12]

계몽 운동의 기계적인 실용주의는 근대 초기에 저지대 습지를 마르게 하고, 삼림을 벌목하고, '사냥감'을 총으로 쏘고, 가축을 도살하고, 공유지를 사유화하느라 눈코 뜰새없이 바쁜 유럽 농부, 목축업자, 상인, 지주들이 혹시 느끼게 될지 모를 죄책감을 한결 덜어주었다.

계몽주의 사상가들은 타락한 자연의 복구보다는 자연의 생산성을 높이는 데 훨씬 관심을 보였다. 황무지는 구원되어야 할 사악한 영토에서 점점 더 인류의 물질적 편익을 위해 이용해야 할 비생산적 자원으로 인식되기 시작했다. 계몽주의 정치철학자 존 로크(John Locke)는 "순전히 자연에게 맡겨진 토지는…… 사실상 불모지로 불러 마땅하다"라고 역설했다.[13] 그는 지구상의 살아 있는 생명체와 움직이지 않는 물체들은 본질적인 가치는 없고 오로지 실용적인 가치만 있을 뿐이라고 확신했다. 세속적인 현상들은 오직 인간의 노동과 기계 기술이 그것들을 유용한 물질, 산물, 제품, 서비스로 탈바꿈시킬 때에만 가치가 있었다. 동시대의 다른 많은 학자들처럼 로크 역시 자연의 모든 대상들을 막대한 생산적인 부의 축적으로 변화시킬 수 있다고 생각했다. 그는 "자연의 부정은 곧 행복에 이르는 길이다"라고 적었다.[14]

유럽에서 계몽주의의 실용적 사고방식은 애초의 신학적인 뿌리에서 벗어나 불과 200년 만에 대륙 문화를 정신적인 위치에서 세속적인 위치로 변화시켰다. 그러나 미국에서는 기독교의 천년 왕국 사상이 그대로 살아 숨쉬면서 유럽의 종교적 탄압과 세속주의를 피해 도망쳐 온 이주민 집단에게 열정을 불어넣고 있었다. 게다가 새로운 실용주의 정신은 미국에서도 환영받는 사상이었다. 이주민들은 대륙을 길들이는 작업에 착수하면서 황무지를 생산적인 자원으로 변화시켰다. 기독교의 복음주의적 열성과 실용주의 정열의 결합은 미국 개척의 원동력임이 분명했다.

미 서부는 새로운 에덴, 다시 말해 계몽주의 사상가들이 꿈꾸었던 무한한 풍요의 땅이자 현재와 미래 세대의 향상을 위해 인간이 이용할 수 있는 때묻지 않은 자원의 보고였다. 유럽과 미국인들에게 미 서부는 기회의 땅이었고, '인간'이 진보의 시대를 건설할 수 있는 꿈의 동산이었다.

평원의 환경은 혹독했다. 하지만 독립전쟁 이후 파괴된 천연의 땅에서 맨주먹으로 다시 일어서려는 젊은 서부 이주민들의 뜨거운 열정은 그런 환경에 결코 기죽지 않았다. 신세계에서 보다 나은 삶의 방식을 찾던 유럽 이주민들-독일인, 스웨덴인, 아일랜드인, 스코틀랜드인-의 희망과 열망에 찬물을 끼얹을 만한 위험이란 있을 수 없었다.

광활한 서부 평원을 굽어보던 최초의 개척민들은 앞으로 헤쳐나가야 할 일이 산더미처럼 많다는 것을 잘 알고 있었지만, 그럼에도 눈앞에 펼쳐진 무한한 가능성에 분명 가슴 떨려 했을 것이다. 프랑스 귀족이자 계몽주의 사상가였던 마키스 드 콩도르세(Marquis de Condorcet)는 평원에 막 싹트기 시작한 새로운 의식에 대해 적절한 표현을 했다. 이미 100년 전 프랑스 혁명의 와중에 그는 과거 봉건주의의 잿더미에서 불사조처럼 솟아오르는 새로운 진보의 시대(Age of Progress)를 열정적인 어조로 적었다.

> 인간 능력의 향상에는 어떠한 한계도 없다…… 인간의 완전함은 절대적으로 무한하다…… 따라서 그 어떠한 세력도 걸림돌이 될 수 없는 이런 완전함의 진보는 지구의 수명이 다할 때까지 영속될 것이다.[15]

미 서부는 '무한히 자유로운 대지'를 상징했고, 또 자유로운 대지는 무한한 기회와 진보를 상징했다.[16] 1890년 미 서부 개척의 종료를 알리는 공식적인 통지가 나오자 역사학자 프레드릭 잭슨 터너(Frederic Jackson Turner)는 이런 글을 남겼다.

> 오늘날 미국 역사의 대부분은 대서부 개척의 역사로 채워져 있다. 광활한 자유로운 대지를 향해 미국 정착민들이 서부로 옮기는 발걸음은 곧 미국의 발전을 뜻했다…… 콜롬버스의 함선이 신세계로 항해한 이래 미국은 기회의 땅이라는 또 다른 명칭을 갖게 되었으며, 미국인들은 스스로

헤쳐나간 끊임없는 전진을 바탕으로 자신들의 주장을 할 수 있게 되었다.[17]

터너의 논문 『미국 개척사』(The Frontier in American History)에서는 유럽의 억압과 신세계의 가능성 사이에 끼여 있는 사람들의 심리를 잘 포착했다. 그는 미국인들이 온갖 새로운 기회를 찾아 전통의 굴레에서 벗어나려고 애쓰면서 쉴새없이 움직이는 사람들이라고 말했다. 터너는 개척지를 '야만과 문명의 교차 지점'으로 바라보았으며, 그것이 미국인들의 끊임없는 쇄신을 위한 버팀목이 될 것이라고 주장했다. 그는 미국인들이 "개척지에서 늘 새롭게 시작해야 했기 때문에 그들의 시야는 항상 당면한 미래에 고정되어 있었다"라고 말했다.[18]

이런 영속적인 재생, 미국적인 삶의 유동성, 새로운 기회를 찾아 서부로 향한 전진, 원시 사회의 소박함과 지속적인 접촉이 미국적인 특성을 지배하는 원동력을 제공했다.[19]

유럽의 조상들에 비해 그다지 과거에 얽매이지 않으며 눈앞에 보이는 당면한 이익에 더 눈독을 들였던 미국인들은 일종의 일시적인 유랑민이 되어 당장 내일만을 바라보고 살아가는 시간 감각을 갖게 되었다. 미래를 지향하는 일시적인 그들의 시간 감각은 미 서부 공간의 현실과 딱 들어맞았다. 미국 개척자들은 광활한 평원에서 최대한 이익을 얻는 방식으로 시간을 활용했다. 평원에서 생존하고 번성하려면 기회를 포착하고 단숨에 상황을 이용할 줄 알아야 했다. 대륙을 길들이기 위해서는 남녀 불문하고 창의적이고 재치 있고 솜씨가 있어야 했다. 여기서는 전통이나 정서의 굴레에서 벗어나 과거의 충성과 의무에 얽매이지 않는 새로운 인간들이 매순간 실용적인 필요에 반응할 뿐이었다.

그 결과 미국 지성인들은 개척지의 놀라운 특성들에 힘입은 바가 크다. 투박함과 세기가 정교함 그리고 호기심과 결합했다. 현실적이고 창의적인 사고 전환은 재빨리 임시방편을 도모할 수 있었고, 물질적 대상들에 대한 숙달된 이해는 예술성은 부족했지만 위대한 목적에는 강력한 효과를 미쳤으며, 끊임없이 활동하는 박진감 넘치는 에너지가 창출되었다. 두드러진 개인주의는 선악을 불문하고 효과를 발휘했으며, 자유와 함께 낙천적 기질과 충만함이 찾아왔다. 이 모든 것이 개척지의 주요한 특징들이었다.[20]

개척지 주민들의 독특한 특징들에는 물질 습득, 노골적인 이기주의, 자율성, 합리성, 기업가 정신, 과학적 능력, 기계화, 시장 효용성, 사회적 이동성을 강조하는 계몽주의 세계관이 고스란히 반영되어 있었다.

신흥 축산 단지는 이런 모든 가치들을 흡수하면서 처음에는 서부, 나중에는 나라 전체의 지배적인 사회적·정치적 세력으로 만들었다. 카우보이는 스스로를 지키는 자립심과 그 능력으로 낭만적인 존재가 되었고, 목축업자들은 그들의 술책과 재간, 그리고 무엇보다도 창의성으로 칭송받았다. 롱혼을 사육하기 위해 인디언의 주식인 버펄로를 멸종시키고, 철도를 통해 북부와 동부의 시장을 남부와 서부의 축산 단지와 연계시키고, 끊임없이 이어지는 철조망 우리로 서부 방목지를 사유화·상업화하였다. 또한 미국산 쇠고기를 유럽 시장으로 실어 나를 수 있도록 정교한 냉동 저장 기술을 발명하고, 잉여 곡물을 소들에게 먹이기 위해 농업을 개조하였다. 이러한 모든 것은 광대한 대륙의 천연 자원을 최대한 상업적으로 이용하기 위해 교묘하게 고안된 합리화 과정이었다.

물론 쇠고기 공정 과정에 엔지니어링 원칙을 적용시킴으로써 최초로 과학적 경영 원칙을 도입했던 시카고 도축장들도 빠뜨릴 수 없다. 대량 생산, 노동 분업, 전문화, 조합 공정 생산, 효용성 표준은 그것들이 미국의 다른 산업 분야에서 일반화되기 수십 년 전에 이미 시카고의 정육 포장공장에서 시도되고 시험되었다.

만약 어떤 이들에게 축산 단지가 개척지를 문명화하는 전초기지이자 기독교 천년 왕국의 첨병으로 비춰졌다면, 다른 이들에게는 그것이 대륙의 풍요를 이용할 수 있게 하는 강력한 매개 수단이었다. 계몽 운동의 실용주의와 기독교의 복음주의 결합은 탁월한 효과를 발휘했다. 애퍼매턱스(Appomattox, 미국 남북전쟁 종결 당시인 1865년 4월 9일 남군이 북군에게 항복한 버지니아 주의 한 장소:역주)의 평화와 미서(美西) 전쟁의 첫 총성이 울리기까지 33년이라는 짧은 기간 동안 미국의 축산 단지가 세계적인 규모의 생태계를 정복하고 사유화하고 상업화함으로써 그것을 국제 시장에서 통용될 수 있는 상업 자원으로 탈바꿈시켰을 정도로 말이다.

1890년대에 이르러 개척지는 사라졌다. 하지만 개척지의 신화들은 여전히 살아남아 때때로 미화되고 개작되면서 미국적인 특징의 핵심적인 가치로 여겨지고 있으며, 또한 그것을 소중히 간직하고 싶어하는 다음 세대들의 심리학적 요구에 부응하고 있다. 개척지의 이미지는 어떤 유형의 제한이나 구속에도 익숙지 않은 나라에서 가장 강력하고 호소력 있는 국가의 상징으로 지금껏 남아 있다. 나아가 무한한 물질적 진보와 미래의 완벽한 인류에 대한 지속적인 믿음에 활력을 불어넣고 있다.

37. 햄버거와 고속도로 문화

20세기에 개척지의 개념은 황무지에서 신흥 교외지로 새롭게 단장했다. 서부로 향한 이주가 종결되면서 곧 도시에서 시골로 향한 새로운 이주가 시작되었다. 프레드릭 잭슨 터너가 야만과 문명의 교차 지점으로 바라보았던 옛 개척지가 도시와 시골의 전원 생활의 교차 지점으로서 새로운 교외 개척지가 되었다. 문명과 야만간의 투쟁은 진보와 구식의 생활방식 간의 새로운 투쟁으로 대체되었다. 교외의 존재는 새로운 진보의 자랑스런 이미지, 대다수의 미국인들이 갈구하는 무한한 물질적 발전과 세속적 구원의 미래상이 되었다. 여기서도 축산 단지는 서부 개척지와 마찬가지로 새로운 교회 개척지를 개간하는 데 중추적인 역할을 했다.

미국 농촌의 교외화는 자동차의 발명과 고속도로 문화의 등장으로 가능했다. 개인 운송의 새로운 형태가 고속화되자 도시를 떠나 시골 주위로 몰려드는 인구 이동도 급증했다. 오늘날에는 모든 대도시 인구의 60%가 교외에 거주하고 있다.[1] 새로운 교외 생활방식은 작업습관과 생활양식에도 근본적인 변화를 몰고 왔다. 서부 개척지 공동체의 유목민 같은 활동적인 기질은 이동성이 높은 고속도로 문화에서 다시 살아났다. 교외 거주자가 된다는 것은 도심의 사무실과 교외의 학교, 쇼핑센터, 이웃을 쉴새없이 들락거리며 항상 거리에 머무는 것을 뜻했다. 실제로 토크빌(Tocqueville)이 최초로 관찰했던 미국인 특유의 '항상 끊임없이 활동하는' 기질은 한 세기 전 개척민들이 터전을 옮겨 서부로 향했던 것처럼 새로운 교외 생활방식의 중심이 되었다. 심지어 오늘날에도 전체 미국인의 18%가 해마다 거주지를 옮기고 있다.[2]

새로운 교외 개척지는 시골의 공간적·시간적 감각이 변한 것만큼 이나 효과적으로 사람들의 식사습관을 변화시켰다. 교외의 생활양식은 새로운 고속도로 문화의 이동성 높은 생활양식에 순응하기 위해 식품 준비와 소비에서 편리, 효용성, 예측 가능성을 필요로 했다. 쇠고기 산업은 새로운 교외 생활방식에 동조하여 햄버거와 패스트푸드 레스토랑 체인으로 대응했다. 햄버거가 교외 개척민들의 입맛을 길들이는 방식에 관한 이야기는 오늘날과 같은 후기 산업시대에서도 미국의 축산 단지가 국가 문제에 영향력을 행사하고 있음을 나타낸다.

햄버거의 심리학적·문화적 파급 효과는 인상적이며 광범위하다. 미국의 상징인 햄버거는 다른 나라 사람들의 눈에는 미국 자동차를 능가할 만큼 아메리카 드림과 생활양식의 전형이 되었다. 오늘날 스톡홀름과 도쿄에서 사람들은 맥도널드의 '황금빛 아치' 아래에 길게 줄을 서서 기다리면서 '미국식 경험'의 일부에 동화되고 있다.

매초마다 200명의 미국인들이 패스트푸드 대리점에서 한 개 이상의 햄버거를 구입하며, 미국 레스토랑 체인에 수십억 달러의 매상을 올려주고 있다. 평균적으로 미국인은 1인당 연간 26∼29파운드(1파운드 =0.45킬로그램)의 갈아놓은 쇠고기를 소비한다.[3] 현재 모든 쇠고기의 40%가 갈아놓은 쇠고기이며, 그 대부분은 햄버거로 사용되고 있다.[4]

미국 햄버거에 관한 이야기-햄버거의 기원과 성장-에는 현 세기의 가치와 감수성이 고스란히 반영되어 있다. 햄버거 문화의 일부가 됨으로써 미국인들과 전세계 나머지 국가들의 사람들은 현재 1/4파운드가 훨씬 넘는 쇠고기를 구입하고 있다. 햄버거 하나를 구입할 때마다 소비자들은 미국의 세계관, 그 수행 원리, 비전, 목적을 덩달아 사들이는 셈이다. 이런 세계관은 단순히 참깨 롤빵 위에 기름에 튀긴 두 개의 패티를 얹는 것 이상의 의미가 담겨 있다. 가령 맥도널드가 모스크바에서 처음 문을 열었을 때는 미국의 생활방식을 맛보려고 구름 떼같이 몰려든 인파로 인해 하마터면 폭동이 일어날 뻔했다.

잘게 자른 쇠고기의 기원은 유럽-아메리카 육식 문화의 탄생지인 유라시아 스텝 지방까지 거슬러 올라간다. 중세 타타르인들은 날쇠고기에 소금, 후추, 양파즙으로 간을 맞춘 원시 형태의 햄버거를 처음으로 선보였는데, 그것은 훗날 '스테이크 타타르'로 알려졌다. 독일 상인들은 그 양념을 햄버거에 도입하여 이를 지역 주민들의 입맛-음식을 제공하기 이전에 패티를 끼워 넣고 고기를 굽는 것-에 맞추었다. 19세기에 독일 이주민들은 '햄버거'를 미국에 소개했다. 전해지는 말에 따르면 빵 사이에 고기를 끼워 넣은 햄버거는 1892년 오하이오 카운티 박람회에서 처음으로 등장했다.[5] 또 다른 소식통에 의하면 1904년 세인트루이스 세계박람회에서 햄버거가 전국적인 관심을 얻게 되었다.[6] 햄버거는 박람회 방문객들에게 선풍적인 인기를 끌었는데, 이는 단시간에 준비되고 걸어다니면서 먹을 수 있으며 별다른 도구가 필요 없었기 때문이다. 이처럼 간단하고 빠르고 효율적이고 편리한 특성은 순식간에 20세기 미국인 생활의 상징이 되었다.

햄버거의 성공은 자동차 시대의 도래에 힘입은 바가 크다. 새로운 운송 형태와 새로운 식사법은 손을 맞잡고서 서로의 성공에 기여했다. 여기에는 빠르게 움직이는 미국의 행동방식에 이민자들을 적응시키는 새로운 세계관도 반영되어 있었다. 한 도시 관료는 자동차가 "모든 인류의 운송을 위한 마법의 양탄자가 될 것이다"라고 자신 있게 말했다.[7] 자동차는 미국인들을 또다시 길에서 생활하게 만들었고, 새로운 이동

감각, 즉 미국 탄생의 초창기부터 독특한 미국적인 경험으로 자리잡은 새로운 시간 가치를 창출해 냈다.

20세기에 서부로의 이동은 고속도로 문화로 대체되었다. 최초로 포장된 고속도로는 1909년 디트로이트와 웨인 카운티 박람회장 사이에 건설되었다. 1925년 헨리 포드가 하루에 9,000대의 자동차를 생산할 무렵에는 대륙을 횡단하는 고속도로가 놓여졌다.[8] 2년 후 2,600만 대가 넘는 자동차들이 새로 놓인 시멘트 수송로를 분주하게 오갔다. 최초의 자동차 전용 고속도로인 브롱스 리버 파크웨이는 뉴욕 시와 뉴욕 주, 화이트 플레인스를 들락거리는 통근자들이 이미 사용하고 있었으며, 다른 전용 고속도로들은 한창 건설 중이었다.

자동차 생산과 고속도로의 확산은 2차 세계대전 도중에 잠시 멈칫했지만, 전후에 다시 적극적인 열정과 함께 부활했다. 1956년 아이젠하워 대통령은 주간 고속도로법(Interstate Highway Act)에 서명했다. 그것은 전국 방방곡곡을 단일한 수송망으로 연결하는 대략 4만 1,000마일에 이르는 초대형 고속도로망 건설을 허용하는 법안이었다. 그 건설 비용의 90%는 연방정부에서 부담했는데, 이는 세계 역사상 가장 많은 비용이 투입된 획기적인 공공사업이었다.[9] 그로부터 30년 만에 3,500억 달러의 비용이 든 주간 고속도로 시스템이 완결되었다. 그것은 생활 계획, 작업 형태, 생활양식을 총체적으로 변화시키는 '고속도로 문화'의 길을 열었으며, 미국 문화의 지평을 새롭게 장식했다.

미국 고속도로 시스템은 새로운 유랑 문화를 낳는 데 기여했다. 오늘날 미국인은 평균 한 해에 약 9,600마일을 차를 타고 돌아다니며, 현재 1억 4,000만 대의 차량들이 운행되고 있다. 덕분에 미국인들은 역사상 가장 많이 돌아다니는 국민으로 자리매김했다.

오늘날 미국인들은 늘 부산하게 움직인다. 빠르게 이동하는 생활양식은 공간과 시간을 조정해야 하며, 식사습관에도 변화를 준다. 이런 식사습관의 변화는 햄버거로 대체됐는데, 미국 대중의 생활양식의 방향을 바꾸어놓은 새로운 운송 형태와 마찬가지로 햄버거는 그와 비슷한 다양한 가치와 특성들을 담고 있는 식품이다. 1920년대 초 화이트 캐슬이 캔자스 주 위치타에서 처음으로 햄버거 대리점을 열었을 때 이런 잠재적인 관계의 가능성이 첫 번째 서광을 발했다.[10] 회사에서는 촌각을 다투는 새로운 도시 통근자들을 위해 몇 분 만에 사서 먹을 수 있는 음식을 제공했다. 대다수의 고객들은 일상적인 출퇴근길에 차 안에서 기름에 튀긴 작은 쇠고기 요리를 단숨에 해치우는 편을 더 선호했기 때문에 싸들고 갈 햄버거를 주문했다.

1925년 하워드 존슨은 뉴잉글랜드에서 최초로 조지 왕조풍의 레스토랑을 개업하여 피곤에 지친 여행객들에게 길거리 음식을 제공했다.[11] 비슷한 시기에 싸구려 간이 식당들도 인기를 끌었는데, 초창기 간이 식당들은 대부분 트롤리 차를 개조하여 만든 것이었다. 1930년대에는 P.J 티어니 & 선스 같은 기업들이 1등급 철도 식당처럼 보이는 현대식 식당들을 선보이기 시작했다. 펜웨이 플라이어(Fenway Flyer)와 로켓 다이너(Rocket Diner) 같은 스포츠 이름을 걸고서 당장이라도 달려갈 것처럼 보이는 이런 식당들이 일반도로와 고속도로를 따라, 특히 뉴잉글랜드의 대서양 해안을 따라 우후죽순처럼 생겨났다.[12]

20세기 초에는 사실상 모든 산업이 저마다 디트로이트의 조합 공정에서 생산되는 헨리 포드 자동차처럼 작업을 간소화하고, 신속한 서비스와 일정하고 예측가능하며 저렴한 제품 생산을 시도하면서 선진 자동차 산업을 모방하려고 애썼다.

포드의 주요한 경쟁자이자 제너럴모터스의 창업주인 찰스 모트는 자신의 견해를 다음과 같이 밝혔다. "인간 활동의 한 분야에 이름을 붙이는 것이 힘들어질지도 모른다…… 자동차 덕분에 인간의 업무가 더

없이 원활하고 효율적으로 기능하게 되었기 때문이다."[13] 레스토랑 사업은 이미 식사 행위를 자동차 조합 공정과 유사하게 변화시키고 있었다. 카페테리아(셀프서비스 식당)는 20세기 초 시카고 근처에서 첫선을 보인 이래 2차 세계대전 무렵에는 전국 각지의 도시들에서 명소가 되었다. 고객들은 자신들의 접시를 금속 카운터 밑에 밀어 넣고서 마치 자동 인형처럼 미리 준비된 음식을 집어들었다. 1902년 조지프 혼(Joseph V. Horn)과 하다트(F. Hardart)는 필라델피아에 최초로 자동판매기를 도입했다. 1932년 프랭클린 루스벨트(Franklin D. Roosevelt)가 취임할 때까지 뉴욕과 같은 도시에서는 굶주린 수많은 시민들이 신속히 제공되는 음식을 찾아 곳곳에 깔린 작은 유리 칸막이를 바쁘게 열었다.[14]

신속한 서비스는 신속한 음식을 요구했는데, 햄버거는 새로운 자동차 시대에 이상적인 선택이었다. 그것은 저렴하고 준비가 간단했으며 매우 손쉽게 다룰 수 있었다. 그것은 일정한 모양으로 만들어졌기 때문에 대량 생산이 가능했으며, 햄버거 패티들은 다루기 쉬웠다.

햄버거는 2차 세계대전 이후 '눈부신 성장'을 했다. 1950년대 중반에는 미국의 애플파이를 밀어내고 미국의 상징적인 음식으로 자리잡을 만큼 크게 유행했다. 1950년대에 햄버거보다 우위에 있던 음식은 수백만 교외 거주자들이 즐겼던 뒷마당 바비큐뿐이었다. 20세기 초반에는 햄버거의 인기도가 완만하게 상승했지만, 1950년대에 새로운 교외 거주자들이 주말에 뒷마당에서 바비큐 요리를 즐길 무렵에는 미국의 필수적인 음식으로 입지를 굳히고 있었다.

쇠고기가 가장 가까운 경쟁자이자 오랜 라이벌인 돼지고기보다 결정적으로 우위에 서게 된 것은 뒷마당 바비큐 구이가 그 계기였다. 지난 200년 동안 쇠고기 생산업자와 돼지고기 생산업자들은 미국 소비자의 입맛을 놓고 서로 경쟁을 벌였다. 뉴잉글랜드에서는 많은 육류

중에서 쇠고기가 으뜸이었지만, 남동부에서는 돼지고기를 최고로 쳤다. 중부 대서양 연안과 중서부 주들에서는 쇠고기와 돼지고기가 엇비슷하게 경합했지만 남서부, 평원, 서부 주들에서는 쇠고기가 왕이었다. 그런데 야외 바비큐 구이가 쇠고기의 손을 들어주었고, 그 와중에 햄버거를 발판으로 쇠고기가 전국적인 주목을 받게 되었던 것이다.

돼지고기는 새로운 야외 석쇠구이 요리용으로는 적합하지 않았다. 쉽게 부스러져 석탄 위의 석쇠를 빠져 나와 여러 음식을 망쳐놓곤 했기 때문이다. 인류학자 마빈 해리스(Marvin Harris)는 선모충병의 직접적인 위험 때문에 쇠고기보다 훨씬 더 오랜 시간 요리해야 했던 것이 돼지고기의 인기가 떨어진 더 큰 이유라고 주장한다.[15] 해리스는 USDA에서 선모충병에 대한 검사를 실시하지 않았기 때문이라고 지적한다. 그 검사 과정은 지나치게 많은 비용이 들고 오랜 시간이 걸릴 뿐만 아니라 철저하게 검사하려면 돼지고기 조각을 일일이 현미경으로 관찰해야 한다. 해리는 돼지고기를 검사하지 않은 탓에 "미국인의 4%가 선모충에 감염되어 있으며, 선모충병의 발병을 경미한 열병쯤으로 잘못 알고 있다"라고 말한다.[16]

1930년대에 USDA, 공중위생국, 미국 의학협회에서는 돼지고기 식사의 잠재적인 위험을 알리기 위해 대대적인 공공교육 캠페인을 실시했다. 돼지고기가 '적색에서 회색'으로 변할 때까지 완전히 익힐 필요가 있음을 사전에 교육시키는 것이 그 캠페인의 목적이었다. 해리스는 "돼지고기를 완벽한 회색이 될 때까지, 바싹 말라 딱딱해질 때까지 익혀야 한다는 뜻으로 받아들여지는 이런 경고는 결국 돼지고기를 석쇠구이용으로는 적합하지 않은 것으로 만들어버렸다"라고 주장한다.[17] 그러자 바비큐용 돼지갈비가 뒷마당 석쇠 요리에 적합한 대안으로 등장했다. 그것은 소스를 잘 흡수했으며 육즙도 많이 함유하고 있었다. 하지만 해리스에 따르면 돼지갈비 바비큐는 너무 번거롭고 살코기도 별로 없으며 롤빵 사이에 집어넣을 수도 없었다. 그러니 아무리 따져 보아도 쇠고기가 돼지고기보다 훨씬 편리해 보였다.

햄버거는 쇠고기 산업에 대한 미국 정부의 입김이 더해져 쇠고기에 승리를 안겨주었다. 햄버거가 우위를 점하게 된 사연에는 개인의 입맛과 편리함 못지않게 정부 규정과 시장 세력이 깊숙이 개입되어 있다. 해리스는 1946년에 채택된 모호한 연방 규정이 사실상 전후 시대에 햄버거의 탄탄한 시장 지배를 보장해 주었다고 설명한다. USDA 규약에서는 햄버거를 '오직 쇠고기 또는 쇠고기 지방만을 함유한 갈아놓은 고기 패티'로 정의한다. 만약 '돼지고기나 돼지고기 지방이 조금이라도 섞여 있다'면 그것은 햄버거로 분류되지 않는다.[18] 게다가 정부 규정은 패티의 30%까지 쇠고기 지방의 첨가를 허용했기 때문에 정육 포장공장들이 '전혀 다른 동물들'의 고기와 쇠고기 지방을 혼합하는 것도 가능했다.[19] 이 두 조항 덕분에 쇠고기 산업은 20세기 후반에 육류 거래를 완전히 장악할 수 있었다.

해리슨이 지적한 것처럼 가장 값싼 쇠고기는 목초로 사육한 육우 쇠고기이다. 목초로 기른 쇠고기는 지방이 적기 때문에 햄버거 고기용으로 갈아서 패티로 만들 경우 돼지고기처럼 석쇠에서 부스러지기 십상이다. 따라서 굳기를 유지하려면 쇠고기에 지방을 섞어야 했는데, 동물성이건 식물성이건 아무 지방이나 섞을 수 있었다. 하지만 USDA 규약 때문에 쇠고기 지방만 사용할 수 있었으며, 덕분에 쇠고기는 시장을 독점할 수 있었다. 이 단일한 규약의 영향력은 막강했다. 해리스는 "만약 햄버거를 쇠고기 지방이 섞인 돼지고기로 만들거나 아니면 돼지고기 지방이 섞인 쇠고기로 만든다면 혹은 다른 고기에 쇠고기 또는 쇠고기 지방을 섞는 것을 금지하지 않는다면, 모든 쇠고기 산업이 하루아침에 붕괴될지도 모른다"라고 주장한다. 성분을 독점하고, 쇠고기와 쇠고기 지방을 혼합함으로써 쇠고기 산업은 저렴하고 부담이 되지 않는 국제적인 쇠고기 패티를 만들 수 있게 되었다. 또한 '곡물을 살코기로 전환시킬 때 돼지고기가 갖는 당연한 우위'를 극복할 수 있는 결정적인 경쟁력을 갖게 되었다.[20]

쇠고기 회사들은 중앙 아메리카, 오스트레일리아, 뉴질랜드 및 다른 나라에서 수입한 목초로 사육된 값싼 쇠고기를 미국의 곡물로 사육된 쇠고기의 불필요한 지방과 섞어 햄버거를 만든다. 실제로 대부분의 '미국' 햄버거의 일정 비율은 수입 쇠고기가 차지하고 있다.[21] 지난 30여 년 동안 햄버거는 다른 나라 원주민들, 특히 중앙 아메리카 원주민의 희생의 대가로 전국민이 애용하는 식품으로 부상했다. 앞서 언급한 것처럼 그런 나라에서는 목초로 사육된 값싼 쇠고기를 미국 시장에 제공하기 위해 대부분의 토지가 압수당하고 상업적으로 사유화되었다. 에릭 로스는 자신의 저서 『문화의 신화를 넘어서서』(Beyond the Myths of Culture)에서 미국 햄버거와 다른 나라들의 토지와 국민들을 착취하면서 존재하는 상관관계를 다음과 같이 요약했다.

> 전후에 쇠고기 소비가 증가한 것은 주로 햄버거의 대량 소비에서 기인했다…… 쇠고기 햄버거는 그 생산업자들이 라틴 아메리카 목초지를 이용하여 가격을 조절할 수 있었기 때문에 시장 팽창의 잠재력을 한층 끌어올릴 수 있었다. 반면 점점 더 비싸지는 곡물에 의존해야 하는 미국산 돼지고기와 쇠고기의 가격은 갈수록 상승하고 있다…… 결국 1960년대 이후 미국 쇠고기 소비의 가장 극적인 상승은 1960년대 초부터 시작된 미국 쇠고기 수입의 급증과 그 맥락을 같이한다…… 미국의 쇠고기 소비는 지속적으로 목초지 이용에 의존하고 있다. 하지만 그 때문에 이용 가능한 토지가 소 사육용 목초지로 변경되고 생계를 위한 지역 산물 생산이 차츰 줄어들고 있으며, 국제적인 자본주의 저개발 현상이 벌어지고 있다.[22]

로스는 이 모든 과정이 18세기와 19세기에 영국이 아일랜드 목초지를 수용(收用)할 때의 과정을 생생히 떠올리게 해준다고 말한다.

명확한 것은 그것이 영국과 아일랜드의 전형적인 식민 관계의 직접적인 후손이라는 점이다. 아일랜드 소작 농부들은 최저 수준의 음식으로 연명함에도 불구하고 영국에 수출할 쇠고기를 생산해야만 했다.[23]

값싸고 편리한 햄버거는 새로운 식품 형태 시스템인 패스트푸드를 이끌었다. 2차 세계대전 이후 미국인의 생활양식은 눈에 띄게 변했다. 많은 여성들이 노동에 참여했으며 새로운 화이트칼라 산업과 서비스 산업에서 다양한 직종들이 생겨났다. 교외 가정에서 요리할 시간이 점점 줄어들자 가족들은 처음으로 미리 준비된 식품에 눈길을 돌리기 시작했다. 1950년대에는 냉동 TV 디너(frozen TV dinner, 가열만 해도 먹을 수 있는 급속 냉동 식품: 역주)가 첫선을 보였으며 포테이토칩 같은 스낵류, 개별적으로 포장된 파이와 케이크들이 인기를 끌었다. 냉동 햄버거는 직장을 가진 부모들이 오랜 근무시간과 전쟁통 같은 교통 체증에 기진맥진하여 집에 돌아온 후 마지막 순간에 요리할 수 있는 요긴한 다목적 음식이 되었다.
부부가 모두 직장생활을 하게 되면서 외식은 일상생활의 한 부분으로 자리잡았다. 하지만 어디까지나 그것은 특별한 행사나 주말에 국한되었다. 1948년에서 1985년 사이에 '가정에서 총식품비 지출이 차지하는 비중은 24%에서 43%로 상승했다.'[24] 식품비 지출 상승의 주 요소는 패스트푸드 산업이었다.
요즘에는 외식이 가족들과 함께 전국 도처에 깔린 패스트푸드 체인 레스토랑 중 한 곳에서 햄버거를 사먹는 것과 동의어처럼 굳어졌다. 1948년에서 1982년 사이에 패스트푸드 산업이 외식 식품 시장에서 차지하는 비중은 8%에서 30%로 상승했다.[25] 현재 전국적으로 58만 3,000곳의 식품 서비스 체인점들이 깔려 있으며, 매일같이 1억 명의 미국인들이 그곳에서 식사를 즐기고 있다. 최근에는 미국 총인구의 42%가 최소한 하루에 한끼를 그곳에서 해결한다.[26] 미국 식품 서비스 산업은 연간 780억 달러치의 식사를 제공하고 있으며, 전국에서 소비되는 총 식사 매출의 40%를 차지하고 있다. 총수익은 2,070억 달러를 넘어서며 고용된 사람들은 미국 전체 산업에서 가장 큰 규모인 800만 명을 넘는다.[27]

만약 햄버거와 패스트푸드 산업의 성공을 단 한 사람의 공으로 돌린다면 아마도 맥도널드 레스토랑 체인 창업주인 레이 크록이 첫손에 꼽힐 것이다. 크록은 전후에 미국인의 식사습관을 혁명적으로 바꾸어놓은 인물이다. 오늘날 그가 설립한 체인은 25개국에서 연간 170억 달러의 총수익을 올리고 있으며, 60만 사원들이 고용된 1만 1,000개의 매장을 자랑하고 있다.[28] 미국 인구의 절반 이상은 맥도널드 레스토랑에서 자동차로 5분 이내의 거리에 거주하고 있다. 현재 전체 '외식' 식품 산업의 10%는 맥도널드의 몫이다.[29] 그들이 구입하는 쇠고기는 미국에서 도매로 판매되는 전체 쇠고기의 1%를 넘는다. 매달 수만 마리의 소들이 허기진 소비자들에게 수백만 개의 햄버거를 제공하기 위해 비육되고 도축되며 패티용으로 갈린다.[30]

크록은 헨리 포드가 미국인들의 여행습관을 바꾸어놓은 것처럼 미국인의 식사습관을 효과적으로 변화시켰다. 그는 나라 전체에 영향을 미치는 여러 가지 동일한 운영 원칙과 가치들을 사용했다. 일찍감치 크록은 미국 고속도로 시스템의 인터체인지가 엄청난 가능성을 갖고 있다는 점을 간파했다. 고속도로 문화는 주간 고속도로 근처에 있는 교외 주택 단지, 쇼핑몰, 복합 상업 지구에 새로운 생활방식을 낳았다. 크록은 자동차 문화, 교외 주택 지역, 패스트푸드 햄버거를 단일한 단지로 통합시키기로 결심하고 정열적으로 사업에 착수했다.
 1960년대 초 크록은 회사 비행기로 온 국토를 샅샅이 돌아다니기 시작했다. 창공에서 그는 쌍안경으로 아래를 내려다보며 교통 교차로, 교외 개발 지구, 쇼핑센터들을 일일이 확인했다. 맥도널드 매장들은 모두 급속도로 성장하는 고속도로 문화에 가까운 지점에 위치해 있었다. 크록은 흡사 전쟁 지도에 깃발을 꽂는 장군처럼 모든 전략적인 요충지에 맥도널드 레스토랑의 위치를 정했다. 그 결과 한 세대가 채 지나기도 전에 교외 곳곳에 맥도널드가 들어차게 되었다.[31] 그의 기업가적 열정에는 그 자신이 회고록에 남긴 것처럼 메시아적인 특성이 엿보인다. 다음은 크록의 말이다.

 나는 맥도널드에 대한 믿음이 종교와 같다고 말한다. 성 삼위일체, 코란 또는 모세 5서(書)의 신성함을 손상하지만 않는다면 나의 이러한 사고방식은 확고하다. 나는 종종 신, 가족, 맥도널드를 믿는다고 입버릇처럼 말한다. 하지만 사무실에서는 그 순서가 정반대다.[32]

 여기서 한 가지 흥미로운 점은 교회 뾰족탑이 크록의 전략적인 계획에서 긴요한 역할을 하고 있다는 것이다. 그는 의도적으로 교회 근처에 레스토랑의 위치를 정했다. 맥도널드 레스토랑과 근처 교회의 순수하고 건전한 이미지가 서로 상승효과를 일으킨다고 계산한 것이다. 일찌감치 주요한 시장 고객으로 교회에 다니는 교외 가족들을 목표로 삼았음은 말할 것도 없다.[33] 심지어 몇몇 사회 논평가들은 맥도널드의 황금빛 아치와 천국의 문의 생생한 이미지가 놀라우리 만치 닮았다는 점을 지적한다.
 크록은 배고픈 대중들이 혼란하고 예측 불가능한 세상의 떠들썩함에서 벗어나 편히 쉴 수 있는 그런 신성한 장소의 이미지를 창조하고 싶어했다. 순례자들은 모든 것이 질서정연하고 예측 가능하며, 무엇보다도 효율적으로 돌아가는 이곳에서 휴식을 취하며 원기를 회복할 수 있었다. 이것은 곧 새로운 교외 영성(靈性)의 세속적인 교리문답이라 해도 과언이 아니었다.

크록은 고도의 기술과 기계적 효율의 풍토에서 성장한 이들에게 새로운 유형의 '마음의 평화'를 제공했다. 그는 맥도널드에서 '선행'을 '효율성'으로, '영원한 구원'을 '하룻동안의 휴식'으로 대체시켰다. 충실한 신자들에 대한 그의 응답은 교외 이웃들에게서 들려왔다. 1991년까지 수백만의 사람들이 맥도널드 예배식에서 개종했다. 오늘날에는 사람들이 시골 교회와 유대 교회당에 참석하는 것보다 더 자주 맥도널드에서 식사를 즐기고 있다.[34]

크록의 정열이 전설적이었다면, 햄버거와 패스트푸드를 미국 생활에서 꼭 필요한 것이자 20세기 후반 새로운 이동 생활양식의 상징으로 자리잡게 한 것은 다름 아닌 그의 조직 스타일이었다. 크록은 반세기 전 정육 포장업자들이 그러했던 것처럼 햄버거 준비와 마케팅에 공학을 도입하여 성공적으로 통합했다. 품질 관리, 결과 예측 가능성, 정량화된 표준분석, 효율성, 유용성은 맥도널드는 물론 전후 전국 곳곳에 우후죽순처럼 생겨난 수많은 패스트푸드 모방업체들의 핵심적인 운영 방식이 되었다.

통일성과 속도는 맥도널드 성공 공식의 결정적인 요인이었다. 이런 목적의 접근을 위해 크록은 20세기 초 경영 컨설턴트인 프레드릭 테일러가 다른 산업에서 시도했던 '과학적 경영'과 동일한 원칙으로 운영했다. 맥도널드에서는 모든 과정이 각 부분으로 나누어졌으며, 미숙련 사원들에게는 그들에게 맡겨진 일을 수행하는 방법에 관해 정확히 문서화된 지침이 건네졌다. 개인적인 독창력이나 어림짐작은 조금도 끼여들 여지가 없었다. 대신 맥도널드의 '사내 성경' 385쪽의 업무 수행

안내서에는 모든 과정의 자질구레한 부분까지 빠짐없이 설명되어 있었다.

맥도널드에서는 이런 과정이 쇠고기 패티의 표준화와 균일화로부터 시작되었다.

> 기계로 자르는 기본적인 햄버거 패티는 45그램의 무게에 반경 10센티미터의 크기였으며 간, 심장, 시리얼, 콩을 전혀 함유하지 않았다. 1파운드의 쇠고기로 10개의 햄버거를 만들 수 있었지만 지방은 19%를 넘지 않았다. 롤빵(9센티미터 넓이)의 정확한 크기부터 첨가되는 양파의 양(7그램)에 이르기까지 모든 사항들이 빈틈없이 계산되었다. 뿐만 아니라 롤빵은 빠른 시간에 갈색을 띨 수 있도록 보통보다 더 많은 설탕을 함유하고 있어야 했다.[36]

크록은 우연의 여지를 조금도 주지 않았다. 자신의 회고록에서 그는 아주 사소한 사항들까지 꼼꼼히 챙겼다고 회상했다. 심지어는 쌓여 있는 패티들의 층을 분리시키는 파라핀 종이의 선택과 패티들을 쌓아올리는 절차까지도 일일이 신경 썼다.

> 패티를 철판 위에 올려놓을 때 서로 달라붙지 않도록 하기 위해서 파라핀 종이에는 충분한 왁스가 입혀져 있어야 한다. 하지만 그것이 너무 딱딱해서는 안 된다. 까딱 실수하면 패티가 미끄러져 제대로 쌓아올릴 수 없기 때문이다. 또한 패티를 쌓아올리는 데도 과학적인 방식이 요구된다. 만약 패티를 지나치게 높이 쌓는다면 맨 아래의 패티는 모양이 망가지고 바싹 말라버릴 것이다. 그래서 우리는 가장 적당히 쌓을 수 있는 높이를 감안하여 쇠고기 공급업자로부터 물건을 구입한다.[37]

이후에 생겨난 또 다른 패스트푸드 체인업체들처럼 맥도널드에서는 아예 요리 과정을 없애버렸다. 그리고는 미숙련 사원들에게 언제 무엇을 해야 하는지 정확히 알려주는 자동화된 첨단 기계로 그 역할을 대신하게 했다. 가령 맥도널드의 석쇠 위에서 '깜빡이는 불빛'은 점원에게 언제 햄버거를 뒤집어야 할지 알려준다.[38]

크록은 젊은 포드가 '모델 T'로 이룬 성과에 깊은 감명을 받았다. 그는 "그 차가 검정색인 한 사람들이 무슨 색을 원하건 나는 개의치 않는다"라는 포드의 말을 결코 잊지 않았다. 크록은 동일한 표준화의 원칙을 햄버거에 그대로 적용했다. 햄버거는 한결같이 똑같았으며, 고객들에게는 개인적인 입맛에 따라 햄버거에 양념을 곁들이는 것이 허용되지 않았다. 그렇게 하는 것은 작업 과정을 더디게 하고 효율성을 떨어뜨리며 생산비용을 상승시킬 수 있기 때문이었다. 크록의 생각은 이런 점에 확고했다. "고객의 주문에 따르다 보면 그들의 요구를 들어주어야 한다. 그렇게 하면 제품 값은 똑같지만 노동량은 세 배로 증가한다. 우리는 그런 식으로 일하지 않는다."[39]

크록이 맥도널드 햄버거, 밀크 셰이크, 감자 튀김을 손님에게 건네기까지 할당한 시간은 고작 50초였다.[40] 1970년대에 접어들면서 그는 조합 공정을 통해 수십억 개의 햄버거를 생산했으며, 이미 20세기 생산 공정의 위대한 혁신자들 중 한 사람으로 포드와 어깨를 나란히 하는 위치에 올라 있었다.

일찍이 소를 도살하고 쇠고기를 포장하기 위해 처음으로 조합 공정을 통해 생산을 시도한 이들은 거대 정육 포장업체들이었지만, 그 과정의 미진한 부분을 마무리짓고 최종 상품의 준비에 공업디자인 기술을 적용시킨 주인공은 다름 아닌 크록이었다. 하버드 경영대학원 교수 테오도르 레빗은 크록의 위대한 업적을 이렇게 설명한다.

맥도널드의 소매 대리점은 고도로 세련된 제품을 생산하는 기계와 같다. 전반적인 디자인과 시설 계획에 많은 신경을 써야 하지만, 모든 것들이 기계와 시스템 기술에 통합되어 만들어져 있다. 사원이 할 수 있는 유일한 선택은 설계자의 의도대로 정확히 기계를 가동시키는 것이 전부다. 맥도널드는 탁월한 제조 기술을 마케팅 문제로 귀결되는 문제들에 적용시킨 최상의 본보기이다.[41]

오늘날 식사 절차는 현대사회의 다른 많은 부분들을 지배하는 계몽주의적 방식과 동일하게 간소화되었다. 과거와 마찬가지로 쇠고기 산업은 현대 문화의 형성과 규정에 중요한 역할을 한다. 심지어 쇠고기의 최종 소비자들은 합리적 조직화, 기계화, 품질 관리, 양적 표준, 예측 가능한 결과, 시간의 효율성과 실용성의 원칙에 자신의 식사습관을 적응시키기도 한다.

공장형 비육장과 도축공장 조합 공정에서 소를 다루는 것과 동일한 기술적 기준이 전국 각지의 공설 도살장에서 일하는 노동자들의 작업과 패스트푸드 대리점에서 줄을 서서 기다리는 소비자들의 식사습관에 효과적으로 적용되고 있다. 현대적 축산 단지를 구성하는 주 요소들-소, 노동자, 소비자-이 지금은 이윤 중심의 실용주의적 구조 속에서 생산과 소비의 구성 단위로 간주되고 있다.

아직까지 미국인의 경험은 '만족스러운 삶'을 찾는 수백만의 다른 나라 사람들이 동경하는 대상이다. 많은 이들은 여전히 고급 쇠고기 클럽의 멤버십을 선택받은 소수를 나타내는 상징쯤으로 생각하고 있다. 이런 이유로 그들은 전세계 도시들의 맥도널드에서 줄을 서서 기다리는 것쯤은 전혀 개의치 않는다. 파우스트적인 거래를 즐길 수 있는 여지를 조금도 허용하지 않는 실용주의적 시대 정신에 동참하는 것이다. 새로운 쇠고기 우상의 힘을 포착한 맥도널드의 일본 영업소 소장 덴 푸지타는 다음과 같이 일갈했다. "만약 우리가 1,000년 동안 햄버거를 먹는다면 우리는 금발이 될 것이다. 그리고 그렇게 금발이 되면 우리는 세계를 정복할 수 있을 것이다."[42]

38. 현대 육식 문화 비평

암소는 가장 차분한 동물에 속한다. 기질적으로 암소는 평화스럽고 만족해 보이며, 세상을 침침하게 바라보는 듯하다. 하지만 이는 사물의 초점을 명확히 잡아주는 망막의 황반(黃斑)이 부족한 탓이다. 암소의 후각과 미각은 고도로 발달되어 있으며 아주 사소한 변화에도 민감하게 반응한다. 마치 수줍어하고 어딘가에 온통 정신이 팔린 것처럼 멍하니 정면을 응시하며, 다른 동물들의 신경을 건드리는 소동과는 거리가 먼 또 다른 세계에 존재하는 것처럼 보인다.

반면에 황소는 힘을 발산한다. 덩치는 대부분 신체 앞부분에 몰려 있으며, 강력한 목을 가지고 있다. 몸의 뒷부분은 건장한 체구를 지탱하는 것이 힘들어 보일 정도로 호리호리하다.[1] 황소의 거동은 결연하고 기민하며 당장이라도 뛰쳐나올 듯이 만반의 태세를 갖춘 것처럼 보인다. 황소는 텃세 의식이 강하고, 눈은 강렬하고 날카롭게 앞을 응시하며 단호하고 위엄 있어 보인다.

현대의 쇠고기는 실용주의의 문화적 특성에 대한 살아 있는 표본이나 마찬가지다. 그 동물의 영혼은 탄생 직후부터 무자비하게 억압되거나 말살당한다. 소는 뿔을 제거당하고 거세되고 호르몬과 항생제가 투약되고 살충제가 뿌려지고 시멘트 판에 올려진다. 또한 적절한 몸무게가 될 때까지 곡물, 톱밥, 찌꺼기, 오물을 먹으며, 트럭을 타고 자동화된 도축장으로 운송되며 그곳에서 도살된다. 그리고는 각 부분으로 해체되어 원래의 피조물과는 완전히 동떨어진, 인간에게 유용한 생산물과 부산물로 합쳐지고, 형태를 이루고, 새롭게 개조된다.

산업화된 세계의 아이들은 자신들이 하루에 서너 차례씩 그 고기를 먹는 것과 거의 관련이 없거나, 아니면 그 동물에 대한 이해와 담을 쌓고 지낸다. 어린 친구들은 가끔씩 정육점에 매달려 있는 쇠고기 몸통과 우연히 마주칠 때면 흠칫 놀라곤 한다. 그들은 쇠고기를 '어떤 대상', 즉 장난감이나 의복과 같은 제품들과 동일한 과정을 통해 생산되는 물질적인 대상쯤으로 생각한다.

근대의 철저한 실용주의는 산업 기술의 합리적인 생산 과정과 함께 등장했다. 여기서 소는 오직 시장 기준으로만 평가되는 조작 가능한 물질로 변형되었다. 현대적인 축산 단지에는 그 조직과 목적에 근대 정신이 반영되어 있다. 자연과 마찬가지로 육우는 그 본질적인 가치를 상실한 채 자원으로, 또 범용품으로 전락했다. 나아가 여러 단계의 엔트로피 부패 단계를 거쳐 환경 속에서 소비되고 버려지는 일련의 상업적 제품으로 몰락했다.

현대적인 쇠고기 생산 과정에서 1,000파운드짜리 소는 도축장에서 해체되고 나면 대략 620파운드의 몸통만 남게 된다. 몸통에서는 대략 540파운드의 소매 쇠고기 상품이 생산된다.[2] 쇠고기의 부위들로는 허벅다리살 스테이크, 허벅다리 안쪽 살, 넓적다리 바깥쪽 살, 엉덩이살, 엉덩이살 로스트, 설로인 스테이크, 포터하우스 스테이크, 티본 스테이크, 클럽 스테이크, 옆구리살 스테이크, 롤드 플랭크, 하이드 플랭크, 스탠딩 립 로스트, 소갈비 스테이크, 포트 로스트, 그라운드 비프, 가슴 고기, 콘 비프, 쇼트 립스 등이 있다.

쇠고기는 지방이 적은 근육, 지방이 많은 연결 조직, 뼈, 가죽으로 구성되어 있으며, 그 밖에 혈관, 림프관, 선(腺), 신경 조직이 있다.[3] 지방은 가죽과 근육 사이에 있으며, 근육 자체는 관 모양의 세포로 형성되어 있다. 근육세포는 '연결 조직의 망'이 결합되어 있으며, 연결 조직은 힘줄을 형성하는 근육의 끝에 몰려 있다. 지방이 적은 근육의 75%는 수분이며, 나머지 20%는 고기 단백질, 3%는 지방, 1%는 미네랄 물질과 글리코겐 및 다른 유기 물질들이다. 소의 뼈는 30~40%의 수분, 15~20%의 지방, 15~20%의 단백질을 함유하고 있으며, 나머지는 미네랄로 구성되어 있다.[4]

동물이 죽고 나면 근육 조직 속의 글리코겐은 방부제와 젖산을 생산한다. 도살 직전에 놀라거나 육체적으로 학대당하면 저장된 글리코겐을 다 써버리는 것으로 알려져 있다. '흥분하거나 놀란 동물은 피를 충분히 흘리지 않기 때문에 죽은 고기는 핑크색이나 불같이 빨간색을 띠게 된다. 그다지 구미를 당기지 않는 고기처럼 보이는 것이다.'[5] 고기를 연하게 하기 위해서 일반적으로 화학적 방법이 사용되며, 주위 온도를 조절하는 숙성 방법이나 기계적 자극도 사용된다.

최근에는 쇠고기 포장산업이 '모양을 짜 맞추는' 고기 제품에 눈길을 돌리고 있다.[6] 새로운 생산 기술은 고기를 잘게 분해하여 고품질 부위처럼 보이도록 재생하는 수준에 이르고 있다. 모조 스테이크가 너무 정교해 때로는 조직과 맛으로 진짜 스테이크와 구분하는 것이 불가능할 정도이다. 이런 고기는 생산과 포장 과정에서 품질 관리가 한결 용이하다.

짜깁기하여 모양을 만든 쇠고기 제품은 요리되지 않은 큼지막한 고기 덩어리에 기계적 작업이나 에너지를 가해 만들어진다. 여기에는 기계적 혼합, 휘젓기, 두드리기, 굴리기, 주무르기 같은 방식들이 이용된다. 이런 과정을 통해 고기 덩어리는 부드럽고 연해지며, 표면에 크림색의 끈적

끈적한 분비액이 비치게 된다. 뿐만 아니라…… 이런 제품은 훨씬 고른 색조와 조직과 지방 분포를 갖게 된다.[7]

앞에서 우리는 쇠고기를 진공 포장하여 박스에 넣는 새로운 절차가 포장산업의 표준임을 살펴보았다. 쇠고기를 부위별로 포장함으로써 포장업자들은 몸통에서 떨어져 나온 지방과 뼈, 다른 부분들을 부산물로 이용할 수 있었다. 또한 쇠고기를 박스에 포장함으로써 소매업자들은 창고 공간과 상근 종업원의 고용 비용을 줄일 수 있었다.

도축된 소의 오직 54%만 인간과 애완동물이 소비하는 쇠고기 제품으로 만들어진다. 나머지 40% 이상에 해당하는 지방, 뼈, 내장, 가죽은 다른 식품, 가정용품, 의약품, 산업 제품을 만드는 재료로 사용된다.[8] 연결 조직의 일부인 콜라겐은 아교와 소시지 껍질을 만드는 데 사용되며, 콜라겐으로 만든 접착제는 벽지, 아교, 붕대, 매니큐어용 손톱줄, 석고 보드에도 사용된다. 젤라틴은 아이스크림, 캔디, 요구르트, 마요네즈 같은 식품뿐만 아니라 사진 필름과 축음기 레코드를 만드는 데도 사용된다. 쇠고기 지방과 지방산은 구두약, 크레용, 마루용 왁스, 동물성 마가린, 화장품, 탈취제, 세척제, 비누, 향수, 살충제, 리놀륨, 절연재, 프레온을 만드는 데 사용된다. 발굽과 뿔은 머리빗, 피아노 키, 인조 상아의 재료로 사용되며, 가죽은 가죽 제품, 실내 장식품, 기구, 여행 가방을 만드는 데 사용된다. 췌장에서 뽑아낸 인슐린은 당뇨병 치료에 사용되며, 마찬가지로 췌장에서 뽑아낸 글루카곤은 저혈당증 치료에 사용된다. 트립신과 키모트립신은 화상과 상처 치료에 사용되며, 판크레아틴은 소화제로 사용된다. 소의 혈장은 혈우병과 빈혈 치료에 사용되고, 트롬빈은 혈액 응고제로 사용되며 골수는 혈액 기능 장애를 가진 사람들을 치료하는 데 사용된다. 부드러운 연골은 성형외과에서 사용되고, 장(腸)은 의학용 봉합제로 사용되며 뇌

하수체에서 뽑아낸 ACTH(부신피질 자극 호르몬)는 관절염과 알레르기의 고통을 완화시키는 데 사용된다. 또한 소의 부산물은 아스팔트 포장의 접합제, 절단용 오일, 산업용 윤활유로 사용된다. 소의 몸에서 울음소리만 빼고 뭐든지 사용할 수 있다는 얘기가 전혀 틀린 말은 아닌 셈이다.[9]

물론 소는 오랜 세월 동안 인간을 위한 용도로 사용되어 왔다. 머나먼 과거부터 인류는 식량, 의복, 주거지, 보조 동력, 연료 같은 필요한 물품들을 소와 다른 짐승들에게 의존했다. 고대 문화와 현대 문화의 주요한 차이는 동물과 인간의 사적인 관계가 기술적으로 조정된 관계로 바뀌었다는 것이다.

고대 문화에서는 인간과 동물 사이에 친밀한 관계가 존재했다. 인간은 길들여졌건 야생이건 간에 다른 동물들과 친숙한 관계를 맺으며 살아왔다. 인간과 동물은 긴밀하게 연결되어 있었기 때문에 사람들은 자신들의 먹이와 강한 일체감을 형성했으며, 때로는 자신들의 성격이나 감각을 동물들에게 투영하기도 했다. 동물들은 인간 세계와 사회적 질서에서 많은 부분을 차지했다. 수렵 문화에서는 의식(儀式)을 포함하여 공동체의 사회적 생활이 야생동물의 관계와 맞물려 돌아갔다. 목축 문화에서는 인간과 길들여진 동물들이 일상생활을 공유하면서 더불어 살아갔다.

일찍이 인류는 동물들이 자신들과 다르지 않다는 점을 깨달았다. 동물들은 인간과 유사한 신체적 특성과 행동 습성을 가지고 있었다. 그들은 생각하고, 행동하고, 애정과 사랑을 표시하고, 이기적으로 움직이고, 새끼들을 보호하고, 새끼들의 미래를 준비할 수 있었다. 아마도 인간들은 이런 유사성 때문에 다른 동물들을 죽이고 그 고기를 먹는 데 불편함을 느꼈을 것이다.

감정이 있는 다른 피조물들을 죽이고 먹는 행위에 대한 이런 갈등 심리를 해소하기 위해 전(前) 근대 '고기-식사' 문화에서는 다른 생물들을 섭취하는 데 대해 속죄하는 일련의 의식 행위들을 개발했다. 어떤 문화에서는 사냥꾼들이 죽인 동물들에게 용서를 빌면서 복수를 삼갈 것을 애원한다. 어떤 수렵 부족들은 잡은 동물들의 고기를 먹고 나서 뼈를 다시 모아 원래의 형태로 다시 짜 맞추어놓았다. 심지어는 자신들의 존경심과 고마움의 감정을 표현하기 위해 의례적으로 동물을 매장하기도 했다.[10]

앞서 살펴보았던 것처럼 중동과 지중해 연안의 최초의 위대한 문명에서는 궁전 사제들이 도살자 역할을 했다. 그들의 사원은 숭배의 장소이자 동시에 화려한 도살장이었다.[11] 소와 다른 가축들은 사원으로 이송되어, 그곳에서 의식을 통해 희생되었다. 동물들의 고기의 일부는 신들에게 바쳐졌고 나머지는 궁정의 계급 조직을 따라 차례로 분배되었다. 월터 버커트(Walter Burkert)는 자신의 저서 『호모 네칸스』(Homo Necans)에서 그리스 사회의 희생 절차를 설명하고 있다.

우선 사제들은 목욕재계하고 깨끗한 예복을 입어 스스로를 정화시켰다. 그들은 대개 희생제를 시작하기 전 얼마 동안 성생활을 금했다. 주로 소를 사용하는 희생 동물은 깨끗하게 몸단장을 하고 장식으로 치장한 다음 의식이 행해지는 제단으로 끌려갔다. 신성한 제단 아래쪽에서는 짐승의 머리에 신성한 물을 뿌려 짐승이 머리를 흔들도록 했다. 머리를 흔드는 것은 '짐승이 도살에 협력하는' 동의의 신호로 해석되었다. 그러면 사제는 목 깊숙이 칼을 찔러 넣었다. 짐승의 피가 제단 위에 흘러내리면, "여성들은 구슬픈 긴 울부짖음으로 절정의 감정을 표출했다."[12] 이어 몸통이 절개되어 고동치는 심장은 제단 위에 올려졌지만, 나머지는 불 위에 구워져 의식 참가자들에게 고루 분배되었다. 뼈와 상징적인 몇 점의 살코기는 '신을 위한 공물'로 불에 태워졌다.[13] 상징적인 희생제는 참가자들의 죄책감을 덜어주었으며 동물의 생명을 앗아간 것에 대한 속죄의 수단이었다. 희생되는 동물의 동의를 얻어냄으로써 그들은 살인에서 손을 씻을 수 있었으며, 신에게 의지하고 동물을 통해 자유롭게 참여하게 되는 신성한 행위의 공모자이자 실행자가 될 수 있었다. 고대 바빌론 성서의 구절에 따르면 우두머리 사제는 몸을 굽혀 죽은 동물의 귀에 이렇게 속삭였다. "이 행위는 신이 행한 것이지 내가 행한 것이 아니다."[14]

유대와 훗날 기독교는 동물 도살의 희생적인 측면을 없앴다. 그러자 인간은 더 이상 다른 동물의 생명을 앗아간 것에 속죄하거나 신에게 희생물을 바칠 필요가 없었기 때문에 동물 고기 섭취를 정당화하는 새로운 수단을 얻게 되었다. 신은 자신의 형상을 본떠 인간을 만들고 인간에게 다른 생명체들을 관리하는 역할을 맡겼다. 이를 근거로 유대-기독교 신학자들은 인간이 동물을 죽이고 살코기를 먹는 행위에 정당성을 부여했다. 나아가 훗날 계몽주의 사상가들은 모든 자연이 인간의 실용적인 필요에 봉사하기 위해 존재한다고 주장하며 생물학적 정당성마저 제공했다. 덧붙여 다윈주의의 신봉자들은 진화의 유일한 목적이 자연 속의 치열한 경쟁에서 적자생존을 도모하는 것이라고 주장했다. 즉 인간은 생명체 중에서 가장 진화된 존재이기 때문에 다른 생명체의 고기를 되도록 많이 섭취하여 신진대사를 활성화함으로써 적절한 진화의 역할을 수행해야 한다는 것이었다.

이처럼 도살과 다른 생명체 섭취를 정당화하기 위해 수세기에 걸쳐 정교한 종교적·생물학적 관계들이 만들어졌다. 하지만 자신들이 잡아먹는 짐승들에게 여전히 동정심과 갈등을 느끼는 서구인들의 불안감을 불식시키는 데는 충분치 않았다. 희생, 속죄, 신세, 위로를 강조했던 전 근대 문화에서는 인간-동물 관계에서 본질적인 긴장이 무난히 해결된 것처럼 보인다. 반대로 유대-기독교 신학의 신인(神人) 동형론적인 합리화와 계몽주의의 실용 정신은 비록 지적으로 세련되어 있긴 하지만, 다른 동물들이 흘리는 피에서 사람들이 느끼는 강렬한 감정적인 반응을 완화시키기에는 지나치게 추상적이었다.

그래서 근대의 사람들은 양심의 짐을 덜기 위해 자신들이 잡아먹는 동물들로부터 가능한 멀리 떨어지도록 고안된 일련의 장벽들을 설정했다. 먹이가 되는 동물들과의 친숙한 관계를 없앰으로써 사람들은 뿌리깊은 연결고리와 생명체의 살해에 흔히 수반되는 공포, 수치, 혐오, 후회의 감정을 극복할 수 있었다.

우리는 이미 계몽주의 사상가들이 자연을 자원과 상품으로 변형시켰으며, 나아가 무자비한 기술적 조작과 상업적 착취를 합리화하기 위해 자연에 기계적인 특성을 부여하여 자연을 객관화시킨 과정을 살펴보았다. 육식 문화에서는 죽음에 대한 책임을 전가시키고, 도살 행위를 은폐하고, 절단 과정을 허위로 알리고, 식사 준비에서 동물의 정체성을 거짓으로 꾸밈으로써 동물과 한층 더 거리감을 둔다.

책임 전가는 생소한 현상이 아니다. 고대 아테네에서 사제들은 의식을 치를 때 황소를 도살한 다음 '거짓 시늉으로 당황해하며 허둥지둥 달아났다.' 희생제가 끝나면 심판이 거행되었는데, 의식에 사용된 칼이 도살의 죄를 뒤집어쓰고 처벌을 받았다.[15] 중세 말과 근세 초에는 마을의 백정에게 책임이 전가되었다. 궁전 사제들은 외경(畏敬)의 대상이었으며 그들의 행위는 희생으로 받아들여졌다. 반면 중세에 지역 백정들은 경멸과 혐오의 대상이었으며 그들의 행위는 도살로 받아들여졌다.

1657년의 한 사전에는 백정이 '지저분한, 피투성이의, 도살하는, 잔인한, 인정사정 없는, 교양 없는, 막돼먹은, 험상궂은, 무자비한, 무시무시한…… 퉁명스러운'으로 묘사되어 있다.[16] 영국인들은 천박하고 무감각한 백정을 극형에 처할 때는 굳이 사법 절차를 밟을 필요가 없다고 생각했다. 백정들은 '천성적으로' 잔인한 기질을 가지고 있다는 것이 그 이유였다.[17] 1716년 시인 존 그레이(John Gray)는 영국인들에게 "볼썽사나운 백정의 기름투성이 쟁반, 그리고 양손에 불결한 피가 덕지덕지 묻어 있고 교수형 집행인 행렬에 늘 앞장서는 백정들을 가급적 멀리할 것"을 충고했다.[18]

신성한 의미가 사라져버린 소와 다른 가축들의 도살은 많은 유럽과 아메리카 사람들의 눈살을 찌푸리게 하였다. 런던 성직자 바넷은 도살장을 보게 되면 많은 사람들이 '잔인해지고' 어린아이들이 천박해질 우려가 있다고 주장하면서 대중들의 눈에 띄지 않는 곳으로 도살장을 옮겨줄 것을 당국에 촉구했다.[19] 특히 도살장에서 풍겨 나오는 죽음의 악취와 공공도로를 따라 개방된 하수구에 버려지는 찌꺼기들이 골칫거리였다. 프랑스 사회 철학자 알랭 코르뱅(Alain Corbin)은 그 상황을 이렇게 설명한다.

백정의 좁은 마당에서는 내장에서 풍겨 나오는 고약한 냄새와 함께 배설물과 찌꺼기의 악취가 진동했다. 죽은 동물의 몸에서 뚝뚝 떨어진 피는 거리를 따라 흘러 보도를 번들거리는 갈색으로 덮었으며 그 갈라진 틈에서 썩었다…… 도로와 장사꾼의 노점으로 스며든 고약한 악취는 견딜 수 없을 정도로 역겨웠으며 온몸이 진저리칠 정도였다. 때로는 숨을 탁탁 막히게 하는 쇠기름 냄새가 이 요란한 악취에 한몫 거들기도 했다.[20]

오늘날 소와 다른 가축들은 일반인들의 눈에 띄지 않는 곳에 멀찍이 떨어져 있다. 사람들은 지역 슈퍼마켓에서 미리 포장된 형태의 쇠고기 부위를 구입한다. 목축업자들은 전국의 고기 생산용 소들을 많은 공업단지들처럼 사람들의 시야에서 차단된 고립된 장소에 격리시켰다. 현재 비육장은 고도로 자동화되어 있기 때문에 '관리인'과 짐승들 간에 직접적인 접촉은 아주 뜸한 편이다. 심지어 일상적인 사료 공급도 컴퓨터로 관리되곤 한다. 제임스 서펠(James Serpell)은 "이 정도의 거리감에서 동물들은 단순히 더 많은 생산량을 위해 추상화된 존재인 생산의 숫자나 단위가 될 뿐이다"라고 말한다.[21]

한때 신시내티와 시카고 같은 분주한 중서부 도시들의 도심에 위치했던 전국의 도살장들이 지금은 중서부 소도시들의 외곽에서 발견된다. 그곳에서는 도살장 안에서 행해지는 일들이 드문드문 떨어져 있는 인간 공동체에 거의 영향을 주지 않는다. 도살장의 숨겨진 내막을 들췄던 업튼 싱클레어의 이야기는 사실 오늘날에 더 들어맞는다. 『정글』에서 젊은 노동자 유르기스는 도살장에 처음으로 도착했을 때의 느낌을 이렇게 말한다. "이곳은 마치 아무도 거들떠보지 않아 시야와 기억 저편에 묻혀버린 지하감옥 속의 끔찍한 죄의 소굴처럼 보인다."[22]

책임 전가 및 은폐와 함께 현대인들은 살해 행위를 언뜻 기계적 생산 같은 합리적 과정으로 의미를 축소시킴으로써 소와 다른 가축들의 도살 과정을 어떻게든 다른 식으로 표현하려고 애쓴다. 영국의 『미트 트레이드 저널』(Meat Trades Journal)에서 편집자들은 날로 까다로워지는 소비자들의 감각에 부합하여 '도축업자(butcher)'와 '도살(slaughter)' 대신 '정육 설비(meat plant)'와 '정육 공장(meat factory)' 같은 용어 사용을 제안했다.[23] 오늘날 미 농무부는 소를 '곡물을 소비하는 동물 일단'으로 설명한다. 계몽주의의 기계적이고 실용적인 사고방식이 아직까지도 현대의 언어 구사에 상당한 영향을 미치고 있는 것이다.[24]

만약 쇠고기가 '도살된 동물' 또는 '죽은 동물의 일부분'이라고 광고된다면 쇠고기 가공 산업과 그 소비자들은 적지 않게 당황해할 것이 분명하다. 심지어 '쇠고기', '송아지고기', '돼지고기', '사슴고기', '양고기' 같은 용어들도 동물과의 관계를 최대한 희석시킨 요리 이미지로 만들어진 완곡한 어법의 단어들이다.[25]

현대 문화에서는 동물들과 거리감을 두기 위해 또 다른 방식을 취한다. 식사를 위해 고기를 준비하는 과정이 달라진 것이다. 중세시대 성의 대형 홀에서는 이따금 손님들의 눈앞에서 소나 돼지가 쇠꼬챙이에 꿰어져 통구이로 구워지곤 했으며, 주일에는 양이 통째로 구워졌다. 이처럼 중세의 가정에서는 만찬 식탁에 통째로 요리된 동물을 올려놓는 것이 일상적인 관행이었다. 새들도 살아 있을 때의 모습 그대로 깃털이 달린 채 구워져 식탁에 올려졌으며, 토끼나 송아지도 마찬가지였다.

그러다 근세 초에는 요리 준비를 사람들 눈앞에서 하지 않고 대신 부엌에서 부산을 떨었다. 새롭게 도시화된 사회, 특히 프랑스와 독일에서 사람들은 동물을 통째로 식탁에 올리는 것에 점점 더 불편함을 느꼈다. 죽은 동물을 통째로 대접하는 것은 도살과 죽음, 그리고 인간과 동물을 갈라놓았던 얄팍한 경계선을 다시금 생생하게 떠올리게 했다. 멀쩡한 동물을 갈기갈기 찢는 것은 야수들이나 할 짓이었다. 그래서 새로운 요리법 표준은 꾸밈을 강조하기 시작했다. 고기를 베어 나누어주는 광경은 서서히 식탁에서 자취를 감추었다. 짐승, 새, 물고기의 몸통에서 머리가 제거되었고, 고기는 점점 더 잘게 쪼개졌다. 또한 사람들의 시야에서 벗어난 곳에서 살코기를 토막냄으로써 먹히는 동물과의 일체감을 지울 수 있었다. 다음은 영국 비평가 윌리엄 해즐릿(William Hazlitt)이 1826년에 남긴 글이다.

> 요리로 만들어지는 동물들은 감지되지 않을 만큼 잘게 부수거나 아니면 음식을 탐하고 잔인하다는 비난을 받지 않도록 그들의 형체를 남기지 말아야 한다. 토끼가 꼬챙이에 꿰이거나 살아 있는 모습 그대로 식탁에 오르는 것을 나는 혐오한다.[26]

도처에 존재하는 햄버거는 현대적인 육류의 마지막 해체를 보여준다. 소는 구별이 되지 않는 물질로 해체되고 고도로 기계화된 과정을 통해 새로운 형태로 탈바꿈된다. 황소는 베이컨이 최초로 자연을 해체하고 변형시켰던 것과 동일한 방식에 의해 '타고난 속성을 잃어버리고 강제적으로 다른 형태를 갖게 되었다.' 소는 사지가 절단되고, 내장이 제거되고, 다시 개조되고, 평평하게 다져진다. 그리고는 급속 냉동되고, 운송되고, 차곡차곡 쌓이고, 석쇠에 구워지고, 최소한의 불편함으로 소비될 수 있도록 가지런하게 포장 가능한 크기로 다듬어진다. 소를 사육하고 비육하고 도살하고 포장하는 과정은 매우 합리적이고 실용적이고 편리하다. 또한 이런 전체 과정은 인간의 개입을 최소화하는 방향으로 기계화되어 있다.

39. 쇠고기, 그 차가운 악

현대적 축산 단지는 빠르게 확산되었는데, 이런 축산 단지의 활동은 세계 환경오염의 중요한 원인이 되었다. 그러나 육식이 전세계적으로 미친 영향은 거의 논의되지 않았다. 세계 역사상 유례가 없는 엄청난 식품 생산과 공급을 창출하는 데 기여한 역할을 감안하면 현대적 축산 단지와 육류를 둘러싼 조용한 분위기는 이해하기 힘든 점이 너무나 많다. 20세기에 들어와 근대적 축산 단지는 세계 곡물 수확량을 식량이 아닌 사료로 전환하는 전례 없는 움직임을 선도하였고, 그 때문에 수많은 사람들이 지구가 베푸는 공평한 몫의 식량 혜택을 받지 못했다.

앞에서 우리는 세계 곡물 수확량의 1/3이 소와 다른 가축의 사료로 사용되고 있는 반면 거의 10억에 달하는 사람들이 영양실조에 시달리고 있음을 살펴보았다. 현재 유럽인들과 미국인들, 일본인들은 쇠고기와 동물성 지방을 마구 섭취하며 인공적인 식량 사슬의 최상위에 자리하고 있다.

현대적 축산 단지로 인해 발생한 인류의 희생은 엄청났다. '개발도상국가들'에서는 수많은 사람들이 소 사육을 위해 조상 대대로 살아오던 터전을 떠나야만 했다. 대부분은 지저분한 도시의 뒷골목으로 강제로 이주당하여 그곳에서 생존을 위해 쓰레기를 뒤져야 했다. 끊임없는 굶주림에 시달리며 그들은 영양실조로 인한 여러 질병에 걸려 쓰러졌다. 수많은 제3세계 국가들에서 신생아 10명 중 1명은 첫 번째 생일을 맞이하지 못한다. 용케 살아남았다 하더라도 그런 아이들의 삶은 환경오염으로 인한 폐해와 이미 손상된 면역체계를 파괴하는 기생충과 잠재적인 질병들로 서서히 죽음을 향해 다가가는 것에 불과하다.

제1세계의 부유한 소비자들은 곡물 사료로 재배한 쇠고기를 즐기지만, 인공적인 단백질 사슬의 최상위에 있는 산물을 먹는 대가로 또 다른 죽음을 맞이하게 된다. 그들의 육체는 콜레스테롤로 망가지고 동맥과 조직은 동물성 지방으로 질식하며, 그들은 '풍요의 질병'의 희생자로 전락하여 간혹 심장병과 결장암, 유방암, 당뇨병과 같은 끔찍한 고통을 받으며 죽어간다.

현대적 축산 단지는 이 세상에서 새로운 유형의 악한 세력을 나타낸다. 개인적인 기준에서 악을 평가하는 문명에서는 이성적인 거리감에 의해 태어나고, 기술적인 강탈의 차가운 계산법에 의해 추구되는 제도적 악이 윤리 사다리에서 아직 정확한 위치를 정하지 못하고 있다.

개인의 범죄에는 여전히 도덕적 분노가 뒤따른다. 사회의 구성원이 폭력을 행사하거나 살인을 범하거나 타인의 재산이나 자유를 침해하면, 보편적으로 그 사람과 그의 행동은 비난을 받는다. 이런 악은 심판을 통해 명백하게 밝혀지고 직접적인 제재를 받는다. 현대 세계는 개인의 악을 타인의 신체에 직접적인 해를 입히는 것으로 인식한다. 하지만 이제 우리는 더욱 위험한 새로운 형태의 악을 인식해야만 한다. 그것은 기술적 전제와 제도적 필요성, 시장의 목적에 의해 탄생했다. 만약 우리 사회가 계속해서 개인의 악에 대한 방비에만 급급해 한다면, 제도적으로 인정된 폭력에 대한 도덕적 반발과 정의로운 분노와 같은 윤리적 틀 속에 포함되는 데 실패하고 말 것이다.

비록 제도적 폭력들 가운데 처벌을 받았던 사례가 있는 것은 사실이

지만, 일반적으로 범죄는 개인적인 특성-기업의 직원이나 공무원은 횡령이나 차별, 혹은 다른 종류의 태만한 행동으로 인해 처벌된다-을 지닌다. 그러나 다른 종류의 범죄, 즉 제도적으로 비롯되는 근본적인 전제로 인해 부각되는 범죄는 어떤 것일까? 교회는 '세속적인 권력과 계급'에 맞서 싸워야 한다는 허울 좋은 구호만을 제시한다. 하지만 여기에서도 고작 10계명에 의해 제시된 전통적인 윤리 개념을 인식하는 것에 불과하다. 어떤 형태의 악이 합리화된 설교 수단, 과학적 객관성, 기계적 환원주의, 실용주의, 시장 효율성으로 인해 탄생하는 것일까? 축산 단지에서 비롯되어 근대 세계를 해치는 악은 이런 특성을 갖는다. 서쪽으로의 확장 과정에서 축산 단지는 탐욕, 오염, 개발을 동반했다. 그러나 새로운 차원의 악은 현대적 축산 단지를 통합하며, 근대적 세계관의 대부분을 일깨운 계몽주의 원칙에서 비롯된 '차가운 악(cold evil)'을 탄생시켰다.

'차가운 악'은 먼 곳에서부터 영향을 미쳐오고, 기술과 제도의 허울 속 깊은 곳에 모습을 숨기고 있으며, 그로 인한 제도적 결과는 때로 쉽게 사라지지 않거나 전혀 우연한 관계라고 의심되지 않는 가해자나 피해자들로부터 야기된다. 이런 악은 개인적인 특성이 없으므로 좀처럼 감지되지 않는다. 한 개인이 소를 사육하거나 햄버거를 소비하는 것을 두고 악행을 범했다고 가정한다면, 대부분의 사람들은 아주 이상하다고 느끼거나, 어쩌면 정말 터무니없다고 생각할지도 모른다. 설령 반론의 여지없이 사실들이 명백하게 밝혀지고 악의 흔적이 낱낱이 드러난다 할지라도 사회의 많은 사람들이 무장강도, 강간, 고의적인 동물 학대 등과 같은 '뜨거운 악(hot evil)'의 범행에서와 같이 격렬한 분노를 불러일으킬 가능성은 거의 없어 보인다.

아마도 곡물로 사육된 쇠고기를 판매하는 슈퍼마켓 주인은 수출용 가축 사료를 재배하기 위해 자신들의 땅을 빼앗긴 채 가난에 시달렸던 수백만 가족들의 분노를 결코 느낄 수 없을 것이다. 패스트푸드 체인점에서 치즈버거를 먹어대는 십대들은 자신들이 먹는 음식을 만들기 위해 광활한 열대우림 지역이 모두 베어지고 불태워져야 했던 사실을 까맣게 모를 것이다. 깔끔하게 포장된 스테이크를 구입하는 소비자들은 자동화된 최신식 사육장에서 가축들이 겪어야 했던 고통과 괴로움을 결코 알지 못할 것이다.

기계화와 시장 효율성이라는 계몽사상의 틀에 깊이 젖어든 문명에서 이런 사상으로 인해 잠재적 악의 원천이 되는 것은 바로 저주다. 근대사회를 지배하는 대부분의 관계는 이성적 대화와 객관적 기준, 실용주의적 사고와 기술적 수준, 효율성의 추구에 의해 이루어진다. 앞서 살펴본 것처럼 현대적 축산 단지는 계몽주의 사상가들의 개념을 포용하고, 현대적 세계관의 기술적 기준을 그 운영의 모든 측면에 통합할 수 있는 제도적 세력이다.

바로 이런 개념과 기준이 현대의 다른 특성들과 밀접한 관계를 효율적으로 유지하는 데 활용되는 장치이다. 계몽주의 원리는 소의 생명력과 다른 생명체들의 본성 및 천부적 가치를 박탈한 주범이다.

현대사회의 냉혹한 계산의 영역에서 우리는 항구적인 구호 활동을 개인의 물질적 이익으로, 새로운 개혁을 편의주의로, 또 번식력을 생산량으로 대체했다. 우리는 주변의 세계를 추상적인 수학적 방정식과 통계적 수치와 순익 창출을 위한 수행 기준으로 바꾸어놓으며 존재를 위한 유기적인 풍요를 쇠퇴시켰다. '차가운 악'은 이성적 조직 원리에 의해 이끌리는 제도와 개인에 의해 저질러지는데, 오직 시장의 힘과 실용주의적 목표만이 선택과 결정을 좌우할 뿐이다. 이런 세계에서 창조에 경의를 표하거나, 동료들을 존중하거나, 환경을 보호하거나, 미래 세대의 권리를 보호할 기회는 거의 없다.

관계를 생각하고 구성하는 현대적 방식이 환경과 인간에 미친 영향은 거의 재난에 가까운 수준으로 생태계를 파괴하고 인류사회의 안정성과 지속성을 잠식했다. 우리 앞에 놓인 가장 큰 과제는 현대적 세계관의 어두운 면에 정면으로 맞서는 것이다. 그것은 다시 말해 기술적으로 사고하고 운영되며 실용주의와 시장 효율성의 편협한 목적에 맞게 재구성된 상업적 자원에 모든 자연과 삶을 국한시키는 '차가운 악'에 대처하는 것이다.

40. 육식의 종말

소와 '차가운 악'의 파괴행각을 전세계 공동체의 양심과 의식에 일깨워주는 것은 여간 힘든 일이 아니다. 진보와 이윤이라는 명목으로 현대 축산 단지는 자연 생태계를 파괴했으며, 지구의 일부분을 인간, 동물, 식물이 거주할 수 없는 메마른 황무지로 변화시켰다. 합리성과 객관성의 이름으로 축산 단지는 자연과 인간의 노동력을 공개된 시장에서 조작과 교환이 가능한 상업적 자원으로 전락시켰다. 또한 시장 효용성의 이름으로 축산 단지는 소와 육가공 공장 노동자, 그리고 소비자들을 생산과 소비의 단위, 어떤 본질적이거나 신성한 가치를 상실해 버린 효용과 목적으로 바꾸어놓았다. 첨단 기술 비육장, 조합 공정과 패스트푸드 매장의 속도에 적합하도록 조정된 텅 빈 껍질과 같은 존재로 말이다.

쇠고기 신화는 반복적으로 남성 지배를 영속화하고 계급 차별을 조장했으며, 국수주의와 식민주의의 이익을 증진시켜 왔다. 또한 그것은 전세계적으로 사회적 불평등과 경제적 박탈을 영속화했다.

인간과 소의 오랜 관계는 번식에 대해 우리 자신이 변화하는 관계나 마찬가지다. 인간의 남성다움과 여성다움에 대한 고대의 상징이었던 황소와 암소는 생명력을 박탈당한 채 신성함을 잃어버리고 생산의 기계로 전락했다. 그들은 존재를 상실하고 순전히 조작을 위한 물질로 해체되었으며, 무기체와 같은 대상이 되었다. 소는 효용성에 열중하고 편리함에 기반을 두며 오직 시장만이 그 방향과 의미를 제공하는 세상에서, 우리 자신의 진화하는 의식-현대사회에서 우리 자신이 어떻게 변해가는지에 대한 진지한 반성-을 반영하는 이상적인 거울이 될 수 있다. 우리는 유기적인 조직 대신 기계주의를, 정신주의 대신 실용주의를, 공동체 규범 대신 시장 가치를 선택함으로써 우리 자신을 생명체에서 자원으로 격하시켰다.

인간과 소의 관계에서 신성함을 되찾는 것은 유구한 역사적 의미에서 필요하다. 개인적으로, 또 집단적으로 쇠고기 없는 세상을 구현함으로써 우리는 오직 '산업 생산성'만을 강조하는 현대적인 경제 개념의 정곡을 찌르게 될 것이다.

축산 단지는 현대 경제의 기술을 익히는 데 가장 중요한 훈련장 역할을 해왔다. 오늘날 소는 인공 수정, 태아 이식, 복제 기술을 통해 세상에 나온다. 소는 종의 적합성보다 시장 효용성을 목적으로 사육된다. 그래서 사람들은 그들에게 강제로 사료를 먹이고, 화학약품을 투약하며, 기계로 감시하고, 공장형 농장의 필수 조건에 부합하도록 규제하고 관리하고 쥐어짜고 다른 모양으로 만든다. 그들은 탄생부터 도살되는 순간까지 산업 생산품으로 간주된다. 비록 야생 소보다 더 많은 지방을 가지고 있고 체중도 더 나가며 더 빨리 성숙하긴 하지만 그들에게는 활기가 없으며 때로는 번식을 못하는 경우도 있다. 또한 기생충과 잠재적인 질병들에 취약하기 때문에 그들은 생존을 위해 일련의 복잡한 기술적·의학적 도움을 필요로 한다. 그들의 증가된 생산성이 번식력을 감소시킨 탓이다. 산업 생산성이 소를 포함하여 다른 동식물과의 관계에 대한 유일한 척도로 남아 있는 한, 지속 가능성을 지배하는 법칙과 주기에 진정으로 적합한 경제적 윤리 개발은 꿈도 꾸지 못할 것이다.

자연 세계에서는 생산성(productivity)이 아닌 번식력(generativeness)이 지속 가능의 척도가 된다. 번식력은 삶을 긍정하는 힘이고, 그 본질은 유기체적이며 그 목적론은 재생이다. 반면에 산업 생산은 종종 죽음의 힘이고, 그 본질은 조작 가능한 물질이며 그 목적론은 소비이다. 경건한 번식력에서 관리되는 생산성으로 변한 인간과 소의 관계에는 자연 질서와 우주 계획 모두를 통해 자신과 그 관계를 정의하려고 부단히 애써온 서구 문명의 의식이 반영되어 있다.

인간과 소의 첫 번째 관계에서 우리의 선조는 자신들이 은혜를 입고 있으며 통제할 수 없다고 여긴 '번식의 힘'을 숭배했다. 소와의 관계는 신성하고 친밀했는데, 그것은 두려움과 의존에 기반을 두고 있었다. 그들은 신의 비위를 맞추고 다산과 풍요의 축복을 받기 위해 소에게 경의를 표시했다. 그들의 의식과 관습은 우주의 힘을 자신들에게 유익한 방향으로 이끌면서 동시에 번성을 누릴 목적으로 고안되었다. 그들은 신성한 번식의 힘을 자신의 존재 속에 합일시키고, 영원한 재생의 주기에 동참하기 위해 쇠고기를 먹었다.

인간과 소의 두 번째 관계에서 우리는 신의 자리를 우리 자신으로 대치하고 소를 조작 가능한 자원으로 탈바꿈시켰다. 우리는 소와 자연의 번식력에 대한 지배를 획득했으며, 이 두 가지 모두를 우리의 이성적인 의지에 종속시켰다. 그 결과 우리는 자연의 의존에서 벗어났지만 그 과정에서 다른 창조물과의 신성하고 친밀한 교류를 상실했다. 우리는 자연과 동료 인간들을 지배하는 힘을 얻기 위해 쇠고기를 먹었다.

오늘날에는 인간과 소의 세 번째 관계가 손짓하고 있다. 우리는 쇠고기를 먹지 않는 선택을 함으로써 이 창조물과의 새로운 계약, 즉 시장과 방탕한 소비의 요청을 초월하는 관계에 자발적으로 참여하게 된다. 현대식 초대형 비육장과 도살장에서의 고통과 모욕에서 소를 해방시키는 것은 위대한 상징적 · 실천적 의미를 지닌 인도적인 행위이다.

또 뿔 제거, 거세, 발정 억제, 호르몬 주입, 항생제 과다 복용, 살충제 살포, 자동화된 도살장의 해체 공정에서의 무의미한 죽음에서 그들을 해방시키는 것은 참회의 행위이다. 또한 그것은 우리 현대인이 자연을 지배하려는 억제되지 않은 힘을 추구하는 과정에서 온갖 피조물들에게 해악을 끼쳤음을 솔직하게 인정하는 일이기도 하다.

육식의 종말은 곧 자연을 대하는 적절한 태도에 관한 우리의 사고방식을 변화시키는 것이다. 다가올 새로운 세상에서는 시장의 인위적인 명령만큼이나 자연의 고유한 번식력에서 지침을 얻을 것이다. 우리는 우리 존재의 근원, 즉 양육받을 가치가 있고 관리를 필요로 하는 신성한 창조물을 인식하게 될 것이다. 자연은 더 이상 정복되고 길들여져야 할 적이 아니라 우리가 거주하는 근본적인 공동체로 간주될 것이다. 다른 생물들도 더 이상 희생물이나 물질적 대상으로 취급되지 않을 것이며, 자연과 생물권을 형성하는 좀더 큰 생활 공동체의 협력자이자 참여자로 대접받게 될 것이다.

번식력에 대한 고대의 상징인 소와 인간 간의 변화된 관계는 다가올 새로운 세상의 징표가 될 것이다. 육식 없는 세상의 이점은 곧 가시적으로 나타나게 될 것이며, 우리 후손들을 맞이할 긍정하는 미래에 대한 확실한 증거가 될 것이다.

육식을 끊는 행위에는 모든 대륙의 자연을 대대적으로 회복시키는 생태계적 르네상스가 동반될 것이다. 미 서부 방목지는 다시 생명을 되찾아 예전의 강이 다시 흐르고, 그 물이 대평원을 가로지르며 수천의 상처받은 강기슭 지역을 소생시킬 것이다. 천연 야생화들과 다년생 번치그래스가 싹을 틔우고 꽃이 만발할 것이며 서부 평원을 푸릇푸릇한 융단으로 뒤덮을 것이다. 넓은잎 양버들이 또다시 평원에 그늘을 드리우고 숱한 토착 새들의 보금자리가 될 것이다. 개울가 샘이 소생하고 민물 송어와 다른 토착 물고기들을 불러들일 것이다. 엘크, 무스,

가지뿔 영양, 영양, 로키양 등 평원의 대형 초식동물들이 서부 방목지에서 다시 번성하여 수백만 에이커의 초원에 흩어질 것이다. 코요테, 늑대, 스라소니, 쿠거, 삵괭이 등 육식동물들도 번성해 광대한 서부 방목지에 다시 찾아와 급증한 초식동물들이 생태계 질서에 혼란을 가져오지 않도록 본연의 역할을 다시 수행할 것이다. 버펄로, 야생마, 당나귀와 초원을 공유하면서 서부를 다시 떠돌아다닐 것이다.

중앙 아메리카와 남아메리카에서는 축산 단지의 해체로 트랙터와 불도저가 한가로이 빈둥거릴 것이며, 울창한 고대 삼림 생태계 속으로 파고 들어가던 낯익은 기계톱의 소음을 더 이상 들을 수 없게 될 것이다. 아마존 삼림 곳곳에서 피어오르던 수많은 산불들도 종적을 감출 것이다. 한때는 목축업자들과 다국적기업들의 손아귀에서 죽음을 면치 못할 것처럼 보였던 무수히 많은 식물, 곤충, 동물들이 다시 목숨을 연장하게 될 것이다. 오랜 세월 이 지구상에 거주해 왔던 수많은 생명체들이 삼림에 다시 모여들고 번성하면서 전능한 신의 창조의 경이를 입증해 보일 것이다. 미래 세대들은 이런 다양한 생물들과 교류하면서 그들을 이해하게 될 것이다.

아프리카에서는 사막의 확산이 늦춰지면서 자연이 다시 소생할 것이다. 한때 사하라 사막 이남 지역에 풍부했던 야생생물이 서서히 되돌아올 것이다. 또한 토착 식물군이 번성하여 메마른 대륙을 다시금 세상에서 가장 풍요로운 정원으로 탈바꿈시킬 것이다. 아프리카 누, 코끼리, 얼룩말, 코뿔소, 사자들이 탁 트인 사바나를 어슬렁거리며 예전의 거주지에서 다시 살아가게 될 것이다.

오스트레일리아와 뉴질랜드와 아시아 일부 지역에서는 국제적 축산단지의 해체로 토착식물과 동물뿐만 아니라 고대 삼림과 초원이 다시 회복될 것이다.

소의 감소로 전세계에 남아 있는 담수에 대한 불안감이 덜어질 것이고, 대기 중에 지구 온난화 가스의 방출이 줄어들 것이다. 화석 연료 연소에서 나오는 이산화탄소와 인공적인 프레온 가스의 방출로 생물권은 여전히 숨막혀 하겠지만, 전세계의 소가 감소되면 삼림과 초원 등 생물 자원의 연소에서 나오는 이산화탄소와 메탄 가스 방출을 현저히 떨어뜨릴 것이다. 궁극적으로 육식의 종말이라는 역사적인 결정을 내리면 심해부터 성층권까지 지구상의 모든 생물들이 함께 살아가는 혜택을 누리게 될 것이다.

  수많은 미국인, 유럽인, 일본인 및 다른 나라 국민들이 개인적으로 쇠고기 없는 세상을 선택한다면, 20세기에 세워진 인위적인 단백질 사다리는 와르르 붕괴될 것이다. 육식을 삼가는 사회적 결정은 금세기 인간 생존의 경제에 지대한 영향을 미칠 것이다. 다가오는 새로운 세상에서는 수많은 사람들이 식품 사슬의 아래쪽에 위치한 음식을 자발적으로 선택함으로써 수백만의 다른 사람들이 생존에 필요한 최소한의 칼로리를 섭취할 수 있게 될 것이다. 역사상 가장 거대한 규모의 전지구적 식량 재분배는 인류를 새로운 형제애의 결속으로 뭉치게 할 것이다. 새로운 인류에 대한 자각은 전세계 단백질 사다리에서 부자와 빈자의 만남이 이루어지는 지점에서부터 시작될 것이다.

  지구촌 식품 사슬에서 보다 아래쪽에 위치한 음식을 먹는다는 결정은 공장형 농장의 양계부터 양돈까지 곡물을 먹이는 모든 축산 단지를 전반적으로 재검토하게 되는 계기가 될 것이다. 아마도 전세계 축산 단지의 몰락이 이런 연쇄 반응을 가속화할 경우 곡물을 먹인 다른 육류들도 덩달아 인간의 음식에서 자취를 감추게 될 것이다.

  상업적 축산 단지의 해체로 부자들은 너그러워질 것이고 빈자들은 곤경에서 벗어나게 될 것이다. 곡물로 사육한 쇠고기를 없애고 식품 사슬의 보다 아래쪽에 위치한 음식을 먹으면 심장질환, 암, 당뇨병 발병을 현저히 감소시킬 것이다. 수많은 사람들이 보다 건강해지고 긴

수명을 누릴 것이며, 건강 관리에 투입되는 막대한 자금이 절약될 것이다.

동시에 더 많은 농경지와 더 많은 곡물이 빈자들에게 제공될 것이다. 인류를 위한 곡물을 재배하여 토지를 '해방시키면' 북적거리는 도시 빈민촌에서 농촌으로 대대적인 이동이 촉발될 것이다. 조상의 땅으로 되돌아온 수많은 농민들은 소규모 자급자족 농업을 다시 시작할 것이고, 대지로부터 직접 수확한 산물로 가족을 부양하게 될 것이다.

물론 개발도상국들의 소수 지배층에 압력을 행사하여 농업 인구가 자급자족할 수 있도록 적절한 토지 재분배가 전제되어야 할 것이다. 토지와 곡물을 이용할 수 있는 덕분에 빈자의 아이들은 지금까지 그들을 숱하게 괴롭혀 왔던 기생충과 잠재적인 질병들에 희생되는 일 없이 유아기를 무사히 넘길 수 있을 것이다. 아이들은 충만한 인간 존재의 경험이 가능한 건전한 정신과 육체를 가진 성인으로 성장할 기회를 갖게 될 것이다.

육식 문화를 초월하는 것은 우리 자신을 원상태로 돌리고 온전하게 만들고자 하는 징표이자 혁명적인 행동이다. 자연을 회복시키고 인간과 소의 관계를 다시 신성하게 만들며 우리 존재를 새롭게 하는 것은 서로 불가분의 관계로 연결되어 있다. 이것은 새로운 포스트모던 감각의 핵심적인 요소이며 새로운 지구 중심 의식의 전조이다. 현대적인 축산 단지 해체와 인간의 음식에서 쇠고기를 없애는 것은 인간 의식에 펼쳐진 새로운 장을 예고하게 될 것이다. '월드 스티어'와 전투를 벌이면서 새로운 세대는 생물권에 대한 감정과 빈자의 곤경에 대한 우려를 표현하게 될 것이다. 또한 인간의 음식에서 쇠고기를 없앰으로써 우리는 소는 물론 지구를 공유하는 다른 생명체들과의 유대감을 다지며 새로운 인류 의식을 향한 중요한 발걸음을 내디디게 될 것이다.

곡물로 키운 소의 쇠고기는
불에 탄 삼림, 침식된 방목지, 황폐해진 경작지,
말라붙은 강이나 개울을 희생시키고 수백만 톤의 이산화탄소,
아산화질소, 메탄을 허공에 배출시킨 그 결과물이다.

주석

머리말

1. 소의 수는 UN 식량농업기구의 『생산, 1989년도 연감』(Production, 1989 Yearbook Vol.43, Rome, Italy: FAO, 1990) 도표 89 참조
2. 피터 브링(Pieter Buringh), "농작물과 가축 생산을 위한 농경지 이용", 『식품과 천연자원』(Food and Natural Resources), 데이비드 피멘텔(David Pimental)과 칼 홀(Carl Hall) 편집(San Diego: Academy Press, 1989), 71쪽. 피멘텔은 현재 미국의 곡물·목초 가축 사료 시스템을 완전한 목초 가축 사료 시스템으로 전환시킨다면 미국에서만 1억 3,000만 톤의 곡물을 인간이 직접 소비할 수 있어 4억 명의 사람들을 먹여 살릴 수 있다고 추산한다. 데이비드 피멘텔, 『음식, 에너지 그리고 사회의 미래』(Food, Energy and the Future of Society, New York: Wiley, 1979) 26쪽. 오늘날 세계적으로 17억 톤이 생산되는 총 곡식 생산량의 1/3 가량은 가축용이다. 피멘텔의 비율로 따져보면, 이것이 완전한 목초 가축 사료 시스템으로 바뀔 경우 전세계적으로 10억 이상의 사람들을 먹여 살릴 수 있음을 뜻한다. 미 농무부, 경제연구국, 『세계 농업 공급 및 수요 견적』(World Agricultural Supply and Demand Estimate), WASDE-256, 1991년 7월 11일, 도표 256-6; 세계은행, 『빈곤과 기아』(Poverty and Hunger, Washington, DC: World Bank, 1986) 24쪽
3. USDA, 경제연구국, 도표 256-6; 세계은행, 『빈곤과 기아』 24쪽

1부 소와 서양 문명

1. 도살업자를 위한 제물

1. 잭 랜돌프 콘라드(Jack Randolf Conrad), 『뿔과 검』(The Horn and the Sword, Westport, Conn.: Greenwood Press, 1973) 76쪽
2. 같은 책, 72-74쪽
3. 이-푸 투안(Yi-fu Tuan), 『지배와 영향: 애완동물 만들기』(Dominance and Affection: The Making of Pets, New Haven: Yale University Press, 1984) 71쪽
4. 콘라드, 78-79쪽
5. 같은 책, 80쪽
6. 오빌 쉘(Orvill Schell), 『현대의 육류』(Modern Meat, New York: Random House, 1984) 267쪽
7. 같은 책
8. 같은 책에서 인용, 270쪽
9. "소 사육은 보다 적은 수에 더욱 큰 규모의 비육장에 집중된다", 『팜라인』(Farmline), 1990년 6월
10. 짐 마슨(Jim Mason)과 피터 싱어(Peter Singer), 『동물 공장들』(Animal Factories, New York: Harmony Books, 1990) 67쪽
11. 같은 책, 51쪽
12. 지닌 케니(Jeannine Kenney)와 딕 폴러트(Dick Fallert), "미국의 가축 호르몬", 『미국 식품 리뷰』(National Food Review) 1989년 7-9월, 22-23쪽
13. 프레드 쿠흘러(Fred Kuchler) 외, "식품 안정성 규제: 동물 성장 호르몬의 경우", 『미국 식품 리뷰』 1989년 7-9월, 26쪽
14. 짐 마슨과 피터 싱어, 『동물 공장들』 70쪽; 『FDA 수의사』(FDA Veterinarian), "동물 사료 위험 평가에서의 항생 물질", 1989년 5/7월
15. 짐 마슨과 피터 싱어, 83-84쪽; 전국 조사위원회, 농업국, 『대안 농업』(Alternative Agriculture, Washington, D.C.: National Academy Press, 1989) 49쪽

16. 전국 조사위원회, 44쪽
17. 전국 조사위원회, 농업국, 『식품 살충제 규제』(Washington, D.C.: National Academy Press, 1987), 78쪽, 도표 3-20
18. 같은 책, 78-80쪽, 도표 3-20/ 22
19. 짐 마손과 피터 싱어, 51쪽
20. 오빌 쉘, 127쪽
21. 같은 책, 129쪽
22. 같은 책
23. 같은 책, 152쪽
24. 같은 책, 155쪽
25. 지미 스캐그스(Jimmy M. Skaggs), 『프라임 부위』(Prime Cut, College Station: Texas A&M University Press, 1986) 191쪽
26. 같은 책에서 인용

2. 소로 그려졌던 신과 여신들

1. 바로이(J. J. Barloy), 『인간과 동물』(Man and Animals, London: Gordon & Cremonesi, 1974) 50쪽
2. 같은 책; 잭 랜돌프 콘라드, 『뿔과 검』(Westport, Conn.: Greenwood Press, 1973) 20쪽
3. 에리히 아이작(Erich Isaac), "소 길들이기에 관하여", 『사이언스』 137, 1962년 7월 20일, 196-98쪽
4. 『종교 및 윤리 백과사전』(Encyclopedia of Religion and Ethics, New York: Charles Scribner's Sons, 1911), 2:888, 세이스(A. H. Sayce)의 "황소(셈족)" 인용
5. 콘라드, 91쪽
6. 테오필 믹(Theophile Meek), 『헤브라이 기원』(Hebrew Origins, New York: Harper & Brothers, 1950) 140쪽에서 인용. 민수기 23장 22절, 믹 번역
7. 콘라드, 131쪽
8. 같은 책, 146쪽
9. 스티븐 론스데일(Steven Lonsdale), 『동물과 춤의 기원』(Animals and Origins

of Dance, London: Thames & Hudson, 1982) 81쪽에서 인용
10. 콘라드, 149쪽
11. 같은 책, 150-151쪽
12. 페네손 휴그스(Pennethorne Hughes), 『마법』(Witchcraft, London: Longman, Green, 1952) 91쪽에서 인용

3. 신석기 시대의 카우보이

1. 마리야 김부타스(Marija Gimbutas), "청동기 시대 유럽으로 밀려든 유라시아 스텝 목자들의 첫 번째 물결", 『인도-유럽 연구 저널』(Journal of Indo-European Studies) 5, 1977년 겨울, 281쪽
2. 마리야 김부타스, "옛 유럽, BC 7000-3300년: 인도-유럽민의 침투 이전의 최초 유럽 문명", 『인도-유럽 연구 저널』 1, 1973년 봄, 12쪽
3. 같은 책, 277쪽
4. 워드 구드너프(Ward H. Goodenough), "목축주의와 인도-유럽 기원의 진화", 조지 카도나(George Cardona) 외 편집, 『인도-유럽인과 인도-유럽인들』 (Indo-European and Indo-Europeans, Philadelphia: University of Pennsylvania Press, 1970) 258쪽
5. 마리야 김부타스, "최초의 물결" 277쪽
6. 워드 구드너프, 260쪽
7. 리에이 태너힐(Reay Tannahill), 『역사 속의 음식』(Food in History, New York: Stein & Day, 1973), 123쪽
8. 마리야 김부타스, "최초의 물결" 280-281쪽
9. 리에이 태너힐, 122쪽
10. 같은 책, 121쪽
11. 에릭 패트리지(Eric Patridge), 『유래: 현대 영어의 어원 소사전』(Origins: A Short Etymological Dictionary of Modern English, New York: Greenwich House, 1983) 84쪽
12. 윌프레드 펑크(Wilfred Funk), 『단어의 어원과 그 낭만적 이야기들』(Word Origins and Their Romantic Stories, New York: Crown, 1979)
13. 제임스 파슨스(James J. Parsons), "소들의 재앙", 『전지구촌 리뷰』(Whole

Earth Review), 1988년 봄, 41쪽

14. 로버트 힌먼(Robert B. Hinman) 외, 『육류 이야기』(The Story of Meat, Chicago : Swift & Company, 1939) 5쪽
15. 스티븐 론스데일(Steven Lonsdale), 『동물과 춤의 기원』(London : Thames & Hudson, 1982) 80쪽

4. 신이 내려준 선물과 자본

1. 브루스 링컨(Bruce Lincoln), 『사제, 전사 그리고 소』(Priests, Warriors, and Cattle, Berkely : University of California Press, 1981) 168쪽
2. 같은 책, 169쪽
3. 같은 책, 96-97쪽
4. 같은 책, 101쪽
5. 같은 책, 170쪽

5. 소를 '숭배'의 대상으로 삼았던 인도

1. 리에이 태너힐(Reay Tannahill), 『역사 속의 음식』(Food in History, New York : Stein & Day, 1973) 123쪽
2. 잭 랜돌프 콘라드(Jack Randolf Conrad), 『뿔과 검』(The Horn and the Sword, Westport, Conn. : Greenwood Press, 1973) 52쪽
3. 마빈 해리스(Marvin Harris), 『식인종과 왕들』(Cannibals and Kings, New York : Random House, 1977) 143쪽
4. 같은 책, 146쪽
5. 마빈 해리스, 『신성한 소와 역겨운 돼지』(The Sacred Cow and Abominable Pig, New York : Touchstone/Simon & Schuster, 1987) 52쪽
6. 같은 책, 53-54쪽
7. 같은 책, 55쪽 인용
8. 같은 책
9. 마빈 해리스, 『식인종과 왕들』 144쪽
10. 퀸시 라이트(Quincy Wright), 『전쟁 연구』(A Study of War, Chicago :

University of Chicago Press, 1942), 1:134
11. 존 리더(John Reader), "인간 생태계: 어떻게 토지가 사회를 형성하는가", 『신 과학자』(New Scientist), 1988년 9월 8일, 53쪽
12. 마빈 해리스, 『소, 돼지, 전쟁 그리고 마녀들』(Cows, Pigs, Wars and Witches, New York: Vintage/Random House, 1974), 6-7쪽
13. 바로이(J. J. Barloy), 『인간과 동물들』(Man and Animals, London: Gordon & Cremonesi, 1974) 58쪽
14. 마빈 해리스, 『신성한 소와 역겨운 돼지』 49쪽
15. 콘라드, 65쪽
16. 마빈 해리스, 『소』 7, 62쪽
17. 마빈 해리스, 『신성한 소와 역겨운 돼지』 49쪽
18. 마빈 해리스, 『소』 8쪽
19. 콘라드, 59쪽
20. 바로이, 59쪽
21. 마빈 해리스, 『신성한 소와 역겨운 돼지』 50쪽
22. 마빈 해리스, 『소』 8-9쪽
23. 존 리더, 53-54쪽
24. 마빈 해리스, 『소』 13-14쪽
25. 존 리더, 53쪽
26. 마빈 해리스, 『소』 19쪽
27. 마빈 해리스, 『신성한 소와 역겨운 돼지』 56쪽
28. 같은 책, 48쪽
29. 바로이, 57쪽 인용
30. 마빈 해리스, 『신성한 소와 역겨운 돼지』 65쪽 인용

6. 소를 '남성'의 상징으로 여겼던 스페인

1. 잭 랜돌프 콘라드(Jack Randolf Conrad), 『뿔과 검』(The Horn and the Sword, Westport, Conn.: Greenwood Press, 1973) 161-163쪽
2. 같은 책, 183쪽
3. 파울린 파워스(Pauline S. Powers), 『비만: 체중 조절』(Obesity: The

Regulation of Weight, Baltimore, Md.: William & Wilkins, 1980) 206쪽

4. 카슨 리치(Carson I. A. Ritchie), 『문명 속의 음식: 어떻게 역사가 인간 미각의 영향을 받아왔는가』(Food in Civilization: How History Has Been Affected by Human Tastes, New York: Beaufort Books, 1981) 68-85쪽
5. 같은 책, 78-79쪽
6. 페르난드 브로델(Fernand Braudel), 『자본주의와 물질적 생활, 1400-1800』(Capitalism and Material Life, 1400-1800, Glasgow: Fontana/William Collins, 1975) 129
7. 카슨 리치, 79쪽
8. 브로델, 127-129쪽
9. 에릭 로스(Eric B. Ross), "수렵채집으로부터 현대 자본주의 사회들에 이르기까지 음식 변화 흐름의 개관", 마빈 해리스와 에릭 로스, 『음식과 진화』(Food and Evolution, Philadelphia: Temple University Pres, 1987) 28쪽
10. 카슨 리치, 80쪽 인용
11. 같은 책, 84쪽
12. UN 식량농업기구, 『생산, 1989년도 연보』(Production, 1989 Yearbook, Vol. 43, Rome, Italy: FAO, 1990), 도표 89
13. 데이비드 데어리(David Dary), 『카우보이 문화』(Cowboy Culture, New York: Knopf 1981) 4쪽

7. 소 사육장이 된 아메리카

1. 덴첼 퍼거슨(Denzel Ferguson)과 낸시 퍼거슨(Nancy Ferguson), 『공공 여물통에 입을 대는 신성한 소들』(Sacred Cows at the Public Trough, Bend, Ore.: Maverick Publications, 1983) 11쪽
2. 데이비드 데어리(David Dary), 『카우보이 문화』(Cowboy Culture, New York: Knopf, 1981) 5쪽
3. 찰스 해켓(Charles Hackett) 편집, 『뉴멕시코, 누에바 비스카야, 그리고 1773년까지 그곳의 접근과 관련된 역사적 자료들』(Historical Documents Relating to New Mexico, Nueva Vizcaya, and Approaches Thereto, to 1773, Waghington, D.C.: Carnagie Institution, 1923), 1:41

4. 데이비드 데어리, 6쪽
5. 같은 책, 8쪽 인용
6. 같은 책, 9쪽
7. 같은 책, 10쪽
8. 같은 책, 13-14쪽
9. 같은 책, 15쪽
10. 같은 책, 25쪽
11. 같은 책, 37-40쪽
12. 허버트 볼튼(Herbert E. Bolton), 『말 탄 신부』(The Padre on Horseback, San Francisco: Sonora Press, 1932) 64쪽
13. 리처드 슬래타(Richard W. Slatta), 『미국의 카우보이』(Cowboys of the Americas, New Haven: Yale University Press, 1990) 22쪽
14. 허버트 볼튼의 『프라이 후안 크레스피: 태평양 연안의 선교 탐험가, 1769-1774』(Fray Juan Crespi: Missionary Explorer on the Pacific Coast, 1769-1774, Berkely: University of California, 1927) 264-265쪽 인용
15. 리처드 슬래타, 23쪽
16. 노라 라미레즈(Nora E. Ramirez), "1600년부터 1970년까지 미 남서부의 카우보이와 목축"(Ph. D. diss., Indiana University, 1979) 22쪽
17. 리처드 슬래타, 10쪽
18. 같은 책, 13쪽
19. 카슨 리치(Carson I. A. Ritchie), 『문명 속의 음식: 어떻게 역사가 인간 미각의 영향을 받아왔는가』(Food in Civilization: How History Has Been Affected by Human Tastes, New York: Beaufort Books, 1981) 186쪽; 데이비드 데어리, 『카우보이 문화』 16쪽
20. 존 슈퍼(John Super)와 토마스 라이트(Thomas Wright), 『라틴 아메리카의 음식, 정치 그리고 사회』(Food, Politics, and Society in Latin America, Lincoln: University of Nebraska Press, 1985) 5쪽
21. 카슨 리치, 185쪽 인용
22. 페르난드 브로델(Fernand Braudel), 『자본주의와 물질적 생활, 1400-1800』(Capitalism and Material Life, 1400-1800, Glasgow: Fontana/William Collins, 1975) 135쪽

23. 카슨 리치, 187쪽
24. 같은 책, 104-105쪽
25. 같은 책, 105쪽
26. 같은 책, 105-106쪽
27. 같은 책, 106쪽

8. 영국인과 육식

1. 앤 윌슨(C. Anne Wilson), 『영국의 음식과 음료』(Food and Drink in Britain, London: Constable, 1973) 69쪽
2. 같은 책, 69-70쪽
3. 키스 토마스(Keith Thomas), 『인간과 자연 세계』(Man and the Natural World, New York: Pantheon, 1983) 29쪽 인용
4. 페르낭드 브로델(Fernand Braudel), 『자본주의와 물질적 생활, 1400-1800』 (Capitalism and Material Life, 1400-1800, Glasgow: Fontana/William Collins, 1975) 68쪽 인용
5. 잭 구디(Jack Goody), 『요리, 조리법 그리고 계급』(Cooking, Cuisine, and Class, Cambridge, England: Cambridge University Press, 1982) 135쪽 인용
6. 같은 책, 141쪽 인용
7. 같은 책, 141-142쪽
8. 레슬리 고프턴(Leslie Gofton), "식탁의 규칙: 식품 선택에 영향을 주는 사회적 요소들", 리츤(C. Ritson) 외 편집, 『식품 소비자』(The Food Consumer, New York: Wiley, 1986) 139쪽
9. 키스 토마스, 26쪽
10. 같은 책 인용
11. 앤 윌슨, 98쪽 인용

9. 감자를 먹게 하라

1. 에릭 로스(Eric B. Ross), "수렵채집으로부터 현대 자본주의 사회에 이르기까지 음식 변화 흐름의 개관", 마빈 해리스와 에릭 로스, 『음식과 진화』(Food

and Evolution, Philadelphia: Temple University Pres, 1987) 29쪽
2. 같은 책, 30쪽 인용
3. 같은 책 인용
4. 같은 책, 31-32쪽
5. 미 농무부, 경제연구국, 『전세계 농업의 공급 및 수요 견적』(World Agricultural Supply and Demand Estimate), WASDE-256(Washington, D.C.: USDA, July 11, 1991), 도표 256-23, 256-19, 256-16, 256-6, 256-7
6. 세계은행, 『빈곤과 기아』(Poverty and Hunger, Washington, D.C.: World Bank, 1986) 24쪽

10. 살찐 소와 비대한 영국인

1. 해리엣 리브토(Harriet Rivto), 『동물 자산』(The Animal Estate, Cambridge: Harvard University Press, 1987) 45-50쪽
2. 같은 책, 49쪽
3. 제임스 딕슨(James Dickson), "가축을 판단하는 세부 항목들의 적용에 관하여", 『계간 농업 리뷰』(Quarterly Review of Agriculture 6, 1835-1836) 269쪽
4. 해리엣 리브토, 59-60쪽
5. 같은 책, 60-62쪽
6. 같은 책, 79쪽 인용
7. 같은 책, 80쪽
8. 같은 책, 73쪽
9. 같은 책, 67쪽

2부 미국 서부 정복기

11. 철도 연결과 소 떼의 이동

1. 엘리자베스 앳우드 로렌스(Elizabeth Atwood Lawrence), 『로데오』(Rodeo,

Knoxville: University of Tennessee Press, 1982) 51쪽 인용
2. 같은 책, 51쪽 인용
3. 월터 프레스콧 웹(Walter Prescott Webb), 『대평원』(The Great Plains, Boston: Ginn, 1931) 208쪽
4. 같은 책, 210쪽
5. 프랭크 도비(J. Frank Dobie), 『롱혼』(The Longhorns, New York: Grosset & Dunlap, 1941), 11-12, 27-28쪽
6. 월터 프레스콧 웹, 211-212쪽
7. 다니엘 부어스틴(Danial Boorstin), 『미국인: 민주주의 경험』(The Americans: The Democratic Experience, New York: Vintage/Random House, 1974) 6-7쪽
8. 월터 프레스콧 웹, 214쪽 인용
9. 다니엘 부어스틴, 8쪽
10. 같은 책, 29쪽
11. 리처드 슬래타, 『미국의 카우보이』(Cowboys of the Americas, New Haven: Yale University Press, 1990) 19쪽
12. 월터 프레스콧 웹, 220쪽 인용
13. 스캐그스, 54쪽
14. 윌버 셰퍼슨(Wilbur S. Shepperson), "낙인 없는 어린 송아지와 카우보이", 『계간 네바다 역사적 사회』(Nevada Historical Society Quarterly 30, Summer 1987) 149쪽
15. 지미 스캐그스(Jimmy M. Skaggs), 『프라임 부위』(Prime Cut, College Station: Texas A&M University Press, 1986) 56쪽

12. 육우로 대체된 버펄로

1. 모리스 프링크(Maurice Frink) 외, 『목초가 왕이던 시절』(When Grass Was King, Boulder University of Colorado Press, 1956) 22쪽
2. 에드워드 데일(Edward E. Dale), 『소의 나라』(Cow Country, Norman: University of Oklahoma Press, 1943), 8-9쪽
3. 모리스 프링크 외, 22쪽

4. 다니엘 부어스틴(Danial Boorstin), 『미국인: 민주주의 경험』(The Americans: The Democratic Experience, New York: Vintage/Random House, 1974) 6쪽
5. 마크 브라운(Mark H. Brown)과 펠턴(W. R. Felton), 『철조망 시대 이전』(Before Barbed Wire, New York: Henry Holt, 1956) 98쪽
6. 월터 프레스콧 웹(Walter Prescott Webb), 『대평원』(The Great Plains, Boston: Ginn, 1931) 44쪽
7. 호너데이(W. Hornaday), "그 발견과 삶의 역사에 관한 스케치로 본 미국 들소의 멸종", 『연간 보고서, 스미스소니언 협회』(Annual Report, Smithsonian Institution), 3부(Washington, D.C.: U. S. Government Printing Office, 1889), 367-548쪽
8. 같은 책
9. 에릭 로스(Eric B. Ross), 『문화의 신화를 넘어서서』(Beyond the Myth of Culture, New York: Academic Press, 1980) 199쪽
10. 리처드 어빙 도지 대령(Colonel Richard Irving Dodge), 『거대한 서부의 사냥터』(The Hunting of the Great West, London: Chattow & Windus, 1877)
11. 웨인 가드(Wayne Gard), 『어마어마한 버펄로 사냥』(The Great Buffalo Hunt, New York: Knopf, 1959) 218쪽; 톰 맥휴(Tom McHugh), 『버펄로 시대』(The Time of the Buffalo, New York: Knopf, 1972) 275-76쪽
12. 톰 맥휴, 253-254쪽
13. 같은 책, 258쪽
14. 같은 책, 259쪽 인용
15. 같은 책, 263쪽 인용
16. 리처드 어빙 도지 대령, 같은 책
17. 톰 맥휴, 210, 249쪽 인용
18. 웨인 가드, 『거대한 버펄로 사냥』 210쪽 인용
19. 윌리엄 코디(William F. Cody), 『윌리엄 코디의 생애: 자서전』(The Life of Hon. William F. Cody: An Autobiography, Lincoln: University of Nebraska Press, 1978) 173쪽
20. 톰 맥휴, 250-251쪽 인용
21. 같은 책, 283쪽

22. 에릭 로스, 199쪽
23. 톰 맥휴, 285쪽 인용
24. 웨인 가드, 298쪽
25. 톰 맥휴, 279쪽
26. 웨인 가드, 296쪽
27. 톰 맥휴, 279쪽
28. 웨인 가드, 305-306쪽 인용
29. 같은 책, 296, 298-299쪽
30. 톰 맥휴, 285쪽
31. 같은 책, 286-287쪽
32. 같은 책, 288쪽

13. 카우보이와 인디언

1. 에드워드 데일(Edward E. Dale), 『소의 나라』(Cow Country, Norman: University of Oklahoma Press, 1943) 5-7쪽
2. 허만 비올라(Herman J. Viola), 『콜롬버스 이후: 북아메리카 인디언의 스미스소니언 연대기』(After Columbus: The Smithsonian Chronicle of the North American Indian, New York: Orion, 1990) 153-154쪽
3. 같은 책 인용
4. 마이클 말론(Michael P. Malone) 편집, 『역사가들과 미 서부』(Historians and the American West, Lincoln: University of Nebraska Press, 1983) 183쪽
5. 에드워드 데일, 157-158쪽
6. 모리스 프링크(Maurice Frink) 외, 『목초가 왕이던 시절』(When Grass Was King, Boulder University of Colorado Press, 1956) 13쪽
7. 에드워드 데일, 82쪽
8. 같은 책, 14쪽
9. 모리스 프링크 외, 23쪽
10. 에드워드 데일, 157-158쪽
11. 같은 책, 157쪽
12. 같은 책, 159쪽

13. 같은 책, 166쪽
14. 같은 책, 171쪽 인용
15. 같은 책, 184-185쪽
16. 조지 워스너(George Wuerthner), "가격이 잘못이다", 『시에라』(Sierra), 1990년 9/10월, 38쪽

14. 목초가 곧 금이다

1. 덴첼 퍼거슨(Denzel Ferguson)과 낸시 퍼거슨(Nancy Ferguson), 『공공 여물통에 입을 대는 신성한 소들』(Sacred Cows at the Public Trough, Bend, Ore.: Maverick Publications, 1983) 4쪽
2. 다니엘 부어스틴(Danial Boorstin), 『미국인: 민주 경험』(The Americans: The Democratic Experience, New York: Vintage/Random House, 1974) 8-9쪽
3. 모리스 프링크(Maurice Frink) 외, 『목초가 왕이던 시절』(When Grass Was King, Boulder University of Colorado Press, 1956) 137쪽
4. 에릭 로스(Eric B. Ross), 『문화의 신화를 넘어서서』(Beyond the Myth of Culture, New York: Academic Press, 1980) 201쪽
5. 에드워드 데일(Edward E. Dale), 『소의 나라』(Cow Country, Norman: University of Oklahoma Press, 1943) 91-92쪽
6. 모리스 프링크 외, 140쪽
7. 에드워드 데일, 89쪽
8. 클레이(Clay), 모리스 프링크 외, 135쪽; 마셸 피쉬윅(Marshall W. Fishwick), "카우보이: 세계 신화에 대한 미국의 기여", 『서구 민속』(Western Folklore 11:2 April 1952) 80쪽
9. 모리스 프링크, 141쪽
10. 같은 책, 144쪽
11. 같은 책, 144-159쪽
12. 같은 책, 265쪽
13. 에드워드 데일, 101쪽
14. 리처드 슬래타(Richard W. Slatta), 『미국의 카우보이』(Cowboys of the Americas, New Haven: Yale University Press, 1990) 109쪽

15. 모리스 프링크 외, 27쪽
16. 같은 책 인용
17. 같은 책, 198-199쪽 인용
18. 같은 책, 200쪽 인용
19. 같은 책, 231-232쪽 인용

15. '옥수수로 사육하는' 육우 정책

1. 에릭 로스(Eric B. Ross), 『문화의 신화를 넘어서서』(Beyond the Myth of Culture, New York: Academic Press, 1980) 194쪽
2. 같은 책
3. 월터 프레스콧 웹(Walter Prescott Webb), 『대평원』(The Great Plains, Boston: Ginn, 1931) 231쪽
4. 에릭 로스, 199쪽
5. 에드워드 데일(Edward E. Dale), 『소의 나라』(Cow Country, Norman: University of Oklahoma Press, 1943) 93쪽
6. 같은 책 인용
7. 같은 책, 94쪽
8. 모리스 프링크(Maurice Frink) 외, 『목초가 왕이던 시절』(When Grass Was King, Boulder University of Colorado Press, 1956), 235쪽; 에릭 로스, "수렵채집으로부터 현대 자본주의 사회에 이르기까지 음식 변화 흐름의 개관", 마빈 해리스와 에릭 로스, 『음식과 진화』(Food and Evolution, Philadelphia: Temple University Pres, 1987) 38쪽
9. 모리스 프링크 외, 235쪽
10. 에릭 로스, "수렵채집으로부터 현대 자본주의 사회에 이르기까지 음식 변화 흐름의 개관", 36-37쪽
11. 모리스 프링크 외, 259쪽
12. 에릭 로스, 『문화의 신화를 넘어서서』 204쪽
13. 같은 책
14. 엘머 쿠퍼(Elmer L. Cooper), 『농업 과학, 기초와 응용』(Agriscience, Fundamentals and Applications, Albany: Delmar Publishers, Inc., 1990)

434쪽; 웨인 스윈슨(Wayne Swanson)과 조지 슐츠(George Schultz), 『프라임 부위 가르기』(Prime Rip, Englewood Cliffs, N.J.: Prentice-Hall, 1982) 19쪽
15. 웨인 스윈슨과 조지 슐츠, 19-20쪽
16. 에릭 로스, 『문화의 신화를 넘어서서』 205쪽 인용
17. 지미 스캐그스(Jimmy M. Skaggs), 『프라임 부위』(Prime Cut, College Station: Texas A&M University Press, 1986) 178-179쪽
18. 에릭 로스, 『문화의 신화를 넘어서서』 207쪽
19. 같은 책 인용
20. 같은 책
21. "소 사육은 보다 적은 수에 더욱 큰 규모의 비육장에 집중된다", 『팜라인』(Farmline), 1990년 6월
22. 지미 스캐그스, 181쪽
23. 루 젠슨(Rue Jensen)과 도널드 맥키(Donald R. Mackey), 『비육장 육우의 질병』(Diseases of Feedlot Cattle, Philadelphia: Lea and Febiger, 1965) 49-55쪽
24. 미 농무부, 경제연구국, 『전세계 농업의 공급 및 수요 견적』(World Agricultural Supply and Demand Estimate), WASDE-256, 1991년 7월 11일, 도표 256-16
25. 같은 책, 도표 256-16, 6쪽
26. 레스터 브라운(Lester Brown) 외, 『1990년 전세계 상황』(State of the World 1990, Washington, D.C.: Worldwatch Institution; New York; W. W. Norton, 1990) 12쪽
27. 서론 주석 2번 참조

16. 철책을 두른 목장과 토지 사기

1. 월터 프레스콧 웹(Walter Prescott Webb), 『대평원』(The Great Plains, Boston: Ginn, 1931) 229-230쪽
2. 데이비드 데어리(David Dary), 『카우보이 문화』(Cowboy Culture, New York: Knof, 1981) 312쪽
3. 같은 책, 308쪽
4. 모리스 프링크(Maurice Frink) 외, 『목초가 왕이던 시절』(When Grass Was

King, Boulder University of Colorado Press, 1956) 57-58쪽
5. 데이비드 데어리, 319쪽 인용
6. 월터 프레스콧 웹, 238쪽
7. 데이비드 데어리, 320쪽
8. 지미 스캐그스(Jimmy M. Skaggs), 『프라임 부위』(Prime Cut, College Station:Texas A&M University Press, 1986) 62쪽; 덴첼 퍼거슨(Denzel Ferguson)과 낸시 퍼거슨(Nancy Ferguson), 『공공 여물통에 입을 대는 신성한 소들』(Sacred Cows at the Public Trough, Bend, Ore.:Maverick Publications, 1983) 24-25쪽
9. 데이비드 데어리, 321쪽
10. 같은 책, 324쪽
11. 모리스 프링크 외, 228쪽 인용
12. 같은 책, 230-231쪽 인용
13. 지미 스캐그스, 62쪽 인용
14. 같은 책, 63쪽 인용
15. 같은 책, 79쪽 인용
16. 덴첼 퍼거슨과 낸시 퍼거슨, 36쪽
17. 모리스 프링크 외, 232쪽 인용
18. 덴첼 퍼거슨과 낸시 퍼거슨, 36쪽; 공짜 공유지로부터 공유 방목지 견적, P.O. Box 5764, Tucson, Ariz. 85703.
19. 키스 슈나이더(Keith Schneider), "결과에 상관없이 의회는 어디까지나 가축 편이다", 『뉴욕 타임스』 1990년 5월 6일, Sec. 4, 4쪽
20. 조지 워스너(George Wuerthner), "가격이 잘못이다", 『시에라』(Sierra) 1990년 9/10월, 38쪽
21. 존 루오마(John R. Luoma), "실망스런 단어들" 『오듀본』(Audubon 88) 1986년 9월, 98쪽
22. 덴첼 퍼거슨과 낸시 퍼거슨, 41쪽
23. 같은 책
24. 조지 워스너, 38쪽
25. 같은 책
26. 존 루오마, 98쪽

3부 쇠고기의 산업화

17. 쇠고기 기업 연합

1. 지미 스캐그스(Jimmy M. Skaggs), 『프라임 부위』(Prime Cut, College Station: Texas A&M University Press, 1986), 90쪽
2. 같은 책, 91-94쪽
3. 같은 책, 96-99쪽
4. 미 연방 통상위원회, 『정육 포장산업에 관한 보고서』(Report on the Meat Packing Industry), 6 vols. (Washington, D.C.: U.S. Government Printing Office, 1919) 46-47쪽
5. 지미 스캐그스, 100-101쪽 인용
6. 같은 책 인용
7. 같은 책, 105쪽
8. 같은 책, 102-103쪽
9. 에릭 로스(Eric B. Ross), 『문화의 신화를 넘어서서』(Beyond the Myth of Culture, New York: Academic Press, 1980) 208쪽
10. 같은 책, 209쪽

18. 쇠고기 해체 공정

1. 제임스 배렛(James R. Barrett), 『정글의 노동과 공동체: 시카고 포장업체 노동자들』(Work and Community in the Jungle: Chicago's Packinghouse Workers, Urbana: University of Illinois Press, 1987) 56쪽
2. 지그프리드 기디온(Siegfried Giedion), 『기계가 명령을 받는다』(Mechanization Takes Command, New York: W. W. Norton, 1969) 212쪽
3. 업튼 싱클레어(Upton Sinclair), 『정글』(The Jungle), 제임스 배렛의 서문과 주(註) 첨부(Urbana: University of Illinois Press, 1988) 32쪽
4. 캐롤 애덤스(Carol J. Adams), 『육류의 성적(性的) 이해관계』(The Sexual Politics of Meat, New York: Continuum, 1990) 52쪽

5. 제임스 배럿, 24쪽
6. 헨리 포드(Henry Ford), 『나의 생애와 일』(My Life and Work, 1922) 81쪽, 앨런 네빈스(Allan Nevins) 인용, 『포드: 그의 시대, 인간, 기업』(Ford: The Times, the Man, the Company, New York: Charles Schribner's Sons, 1954), 471-472쪽
7. 지그프리드 기디온, 246쪽
8. 지미 스캐그스(Jimmy M. Skaggs), 『프라임 부위』(Prime Cut, College Station: Texas A&M University Press, 1986) 110쪽
9. 존 코몬스(John R. Commons) 편집, "도축과 가공육 포장의 노동 환경", 『노동조합주의와 노동 문제』(Trade Unionism and Labor Problems, Boston: Ginn & Co., 1905) 224쪽
10. 폴 앨드리치(Paul Aldrich) 편집, 『포장업자 백과사전』(The Packer's Encyclopedia, Chicago: National Provisioner, 1922) 20쪽, 제임스 그로스먼(James R. Grosman) 인용; "연기된 꿈: 시카고의 흑인 이주, 1916-1921년", Ph.D. diss.(University of California, Berkely, 1982), 254쪽
11. 『전국 공급업자』(National Provisioner) 39, 1908년 10월 17일, 1908년 12월 5일
12. 업튼 싱클레어, 39쪽
13. 지미 스캐그스, 112쪽
14. 같은 책, 115쪽
15. 같은 책, 116-118쪽
16. 같은 책, 160쪽; 제임스 배럿, 256-259쪽
17. 제임스 배럿, 118쪽 인용
18. 같은 책, 163쪽

19. 현대의 쇠고기

1. 지미 스캐그스(Jimmy M. Skaggs), 『프라임 부위』(Prime Cut, College Station: Texas A&M University Press, 1986) 9쪽
2. 같은 책, 190-191쪽 인용
3. 크레브스(A. V. Krebs), 『마지막 가축 몰이를 향하여: 빅 쓰리의 프라임 부위』

(Heading Towards the Last Roundup: The Big Three's Prime Cut, Des Moines: Prairie Fire Rural Action, June 1990) 48쪽

4. 같은 책, 48, 53-54쪽
5. 같은 책, 60쪽 인용
6. 같은 책, 51쪽
7. 페기 힐먼(Peggy Hilman), 루이스 앤더슨(Lewis G. Anderson)의 "연설", 『연대: 한 사람에 대한 상처는 모두에 대한 상처다』(Solidarity: An Injury to One Is an Injury to All) 1986년도 전국 식품포장업체 전략정책위원회, 식품 및 노동자연합 국제동맹, AFL-CIO, 2부, 18-28쪽
8. 크레브스, 61쪽. 브루스 잉거솔(Bruce Ingersoll), "노동자는 정육업계에서 가장 상처받는다", 『로스앤젤레스 타임스』, 1978년 10월 18일 ; 크리스토퍼 드류(Christopher Drew), "정육업자들이 대가를 치르다", 『시카고 트리뷴』, 1988년 10월 23일, Sec. 1
9. 정부 책임 프로젝트(Government Accountability Project), '현대식 검사 시스템 법규에 관해 린다 캐리에게 보내는 의견', 1989년 5월 15일, USDA 일람표 No. 83-008P, 27쪽
10. 브루스 잉거솔 인용
11. 로버트 허시(Robert D. Hersey), "공장 상해에 기록적인 벌금을 낸 정육업체", 『뉴욕 타임스』, 1988년, 10월 29일 ; 크레브스, 62쪽
12. 페기 힐먼, 18-28쪽
13. 지미 스캐그스, 194쪽
14. 조나단 크위트니(Jonathan Kwitny), 『악순환: 시장의 마피아』(Vicious Cycles: The Mafia in the Marketplace, New York: W. W. Norton, 1979) 252-253쪽
15. 같은 책 인용
16. 지미 스캐그스, 195쪽
17. 프랜시스 무어 라페(Frances Moore Lappe), 『작은 혹성을 위한 음식』(Diet for a small Planet, New York: Ballantine, 1982), 44쪽
18. 지미 스캐그스, 190쪽
19. 바텔 니버그(Bartell Nyberg), "SIPCO를 구입하기 위한 ConAgra 실행 옵션", 『덴버 포스트』(Denver Post), 1989년 7월 25일

20. "정육 포장업의 밀집", 『CRA 사보』(CRA Newsletter, Center for Rural Affairs), 1987년 8월
21. 브루스 매리온(Bruce Marion), 아이오와 주(州) 의회 산하 농업위원회 청문회에 제출된 "육가공업 산업의 재건: 농부와 소비자들에 대한 영향", 아이오와 주 디모인, 1988년 12월 7일; 데일 캐슬러(Dale Kasler), "시장을 확고히 장악하고 있는 IBP", 『디모인 레지스터』(Des Moines Register), 1988년 9월 24일

20. 자동화된 정육 공장

1. 업튼 싱클레어(Upton Sinclair), 『정글』(The Jungle), 제임스 배럿의 서문과 주(註) 첨부(Urbana: University of Illinois Press, 1988) 124쪽
2. 지미 스캐그스(Jimmy M. Skaggs), 『프라임 부위』(Prime Cut, College Station: Texas A&M University Press, 1986) 124쪽 인용
3. 같은 책, 209쪽
4. 같은 책, 209-210쪽
5. '캐롤 포먼이 린다 캐리에게 보내는 논평'에서 인용, 1989년 5월 15일, 미 농무부, 식품안전검사국, 공개 일람표 No. 83-009 P, 53 연방 기록부 48262, 1988년 11월 30일, 식품안전검사국의 육류 안전 현대식 검사 시스템 법규에 관한 공공 의견, 5쪽
6. 정부 책임 프로젝트, 현대식 검사 시스템에 관한 정보 보고서, 1989년 8월 16일, 1쪽
7. '빌 데틀프슨이 린다 캐리에게 보내는 의견', 1989년 4월 23일, USDA 일람표 No. 83-008P.
8. '스티븐 콕커햄이 린다 캐리에게 보내는 논평', 1989년 1월 13일, USDA 일람표 No. 83-008P
9. 정부 책임 프로젝트, '현대식 검사 시스템 법규에 관해 린다 캐리에게 보내는 의견', 1989년 5월 15일, USDA 일람표 No. 83-008P, 14쪽
10. 정부 책임 프로젝트, USDA의 현대식 검사 시스템에 관한 1990년도 고발 요약집(Washington, D.C.: GAP, 1990), 5쪽
11. '조지 하스틱이 린다 캐리에게 보내는 의견', 1989년 1월 13일, USDA 일람표 No. 83-008P, 2쪽

12. '캐롤 포먼이 린다 캐리에게 보내는 논평' 4쪽
13. 같은 글
14. 린다 캐리에게 보내는 정부 책임 프로젝트, 3쪽
15. 같은 책, 4쪽
16. '짐 데커가 린다 캐리에게 보내는 의견', 1989년 1월 13일, USDA 일람표 No. 83-008P
17. 정부 책임 프로젝트, 요약집 6, 15쪽
18. 린다 캐리에게 보내는 정부 책임 프로젝트, 15쪽
19. '캐롤 포먼이 린다 캐리에게 보내는 논평' 12쪽
20. '짐 데커가 린다 캐리에게 보내는 의견'
21. 린다 캐리에게 보내는 정부 책임 프로젝트, 22쪽
22. 정부 책임 프로젝트, 요약집, 7쪽
23. 같은 책, 8쪽
24. '도라 프라이스가 린다 캐리에게 보내는 의견', 1989년 1월 18일, USDA 일람표 No. 83-008P, 1쪽
25. 정부 책임 프로젝트, 요약집, 1쪽
26. 같은 책, 2쪽
27. 같은 책
28. 같은 책
29. 같은 책
30. 같은 책
31. 같은 책, 3쪽
32. '캐롤 포먼이 린다 캐리에게 보내는 논평' 3쪽
33. 같은 글
34. 정부 책임 프로젝트, 요약집, 3쪽
35. '캐롤 포먼이 린다 캐리에게 보내는 논평' 4쪽
36. 린다 캐리에게 보내는 정부 책임 프로젝트, 10쪽
37. '하스틱이 린다 캐리에게 보내는 논평' 2쪽
38. '캐롤 포먼이 린다 캐리에게 보내는 논평' 19쪽
39. 린다 캐리에게 보내는 정부 책임 프로젝트, 11쪽
40. 린다 캐리에게 보내는 정부 책임 프로젝트, 11쪽

41. 린다 캐리에게 보내는 정부 책임 프로젝트, 10쪽
42. '스티븐 콕커햄이 린다 캐리에게 보내는 논평' 9쪽; '마이클 앤더슨이 린다 캐리에게 보내는 논평', 1989년 1월 30일, USDA 일람표 No. 83-008P, 5쪽
43. '마이클 앤더슨이 린다 캐리에게 보내는 논평' 5쪽
44. 정부 책임 프로젝트, 요약집, 4쪽
45. 같은 책, 4쪽
46. 정부 책임 프로젝트, '존 크루신스키가 린다 캐리에게 보내는 논평', 1989년 5월 2일, USDA 일람표 No. 83-008P, 2쪽
47. 같은 글, 3쪽
48. 같은 글, 2쪽
49. 같은 글, 1쪽
50. 스테파니 페인(Stephanie Pain), "미친 소들과 각료들이 머리를 잘리다", 『신과학자』(New Scientist), 1968년 8월 11일, 셰일라 룰(Sheila Rule), "소의 치명적인 질병이 영국의 조사를 이끌다", 『뉴욕 타임스』 1990년 5월 20일; 조 밴시클(Joe Vansickle), "영국인을 당황하게 만든 광우병", 『쇠고기』(Beef) 1990년 8월
51. '경제 조류의 기초', 제레미 리프킨(Jeremy Rifkin), USDA에 보내는 청원서, 질병 관리 센터 및 소 면역 결핍 바이러스(BIV)에 관해 연구 중인 미국 보건청(NIH), 1987년 8월 3일; 제임스 와인가든(James Wyngaarden), B(NIH)와 버트 호킨스(USDA), 제레미 리프킨에게 보내는 서한, '경제 조류의 기초', 워싱턴 D.C., 1987년 9월 23일. '경제 조류의 기초', 버나딘 힐리(Bernadine Healy) 박사에 대한 진정서, NIH, 에드워드 매디건(Edward Madigan), 제임스 글로서(James Glosser), APHIS, BIV, BLV 및 아메리카 소의 레트로바이러스에 관해 연구 중인 USDA, 워싱턴 D.C.: '경제 조류의 기초' 1991년 5월 31일. 버나딘 힐리 박사의 답변, NIH, 1991년 7월 18일
52. 같은 글
53. 1991년 3월 18일 '정보 요구의 자유'에 대한 답변, '경제적 경향의 기초'에 대한 답변, 반 데르 마텐(Van Der Maaten), M.J. 및 C.A. 웨트스톤, 소 렌티바이러스, USDA 농업연구국, 아이오와 주 에임스; 키스 슈나이더(Keith Schneider), "AIDS를 닮은 바이러스가 뜻밖에 높은 비율로 발견되다", 『뉴욕 타임스』 1991년 6월 1일

21. 전세계적인 '육우 기지화'

1. 에릭 로스(Eric B. Ross), "수렵채집으로부터 근대 자본주의 사회에 이르기까지 음식 변화의 조류에 대한 개관" 마빈 해리스(Marvin Harris)와 에릭 로스 편집, 『음식과 진화』(Food and Evolution, Philadelphia: Temple University Press, 1987) 33쪽
2. 에릭 로스, 33쪽 인용
3. 아놀드 스트릭턴(Arnold Stricton), "유럽-미국 축산 단지", 앤소니 리즈(Anthony Leeds)와 앤드류 베이다(Andrew P. Vayda), 『인간, 문화, 그리고 동물들』(Man, Culture, and Animals, Washington, D.C.: American Association for the Advancement of Science, 1965) 235쪽
4. 에릭 로스, 33-34쪽
5. 기술평가국(OTA), 열대 삼림 자원을 보존하기 위한 기술들, 미 의회, OTA-F-214, 1984년 3월, [삼림 자원] 96-97쪽
6. 스티븐 샌더슨(Steven E. Sanderson), "월드 스티어의 등장", 튤리스 래몬드(Tullis Lamond)와 래드 홀리스트(W. Ladd Hollist) 편집, 『음식, 국가 그리고 국제 정치 경제』(Food, State, and International Political Economy, Lincoln: University of Nebraska, 1986) 124쪽
7. 같은 책
8. 같은 책
9. 스티븐 샌더슨, 135, 139쪽 인용; 린다 베일리(Linda Bailey)와의 전화 통신, 경제조사국, USDA, 워싱턴 D.C.; USDA로부터 육류 운송, 대외농업국, 스콧 루이스(Scott Lewis) 요약, 『다시 찾아온 햄버거 커넥션: 열대 파괴 및 중앙 아메리카와 남부 멕시코 보존 현황』(San Francisco: Rainforest Action Network, 1991)
10. 경제연구 진흥협회(Associac o Promotora de Estudos da conomica), A Economica Brasil-eira e Suas Perspectives, Apecao X X IX, 1990, Rio de Janeiro: APEC 1990, 5쪽. UN 식량농업기구(FAO), 『무역, 통상, 상업, 1989년 연보』(Trade, Commerce, Commercio, 1989 Year Book, Rome, Italy: FAO, 1990), 43권 29쪽; 페르난도 호멘 데 멜로(Fernado Homen de Melo), "반개방 경제에서 기술적 변화의 불균형과 수익 불평등: 브라질의 사례", 라몬

드(Lamond)와 홀리스트(Hollist), 262-275쪽
11. 데이비드 바르킨(David Warkin)과 빌리 드월트(Billie R. Dewalt), "수수, 자본의 국제화와 멕시코 식량 위기", 미국 인류학 협회 회의에 제출된 서류, 덴버, 1984년 11월 16일; 스콧 루이스의 면적 총계, "다시 찾아온 햄버거 커넥션", 바르킨과 드월트의 식량 총계, 16쪽; 스티븐 샌더슨, 『멕시코 농업 변화』(The Trnasformation of Mexican Agriculture, Princeton: Princeton University Press, 1986)
12. 스티븐 샌더슨, 134쪽
13. 같은 책, 139쪽
14. 캐서린 커필드(Catherine Caulfield), "특정한 임무가 없는 보고자: 열대우림", 『뉴요커』 1985년 1월 14일, 80쪽

4부 배부른 소 떼와 굶주린 사람들

22. 소 떼의 천국

1. UN 식량농업기구, 『생산, 1989년 연보』(Production, 1989 Yearbook), 43권 (Rome, Italy: FAO, 1990), 도표 89
2. 폴 에를리히(Paul Ehrlich)와 앤 에를리히(Anne Ehrlich), 『인구 폭발』(The Population Explosion, New York: Simon & Schuster, 1990) 35쪽
3. 데이비드 피멘텔(David Pimentel)과 칼 홀(Carl Hall) 편집, 『식품과 천연 자원』(Food and Natural Resources, San Diego: Academic Press, 1989) 80쪽
4. 세계자원협회 외, 『1990-1991년 세계 자원』(World Resources, New York: Oxford University Press, 1990), 도표 18.3, 282-283쪽
5. 같은 책
6. 같은 책; 미 상무부, 국세조사국, 『1990년 미국 통계 개요』(Statistical Abstract of the United States 1990), 도표 1162
7. 엔스밍거(M. E. Ensminger), 『동물학』(Animal Science, Danville, Ill: Interstate Publishers, 1991) 22쪽

8. 린 제이콥스(Lynn Jacobs), "놀라운 목초: 가축산업이 미 서부에서 어떻게 운영되고 있는가", 『사막화 관리 회보』(Desertification Control Bulletin, 17, Nairobi, Kenya: United Nations Environment Program, 1988); 공짜 공유지, P.O. Box 5784, 애리조나 주 투스콘, 『1990년 공유지 방목 통계』(Public Lands Ranching Statistics 1990)
9. 세계자원협회와 국제환경 개발협회, 『1988-1989년 세계자원』(New York: Basic Books, 1988) 78쪽. 에드워드 울프(Edward C. Wolf), "방목지 보존", 레스터 브라운(Lester Brown 외. 『1986년 세계 현황』(The State of the World 1986, New York: W. W. Norton, 1986) 64쪽
10. FAO, 『생산』 도표 92
11. 같은 책
12. 같은 책
13. 같은 책
14. 국세조사국의 쇠고기 판매 통계, 『1990년 통계 개요』 도표 1123. 데이비드 코츠(David Coats)의 슈퍼마켓 판매, 『구 맥도널드의 공장형 농장』(Old Macdonald's Factory Farm, New York: Continuum, 1989) 69쪽
15. "소 사육은 보다 적은 수에 더욱 큰 규모의 비육장에 집중되다", 『팜라인』 1990년 6월
16. FAO, 『생산』 도표 92
17. 마빈 해리스(Marvin Harris), 『신성한 소와 역겨운 돼지』(The Sacred Cow and the Abominable Pig, New York: Touchstone/Simon & Schuster, 1987) 109쪽
18. 짐 릴리(Jim Riley), "쇠고기의 잠재 시장은 어디에 있는가", 『쇠고기』(Beef) 1989년 7월, 30쪽
19. FAO, 『생산』 도표 92; 국세조사국, 『1990년 통계 개요』 도표 1161
20. 주디스 존스 푸트남(Judith Jones Putnam), "식품 소비", 『전국 식품 리뷰』(National Food Review) 13:3(November 20, 1990)
21. 맥스 보아스(Max Boas)와 스티브 체인(Steve Chain), 『빅맥』(Big Mac, New York; Dutton, 1976) 118쪽
22. 마빈 해리스, "혁명적인 햄버거", 『심리학 투데이』(Psycology Today) 1983년 10월, 6쪽

23. 일년 동안 정육 29.5킬로그램, 500킬로그램 황소 한 마리당 지육(枝肉) 299 킬로그램 기준에 의거. 엔스밍거(M. E. Ensminger), 『동물학』(Animal Science) 468쪽, 도표 19-6
24. 노먼 메이어(Norman Mayer), 『1차 자료』(The Primary Source, New York: W. W. Norton, 1983), 135쪽; 국세조사국, 『1990년 통계 개요』, 도표 1451
25. 『선택』(Choices), 1989년 4/4분기, 26쪽
26. 조 밴식클(Joe Vansickle), "세기말까지 3배가 되다", 『쇠고기』 1990년 8월
27. 제이 리히터(Jay Richter), "워싱턴 보고서", 『쇠고기』 1989년 7월, 15쪽
28. 프랜시스 무어 라페(Frances Moore Lappe), 『작은 혹성을 위한 다이어트』 (Diet for a small Planet, New York: Ballantine, 1982) 90쪽; 조 밴식클, 『쇠고기』 1990년 8월, 30쪽 데이비드 블랜드포드(David Blandford), "사람들이 먹는 음식", 리츤(C. Ritson) 외, 『식품 소비자』(Food Consumer, New York: Wiley, 1986) 29쪽
29. 데이비드 블랜드포드, 28-29쪽
30. 같은 책
31. 마빈 해리스 『신성한 소와 역겨운 돼지』 25쪽
32. 같은 책

23. 맬더스와 육식

1. 토마스 로버트 맬더스(Thomas Robert Malthus), 『인구론: 첫 번째 소론』 (Population: The First Essay, Ann Arbor Paperbacks/University of Michigan Press, 1959) 5쪽
2. 같은 책, 6쪽
3. 레스터 브라운(Lester R. Brown) 외, 『1990년 세계 현황』(The State of the World 1990, New York: W. W. Norton, 1990) 3-4쪽
4. 같은 책, 4쪽
5. 같은 책; 세계자원협회 외, 『1990-91년 세계 자원』(World Resources 1990-1991) 86쪽
6. 레스터 브라운 외, 『1990년 세계 현황』 10쪽

7. 같은 책, 5쪽
8. 레스터 브라운 외, 『1989년 세계 현황』(The State of the World 1989, New York: W. W. Norton, 1989) 55쪽
9. 폴 에를리히(Paul Ehrlich)와 앤 에를리히(Anne Ehrlich), 『인구 폭발』(The Population Explosion, New York: Simon & Schuster, 1990) 43-46쪽
10. 세계자원협회 외, 『1990-91년 세계 자원』 254쪽, 도표 16.1; 폴 에를리히와 앤 에를리히, 14쪽
11. 폴 에를리히와 앤 애를리히, 18쪽; 1988년 9월 3일 구소련 소치 근처 다고미스에서 열린 지구촌 문제와 공동 안보에 관한 푸그워시 회담에 제출되었던 성명서
12. 타일러 밀러(G. Tyler Miller), 『에너지학, 동력학 그리고 생활』(Energetics, Kinetics, and Life, Belmont, Calif.: Wadsworth, 1971) 291쪽
13. 미 농무부, 경제연구국, 『세계 농업 공급 및 수요 견적』(World Agricultural Supply and Demand Estimate), WASDE-256(Washington D.C.: USDA, July 11, 1991) 도표 256-6, 256-7, 256-16, 256-19, 256-23
14. 엔스밍거(M. E. Ensminger), 『동물학』(Animal Science, Danville, Ⅲ: Interstate Publishers, 1991) 23쪽
15. 같은 책, 표 1-25, 20쪽
16. 데이비드 피멘텔(David Pimentel)과 마르시아 피멘텔(Marcia Pimentel), 『식품, 에너지 그리고 사회』(Food, Energy, and Society, New York: Wiley, 1979) 58쪽
17. 엔스밍거, 23쪽; "비육장에서 140일의 사육 기간과 204킬로그램의 체중 불리기로 가정하면, 전체 시장 체중(476킬로그램)은 몸무게 454g을 불리기 위해 1,160g의 사료가 소비됨을 뜻한다."
18. USDA, 경제연구국, WASDE-256, 같은 책, 데이비드 피멘텔 외, "식품 단백질 생산에서 에너지와 토지 규제", 『사이언스』(Science) 190(1975) 756쪽
19. 프랜시스 무어 라페(Frances Moore Lappe), 『작은 혹성을 위한 다이어트』(Diet for a small Planet, New York: Ballantine, 1982) 69쪽
20. 같은 책, 71쪽
21. 환경과 개발에 관한 세계위원회(World Commission on Environment and Development), 『우리의 공동 미래: 브런틀랜드 위원회 보고서』(Our

Common Future: The Bruntland Commision Report, Oxford: Oxford University Press, 1987) 12쪽
22. 도일(Doyle), 『수확의 변화』(Altered Harvest, New York: Viking Penguin, 1985) 287쪽
23. "단백질 사다리 오르기", 『팜 저널』(Farm Journal) 1978년 12월, 52쪽
24. USDA, 경제연구국, WASDA-256, 도표 WASDA 256-6, 256-16
25. 프랜시스 무어 라페와 조지프 콜린스(Joseph Collins), 『식품 우선: 결핍의 신화를 넘어서서』(Food First: Beyond the Myth of Scarcity, New York: Ballantine Books, 1982) 166쪽
26. 프랜시스 무어 라페, 92쪽
27. 마빈 해리스(Marvin Harris), 『신성한 소와 역겨운 돼지』(The Sacred Cow and the Abominable Pig, New York: Touchstone/Simon & Schuster, 1987) 24쪽
28. 모예스(A. Moyes), 『공동 기반』(Common Ground, Boston: Oxfam, 1985)
29. 폴 에를리히 외, 『에코사이언스: 인구, 자원, 환경』(Ecoscience: Population, Resources, Environment, San Francisco: W. H. Freeman, 1977), 315쪽; 엔스밍거, 20, 22쪽
30. 피멘텔 외, "에너지 토지 규제" 754쪽
31. 데이비드 피멘텔과 칼 홀(Carl W. Hall), 『식품과 천연자원』(Food and Natural Resources, San Diego: Academic Press, 1989) 38쪽; 도일, 288쪽
32. 브라운 외, 『1990년 세계 현황』 5쪽, 도표 1-1

24. 지방(脂肪)의 사회학

1. 브라운(P. J. Brown)과 코너(M. Konner), "비만에 관한 인류학적 시각", 리처드 워트먼(Richard J. Wurtman)과 주디스 워트먼(Judith Wurtman) 편집, 『인간 비만, 뉴욕 과학아카데미 연보 499』(Human Obesity, Annals of the New York Academy of Science 499, 1987) 40쪽
2. 폴린 파워스(Pauline S. Powers), 『비만: 체중 조절』(Obesity: The Regulation of Weight, Baltimore: William & Willins) 205, 207쪽
3. 같은 책, 206쪽

4. 같은 책, 207쪽
5. 앨런 오튼(Alan Otten), "인간 유형들", 『월스트리트 저널』 1989년 7월 14일, B1
6. 조지 브래이(George A. Bray), "체중과다는 위험 신호이다……", 리처드 위트먼과 주디스 위트먼 편집, 18쪽
7. 같은 책
8. 워렌 리어리(Warren E. Leary), "조사에 따르면 젊은 여성들은 점점 더 뚱뚱해지고 있다", 『뉴욕 타임스』 1989년 2월 23일
9. 웨인 밀러(Wayne J. Millar)와 토마스 스티븐스(Thomas Stephens), "영국, 캐나다, 미국의 체중과다와 비만 유행", 『미국 공중위생 저널』(American Journal of Public Health, 77) 1987년 1월, 40-1
10. 브라운과 코너, 39쪽
11. 에스터 로스블럼(Esther D. Rothblum), "여성과 체중: 일시적 유행과 허구", 『심리학 저널』(Journal of Psychology, 124) 1990년 1월, 9쪽
12. 리타 프리먼(Rita Freeman), 『미의 경계선』(Beauty Bound, Lexington, Mass.: Lexington Books, 1985) 146-147쪽
13. 에스터 로스블럼, 12-13쪽
14. 『MS 매거진』(MS magazine), 1987년 2월; 스튜어트 어윈(Stuart Ewen), 『온갖 소비 양상들: 현대 문화 양식의 정치학』(All Consuming Images: The Politics of Style in Contemporary Culture, New York: Basic Books, 1988) 181쪽 인용
15. 스튜어트 어윈, 181-182쪽; 『글래머』(Glamour) 1984년 2월
16. 리타 프리먼, 150쪽 인용
17. 스튜어트 어윈, 173-174쪽
18. 리타 프리먼, 149-150

25. 육식의 대가

1. 힌드헤드(M. Hindhede), "코펜하겐에서 전쟁 도중 사경을 헤매는 이들에 대한 식량 제한 효과", 『미국 의학협회 저널』(Journal of American Medical Association) 1920년 2월 7일, 381쪽

2. 게일 바인스(Gail Vines), "음식, 약품 그리고 심장질환", 『신과학자』(New Scientist』 1989년 2월 25일, 44쪽
3. 바바라 앤더슨(Barbara Anderson)과의 전화 접촉, USEA, Beltsville, Md., 1991년, 초이스 등급 쇠고기가 셀렉트 등급 쇠고기보다 15~19% 지방이 더 많음을 확인
4. 월터 코슨(Walter H. Corson) 편집, 『글로벌 생태학 핸드북』(The Global Ecology Handbook, Boston: Beacon Press, 1990) 72쪽; 스티브 코너(Steve Connor, "이번 주", 『신과학자』 1988년 8월 4일; 국세조사국으로부터 질병 사망률, 미 상무부, 『1990년 미국 통계 개요』(Statistical Abstract of the United States 1990) 도표 115
5. 스티브 코너, 같은 책; 월터 코슨, 72쪽
6. 미 공중위생국(U.S. Public Health Service), 공중위생 국장실, 『영양과 건강에 관한 공중 위생국장 보고서』(The Surgeon General's Report on Nutrition and Health, New York: Warner, 1989)
7. 조지 브래이(George A. Bray), "체중과다는 위험 신호이다······", 리처드 워트먼과 주디스 워트먼 편집, 『인간 비만』(Human Obesity), 『뉴욕 과학아카데미 연보 490』(1987) 21쪽
8. 폴린 파워스(Pauline S. Powers), 『비만: 체중 조절』(Obesity: The Regulation of Weight, Baltimore: William & Willins) 39쪽
9. 지나 콜라타(Gina Colata), "동물성 지방은 결장암과 밀접한 관련이 있다", 『뉴욕 타임스』 1990 12월 13일
10. 같은 책 인용
11. 월터 윌릿(Walter C. Willet) 외, "여성들 사이에서 발병 가능한 육류, 지방, 섬유질 섭취와 결장암과의 관계" 『신영국 의학저널』(New England Journal of Medicine, 333: 24, 1990) 1,664쪽
12. 랠로프(J. Raloff), "유방암 증가: 음식 지방 때문인가?" 『사이언스 뉴스』 (Science News) 1990년 4월 21일, 245쪽
13. 같은 책, 302쪽. 제프리 하우(Geoffrey Howe) 외, "지방 섭취와 유방암 발병 위험의 동일 연령층 연구", 『전미 암 협회 저널』(Journal of National Cancer Institute 85:5) 1991년 3월 6일
14. 마이클 폭스(Micheal Fox)와 낸시 위스월(Wiswall), 『쇠고기의 숨겨진 비용』

(The Hidden Costs of Beef, Washington, D.C.: Humane Society of the United States, 1989) 20쪽
15. 랠로프, 245쪽
16. 제인 브로디(Jane E. Brody), "지방과 육류를 설명하는 광범위한 식품 연구", 『뉴욕 타임스』 1990년 5월 8일, C1
17. 같은 책
18. 낸시 헬미치(Nanci Hellmich), "건강한 삶에서는 동양이 서양을 앞지른다", 『USA 투데이』(USA Today) 1990년 6월 6일
19. 앤 사이먼 모팻(Anne Simon Moffat), "중국: 역학(疫學)에 대한 살아 있는 연구실", 『사이언스』 248, 1990년 5월 4일, 554쪽
20. 같은 책, 553쪽
21. 제인 브로디, C14
22. 드류 디실버(Drew Disilver), "매출 강화: 정육 산업이 일본을 목표로 정하다", 뉴스 다이제스트(New Digest), 『베지테어리언 타임스』(Vegetarian Times) 1988년 2월
23. 미국 심장협회(American Heart Association), 『1991년 심장 발작 사례들』(1991 Heart and Stroke Facts, Dallas: American Heart Association, 1991) 1, 4쪽
24. 전미 암 센터(National Cancer Institute), 『NCI 사례집』(NCI Fact Book, U.S. Public Health Service, 1989); 마이클 폭스와 낸시 위스월, 27쪽; 1987년 840억 달러의 연간 암 비용이 1991년에는 5% 상승했다.
25. 도로시 메이스(Dorothy Mayes), "하루에 3온스씩", 『쇠고기』 1989년 4월, 34쪽
26. 팩클먼(K. A. Facklman), "건강 집단들은 음식의 지방에 관해 의견을 일치한다", 『사이언스 뉴스』(Science News 137) 1990년 3월 3일, 132쪽
27. 월터 코슨, 72쪽. 데이비드 피멘텔의 인용에 따르면 미국의 일상적인 단백질 소비는 1인당 102g인데, 그 중 동물성 단백질이 70g이고 식물성 단백질이 32g이다. "농업과 식품 분야의 폐기물: 환경 및 사회적 비용", 국민 총폐기물 생산(GNWP) 포럼에 의해 위탁된 초안, Arlington, Virginia, 1989년, 12쪽. 영양과 보건에 관한 공중위생 국장 보고서에는 1985년 미국인들이 권장 음식 단백질 양보다 훨씬 더 많은 양의 단백질을 섭취했다고 추산한다.

28. 프랜시스 무어 라페(Frances Moore Lappe), 『작은 혹성을 위한 다이어트』 (Diet for a small Planet, New York: Ballantine, 1982) 121-122쪽

26. 인간을 집어삼키는 소

1. 레스터 브라운(Lester R. Brown), 『1990년 세계 현황』(The State of the World 1990, New York: W. W. Norton, 1990) 136쪽
2. 같은 책, 137쪽
3. 프랜시스 무어 라페(Frances Moore Lappe)와 조지프 콜린스(Joseph Collins), 『세계 기아: 12개의 신화들』(World Hunger: Twelve Myths, New York: Grove Press, 1986) 4쪽
4. 수잔 오키(Susan Okie), "건강 위기에 직면한 13억 인구", 『워싱턴 포스트』 (Washington Post) 1989년 9월 25일, A1
5. 같은 책
6. 프랜시스 무어 라페와 조지프 콜린스, 3쪽; 월터 코슨(Walter H. Corson), 『글로벌 생태학 핸드북』(The Global Ecology Handbook, Boston: Beacon Press, 1990) 70쪽; 카트리나 골웨이(Katrina Galway) 외, 『아동 생존: 위험과 건강에 이르는 길』(Child Survival: Risks and the Road to Health, Columbia, Md.: Institute for Resource Development, 1987) 31쪽
7. 크리스티앤 비드마(Christiane Viedma), "건강과 영양 그림책", 『세계 보건』 (World Health) 1988년 5월, 11쪽
8. 사울 발라구라(Saul Balagura), 『기아: 생물 심리학』(Hunger: A Biopsychological Analysis, New York: Books, 1973) 155쪽
9. 같은 책, 158쪽
10. 크리스티앤 비드마

5부 지구환경을 위협하는 소 떼

27. 생태적 식민지 정책

1. 알프레드 크로스비(Alfred W. Crosby), 『생태학적 제국주의』(Ecological Imperialism, New York: Cambridge University Press, 1986) 151쪽
2. 같은 책, 153-154쪽
3. 같은 책, 288쪽
4. 같은 책, 289쪽
5. 같은 책, 158쪽
6. 같은 책, 157쪽
7. 같은 책, 158쪽
8. 로버트 셰리(Robert Schery), "식물의 이주", 『자연사 74』(Natural History 74) 1965년 12월, 41-49쪽 인용
9. 알프레드 크로스비, 158-159쪽
10. 같은 책, 164쪽
11. 같은 책, 154-155쪽
12. 찰스 다윈(Charles Darwin), 『비글호 항해』(Voyage of the Beagle, Garden City, N.Y.: Doubleday, 1962) 119쪽
13. 알프레드 크로스비, 160쪽; 찰스 다윈, 119-120쪽
14. 같은 책, 161쪽
15. 같은 책, 180쪽
16. 같은 책, 182쪽
17. 같은 책 인용
18. 같은 책, 162쪽
19. 같은 책, 289-290쪽 인용
20. 같은 책, 163쪽
21. 같은 책

28. 열대지방에 자리잡은 목초지

1. 캐서린 커필드(Catherine Caufield), "특정한 임무가 없는 보고자: 열대우림", 『뉴요커』 1985년 1월 14일, 79쪽
2. 제임스 파슨스(James Parsons), "열대우림에서 목초지로: 개발이냐 파괴냐?", 『레비스타 데 비오로지아 트로피컬 24』 (Revista de Biologia tropical 24)

1976년 부록 1, 124쪽

3. 제임스 파슨스, "축우 재앙", 『범지구촌 리뷰』(The Whole Earth Review), 1988년 봄, 47쪽. 샌드라 카이서(Sandra Kaiser), "코스타리카; 바나나에서 햄버거 공화국까지", 『낫 맨 어파트』(Not Man Apart) 1985년 5월

4. 노먼 메이어(Norman Meyer), 『1차 자료』(Primary Source, New York: W. W. Norton, 1983) 133쪽; USDA 쇠고기 수입 총계, 대외농업국, 스콧 루이스(Scott Lewis) 요약, 『다시 찾아온 햄버거 커넥션: 열대 삼림 파괴와 중앙 아메리카 및 남부 멕시코 보존 현황』(The Hamburger Connection Revisited: The Status of Tropical Deforest and Conservation in Central American and Southern Mexico, San Francisco: Rainforest Action Network, 1991); 스콧 루이스와 사적인 연락

5. 캐서린 커필드, 79쪽; 노먼 메이어, 134쪽

6. 노먼 메이어, 133쪽; USDA 쇠고기 수입 총계, 대외농업국, 스콧 루이스(Scott Lewis) 요약, 같은 책

7. 빌리 드월트(Billi R. DeWalt), "삼림을 삼키는 축우", 『원자력 과학자 회보』(Bulletin of Atomic Scientist) 1983년 1월; USDA 쇠고기 수입 총계, 대외농업국, 스콧 루이스(Scott Lewis) 요약, 같은 책

8. 노먼 메이어, USDA 쇠고기 수입 총계, 같은 책

9. 빌리 드월트, 19쪽

10. 톰 배리(Tom Barry), 『저항의 뿌리』(Roots of Rebellion, Boston: South End Press, 1987), 84쪽 인용; 스티븐 다우너(Stephen Downer), "멕시코 열대우림을 죽이는 목축업자들", 『데일리 텔레그래프』(Daily Telegraph) 1989년 2월 20일

11. 제임스 파슨스, "축우 재앙" 45쪽

12. 프랜시스 무어 라페와 조지프 콜린스(Joseph Collins), 『식품 우선: 결핍의 신화를 넘어서서』(Food First: Beyond the Myth of Scarcity, New York: Ballantine Books, 1982) 42쪽. 러블 자비스(Lovell S. Javis), 『라틴 아메리카 가축 개발』(Livestock Development in Latin America, (Livestock Development in Latin America, Washington D.C.: World Bank, 1986) 157쪽

13. 앤드류 레브킨(Andrew Revkin), 『불타는 계절』(Burning Season, Boston: Houghton Mifflin, 1990)

14. 캐서린 커필드, 49쪽
15. 줄리 덴슬로(Julie Denslow)와 크리스틴 패도흐(Christine Padoch), 『적도 열대우림의 사람들』(People of the Tropical Rain Forest, Barkely : University of California Press, 1988) 168쪽
16. 노먼 메이어, 138쪽
17. 캐서린 커필드, 49쪽
18. 제임스 파슨스, "축우 재앙" 44쪽
19. 제레미 리프킨(Jeremy Rifkin), 『생물권 정치학 : 새로운 세기를 위한 새로운 의식』(Biosphere Politics : A New Consciousness for a New Century, New York : Crown, 1991) 51쪽
20. 줄리 덴슬로와 크리스틴 패도흐, 169쪽
21. 노먼 메이어, 137쪽
22. 제레미 리프킨, 51쪽
23. 캐서린 커필드, 42쪽
24. 유진 린든(Eugene Linden), "불놀이", 『타임』(Time)지 1989년 9월 18일, 99쪽
25. 같은 책
26. 노먼 메이어, 47쪽
27. 캐서린 커필드, 52쪽
28. 같은 책, 71쪽
29. 같은 책, 51쪽
30. 노먼 메이어, 54쪽
31. 같은 책
32. 같은 책
33. 같은 책
34. 같은 책, 62쪽
35. 같은 책, 65쪽
36. 같은 책, 7쪽
37. 캐서린 커필드, 59-61쪽
38. 노먼 메이어, 8쪽
39. 프랜시스 무어 라페와 조지프 콜린스, 48쪽

40. 제임스 네이션스(James D. Nations), 『적도 열대우림, 위기에 처한 환경』 (Tropical Rainforest, Endangered Environment, New York: Franklin Watts, 1988) 98쪽
41. 세계환경개발위원회(World Commission on Environment and Development), 『우리의 공동 미래, 브런틀랜드 위원회 보고서』(Our Common Future, The Brundtland Commission Report, Oxford University Press, 1987) 151쪽
42. 줄리 덴슬로와 크리스틴 패도호, 169쪽
43. 제임스 파슨스, "축우 재앙" 44쪽 인용
44. 프랜시스 무어 라페와 조지프 콜린스, 53쪽 인용

29. 발굽 달린 메뚜기 떼

1. 데이비드 피멘텔(David Pimentel)과 칼 홀(Carl Hall), 『식품과 천연 자원』 (Food and Natural Resources, San Diego: Academic Press, 1989) 100-101쪽 인용
2. 세계환경개발위원회(World Commission on Environment and Development), 『우리의 공동 미래, 브런틀랜드 위원회 보고서』(Our Common Future, The Brundtland Commission Report, Oxford University Press, 1987) 127쪽
3. 폴 에를리히(Paul Ehrlich)와 앤 에를리히(Anne Ehrlich), 『인구 폭발』(The Population Explosion, New York: Simon & Schuster, 1990) 127쪽
4. 코슨 편집, 77쪽
5. 폴 에를리히와 앤 에를리히, 127쪽
6. 코슨 편집, 77쪽
7. 조디 제이콥슨(Jodi L. Jacobson), 『환경 피난민들: 주거 가능의 척도』 (Environmental Refugee: A Yardstick of Habitability), 월드워치 페이퍼 No. 86(Washington D.C.: Worldwatch Institute, 1988), 10쪽
8. 로버트 레페토(Robert Repetto), "재생 가능 자원과 인구 증가: 과거 경험과 미래 전망", 『인구와 환경』(Population and Environment 10:4) 1989년 여름, 228-229쪽
9. 코슨 편집, 76쪽

10. 세이풀라지즈 밀라스(Seifulaziz Milas), "사막 팽창과 인구 급증"(United Nations Environment Program, Desertification Control Bulletin, December 1984) 11쪽
11. 레스터 브라운(Lester R. Brown) 외, 『1990년 세계 현황』(The State of the World 1990, Washington, D.C.:Worldwatch Institute;New York:W. W. Norton, 1990) 60쪽
12. 같은 책, 61쪽
13. 샌드라 포스텔(Sandra Postel), 『물:부족의 시대에 관리 재고』(Water:Rethinking Management in an Age of Scarcity), 월드워치 페이퍼 No. 62(Washington, D.C.:Worldwatch Institute, 1984), 25쪽
14. 마이클 폭스(Micheal Fox)와 낸시 위스월(Wiswall), 『쇠고기의 숨겨진 비용』(The Hidden Costs of Beef, Washington, D.C.:Humane Society of the United States, 1989) 29쪽;프랜시스 무어 라페(Frances Moore Lappe), 『작은 혹성을 위한 다이어트』(Diet for a small Planet, New York:Ballantine, 1982) 80쪽
15. 데이비드 피멘텔, "농업과 식품 분야의 폐기물:환경 및 사회적 비용"(draft commissioned by the Gross National Waste Product Forum, Arlington, Virginia, 1989년) 5쪽
16. 프랜시스 무어 라페, 80쪽
17. 같은 책
18. 데이비드 피멘텔, "농업과 식품 분야의 폐기물:환경 및 사회적 비용" 6쪽
19. 앨런 듀어닝(Alan B. Durning), "건강과 거주지를 위해 치러야 하는 쇠고기 비용", 『로스앤젤레스 타임스』(Los Angeles Times) 1986년 9월 21일, V3
20. 한 달간 동물의 식물 섭취 단위 기준;린 제이콥스(Lynn Jacobs), "놀라운 목초:가축산업이 미 서부에서 어떻게 운영되고 있는가"(United Nations Environmental Program, Desertification Control Bulletin 17, 1988) 14쪽;존 랜캐스터(John Lancaster), "공유지, 사적 이익", 『워싱턴 포스트』(Washington Post) 1991년 2월 17일, A1, A8, A9
21. 존 루오마(John R. Luoma), "실망스런 단어들"『오듀본』(Audubon 88) 1986년 9월, 104쪽;존 랜캐스터, A1, A8, A9
22. 존 랜캐스터, A1, A8, A9

23. 마이클 폭스와 낸시 위스월, 29쪽; 린 제이콥스, 15쪽
24. 덴첼 퍼거슨(Denzel Ferguson)과 낸시 퍼거슨(Nancy Ferguson), 『공공 여물통에 입을 대는 신성한 소들』(Sacred Cows at the Public Trough, Bend, Ore.: Maverick Publications, 1983), 61쪽; 린 제이콥스, 15쪽
25. 덴첼 퍼거슨과 낸시 퍼거슨, 61쪽
26. 같은 책
27. 같은 책, 64쪽 인용
28. 존 루오마, 92쪽
29. 조지 워스너(George Wuerthner), "가격이 잘못이다", 『시에라』(Sierra) 1990년 9/10월, 40쪽
30. 같은 책 인용
31. 덴첼 퍼거슨과 낸시 퍼거슨, 74-75쪽
32. 필립 프래드킨(Philip L. Fradkin), "서구의 식사" 『오듀본 81』 1979년 1월, 102쪽. 덴첼 퍼거슨과 낸시 퍼거슨, 75쪽
33. 덴첼 퍼거슨과 낸시 퍼거슨, 75-77쪽
34. 같은 책, 77쪽
35. 조지 워스너, 41쪽
36. 덴첼 퍼거슨과 낸시 퍼거슨, 94쪽
37. 같은 책, 101-102쪽
38. 조지 워스너, 41-42쪽
39. 덴첼 퍼거슨과 낸시 퍼거슨, 116쪽
40. 조지 워스너, 41-42쪽
41. 덴첼 퍼거슨과 낸시 퍼거슨, 117쪽
42. 같은 책, 135-136쪽 인용
43. 같은 책, 136쪽 인용
44. 같은 책, 136쪽 인용
45. 키스 슈나이더(Keith Schneider), "연방의 정글 전쟁 중재", 『뉴욕 타임스』 1991년 7월 9일, 4E
46. 캐롤 그룬월드(Carol Grunewald) 편집, 『동물 행동주의자 경보』(Animal Activist Alert, 8:3, Washington, D.C.: Humane Society of the United States, 1990) 3쪽

47. 에드워드 애비(Edward Abbey), 『제발 한 번에 하나의 생명만』(One Life at a Time Please, New York: Henry Holt, 1988) 13-14쪽
48. 조안나 월드(Johanna Wald)와 데이비드 앨버스워스(David Alberswerth), 『몸살을 앓고 있는 공유 방목지: 1989년 상황 보고서』(Our Ailing Rangelands: Conditions Report-1989, Washington, D.C.: National Wildlife Federation, 1989) 3-4쪽
49. 조지 워스너, 39쪽; 미라 클록켄브링크(Myra Klokenbrink), "새로운 방목지 전쟁이 불모지를 적으로 간주하고 있다", 『뉴욕 타임스』 1991년 8월 20일, G4
50. 존 루오마, 92쪽
51. 클록켄브링크, 같은 책
52. 조지 워스너, 39쪽 인용
53. 존 맥코믹(John McCormick)과 빌 터큐(Bill Turque), "미국의 미개간지" 『뉴스위크』 1989년 10월 9일, 78쪽
54. 같은 책, 78쪽
55. 같은 책, 80쪽
56. 같은 책

30. 사막으로 변해가는 아프리카

1. 클라우스 메인(Klaus Meyn), 『동아프리카의 쇠고기 생산』(Beef Production in East Africa, Munich: Weltforum-Verlag, 1970) 173-174쪽
2. 프랜시스 무어 라페와 조지프 콜린스(Joseph Collins), 『식품 우선: 결핍의 신화를 넘어서서』(Food First: Beyond the Myth of Scarcity, New York: Ballantine Books, 1978) 46쪽
3. 세이풀라지즈 밀라스(Seifulaziz Milas), "사막 팽창과 인구 급증"(United Nations Environment Program, Desertification Control Bulletin, December 1984) 11쪽
4. UN 식량농업기구(Food and Agriculture Organization of the United Nations), 『생산, 1989년도 연보』(Production, 1989 Yearbook) 도표 89; 세계 자원협회 외, 『1990-1991년도 세계 자원』(World Resources 1990-1991) 도표 18.3, 282쪽

5. 레스터 브라운(Lester R. Brown) 외, 『1990년 세계 현황』(The State of the World 1990, Washington, D.C.:Worldwatch Institute;New York:W. W. Norton, 1990) 6쪽
6. 데이비드 피멘텔(David Pimentel)과 칼 홀(Carl Hall), 『식품과 천연 자원』(Food and Natural Resources, San Diego;Academic Press, 1989) 455쪽
7. 환경조사청, 『죽음의 덫 버펄로 울타리』(The Death Trap Buffalo Fence, Washington, D.C.:Environmental Investigation Agency, March 1991)
8. 마이클 폭스(Micheal Fox)와 낸시 위스월(Wiswall), 『쇠고기의 숨겨진 비용』(The Hidden Costs of Beef, Washington, D.C.:Humane Society of the United States, 1989) 8쪽
9. 조디 제이콥슨(Jodi L. Jacobson), 『환경 피난민들:주거 가능의 척도』(Environmental Refugee:A Yardstick of Habitability, Washington D.C.:Worldwatch Institute, 1988) 14쪽 인용
10. 마이클 글랜츠(Micheal H. Glantz) 편집, 『사막화』(Desertification, Boulder, Colo.:Westview Press, 1977) 165-166쪽
11. 세이풀라지즈 밀라스, 11쪽
12. 조디 제이콥슨, 11쪽
13. 같은 책
14. 같은 책
15. 같은 책
16. 같은 책, 12쪽
17. 같은 책
18. 로버트 만(Robert Mann), "개발과 사헬 재난:감비아 사례", 『생태학자』(Ecologist), 1987년 3/6월;레스터 브라운 외, 『1988년 세계 현황』 10쪽 참조

31. 물을 빼앗긴 사람들

1. 레스터 브라운(Lester R. Brown) 외, 『1990년 세계 현황』(The State of the World 1990, Washington, D.C.:Worldwatch Institute;New York:W. W. Norton, 1990) 48쪽
2. 샌드라 포스텔(Sandra Postel), 『물:부족의 시대에 관리 재고』

(Water:Rethinking Management in an Age of Scarcity), 월드워치 페이퍼 No. 62(1984), 5쪽
3. 데이비드 피멘텔(David Pimentel)과 칼 홀(Carl Hall), 『식품과 천연 자원』(Food and Natural Resources, San Diego:Academic Press, 1989) 41쪽
4. 월터 코슨(Walter H. Corson) 편집, 『글로벌 생태학 핸드북』(The Global Ecology Handbook, Boston:Beacon Press, 1990) 79쪽; 샌드라 포스텔, 13쪽
5. 월터 코슨 편집, 77쪽
6. 샌드라 포스텔, 13쪽
7. 데이비드 피멘텔과 칼 홀, 41쪽
8. 프랜시스 무어 라페(Frances Moore Lappe), 『작은 혹성을 위한 다이어트』(Diet for a small Planet, New York:Ballantine, 1982) 76-77쪽
9. 같은 책, 78쪽
10. 샌드라 포스텔, 20쪽
11. 프랜시스 무어 라페, 78쪽
12. 회계감사원, 『지하수 남용은 반드시 규제되어야 한다』, 회계감사원 원장이 미 의회에 제출한 보고서, CED-80-96, 1980년 9월 12일, 3쪽
13. 폴 에를리히(Paul Ehrlich)와 앤 에를리히(Anne Ehrlich), 『인구 폭발』(The Population Explosion, New York:Simon & Schuster, 1990) 29쪽
14. 프랜시스 무어 라페, 79쪽
15. 같은 책, 85쪽
16. 회계감사원, 『검토된 관개 프로젝트에 대한 연방 부담은 비용을 감당하지 못한다』(Federal Charge for Irrigation Projects Reviewed Do Not Cover Costs), 회계감사원 원장이 미 의회에 제출한 보고서, PAD-81-07, 1981년 3월 3일, 26쪽
17. 데이비드 피멘텔, "농업과 식품 분야의 폐기물:환경 및 사회적 비용", 총국민폐기물생산(GNWPA) 보고서, Arlington, Virginia, 1989년 9-10, 8쪽
18. 프랜시스 무어 라페, 86쪽; 레스터 브라운 외, 『1991년 세계 현황』16-17쪽
19. 존 로빈슨(John Robbins), 『새로운 미국을 위한 음식』(Diet for a New America, Walpole, N. H.:Stillpoint, 1987) 368쪽
20. 엔스밍거(M. E. Ensminger), 『동물학』(Animal Science, Danville, Ⅲ:Interstate Publishers, 1991), 187쪽, 도표 5-10

21. 데이비드 피멘텔, "농업과 식품 분야의 폐기물: 환경 및 사회적 비용", 총국민 폐기물생산(GNWPA) 포럼 보고서, Arlington, Virginia, 1989년, 12-13쪽; 프랜시스 무어 라페, 84쪽
22. 앨런 듀어닝(Alan B. Durning), "건강과 거주지를 위해 치러야 하는 쇠고기 비용", 『로스앤젤레스 타임스』(Los Angeles Times) 1986년 9월 21일, 3쪽
23. 엔스밍거, 187쪽, 도표 5-9
24. 존 스위튼(John Sweeten) 분석에 의거, 전국 축우업자 협회 텍사스 A&M(Texas A&M for the National Cattleman's Association), 1990년

32. 더워져만 가는 지구

1. 어빈 민처(Irvin Mintzer), 『정도의 문제: 온실효과 조절 가능성』(A Matter of Degree: The Potential for Controlling the Greenhouse Effect), 세계자원협회 연구보고서 No. 5(Washington D.C.: World Resource Institute, 1987), I; 세계자원협회 외, 『1990-1991년 세계 자원』 도표 24.3, 350쪽
2. 솔로몬(A. M. Solomon), "지구의 탄소 주기"; 로티(R. M. Rotty)와 매스터스(C.D. Masters), "화석연료 연소에서 나오는 이산화탄소: 경향, 자원 그리고 기술적 영향"; 휴튼(R. A. Houghton), "대기 생태계와 육상 생태계 간의 이산화탄소 교환"; 존 트라발카(John R. Trabalka), "대기 중 이산화탄소와 지구 탄소 주기"(Washington, D.C.: U.S. Government Printing Office, 1985)
3. 라마나탄(V. R. Ramanathan), "기후 변화에서 가스 경향과 그것의 잠재적 역할 추적", 『지구 물리학 연구 저널』(Journal of Geophysical Research 90, 1985), 5,547-5,566쪽
4. 세계자원협회 외, 346쪽, 도표 24.1, 109쪽
5. 같은 책
6. 폴 에를리히(Paul Ehrlich)와 앤 에를리히(Anne Ehrlich), 『인구 폭발』(The Population Explosion, New York: Simon & Schuster, 1990) 115쪽
7. 로버트 부쉬바처(Robert J. Buschbacher), "적도 삼림 파괴와 목초지 개발", 『바이오사이언스』(BioScience 36), 1986년 1월 25일
8. 유진 린든(Eugene Linden), "불놀이", 『타임』(Time) 1989년 9월 18일, 78쪽
9. 세계자원협회 외, 38, 102, 346쪽, 도표 24.1. 더 오래된 지속적인 평가 시리

즈. 새로운 LANDSAT 시리즈는 1987년까지 소급되지 않는다-에릭 로든버그(Eric Rodenburgh)와 전화 접촉, WRI(탄소의 톤 측정)
10. 같은 책, 348쪽, 도표 24.2, 15쪽, 도표 2.2
11. 데이비드 피멘텔, "농업과 식품 분야의 폐기물: 환경 및 사회적 비용", 총국민 폐기물생산(GNWPA) 보고서, Arlington, Virginia, 1989년 9-10. 피멘텔은 현재의 목초와 곡물 사료를 먹이는 가축 시스템을 목초를 먹이는 가축 시스템으로 대신할 경우 에너지 투입량이 60% 정도 감소할 것이라고 결론짓는다.
12. 앨런 듀어닝(Alan B. Durning), "건강과 거주지를 위해 치러야 하는 쇠고기 비용", 『로스앤젤레스 타임스』(Los Angeles Times) 1986년 9월 21일, 3쪽
13. 연간 1인당 쇠고기 소비량 29.5킬로그램 기준. 자동차 이산화탄소 배출 비교는 앤드류 킴브렐(Andrew Kimbrell)에서 인용. "도로 위에서", 제레미 리프킨(Jeremy Rifkin) 외, 『녹색 생활양식 핸드북』(The Green Lifestyle Handbook, New York: Owl Book, 1990)
14. 레스터 브라운(Lester R. Brown) 외, 『1990년 세계 현황』(The State of the World 1990, Washington, D.C.: Worldwatch Institute; New York: W. W. Norton, 1990) 67쪽
15. 프레드 피어스(Fred Pearce), "메탄: 숨겨진 온실효과 가스", 『신과학』(New Science) 1990년 5월 6일, 38쪽
16. 같은 책
17. 같은 책, 37쪽
18. 같은 책
19. 같은 책
20. 가축의 메탄 방출, 1990-1991년 세계자원협회 외, 346쪽, 도표 24.1; 마이클 깁스(Michael Gibbs)와 캐슬린 호건(Kathleen Hogan)이 조사한 가축의 가스 방출에서 축우가 차지하는 비율, "메탄" 『EPA 저널』(EPA Journal) 1990년 3/4월
21. 프레드 피어스, 38쪽. 세계자원협회가 조사한 생물자원과 흰개미 자원 견적, 3,543쪽
22. 같은 책
23. 앤드류 레브킨(Andrew Revkin), "영원한 여름", 『디스커버』(Discover 9) 1988년 10월, 50쪽

24. 같은 책
25. 제임스 핸슨(James Hansen), NASA 고다드 우주연구협회(NASA Goddard Institute for Space Studies), 앤드류 레브킨, 20쪽 인용
26. 앤드류 레브킨, 18-19쪽
27. 랭글리(W. R. Rangly), "전세계 관개와 배수", 식량 및 수자원에 관한 국제회담(International Conference on Food and Water), 텍사스 A&M 대학, College Station, Texas, 1985년 5월 26-30일
28. 같은 책
29. 리처드 에이커스(Richard Akers), "온실효과 법안의 시행을 촉구하는 보고서", 『사이언스』 1988년 7월, 23쪽
30. 질 재거(Jill Jaeger), "기후 변화에 대응하는 개발 정책"(The Bellagio Report), 스웨덴 스톡홀름: 베이저 협회(Beijer Inatitute)의 세계 기후 프로그램-영향 연구, 1988년 4월 1-2쪽
31. 앤소니 라미레즈(Anthony Ramirez), "온난한 세계" 『포춘』(Fortune) 1988년 7월 4일, 104쪽

6부 육식을 즐기는 사람들의 의식구조

33. 쇠고기 심리학

1. 테오도르 아도르노(Theodor Adorno), 『작은 도덕: 피해를 입은 생물로부터의 반성』(Minima Moralia: Reflection from Damaged Life, London: NLB, 1978) 78쪽
2. 이-푸 추안(Yi-fu Tuan), 『지배와 영향: 애완동물 만들기』(Dominance and Affection: The Making of Pets, New Haven: Yale University Press, 1984) 9쪽
3. 앤 머콧(Anne Murcott), "당신이 먹는 것은 당신이다: 식품 선택에 영향을 미치는 인류학적 요소들" 리츤(C. Ritson) 편집, 『식품 소비자』(The Food Consumer, New York: Wiley, 1986) 110쪽

4. 폴린 파워스(Pauline S. Powers), 『비만: 체중 조절』(Obesity: The Regulation of Weight, Baltimore: William & Willins) 224쪽 인용
5. 롤랑 바르트(Roland Barthes), "현대 식품의 심리사회학을 향해", 로버트 포스터(Robert Forster)와 오레스트 라눔(Orest Ranum) 편집, 『역사 속의 식품과 음료』(Food and Drink in History, Baltimore: Johns Hopkins University Press, 1979) 168쪽; 레슬리 고프턴(Leslie Gofton), "식탁의 법칙: 식품 선택에 영향을 미치는 사회학적 요소들" 리츤 외, 145-146쪽
6. 롤랑 바르트, 167쪽

34. 육류에서 비롯된 남녀 차별주의

1. 캐롤 애덤스(Carol J. Adams), 『육류의 성 정치학』(The Sexual Politics of Meat, New York; Continuum, 1990) 189쪽; 조지프 캠벨(Joseph Campbell), 『신의 가면: 신화학』(The Masks of God: Primitive Mythology) 1권(New York: Penguin, 1959, 1978) 129, 137쪽
2. 조지프 캠벨, 129쪽
3. 클로드 레비스트로스(Claude Levi-Strauss), 『식사 예절의 기원』(The Origin of Table Manners, New York: Harper & Row, 1978), 478-479쪽
4. 같은 책, 489쪽
5. 같은 책, 484쪽
6. 앤 머콧(Anne Murcott), "당신이 먹는 것은 당신이다: 식품 선택에 영향을 미치는 인류학적 요소들", 리츤(C. Ritson) 편집, 『식품 소비자』(The Food Consumer, New York: Wiley, 1986) 109쪽 인용
7. 줄리아 트위그(Julia Twigg), "채식주의와 고기의 의미" 앤 머콧 편집, 『식품과 식사의 사회학』(The Sociology of Food and Eating, Croft, Aldershot, England: Gower, 1983) 21-22쪽; 줄리아 트위그, "사고를 위한 음식: 순수와 채식주의" 『종교』(Religion, 9) 1979년 봄, 17쪽. 앤 머콧, "당신이 먹는 것은 당신이다" 20쪽
8. 줄리아 트위그, "채식주의" 22쪽
9. 같은 책, 23쪽
10. 앤 머콧, "당신이 먹는 것은 당신이다" 111-112쪽

11. 줄리아 트위그, "채식주의", 24쪽
12. 앤 머콧, "당신이 먹는 것은 당신이다" 111-112쪽; 줄리아 트위그, "사고를 위한 음식" 20쪽
13. 줄리아 트위그, "채식주의" 24쪽
14. 같은 책, 25쪽
15. 같은 책
16. 캐롤 애덤스, 35쪽
17. 같은 책
18. 헤겔(Hegel)의 『권리 철학』(Philosophy of Right), 166, 263쪽에서 발췌. 낸시 투아나(Nancy Tuana)의 "남성의 사생아: 여성의 과학적, 종교적, 철학적 이미지들", 출간되지 않은 원고에서 인용
19. 캐롤 애덤스, 36쪽
20. 조앤 핑클스테인(Joanne Finklestein), 『외식하기』(Dining Out, New York: New York University Press, 1989) 43쪽
21. 피에르 부르디외(Pierre Bourdieu), 『차이: 맛의 판단에 대한 사회적 비평』 (Distinction: A Social Critique of the Judgement of Taste), 나이스(R. Nice) 번역(Cambridge, Mass.: Harvard University Press, 1984) 190, 192쪽
22. 같은 책, 192쪽
23. 프레드릭 시몬스(Frederick J. Simoons), 『이 살코기는 먹지 마라: 유럽의 식품 기피』(Eat Not This Flesh: Food Avoidance in the Old World, Madison: University of Wisconsin Press, 1961, 1967) 12쪽
24. 로라 오렌(Laura Oren), "노동에 종사하는 가족에서 여성의 행복: 잉글랜드, 1860-1950", 『페미니스트 연구』(Feminist Studies 1:3-4), 1973 겨울-봄, 110쪽, 론트리(B.S. Rowntree)와 메이 켄댈(May Kendall), 『노동자들은 어떻게 사는가: 농촌 노동 문제 연구』(How the Labourer Lives: A Study of the Rural Labor Problem, London: Thomas Nelson & Sons, 1913)
25. 캐롤 애덤스, 29쪽
26. 같은 책, 28쪽
27. 매리온 커(Marion Kerr)와 니콜라 찰스(Nicola Charles), "받는 자와 주는 자: 가족 내에서 음식 분배", 『사회학 리뷰』(Sociological Review 34:1) 1986년 1월, 140쪽

28. 같은 책, 155쪽
29. 같은 책
30. 캐롤 애덤스, 28쪽
31. "붉은 고기: 미국 남성의 사내다움의 최후의 상징", 『내셔널 옵서버』(National Observer, 10) 1976년 7월, 13쪽
32. 에머슨 도배시(R. Emerson Dobash)와 러셀 도배시(Russell Dobash), 『아내들을 향한 폭력: 가부장제에 대항한 한 사례』(Violence Against Wives: A Case Against the Patriarchy, New York: Free Press, 1979) 100쪽
33. 에린 피제이(Erin Pizzey), 『조용히 비명 질러, 이웃이 듣겠어』(Scream Quietly or the Neighbors Will Hear, Hamondsworth, England: Penguin, 1974) 35쪽

35. 쇠고기가 낳은 계급주의 · 국수주의

1. 레슬리 고프턴(Leslie Gofton), "식탁의 법칙: 식품 선택에 영향을 미치는 사회학적 요소들", 리츤 외 편집, 『식품 소비자』(The Food Consumer, New York: Wiley, 1986) 141쪽
2. 카슨 리치(Carson I. Ritchie), 『문명 속의 음식』(Food in Civilization, New York: Beaufort Books, 1981) 184쪽
3. 같은 책
4. 캐스린 그로버(Kathryn Grover) 편집, 『1850-1900년 미국에서의 식사』(Dining in America, 1850-1900, Amherst: University of Massachusetts Press, 1987) 172쪽
5. 리처드 후커(Richard J. Hooker), 『미국의 식품과 음료』(Food and Drink in America, Indianapolis: BobbsMerrill, Inc. 1981), 313-314쪽
6. 롤랑 바르트(Roland Barthes), 『신화학』(Mythologies, New York: Hill & Wang, 1971) 62쪽
7. 같은 책, 62-63쪽
8. 같은 책, 63쪽
9. 캐롤 애덤스(Carol J. Adams), 『육류의 성 정치학』(The Sexual Politics of Meat, New York: Continuum, 1990) 30쪽 인용

10. 조지 비어드(George M. Beard), M.D., 『성적(性的) 신경쇠약』(Sexual Neurasthenia)에서 발췌, 같은 책 인용
11. 같은 책
12. 같은 책, 31쪽
13. 키스 토마스(Keith Thomas), 『인간과 자연 세계』(Man and the Natural World, New York: Pantheon, 1983), 298쪽 인용
14. 같은 책, 299쪽 인용
15. 캐롤 애덤스, 32쪽
16. 러셀 베이커(Russell Baker), "붉은 고기 데카당스", 『뉴욕 타임스』 1973년 4월 3일, 43쪽

36. 소 떼와 개척정신

1. 로데릭 내시(Roderick Nash), 『황무지와 미국 정신』(Wildness and the American Mind, New Haven: Yale University Press, 1982) 32쪽
2. 같은 책, 24-25쪽
3. 제임스 서펠(James Serpell), 『동물들의 회사에서』(in the Company of Animals, New York: Basil Blackwell, 1988) 122쪽
4. 구약성서 창세기 발췌, 같은 책 인용
5. 키스 토마스(Keith Thomas), 『인간과 자연 세계』(Man and the Natural World, New York: Pantheon, 1983) 18쪽
6. 존 허먼 랜들(John Herman Randell), 『근대 정신의 형성』(The Making of the Modern Mind, Cambridge, Mass.: Houghton Mifflin, 1940) 224쪽
7. 베이컨(Bacon), "신 오르가눔"(Novum Organum) 『프랜시스 베이컨 작품집』(The Works of Francis Bacon) 4권, 246쪽
8. 키스 토머스, 27쪽 인용
9. 같은 책, 29쪽 인용
10. 제임스 서펠, 124쪽
11. 싱어(P. Singer), 『동물 해방』(Animal Liberation, Wellingbrough, England: Norhants, Thorsons, 1983) 217-223쪽
12. 같은 책, 219쪽 인용

13. 존 로크(John Locke), 『통치이론』(Two Treatises of Government), 피터 래슬렛(Peter Laslett) 편집(Cambridge, England:Cambridge University Press, 1967), 315쪽
14. 레오 스트라우스(Leo Strauss), 『자연권과 역사』(Natural Right and History, Chicago:University of Chicago Press, 1953) 258쪽
15. 마키스 드 콩도르세(Marquis de Condorcet), "인간정신의 진보에 관한 역사적 개관", 존 핼로웰(John Hallowell), 『근대 정치 사상의 주류』(Main Currents in Modern Political Thought, New York:Holt, Rinehart & Winston, 1950) 132쪽
16. 프레드릭 터너(Frederick J. Turner), 『미국 역사에서 개척지의 중요성』(The Significance of the Frontier in American History, Ann Arbor, Mich.:University Microfilms, 1894) Foreword, 199쪽
17. 같은 책, 199, 277쪽
18. 같은 책, 200쪽
19. 같은 책
20. 같은 책, 226-227쪽

37. 햄버거와 고속도로 문화

1. 커트 수플리(Curt Suplee), "잔디밭의 노예"『워싱턴 포스트 매거진』(Washington Post Magazine) 1989년 4월 30일, 20쪽
2. 국세조사국, 『1990년 통계 개요』(Statistical Abstract 1990) 도표 25
3. 마크 에델먼(Mark Edelman), "코스타리카 목초지로부터 북아메리카 햄버거까지", 마빈 해리스(Marvin Harris)와 에릭 로스(Eric B. Ross) 편집, 『식품과 진화』(Food and Evolution, Philadelphia:Temple University Press, 1987) 3쪽
4. 로즈 도스티(Rose Dosti), "햄버거에 무슨 일이 일어난다 할지라도"『로스앤젤레스 타임스』1989년 9월 14일, 8BB
5. 맥스 보아스(Max Boas)와 스티브 체인(Steve Chain), 『맥도널드의 빅맥』(Big Mac-Mcdonald's, New York:Dutton, 1976) 194쪽; 리처드 후커(Richard J. Hooker), 『미국의 식품과 음료』(Food and Drink in America,

Indianapolis:BobbsMerrill, Inc. 1981) 329쪽
6. 맥스 보아스와 스티브 체인, 47쪽; 마빈 해리스, 『신성한 소와 역겨운 돼지』(The Sacred Cow and Abominable Pig, New York:Touchstone/Simon & Schuster, 1987) 12쪽, 리처드 후커, 329쪽
7. 케네스 잭슨(Kenneth T. Jackson), 『왕바랭이 개척지』(Crabgrass Frontier, New York:Oxford University Press, 1985) 170-171쪽
8. 같은 책, 161-162쪽
9. 같은 책, 249쪽
10. 마빈 해리스, 『신성한 소』 122쪽
11. 리처드 후커, 327쪽
12. 같은 책, 328쪽
13. 케네스 잭슨, 162쪽
14. 리처드 후커, 325쪽
15. 마빈 해리스, 『신성한 소』 120쪽
16. 같은 책
17. 같은 책, 121쪽
18. 같은 책
19. 같은 책
20. 같은 책, 125-126쪽
21. 같은 책, 126쪽
22. 에릭 로스(Eric B. Ross), 『문화의 신화를 넘어서서』(Beyond the Myth of Culture, New York: Academic Press, 1980) 213-215쪽
23. 같은 책, 214-215쪽
24. 앨든 맨체스터(Alden C. Manchester), "식품 마케팅 산업" 『USDA 마케팅, 1988년 미국 농업 연보』(USDA Marketing, U.S. Agriculture 1988 Yearbook of Agriculture, Washington, D.C.:U.S. Government Printing Office, 1988) 7쪽
25. 같은 책, 8쪽
26. 스티븐 메이어(Steven D. Mayer), 『W. S. 식품서비스 산업』(W. S. Foodservice Industry), 같은 책, 86쪽
27. 같은 책

28. 데비 수 에드먼드(Debi Sue Edmund), "빅맥의 숨은 비밀은? 그것은 간단하다!", 『매니지먼트 리뷰』(Management Review 79) 1990년 5월, 32-33쪽
29. 조앤 핑클스테인(Joanne Finklestein), 『외식하기』(Dining Out, New York : New York University Press, 1989) 46쪽
30. 맥스 보아스와 스티브 체인, 36쪽
31. 콘라드 코택(Conrad Kottak), "맥도널드에서의 의식(儀式)", 마셜 피시윅(Marshall W. Fishwick) 편집, 『다시 찾아온 로널드 : 로널드 맥도널드의 세계』(Ronald Revisited : The World of Ronald McDonald, Bowling Green University Popular Press, 1983) 55쪽
32. 마거릿 킹(Margaret King), "대중 문화의 제국", 마셜 피시윅 편집, 118쪽
33. 콘라드 코택, 마셜 피시윅 편집, 55쪽
34. 마이클 스틸(Michael Steel), 『우리가 무엇을 배울 수 있는가』(What Can We Learn), 마셜 피시윅 편집, 127쪽
35. 맥스 보아스와 스티브 체인, 53쪽
36. 같은 책, 26쪽
37. 레이 크록(Ray Kroc), 『짜내기 : 맥도널드의 성공의 수단』(Grinding it Out : The Making of Mcdonald's, Chicago : Regnery, 1977) 96쪽
38. 맥스 보아스와 스티브 체인, 48쪽
39. 같은 책, 50-51쪽 인용
40. 같은 책, 26쪽
41. 샘 릴리(Sam Riley), "당신이 말하는 것이 당신이다", 피시윅 편집, 41쪽
41. 맥스 보아스와 스티브 체인, 177쪽

38. 현대 육식 문화 비평

1. 볼프강 샤드(Wolfgang Schad), 『인간과 포유 동물』(Man and Mammals, Garden City : N.Y. : Waldorf Press, 197) 97쪽
2. 리처드 콜스(Richard L. Kohls)와 조지프 울(Joseph N. Uhl), 『농산물 마케팅』(Marketing of Agricultural Products, New York : Macmillan, 1990) 391쪽
3. 더글라스 콘시딘(Douglas M. Considine)과 글렌 콘시딘(Glenn D. Considine) 편집, 『식품과 식품 생산 백과사전』(Foods and Food Production

Encyclopedia, New York : Van Nostrand Reinhold, 1982) 1170쪽
4. 같은 책
5. 토마스 지글러(P. Thomas Zeigler), 『우리가 먹는 고기』(The Meat We Eat, Danville, Ⅲ : Interstate Publishers, 1966) 10쪽 ; 트레버스 몽큐어 에반스(Travers Moncure Evans)와 데이비드 그린(David Greene), 『육류 백과』(The Meat Book, New York : Charles Scribner's Sons) 107쪽
6. 더글라스 콘시딘과 글렌 콘시딘 편집, 1,164쪽
7. 같은 책, 1,165쪽
8. 같은 책, 1,199쪽
9. 엘머 쿠퍼(Elmer L. Cooper), 『농업과학, 기초와 적용』(Agriscience, Fundamentals & Application, Albany : Delmar Publishers, 1990) 표 30-6, 401쪽
10. 제임스 서펠(James Serpell), 『동물들의 회사에서』(in the Company of Animals, New York : Basil Blackwell, 1988) 144-145쪽
11. 같은 책, 166-167쪽
12. 월터 버커트(Walter Burkert), 『호모 네칸스』(Homo Necans), 빙(P. Bing) 번역(Berkely : University of California Press, 1983) 3-12쪽
13. 같은 책
14. 제임스 서펠, 168쪽
15. 같은 책, 163-164쪽
16. 키스 토마스(Keith Thomas), 『인간과 자연 세계』(Man and the Natural World, New York : Pantheon, 1983) 294쪽 ; 제임스 서펠, 165쪽
17. 키스 토마스, 295쪽 ; 제임스 서펠, 165쪽
18. 키스 토마스, 294쪽 인용 ; 제임스 서펠, 165쪽
19. 로널드 피어셜(Ronald Pearshall), 『싹 속의 벌레 : 빅토리아 여왕 시대의 성욕의 세계』(The Worm in the Bud : The World of Victorian Sexuality, Toronto : Macmillan, 1969) 313쪽
20. 알랭 코르뱅(Alain Corbin), 『악취와 향기 : 향내와 프랑스 사회적 공상』(The Foul and the Fragrant : Odor and The French Social Imagination, Cambridge, Mass. : Harvard University Press, 1986) 31쪽
21. 제임스 서펠, 155쪽

22. 업튼 싱클레어에서 발견되는 도축공장 에피소드에서 인용, 『정글』(The Jungle, Urbana: University of Illinois Press, 1988) 36쪽
23. 캐롤 애덤스(Carol J. Adams), 『육류의 성 정치학』(The Sexual Politics of Meat, New York; Continuum, 1990) 67쪽; 제임스 서펠, 159쪽
24. "얼버무리기 상은 말을 삼가지 않는다" 『달라스 모닝 뉴스』(Dallas Morning News), 1988년 11월 20일, 4A
25. 제임스 서펠, 158쪽
26. 윌리엄 해즐릿(Willam Hazlitt), "똑 부러지게 말하는 사람", 키스 토마스, 300쪽 인용

참고문헌

UN 사막화위원회 사무국
  (Secretariat of the United Nations Conference on Desertification)
  『사막화: 그 원인과 결과』(Desertification: Its Causes and Consequences)
  New York: Pergamon Press, 1977
UN 식량농업기구(Food and Agricuture Organization of the United Nations),
  『생산, 1989년도 연보』(Production, 1989 Yearbook) Vol. 43,
  Rome, Italy: FAO, 1990
────『아시아와 태평양 지역의 식량 및 농업의 천연 자원에 관한 보고서』
  (Report on Natural Resources for Food and Agriculture in the Asia and
  Pacific Region). FAO Environment and Energy Paper 7. Rome, Italy:
  FAO, 1986
────『무역, 통상, 상업, 1989년 연보』(Trade, Commerce, Commercio,
  1989 Year Book) Rome, Italy: FAO, 1986
UN 환경 프로그램(United Nations Environment Programme),
  『사막화 관리보고』(Desertification Control Bulletin) Nairobi, Kenya:
  UNEP, No. 15, 1987
개빈 윌리엄(Gavin Willam), "서론: 농부, 목자(牧者) 그리고 국민"
  『아프리카 농촌』(Rural Africana 25-26) 1986년 봄-가을
  "건강 집단들은 음식의 지방에 관한 의견이 일치한다"(Health Groups Find
  Consensus on Fat in Diet) 『사이언스 뉴스』(Science News 137)
  1990년 3월 3일, 132쪽
게리 보크(Gary Vocke), "전세계 농업 변화 특성" 『전국 식품 리뷰』 1990년 4-6월

게일 바인스(Gail Vines), "음식, 약품 그리고 심장 질환"
　　『신과학자』 1989년 2월 25일
"결장암 요리하기"(Cooking Up Colon Cancer)
　　『사이언스 뉴스』(Science News) 1990년 11월 10일, 302쪽
[경제적 경향의 기초](Foundation on Economic Trends)
　　제레미 리프킨(Jeremy Rifkin), USDA에 보내는 진정서, 질병 관리 센터 및 소 면역 결핍 바이러스(BIV)에 관해 연구 중인 미국 보건청(NIH), 1987년 8월 3일 ; 제임스 와인가든(James Wyngaarden), B(NIH)와 버트 호킨스(USDA), 제레미 리프킨에게 보내는 서한, [경제적 경향의 기초] 워싱턴 D.C., 1987년 9월 23일
[경제적 경향의 기초], 버나딘 힐리(Bernadine Healy) 박사에 대한 진정서, NIH, 에드워드 매디건(Edward Madigan), 제임스 글로서(James Glosser), APHIS, BIV, BLV 및 아메리카 소의 레트로바이러스에 관해 연구 중인 USDA. 워싱턴 D.C.:[경제적 경향의 기초], 1987년 9월 23일
공짜 공유지(Free Our Public Lands).
　　『공유지 방목 통계』(Public Lands Ranching Statistics)
　　Tucson, Ariz.:c. 1989
국가 조사위원회(National Research Council),
　　농업위원회(Board on Agriculture),
　　『대체 농업』(Alternative Agriculture) Washington, D.C.:National Academy Press, 1989
국립 암 연구소(National Cancer Institute),
　　『1989년 사례집』(Fact Book 1989) Bethesda, Md:National Cancer Institute, 1989
국제환경개발협회(International Institute for Environment and Development)와 세계자원협회(World Resources Institute)
　　『세계 자원』(World Resources) 1987. Rangeland Condition.
　　New York:Basic Books, c. 1987
국제환경개발협회(International Institute for Environment and Development)와 세계자원협회(World Resources Institute),
　　『1986년 세계 자원』(New York:Basic Books, 1986

───『1988-1989년 세계 자원』 New York: Basic Books, 1988
───『1990-1991년 세계 자원』 New York: Oxford Universiy Press, 1990
기술평가국(Office of Technology Assessment), 미국 의회,
　　『열대우림 자원을 존속시키기 위한 기술』(Technologies to Sustain
　　Tropical Forest Resources) OTA-F-214. Washington, D.C.:
　　Office of Technology Assessment, 1984년 3월
길버슨(G. B. Gilbertson) 외,
　　『가축 비육장에 대한 유출 폐수 관리』(Controlling Runoff for Livestock
　　Feelots) 농업조사국(Agricultural Research Service), Bulletin No. 441.
　　Washington, D.C.: USDA, 1981년 10월
길버트 슬래터(Gilbert Slater),
　　『영국 농부와 공공 농지의 사유화』(The English Peasantry and the
　　Enclosure of Common Fields) New York:Augustus M. Kelly, 1968
노라 라미레즈(Nora E. Ramirez), "1600년부터 1970년까지 미 남서부의
　　카우보이와 목축" Ph. D. diss., Indiana University, 1979
노먼 메이어(Norman Meyers),
　　『1차 자료』(The Primary Source) New York: W. W. Norton, 1983
다니엘 부어스틴(Danial Boorstin),
　　『미국인:민주주의 경험』(The Americans: The Democratic Experience)
　　New York:Vintage/Random House, 1974
다모다르 코잠비(Damodar Kasambi),
　　『인도 역사연구 개론』(An Introduction to the Study of Indian History)
　　Bombay:Popular Prakshan, 1975
더글라스 콘시딘(Douglas M. Considine)과 글렌 콘시딘(Glenn D. Considine)
　　편집, 『식품과 식품 생산 백과사전』(Foods and Food Production
　　Encyclopedia) New York:Van Nostrand Reinhold, 1982
던 글랜츠(Dawn Glantz),
　　"천년 왕국으로서의 미 서부" 로이스 파킨슨 자모라(Lois Parkinson
　　Zamora) 편집,
　　『미국에서의 계시적 비전:신화와 문화에 관한 여러 분야의 에세이』
　　(The Apocalyptic Vision in America:Interdisciplinary Essays on Myth

and Culture) Bowling Green, Ohio: Bowling Green University
Popular Press, 1982

데니스 마하르(Denis J. Mahar),
『브라질 아마존 지역의 정부 정책과 삼림 파괴』
(Government Policies and Deforestation in Brazil's Amazon Region)
Washington, D.C.: World Bank, 1989

데이비드 데어리(David Dary),
『카우보이 문화』(Cowboy Culture) New York: Knopf 1981

데이비드 샐리버리(David F. Salibury), "소가 정글을 침범할 때"
『크리스티안 사이언스 모니터』(Christian Science Monitor)
1980년 5월 14일

데이비드 오스텐도르프(David L. Ostendorf), "정육 포장산업의 사회적 비용"
『데모인 레지스터』(Des Moines Register) 1990년 6월 28일

데이비드 이바노비치(David Ivanovich),
"텍사스 연구팀이 유전 공학적으로 송아지를 생산하다"
『휴스턴 크로니클』(Houston Chronicle) 1990년 6월 8일

데이비드 코츠(David Coats),
『구 맥도널드의 공장형 농장』(Old Macdonald's Factory Farm)
New York: Continuum, 1989

데이비드 피멘텔(David Pimentel) 외,
"식품 단백질 생산에서 에너지와 토지 규제"『사이언스』190

데이비드 피멘텔(David Pimentel),
『식품, 에너지 그리고 사회의 미래』(Food, Energy, and the Future of
Society) Boulder:Colo. Associated University Press, 1980

────── "농업과 식품 분야의 폐기물: 환경 및 사회적 비용" 국민 총 폐기물 생산
(GNWP) 포럼에 의해 위탁된 초안, Arlington, Virginia, 1989년

데이비드 피멘텔(David Pimentel)과 마르시아 피멘텔(Marcia Pimentel),
『식품, 에너지 그리고 사회』(Food, Energy, and Society)
New York: Wiley, 1979

데이비드 피멘텔(David Pimentel)과 칼 홀(Carl Hall),
『식품과 천연 자원』(Food and Natural Resources)

San Diego;Academic Press, 1989

데일 블루멘탈(Dale Blumenthal), "콜레스테롤 논쟁의 감각 형성"
『FDA 소비자』(FDA Consumer) 1990년 6월

덴첼 퍼거슨(Denzel Ferguson)과 낸시 퍼거슨(Nancy Ferguson),
『공공 여물통에 입을 대는 신성한 소들』(Sacred Cows at the Public Trough) Bend, Ore.:Maverick Publications, 1983

드렉 오디(Derek Oddy)와 더크 밀러(Derke Miller),
『근대 영국 음식 형성』(The Making of the Modern British Diet) Totowa, N.J.:Rowman & Littlefield, 1976

라만탄(V. R. Ramanthan), "기후 변화에서 가스 경향과 그 가능성 추적"
『지구 물리학 연구 저널 90』(Journal of Geophysical Research 90, 1985), 547-66쪽

라몬드 툴리스(Lamond F. Tullis)와 래드 홀리스트(W. Ladd Hollist) 편집,
『식품, 국가, 그리고 국제 정치경제』(Food, the State, and International Political Economy) Lincoln:University of Nebraska Press, 1986

래이 앨런 빌링턴(Ray Allen Billington),
『개척지 테제』(The Frontier Thesis)
New York:Holt, Rinehart & Winston, 1996

──── 『야만의 땅, 약속의 땅』(Land of Savage, Land of Promise)
New York:W. W. Norton, 1981

랭글리(W. R. Rangly), "전세계 관개와 배수" 식량 및 수자원에 관한 국제회담 (International Conference on Food and Water), 텍사스 A&M 대학, College Station, Texas, 1985년 5월 26-30일

러셀 베이커(Russell Baker), "붉은 고기 데카당스"『뉴욕 타임스』1973년 4월 3일

런홀름(B. Lundholm), "메마른 환경 속에서의 국내 동물들"
『에콜 불, 스톡홀름 24』(Ecol Bull, Stockholm 24) 1976년, 29쪽

레스터 브라운(Lester Brown) 외,
『1990년 전세계 상황』(State of the World 1990), Washington, D.C.: Worldwatch Institution;New York;W. W. Norton, 1990

레슬리 고프턴(Leslie Gofton), "식탁의 규칙:식품 선택에 영향을 주는 사회적 요소들" 리츤(C. Ritson) 외 편집,

『식품 소비자』(The Food Consumer) New York:Wiley, 1986
레이 크록(Ray Kroc),
　『짜내기:맥도널드의 성공의 수단』(Grinding it Out:The Making of
　　Mcdonald's) Chicago:Regnery, 1977
레전스테인(L. Resenstein),
　『오염된 미국에서 생존하는 법』(How to Survive in America th Poisoned)
　　Herdon, Va.:Acropolis, 1982
로데릭 내시(Roderick Nash),
　『황무지와 미국 정신』(Wildness and the American Mind)
　　New Haven:Yale University Press, 1982
로렌 리어리(Warren E. Leary),
　"조사에 따르면 젊은 여성들은 점점 더 뚱뚱해지고 있다"
　『뉴욕 타임스』 1989년 2월 23일
로버트 레페토(Robert Repetto),
　"재생 가능 자원과 인구 증가:과거 경험과 미래 전망"
　『인구와 환경』(Population and Environment 10:4) 1989년 여름
로버트 레페토(Robert Repetto),
　『나무들을 위한 삼림인가?』(The Forest for the Trees?)
　　Washington, D.C.:World Resources Institute, c. 1988
로버트 만(Robert Mann), "개발과 사헬 재난:감비아 사례"
　『생태학자』(Ecologist) 1987년 3/6월
로버트 매디슨(Robert J. Madison)과 질란 브루넷(Jilann O. Brunett),
　"미국 지하수에서 질산염 발생에 대한 개관" Water-Supply Paper 2275.
　미국 지질학 조사(United States Geological Survey),
　『1984년 전국 수자원 요약』(National Water Summary 1984)
　　Washington, D.C.:U.S. Government Printing Office, 1985
로버트 부쉬바처(Robert J. Buschbacher), "적도 삼림 파괴와 목초지 개발"
　『바이오사이언스』(BioScience 36) 1986년 1월
로버트 셰리(Robert Schery), "식물의 이주"
　『자연사 74』(Natural History 74) 1965년 12월
로버트 코웬(Robert C. Cowen),

"메탄 가스 급증이 전세계 기후 변화를 가속화시킬 수 있다"
『크리스티안 사이언스 모니터』(Christian Science Monitor)
1988년 3월 15일

로버트 허시(Robert D. Hersey), "공장 상해에 기록적인 벌금을 낸 정육업체"
『뉴욕 타임스』 1988년, 10월 29일

로버트 힌먼(Robert B. Hinman) 외,
『육류 이야기』(The Story of Meat) Chicago:Swift, 1939

로벨 자비스(Lovell S. Jarvis),
『라틴아메리카의 가축 개발』(Livestock Development in Latin America)
Washington D.C.:World Bank, 1986

로이 윌리스(Roy Willis),
『인간과 짐승』(Man and Beast) New York:Basic Books, 1974

로저 스톤(Roger D. Stone),
『아마존의 꿈』(Dreams of Amazonia) New York : Penguin, 1986.
"성공 스토리"『쇠고기』1990년 7월

로즈 도스티(Rose Dosti), "햄버거에 무슨 일이 일어난다 할지라도"
『로스앤젤레스 타임스』(Los Angeles Times) 1989년 9월 14일

론 테일러(Lonn Tayler)와 잉그리드 마르(Ingrid Marr),
『미국 카우보이』(The American Cowboy)
Washington, D.C.:Library of Congress, 1983

롤랑 바르트(Roland Barthes),
『신화학』(Mythologies) New York:Hill & Wang, 1971
────── "현대 식품의 심리사회학을 향해",
로버트 포스터(Robert Forster)와 레스트 라눔(Orest Ranum) 편집,
『역사 속의 식품과 음료』(Food and Drink in History) Baltimore :
Johns Hopkins University Press, 1979

루 젠슨(Rue Jensen)과 도널드 맥키(Donald R. Mackey),
『비육장 소 질병』(Disease of Feedlot Cattle) Philadelphia:
Lea & Febiger, 1965

루스 마스턴(Ruth M. Marston)와 수잔 웰시(Susan O. Welsh),
"1982년 미국 식품 공급의 영양 성분"

『전국 식품 리뷰』, NFR-25, c. 1982
리앤 에이슬러(Riane Eisler),
 『술잔과 칼날』(The Chalice and Blade)
 San Francisco:Harper & Row, 1987
리이 태너힐(Reay Tannahil),
 『역사 속의 음식』(Food in History) New York:Stein & Day, 1973.
 "쇠고기 육가공업자의 독점을 변화시킨 특별전문위원회"
 『쇠고기』 1990년 6월
리처드 드리논(Richard Drinon),
 『서구를 향해: 인디언 증오와 엠파이어 빌딩의 형이상학』(Facing West:
 The Metaphysics of Indian-Hating and Empire Building) Mineapolis:
 University of Minnesota Press, 1980
리처드 모네스터스키(Richard Monastersky), "삼림의 몰락"
 『사이언스 뉴스』 138, 1990년 7월 21일
리처드 셀처(Richard Selzer),
 『수선을 기다리는 세상』(Taking the World in for Repair)
 New York:Basil Blackwell, 1988
리처드 스미스(Richard A. Smith)와 리처드 알렉산더(Richard B. Alexander),
 "용해된 토양, 현탁(懸濁) 침전물, 인광성 물질, 무기질소의 집중 경향"
 미국 지질학 조사(United States Geological Survey),
 『1984년 전국 수자원 요약』(National Water Summary) Water-Supply
 Paper 2275. Washington, D.C.:U.S. Government Printing Office, 1985
리처드 슬래타(Richard W. Slatta),
 『미국의 카우보이』(Cowboys of the Americas) New Haven:
 Yale University Press, 1990
리처드 에이커스(Richard Akers), "온실효과 법안의 시행을 촉구하는 보고서"
 『사이언스』(Science) 1988년 7월
리처드 오스본 커밍스(Richard Osborn Cummings)
 『미국인과 그들의 식품』(The American and His Food) Chicago:
 University of Chicago Press, 1940
리처드 워트먼(Richard J. Wurtman)과 주디스 워트먼(Judith Wurtman) 편집,

『인간 비만, 뉴욕 과학 아카데미 연보 499』(Human Obesity, Annals of
the New York Academy of Science 499, 1987) New York:
New York Academy of Science, 1987
리처드 콜스(Richard L. Kohls)와 조지프 울(Jodeph N. Uhl),
　　『농산물 마케팅』(Marketing of Agricultural Products)
　　New York:Macmilan, 1990
리처드 후커(Richard J. Hooker),
　　『미국의 식품과 음료』(Food and Drink in America) Indianapolis:
　　BobbsMerrill, Inc. 1981
리타 프리먼(Rita Freeman),
　　『미의 경계선』(Beauty Bound) Lexington, Mass.:Lexington Books, 1985
린 제이콥스(Lynn Jacobs),
　　"놀라운 목초:가축산업이 미 서부에서 어떻게 운영되고 있는가"
　　『사막화 관리 회보』(Desertification Control Bulletin) 17호 Nairobi, Kenya:
　　United Nations Environment Program, 1988
마거릿 에른스트(Margaret Ernst)와 제임스 터버(James Thurber),
　　『세상에서』(In a World) New York:Harper & Row, 1960
마리스 사이몬스(Marlis Simons), "아마존의 방화와 연계된 지구 온난화"
　　『뉴욕타임스』 1988년 8월 12일
마리야 김부타스(Marija Gimbutas),
　　"옛 유럽, BC 7000-3300년:인도-유럽인의 침투 이전의 최초 유럽 문명"
　　『인도-유럽 연구 저널』(Journal of Indo-European Studies1) 1973년 봄
──── "청동기 시대 유럽으로 밀려든 유라시아 스텝 목자들의 첫 번째 물결"
　　『인도-유럽 연구 저널』 5, 1977년 겨울, 277-338쪽
마빈 앨리스키(Marvin Alisky), 『우르과이』(Uruguay) New York:Praeger, 1969
마빈 해리스(Marvin Harris), 『식인종과 왕들』(Cannibals and Kings),
　　New York:Random House, 1977
──── 『소, 돼지, 전쟁, 그리고 마녀들』(Cows Pigs Wars and Witches)
　　New York:Vintage/Random House, 1974
──── 『신성한 소와 역겨운 돼지』(The Sacred Cow and Abominable Pig)
　　New York:Touchstone/Simon & Schuster, 1987

──── "혁명적인 햄버거"『심리학 투데이』(Psycology Today) 1983년 10월
마빈 해리스와 에릭 로스(Eric B. Ross), "어떻게 쇠고기가 왕이 되었는가"
『심리학 투데이』1978년 10월
──── 『음식과 진화』(Food and Evolution) Philadelphia:Temple University Press, 1987
마셜 사린스(Marshall Sahlins),
『문화와 실용적 이유』(Culture and Practical Reason) Chicago: University of Chicago Press, 1976
마셜 피시윅(Marshall W. Fishwick) 편집,
『다시 찾아온 로널드: 로널드 맥도널드의 세계』(Ronald Revisited: The World of Ronald McDonald) Bowling Green University Popular Press, 1983
마셜 피시윅(Marshall W. Fishwick), "카우보이:세계 신화에서 미국의 기여"
『서부 민속』(Western Folklore 11:2) 1952년 4월
마이클 글랜츠(Micheal H. Glantz) 편집,
『사막화』(Desertification). Boulder, Colo.:Westview Press, 1977
마이클 깁스(Michael Gibbs)와 캐슬린 호건(Kathleen Hogan)이 조사한 가축의 가스 방출에서 소가 차지하는 비율, "메탄"
『EPA 저널』(EPA Journal) 1990년 3/4월
마이클 로프치(Michael F. Lofchie), "아프리카 농경지 위기의 외부 결정 요소"
래드 홀리스트(W. Ladd Hollist)와 라몽 툴리스(F. LaMont Tullis),
『식품 안전 추구』(Pursuing Food Security) Boulder, Colo.:Lynne Rienner, 1987
마이클 폭스(Micheal Fox)와 낸시 위스월(Nancy Wiswall),
『쇠고기의 숨겨진 비용』(The Hidden Costs of Beef) Washington, D.C.: Humane Society of the United States, 1989
마크 골드(Mark Gold), "고기 꿰는 갈고리 위에서"
『신 국제주의자』(New Internationalist) 1991년 1월
마크 레이스너(Marc Reisner),
『캐딜락 사막』(Cadiilac Desert) New York:Penguin, 1986
마크 매튜 브라운스테인(Mark Mattew Braunstein),

"당신의 식품 선택이 야생동물들에게 어떻게 영향을 미치는가"
『이스트 웨스트』(East West) 1990년 2월
마크 브라운(Mark H. Brown)과 펠턴(W. R. Felton),
『철조망 시대 이전』(Before Barbed Wire) New York:Henry Holt, 1956
"만약 당신이 횡단한다면 무엇을 얻겠는가?"(What Do You Get If You Cross?)
『이코노미스트』(The Economist) 1987년 8월 15일, 67-69쪽
매리온 커(Marion Kerr)와 니콜라 찰스(Nicola Charles),
"받는 자와 주는 자:가족 내에서 음식 분배"
『사회학 리뷰』(Sociological Review 34:1) 1986년 1월
맥스 보아스(Max Boas)와 스티브 체인(Steve Chain),
『빅맥:맥도널드의 뒷이야기』(Big Mac:The Unauthorized Story of McDonald's) New York ; Dutton, 1976
맥스 소르(Max Sorre), "음식의 지리학" 필립 와그너(Philip L. Wagner)와 마빈 마이크셀(Marvin W. Mikesell),
『문화적 지리학 읽기』(Reading in Cultural Geography) Chicago: University of Chicago Press, 1962
모리스 프링크(Maurice Frink) 외,
『목초가 왕이던 시절』(When Grass Was King) Boulder University of Colorado Press, 1956
미 공중위생국(U.S. Public Health Service) 공중위생 국장실,
『영양과 건강에 관한 공중 위생 국장 보고서』(The Surgeon General's Report on Nutrition and Health) New York:Warner, c. 1989
"미국에서 가장 큰 정육 포장업체로서 ConAgra가 IBP를 축출하다"
(ConAgra Ousts IBP as Nation's Largest Packer)
『쇠고기』(Beef) 1988년 9월
"미국인들이 지방질 많은 고기 섭취를 멈춰야 한다고 말하는 공중위생 국장"
(Surgeon General Tells America to Stop Chewing the Fat)
『신과학자』 1988년 8월 4일
미 농무부(U.S. Department of Agriculture) 경제연구국,
『세계 농업 공급 및 수요 견적』(World Agricultural Supply and Demand Estimate), WASDE-256

―――― 식품안전검사국, 공개 일람표 No. 83-009 P, 53 연방 기록부 48262, 1988년 11월 30일, 식품안전검사국의 육류 안전 현대식 검사 시스템 법규에 관한 공공 의견 ; 공공 책임 프로젝트(Public Accountability Project)의 의견, 1989년 5월 15일

―――― 『마케팅, 미국 농업:1988년 농업 연보』(Marketing, U.S. Agriculture: 1988 Yearbook of Agriculture) Washington, D.C.:U.S. Government Printing Office, 1988

―――― 『1982년 농업 연보』(1982 Yearbook of Agriculture) Washington, D.C.: U.S. Government Printing Office, 1982

미 보건복지부(U.S. Department of Health and Human Service) 공중위생국 (Public Health Service), 질병관리센터, 전국 보건통계센터, 토마스 스티븐스(Thomas Stephens),
『영국, 캐나다, 미국의 체중과다와 비만 유행』 Washington D.C. : U.S. Government Printing Office

미 산림국(U.S. Forest Service) USDA,
『미국의 산림 및 방목지 상황 평가』(An Assessment of the Forest and Range Land Situation in the United States) Washington, D.C.: Government Printing Office, 1988

미 상무국(U.S. Department of Commerce) 국세조사국(Bureau of the Sensus),
『1990년 미국 통계 개요』(Statistical Abstract of the United States 1990)

미국 심장협회(American Heart Association),
『1991년도 심장발작 사례들』(1991 Heart and Stroke Facts) Dallas: Texas:American Heart Association, 1991

믹 테오필(Meek Theophile),
『헤브라이 기원』(Hebrew Origins) New York:Harper & Brothers, 1950

바로이(J. J. Barloy),
『인간과 동물』(Man and Animal) London:Gordon & Cremonesi 1974

바르타(S. M. Barta),
『인도의 소와 소 도살』(Cows and Cow Slaughter in India) The Hague: Institute of Social Studies Occasional Paper, 1981

바텔 니버그(Bartell Nyberg), "SIPCO를 구입하기 위한 ConAgra 실행 옵션"

『덴버 포스트』(Denver Post) 1989년 7월 25일
벌 토마스(Verl M. Thomas),
『육우 생산』(Beef Cattle Production) Philadelphia : Lea & Febiger, 1986
베로니카 파이(Veronica I. Pye) 외,
『미국 지하수 오염』(Groundwater Contamination in the United States) Philadelphia : University of Pennsylvania Press, 1983
벤 윌대브스키(Ben Wildavsky),
"매콥스, 미국 최대 청년 트레이닝 프로그램의 내부 집단"
『정책 리뷰』(Polich Review 49) 1989년 여름
브라운(P. J. Brown)과 코너(M. Konner),
"비만에 관한 인류학적 시각", 리처드 워트먼(Richard J. Wurtman)과 주디스 워트먼(Judith Wurtman) 편집,
『인간 비만, 뉴욕 과학 아카데미 연보』(Human Obesity, Annals of the New York Academy of Science 499) 1987
브루스 링컨(Bruce Lincoln),
『사제, 전사 그리고 소』(Priests, Warriors, and Cattle) Berkely : University of California Press, 1981
브루스 잉거솔(Bruce Ingersol), "노동자 상해 비율이 가장 높은 정육 포장업"
『로스앤젤레스 타임스』 1978년 10월 18일
빅토리아 모랜(Victoria Moran), "그들은 그것을 도축공장이라 부르곤 했다"
『동물 강령』 1991년 4월, 40-45쪽
빌리 드월트(Billi R. DeWalt), "삼림을 삼키는 소"
『원자력 과학자 회보』(Bulletin of Atomic Scientist) 1983년 1월
사울 발라구라(Saul Balagura),
『기아 : 생물 심리학』(Hunger : A Biopsychological Analysis) New York : Books, 1973
샌드라 포스텔(Sandra Postel),
『물 : 부족의 시대에 관리 재고』(Water : Rethinking Management in an Age of Scarcity) Washington, D.C. : Worldwatch Institute, 1984
새셔 싱(Shasher Sing),
『사하라 사막 남부 농업』(Sub-Saharan Agriculture) Washington, D.C. :

World Bank, 1983
세계은행(World Bank),
  『빈곤과 기아』(Poverty and Hunger) Washington, D.C.:
  World Bank, 1986
세계환경개발위원회(World Commission on Environment and Development),
  『우리의 공동 미래, 브런틀랜드 위원회 보고서』(Our Common Future,
  The Brundtland Commission Report) Oxford University Press, 1987
세이스(A. H. Sayce), "황소(셈족)"
  『종교와 윤리 백과사전』(Encyclopedia of Religion and Ethics) Vol. 2.
  New York:Scribness, 1911, 888
세이풀라지즈 밀라스(Seifulaziz Milas), "사막 팽창과 인구 급증" United Nations
  Environment Program, Desertification Control Bulletin, December 1984
셰일 새감(Shayle Shagam), "세계 육류 소비와 거래 유형들"
  『전국 식품 리뷰』 1989년 1-3월
셰일라 룰(Sheila Rule), "소의 치명적인 질병이 영국의 조사를 이끌다"
  『뉴욕 타임스』 1990년 5월 20일
"소 사육은 보다 적은 수에 더욱 큰 규모의 비육장들에 집중된다"
  (Cattle Feeding Concentrate in Fewer, Larger Lots),
  『팜라인』(Farmline) 1990년 6월, 2-5쪽
"쇠고기 소비가 낮아지고 있다"(Beef Consumption Is Down),
  『농업 전망』(Agricultural Outlook), 1990년 6월 16일
"식품 소비"(Food Consumption)
  『전국 식품 리뷰』(National Food Review) 1989년 4-6월, 1쪽
수잔 그리핀(Susan Griffin),
  『여성과 자연』(Woman and Nature) New York:Harper & Row, 1980
수잔 오키(Susan Okie), "건강 위기에 직면한 13억 인구"
  『워싱턴 포스트』(Washington Post), 1989년 9월 25일
스테판 다우너(Stephen Downer), "멕시코 열대우림을 죽이는 목축업자들"
  『데일리 텔레그래프』(Daily Telegraph) 1989년 2월 20일
스튜어트 어윈(Stuart Ewen),
  『온갖 소비 양상들:현대 문화 양식의 정치학』(All Consuming Images:

　　　　　The Politics of Style in Contemporary Culture) New York:
　　　　　Basic Books, 1988
스튜어트 페인(Stephanie Pain), "미친 소들과 각료들이 머리를 잘리다"
　　　　　『신 과학자』(New Scientist) 1968년 8월 11일
스티븐 론스데일(Steven Lonsdale),
　　　　　『동물과 춤의 기원』(Animals and Origins of Dance) London:
　　　　　Thames & Hudson, 1982
"식품서비스 경향"『전국 식품 리뷰』(National Food Review 37), c. 1986
아더 브리스베인(Arthur S. Brisbane),
　　　　　"위험스러운 정도로 낮게 보이는 세계 곡물 비축"
　　　　　『워싱턴 포스트』1989년 9월 26일
아치 맥도널드(Archie p. McDonald) 편집,
　　　　　『슈팅 스타』(Shooting Star) Bloomington:
　　　　　Indiana University Press, 1987
아트 핸슨(Art Hansen)과 델라 맥밀란(Della E. McMillan),
　　　　　『사하라 사막 이남 아프리카의 음식』(Food in Sub-Saharan Africa)
　　　　　Boulder, Colo.:Lynne Rienner Publishers, 1986
알랭 코르뱅(Alain Corbin),
　　　　　『악취와 향기:향내와 프랑스 사회적 공상』(The Foul and the Fragnant ;
　　　　　Odor and The French Social Imagination) Cambridge, Mass.:
　　　　　Harvard University Press, 1986
알렉스 슈모토프(Alex Shoumotoff), "열대우림에서의 살해"
　　　　　『배너티 페어』(Vanity Fair) 1989년 4월
알프레드 크로스비(Alfred W. Crosby),
　　　　　『생태학적 제국주의』(Ecological Inperialism) New York:
　　　　　Cambridge University Press, 1986
애너벨 버챌(Annabelle Birchall), "도살에 이르는 험한 길",
　　　　　『신과학자』(New Scientist) 1990년 11월 24일, 33-38쪽
앤 사이몬 모팻(Anne Simon Moffat), "중국:역학(疫學)에 대한 살아 있는 연구실"
　　　　　『사이언스』248. 1990년 5월 4일
앤 윌슨(Anne C. Wilson),

『영국의 음식과 음료』(Food and Drink in Britain) London：Constable, 1973
앤드류 레브킨(Andrew Revkin),
　　　『불타는 시즌』(Burning Season) Boston：Houghton Miffin, 1990
　──　"영원한 여름" 『디스커버』(Discover 9) 1988년 10월
앤소니 리즈(Anthony Leeds)와 앤드류 베이다(Andrew P. Vayda),
　　　『인간, 문화, 그리고 동물들』(Man, Culture, and Animals) Washington, D.C.：American Association for the Advancement of Science, 1965
앤소니 머카탄테(Anthony S. Mercatante),
　　　『신들의 동물원』(Zoo of the Gods) New York：Harper & Row, 1974
앨런 네빈스(Allan Nevins),
　　　『포드：그의 시대, 인간, 기업』(Ford：The Times, the Man, the Company) New York：Charles Schribner's Sons, 1954
앨런 듀어닝(Alan B. Durning), "건강과 거주지를 위해 치러야 하는 쇠고기 비용"
　　　『로스앤젤레스 타임스』(Los Angeles Times) 1986년 9월 21일
어빈 민처(Irvin Mintzer),
　　　『온도의 문제：온실효과 조절 가능성』(A Matter of Degree：The Potential for Controlling the Greenhouse Effect) 세계자원협회 연구 보고서 No. 5 Washington D.C.：World Resource Institute, 1987
업튼 싱클레어(Upton Sinclair),
　　　『정글』(The Jungle) 제임스 배렛의 서문과 주(註) 첨부, Urbana：University of Illinois Press, 1988
에드나 패터슨(Mrs. Edna B. Patterson), "엘코 주의 초창기 소"
　　　『계간 네바다 역사 사회』(Nevada Historical Society Quarterly 30：2) 1987년 여름
에드워드 데일(Edward E. Dale),
　　　『소의 나라』(Cow Country) Norman：University of Oklahoma Press, 1943
에드워드 애비(Edward Abbey),
　　　『제발, 한 번에 한 생명만』(One Life at a Time, Please) New York：Henry Holt, 1988
에드워드 주커먼(Edward Zuckerman), "지금 소를 어떻게 팔아야 하는가?"

『뉴욕 타임스 매거진』 1987년 11월 29일
에리히 아이삭(Erich Isaac), "소 길들이기에 관하여"
  『사이언스』(137) 1962년 7월 20일, 195-204쪽
에릭 로스(Eric B. Ross),
  『문화의 신화를 넘어서서』(Beyond the Myth of Culture)
  New York:Academic Press, 1980
에릭 패트리지(Eric Patridge),
  『유래: 현대 영어의 어원 소사전』(Origins: A Short Etymological
  Dictionary of Modern English) New York: Greenwich House, 1983
에릭슨(P. J. Ericksen),
  『도축장과 도축연구소 설계 및 건설』(Slaughterhouse and Slaughterlab
  Design and Construction) Rome: Food and Agriculture Organization of
  the United Nations, 1978
에린 피지(Erin Pizzey),
  『조용히 비명 질러, 이웃이 듣겠어』(Scream Quietly or the Neighbors
  Will Hear) Hamondsworth, England: Pinguin, 1974
에머슨 도배시(R. Emerson Dobash)와 러셀 도배시(Russell Dobash),
  『아내들을 향한 폭력:가부장제에 대항한 한 사례』(Violence Against
  Wives:A Case Against the Patriarchy) New York:Free Press, 1979
에머슨 휴그(Emerson Hough),
  『개척지 통과』(The Passing of the Frontier)New Haven:
  Yale University Press, 1920
에스터 로스블럼(Esther D. Rothblum), "여성과 체중:일시적 유행과 허구"
  『심리학 저널』(Journal of Psychology, 124) 1990년 1월
에워(T. K. Ewer),
  『인도적인 살해와 도축장 기술』(Humane Killing and Slaugherhouse
  Techniques) Herfordshire, England: University Federation for Animal
  Welfare, 1971
엔스밍거(M. E. Ensminger),
  『동물학』(Animal Science) Danville, III: Interstate Publishers, 1991
엘리자베스 로이트(Elizabeth Royte), "소 나라의 어두운 그림자"

『뉴욕 타임스 매거진』(New York Times Magazine) 1990년 12월 16일
엘리자베스 엣우드 로렌스(Elizabeth Atwood Lawrence),
　　『로데오』(Rodeo) Knoxville: The University of Tennessee Press, 1982
엘머 쿠퍼(Elmer L. Cooper),
　　『애그리사이언스, 기초와 적용』(Agriscience, Fundamentals & Application)
　　Albany: Delmar Publishers, 1990
엡스테인(H. Epstein), "인간 사회의 기능으로서 동물 길들이기 특징"
　　필립 와그너(Philip Wagner)와 마빈 마이크셀(Marvin W. Mikesell)의
　　『문화적 지리 읽기』(Readings in Cultural Geography) Chicago:
　　University of Chicago Press, 1962
워드 구드너프(Ward H. Goodenough), "목축주의와 인도-유럽 기원의 진화",
　　조지 카도나(George Cardona) 외 편집,
　　『인도-유럽인과 인도-유럽인들』(Indo-European and Indo-Europeans)
　　Philadelphia: University of Pennsylvania Press, 1970
워드(G. M. Ward) 외, "쇠고기 생산 선택과 화석 연료 요구"
　　『사이언스 198』(1977) 265-271쪽
워렌 케스터(Warren Kester), "바이오테크 기적"『쇠고기』1990년 2월
월터 골드슈미트(Walter Goldschmidt), "문화적 적응성 연구의 이론과 전략"
　　『미국 인류학자』(American Anthropologist 67) 1965
월터 버커트(Walter Burkert),
　　『호모 네칸스』(Homo Necans), 빙(P. Bing) 번역. Berkely: University
　　of California Press, 1983
월터 윌릿(Walter C. Willet),
　　"여성들 사이에서 발병 가능한 육류, 지방, 섬유질 섭취와 결장암과의 관계"
　　『신영국 의학저널』(New England Journal of Medicine) 333:
　　24, 1990, 1,664-1,672쪽
월터 코슨(Walter H. Corson),
　　『글로벌 생태학 핸드북』(The Global Ecology Handbook) Boston:
　　Beacon Press, 1990
월터 프레스콧 웹(Walter Prescott Webb),
　　『대평원』(The Great Plains) Boston: Ginn, 1931

웨인 가드(Wayne Gard),
 『어마어마한 버펄로 사냥』(The Great Buffalo Hunt) New York: Knopf, 1959
웨인 스웬손(Wayne Swanson)과 조지 슐츠(George Schultz),
 『최상급 갈비살』(Prime Rip) Englewlood Cliffs, N.J.: Prentice-Hall, 1982
윌리엄 부스(William Booth),
 "질소 비료가 '온실효과'를 더욱 상승시킬 가능성이 있다"
 『워싱턴 포스트』(Washington Post) 1989년 9월 23일
윌리엄 새비지(Willam W. Savage),
 『카우보이 영웅』(The Cowboy Hero) Norman:University of Oklahoma Press, 1979
윌리엄 코디(William F. Cody),
 『윌리엄 코디의 생애:자서전』(The Life of Hon. William F. Cody : An Autobiography) Lincoln:University of Nebraska Press, 1978
윌버 셰퍼슨(Wilbur S. Shepperson), "낙인 없는 어린 송아지와 카우보이"
 『계간 네바다 역사적 사회』(Nevada Historical Society Quarterly 30) 1987년 여름
유진 린든(Eugene Linden), "불놀이" 『타임』 1989년 9월 18일
"음식과 태도간의 비합리적 관계"
 『심리학 투데이』(Psychology Today) 1989년 10월 4일
이-푸 투안(Yi-fu Tuan),
 『지배와 영향: 애완동물 만들기』(Dominance and Affection:The Making of Pets) New Haven:Yale University Press, c. 1984
이안 프래지어(Ian Frazier),
 『대평원』(Great Plains). New York:Farrar, Straus & Giroux, 1989
잉그리드 뉴커크(Ingrid Newkirk)
 『동물들을 구하라』(Save the Animals) New York:Warner, c. 1990
자레드 다이아몬드(Jared Diamond), "전쟁 아기들"
 『디스커버』(Descover) 1990년 12월
자크스 레벨(Jacques Revel), "수도의 특권:근대 초기 로마의 식품 공급"

로버트 포스터(Rober Forster)와 오레스트 라눔(Oreste Ranum) 편집,
『역사 속의 식품과 음료』(Food and Drink in History) Baltmore:
Johns Hopkins University Press, 1979

잭 구디(Jack Goody),
『요리, 조리법 그리고 계급』(Cooking, Cuisine, and Class) Cambridge,
England:Cambridge University Press, 1982

잭 도일(Jack Doyle),
『수확의 변화』(Altered Harvest) New York:Viking Penguin, 1985

잭 랜돌프 콘라드(Jack Randolf Conrad),
『뿔과 검』(The Horn and the Sword) Westport, Conn.:
Greenwood Press, 1973

잭 올슨(Jack Olsen),
『동물 도살, 지구 독살』(Slaughter the Animals, Poison the Earth)
New York:Simon & Schuster, 1971

잭 잭슨(Jack Jackson),
『1721년-1821년 로스 메스테노스: 텍사스의 스페인 목축』(Los Mestenos:
Spanish Ranching in Texas 1721-1821) College Station:Texas A&M
University Press, 1986

전미 연방수의사협회(National Association of Federal Veterinarians),
에드워드 메닝(Edward L. Menning), "소에 대한 미 농무부 검사 시스템
평가에 관해 전미 과학아카데미에 제출된 보고서" Washington, D.C.,
1990년 1월 23일

전미 축산업자협회(National Cattlemen's Foundation), "동물 보호에 관한
대중의 관심은 제한되어 있다" Press Release. Denver, 1989년 12월 19일

"정육 포장업의 밀집"(Concentration in Meat Packing)
『CRA 사보』(CRA Newsletter) Walthill, Nebraska:
Center for Rural Affairs) 1987년 8월

정부 책임 프로젝트(Government Accountability Project) [1990년 USDA의
현대식 소 검사 시스템에 대한 폭로 요약(Summary of 1990
Whistleblowing Disclosures on USDA's Proposed Streamlined
Inspection System-Cattle) Washington, D.C.:GAP, 1990

제레미 리프킨(Jeremy Rifkin) 편집,
『녹색 생활양식 핸드북』(The Green Lifestyle Handbook) New York: Owl Book, 1990

제레미 리프킨(Jeremy Rifkin),
『생물권 정치학:새로운 세기를 위한 새로운 의식』(Biosphere Politics : A New Consciousness for a New Century) New York:Crown, 1991

제레미 리프킨(Jeremy Rifkin)과 테드 하워드(Ted Howard),
『엔트로피:녹색 세상 속으로』(Entropy:Into the Greenhouse World) New York:Bantam, 1989

제이 리히터(Jay Richter), "워싱턴 보고서"『쇠고기』1989년 7월

제인 브로디(Jane E. Brody), "지방과 육류를 설명하는 광범위한 식품 연구"
『뉴욕 타임스』1990년 5월 8일, C1

제인 펄레즈(Jane Perlez), "딩컬랜드, 소가 동등하게 대접받는 곳"
『뉴욕타임스』1990년 7월 18일, A4

제임스 네이션스(James D. Nations),
『적도 열대우림, 위기에 처한 환경』(Tropical Rainforest, Endangered Environment) New York:Franklin Watts, 1988

제임스 배럿(James R. Barrett),
『정글의 노동과 공동체:시카고 포장업체 노동자들』(Work and Community in the Jungle:Chicago's Packinghouse Workers) Urbana:University of Illinois Press, 1987

제임스 스코비(James R Scobie),
『아르헨티나: 도시와 국민』(A City and a Nation) New York: Oxford University Press, 1871

제임스 엘러(James M. Eller), "소 유전학이 궤도에 오르다"
『쇠고기』(Beef) 1989년 9월

제임스 파슨스(James J. Parsons), "소의 재앙"
『전지구촌 리뷰』(Whole Earth Review) 1988년 봄

조 밴시클(Joe Vansikle), "눈앞에 보이는 목초"『쇠고기』1988년 8월

───── "영국인들을 당황하게 만든 광우병"『쇠고기』1990년 8월

───── "세기말까지 세 배로"『쇠고기』1990년 8월

조나단 매테트와(Jonathan Mtetwa),
　　『아프리카의 인간과 소』(Man and Cattle in Africa)
　　　Fort Lauderdale:Verlag Breitenbach, 1982
조나단 크위트니(Jonathan Kwitny),
　　『악순환:시장의 마피아』(Vicious Cycles:The Mafia in the Marketplace)
　　New York:W. W. Norton, 1979
조디 제이콥슨(Jodi L. Jacobson),
　　『환경 피난민들:주거 가능의 척도』(Environmental Refugee:
　　A Yardstick of Habitability) Worldwatch Paper No. 86
　　(Washington D.C.:Worldwatch Institute, 1988)
조안나 월드(Johanna Wald)와 데이비드 앨버스위스(David Alberswerth),
　　『몸살을 앓고 있는 공유 방목지:1989년 상황 보고서』
　　(Our Ailing Rangelands:Conditions Report-1989)
　　Washington, D.C.:National Wildlife Federation, 1989년 10월
조앤 핑클스테인(Joanne Finklestein),
　　『외식하기』(Dining Out) New York:New York University Press, 1989
조엘 맥네어(Joel McNair), "보조 단백질은 아직 안전하다"
　　『위스콘신 스테이트 저널』(Wisconsin State Journal)
　　Madison:1991년 7월 21일
조지 글루(George Glew), "가정 밖에서의 요리 조달업 서비스"
　　리츤(C. Ritson) 외 편집,
　　『식품 소비자』(The Food Consumer) New York:Wiley, 1986
조지 브래이(George A. Bray), "체중과다는 위험 신호이다……", 리처드 워트먼
　　(Richard J. Wurtman)과 주디스 워트먼(Judith Wurtman) 편집,
　　『인간 비만, 뉴욕 과학 아카데미 연보』
　　(Annals of the New York Academy of Science 499, 1987) 18쪽
조지 비어드(George Beard),
　　『성적(性的) 신경쇠약, 그것의 예방, 원인, 증상 그리고 치료』
　　(Sexual Neurasthenia, Its Hygiene, Causes, Symptoms, and Treatment)
　　New York:E. B. Treat, 1898 ; New York:Arno Press, 1972
조지 워스너(George Wuerthner), "가격이 잘못이다"

『시에라』(Sierra) 1990년 9/10월
조지 펜들(George Pendle),
『우루과이』(Uruguay) London:Oxford University Press, 1963
조지 홀버그(George R. Hallberg),
"잡초 제거 괭이로부터 제초제까지, 농업과 지하수 품질"
『토양과 수자원 보존 저널』(Journal of Soil and Water Conservation) 1986년 11-12월
존 랜캐스터(John Lancaster), "공유지, 사적 이익",
『워싱턴 포스트』(Washington Post) 1991년 2월 17일
존 로빈스(John Robins),
『새로운 미국을 위한 음식』(Diet for a New America)
Walpole, N.H.:Stillpoint, 1987
존 로크(John Locke),
『통치이론』(Two Treatises of Government), 피터 래슬럿(Peter Laslett) 편집. Cambridge, England:Cambridge University Press, 1967
존 루오마(John R. Luoma), "실망스런 단어들"
『오듀본』(Audubon 88) 1986년 9월
존 리더(John Reader), "인간 생태계:어떻게 토지가 사회를 형성하는가"
『신 과학자』(New Scientist), 1988년 9월 8일
존 맥코믹(John McCormick)과 빌 터큐(Bill Turque), "미국의 미개간지"
『뉴스위크』 1989년 10월 9일
존 슈퍼(John C. Super)와 토마스 라이트(Thomas Wright),
『라틴아메리카의 음식, 정치 그리고 사회』(Food, Politics, and Society in Latin America) Lincoln:University of Nebraska Press, 1985
존 코몬스(John R. Commons) 편집, "도축과 가공육 포장의 노동 환경"
『노동 조합주의와 노동 문제』(Trade Unionism and Labor Problems)
Boston:Ginn & Co., 1905
존 허먼 랜들(John Herman Randell),
『근대 정신의 형성』(The Making of the Modern Mind, Cambridge)
Mass.:Houghton Mifflin, 1940
존 헤스(John L. Hess)과 캐런 헤스(Karen Hess),

『미국인의 미각』(The Taste of America) New York:Penguin, 1977

존 홀리데이(John M. Halliday),

    『스코틀랜드 관습법과 관례』(Convenancing Law and Practice in Scotland)
Vol. 2. Edinburgh:W. Green, 1986

주디스 존스 푸트남(Judith Jones Putnam), "식품 소비"

    『전국 식품 리뷰』(National Food Review, 13:3. 1990년 11월 20일

줄리 덴슬로(Julie Denslow)와 크리스틴 패도흐(Christine Padoch),

    『적도 열대우림의 사람들』(People of the Tropical Rain Forest)
Barkely:University of California Press, 1988

줄리아 트위그(Julia Twigg), "사고를 위한 음식:순수와 채식주의"

    『종교』(Religion, 9) 1979년 봄

────── "채식주의와 고기의 의미" 앤 머콧(Anne Murcott) 편집,

    『식품과 식사의 사회학』(The Sociology of Food and Eating)
Croft, Aldershot, England:Gower, 1983

줄리안 맥콜(Julian McCaull)과 재니스 크로스랜드(Janice Crossland),

    『수자원 오염』(Water Pollution)
New York:Harcourt Brace Jovanovich, 1974

줄리안 앨스턴(Julian M. Alston) 외, "일본 쇠고기 무역 자유화에 관한 선택 논쟁"

    『선택』(Choices) Fourth Quarter, 1989

지그프리드 기디온(Siegfried Giedion),

    『기계가 명령을 받는다』(Mechanization Takes Command)
New York:W. W. Norton, 1969

지나 콜라타(Gina Kolata), "동물성 지방은 결장암과 밀접한 관련이 있다"

    『뉴욕 타임스』 1990 12월 13일

지니 케니(Jeannie Kenney)와 딕 폴러트(Dick Fallert), "미국의 가축 호르몬들"

    『전국 식품 리뷰』(National Food Review) 1989년 7-9월, 21쪽

지미 스캐그스(Jimmy M. Skaggs),

    『프라임 부위』(Prime Cut) College Station:
Texas A&M University Press, 1986

지프리 하우(Geoffrey Howe) 외,

    "지방 섭취와 유방암 발병 위험에 대한 특정 집단 연구"

『국립 암 센터 저널』(Journal of National Cancer Institute 85:5)
1991년 3월
진 솔러(Jean Soler), "성서에서 식품 증후학" 로버트 포스터(Robert Forster)와
오레스트 라눔(Oreste Ranum) 편집,
『역사 속의 음식과 음료』(Food and Drink in Histry)
Baltimore:Johns Hopkins University Press, 1979
짐 마슨(Jim Mason), "가축 운반:농장에서 도축장까지"
『동물 강령』(Animal's Agenda) 1991년 4월, 16-23쪽
짐 마슨(Jim Mason)과 피터 싱어(Peter Singer),
『동물 공장들』(Animal Factories) New York:Harmony Books, 1990
찰스 해켓(Charles Hackett) 편집,
『뉴멕시코, 누에바 비스카야 그리고 1773년까지 그곳의 접근과 관련된
역사적 자료들』(Historical Documents Relating to New Mexico,
Nueva Vizcaya, and Approaches Thereto, to 1773)
Waghington, D.C.:Carnagie Institution, 1923
카슨 리치(Carson I. Ritchie),
『문명 속의 음식』(Food in Civilization) New York:Beaufort Books, 1981
카트리나 골웨이(Katrina Galway) 외,
『아동 생존:위험과 건강에 이르는 길』
(Child Survival:Risks and the Road to Health) Columbia, Md.:
Institute for Resource Development, 1987년 3월
칼 퍼크(Karl M. Perke)와 데틀레브 플로그(Detlev Ploog),
"인간 기아의 생물학" 피에르 뷰몽(Pierre J. V. Beaumont) 편집,
『식사 기능 장애』(Eating Disorder) Part I.
New York:Elsevier Publisher B.V., 1987
캐롤 그룬월드(Carol Grunewald) 편집,
『동물 행동주의자 경보』(Animal Activist Alert, 8:3)
Washington, D.C.:Humane Society of the United States, 1990년 9월
캐롤 슈가먼(Carole Sugarman), "저지방 패스트푸드"
『워싱턴 포스트 매거진』(Washington Post Magazine)
Health section, 1990년 7월 31일

캐롤 애덤스(Carol J. Adams),
  『육류의 성(性) 정치학』(The Sexual Politics of Meat)
  New York:Continuum, 1990
캐롤 포먼(Carol Foreman),
  『린다 캐리에게 보내는 논평』1989월 5월 15일. 미 농무부.
  식품안전검사국. Public Docket No. 83-008P, 53 Federal Register 48262,
  1988년 11월 30일.
  "식품안전검사국의 육류 안전 현대식 검사 시스템 법규에 관한 공공 의견"
캐리 맥윌리엄(Carey McWilliam),
  『경작지의 공장들』(Factories in the Field)
  Santa Barbara, Calif.:Peregrine, 1971
캐서린 커필드(Catherine Caufield), "열대우림"
  『뉴요커』(New Yorker) 1985년 1월 14일, 41쪽
캐스린 그로버(Kathryn Grover) 편집,
  『1850-1900년 미국에서의 식사』(Dining in America, 1850-1900)
  Amherst:University of Massachusetts Press, 1987
커트 수플리(Curt Suplee), "잔디밭의 노예"
  『워싱턴 포스트 매거진』(Washington Post Magazine) 1989년 4월 30일
커티스 메틀린(Curtis J. Mettlin)와 스티븐 피버(M. Steven Piver),
  "우유 마시기와 난소 암 위험에 대한 사례 조정 연구"
  『미국 역학(疫學) 저널](American Journal of Epidemiology 132:5, 1990)
  871쪽
케네스 잭슨(Kenneth T. Jackson),
  『왕바랭이 개척지』(Crabgrass Frontier)
  New York:Oxford University Press, 1985
콜린 랜드(Collen S. W. Rand)와 존 쿨다우(John M. Kuldau),
  "대중 속의 비만 유행병학과 스스로 판단하는 체중 문제"
  『식사 기능장애에 대한 국제 저널』(International Journal of Eating
  Disordrs 9:3, 1990), 329-43쪽
퀸시 라이트(Quincy Wright),
  『전쟁에 대한 연구』(A Study of War)

Chicago:University of Chicago Press, 1942
크레브스(A. V. Krebs),
『마지막 가축 몰이를 향하여:빅 쓰리의 프라임 부위』
(Heading Towards the Last Roundup:The Big Three's Prime Cut)
Des Moines:Prairie Fire Rural Action, June 1990
크리스토퍼 드류(Christopher Drew), "정육업자들이 대가를 치르다"
『시카고 트리뷴』(Chicago Tribune) 1988년 10월 23일
크리스토퍼 리츤(Christopher Ritson)과 레슬리 고프턴(Leslie Gofton)과
존 맥켄지(John McKenzie) 편집,
『식품 소비자』 New York:John Wiley, 1986
크리스티앤 비드마(Christiane Viedma), "건강과 영양 그림책"
『세계 보건』(World Health) 1988년 5월
클라우스 메인(Klaus Meyn),
『동아프리카 쇠고기 생산』(Beef Production in East Africa)
Munich:Weltforum-Verlag, 1970
클로드 레비스트로스(Claude Levi-Strauss),
『식사 예절의 기원』(The Origin of Table Manners)
New York:Harper & Row, 1978
키스 슈나이더(Keith Schneider),
"AIDS를 닮은 바이러스가 뜻밖에 높은 비율로 발견되다"
『뉴욕 타임스』 1991년 6월 1일
───── "연방의 정글 전쟁 중재"『뉴욕 타임스』 199년 7월 9일, 4E
───── "4종의 유전자 변형 송아지를 개발한 텍사스 연구자들"
『뉴욕타임스』 1990년 6월 8일
키스 토마스(Keith Thomas), 『인간과 자연 세계』(Man And The Natural World)
New York:Pantheon Books, 1983
토마스 로버트 맬더스(Thomas Robert Malthus),
『인구론:첫 번째 소론』(Population:The First Essay) Ann Arbor
Paperbacks/University of Michigan Press, 1959
토마스 지글러(Thomas P. Ziegler),
『우리가 먹는 고기』(The Meat We Eat)

Danville, Ill:Interstate Publishers, 1966

토비 래리 화이트헤드(Toby Larry Whitehead), "남부 공동체의 사회문화적 역학과 식품 습관" 메리 더글라스(Mary Douglas) 편집, 『사회적 질서에서의 식품』(Food in the Social Order) New York:Russell Sage Foundation, 1984

톰 맥휴(Tom McHugh),
『버펄로 시대』(The Time of the Buffalo) New York:Knopf, 1972

티모시 실버(Timothy Silver),
『시골의 새로운 얼굴』(A New Face on the Country)
Cambridge, England:Cambridge University Press, 1990

티모시 이건(Timothy Egan), "서구에서 목축 법률에 관한 공개"
『뉴욕 타임스』 1990년 8월 19일

팀 프렌드(Tim Friend), "적색 육류와 관련된 결장암"
『USA 투데이』(USA Today), 1990년 12월 13일

파울린 파워스(Pauline S. Powers),
『비만: 체중 조절』(Obesity:The Regulation of Weight)
Baltimore, Md.:William & Wilkins, 1980

페르난드 브로델(Fernand Braudel),
『자본주의와 물질적 생활, 1400-1800』(Capitalism and Material Life, 1400-1800) Glasgow:Fontana/William Collins, 1975

폴 에를리히(Paul Ehrlich) 외,
『에코사이언스:인구, 자원, 환경』(Ecoscience:Population, Resources, Envrionment) San Francisco:W. H. Freeman, 1977

폴 에를리히(Paul Ehrlich)와 앤 에를리히(Anne Ehrlich),
『인구 폭발』(The Population Explosion)
New York:Simon & Schuster, 1990

프랜시스 무어 라페(Frances Moore Lappe),
『작은 혹성을 위한 다이어트』(Diet for a small Planet)
New York:Ballantine, 1982

프랜시스 무어 라페(Frances Moore Lappe)와 조지프 콜린스(Joseph Collins),
『식품 우선:결핍의 신화를 넘어서서』(Food First:Beyond the Myth of

Scarcity) New York:Ballantine Books, 1982
―――『세계 기아: 12개의 신화들』(World Hunger: Twelve Myths) New York:Grove Press, 1986
프랭크 도비(J. Frank Dobie),
『롱혼』(The Longhorns) New York: Grosset & Dunlap, 1941
프레드 섀논(Fred A. Shannon),
『농부의 마지막 개척지 농업』(1860-1897년, The Farmer's Last Frontier Agriculture 1860-1897) Armonk, N.Y.: M.E. Sharpe, 1973
프레드 피어스(Fred Pearce), "메탄: 숨겨진 온실효과 가스"
『신과학』(New Science) 1990년 5월 6일, 37-41쪽
―――"쓰러진 나무들이 지구 온난화에 두 배의 효과를 발휘한다"
『신과학자』(New Scientist) 1989년 9월 16일
프레드릭 시몬스(Frederick J. Simoons),
『이 살코기는 먹지 마라: 유럽의 식품 기피』(Eat Not This Flesh: Food Avoidance in the Old World) Madison: University of Wisconsin Press, 1961
프레드릭 시몬스(Fredrick J. Simoons)와
엘리자베스 시몬스(Elizabeth S. Simoons),
『인도의 의식용 황소』(A Ceremonial Ox of India)
Madison:University of Wisconsin Press, 1968
프레드릭 터너(Frederick J. Turner),
『미국 역사에서 개척지의 중요성』(The Significance of the Frontier in American History) Ann Arbor, Mich.: University Microfilms, 1894
피에르 부르디외(Pierre Bourdieu),
『차이: 맛의 판단에 대한 사회적 비평』(Distinction: A Social Critique of the Judgement of Taste) 나이스(R. Nice) 번역 Cambridge, Mass.: Harvard University Press, 1984
피터 싱어(Peter Singer),
『동물 해방』(Animal Liberation) Wellingbrough, England: Norhants, Thorsons, 1983
피터 칼슨(Peter Carlson),

"플로리다 주(Sunshine State)에 누가 햇빛(Sunshine)을 넣는가?"
『워싱턴 포스트 매거진』(Washington Post Magazine) 1990년 12월 16일
필립 골드블랫(Philip B. Goldblatt), "비만의 사회적 요인들"
『미국 의학협회 저널』(Journal of American Medical Association 191:12) 1965년 6월 21일
필립 보페이(Philip M. Boffey),
"기근을 초래하는 재난처럼 보여지는 사막의 확산"
『뉴욕 타임스』(New York Times) Science Section, 1985년 1월 8일, C2
필립 섀베코프(Philip Shabecoff), "적도의 손실이 예상보다 훨씬 더 심하다"
『뉴욕 타임스』 1990년 6월 8일
필립 프래드킨(Philip L Fradkin), "서구의 식사"
『오듀본』(Audubon 81), 1979년 1월
할로 호지슨(Harlow J. Hodgson), "사료, 반추동물 가축 그리고 음식"
『바이오사이언스』(BioScience) 26:10(1976), 625-630쪽
해리 셰인(Harry Schein), "당당한 카우보이"
『아메리칸 스칼라』(The American Scholar) 1955년 여름
해리엣 리브토(Harriet Rivto),
『동물 자산』(The Animal Estate) Cambridge:Harvard University Press, 1987
허먼 비올라(Herman Viola),
『콜롬버스 이후:북아메리카 인디언의 스미스소니언 연대기』
(After Columbus:The Smithsonian Chronicle of the North American Indian) New York:Orion, 1990
허버트 볼턴(Herbert E. Bolton),
『말탄 신부』(The Padre on Horseback) San Francisco:Sonora Press, 1932
허버트 볼턴(Herbert E. Bolton),
『프라이 후안 크레스피:1769-1774년 태평양 연안에서의 선교 탐험』
(Fray Juan Crespi:Missionary Explorer on the Pacific Coast, 1769-1774)
Berkely:University of California Press, 1927
헨리 내시 스미스(Henry Nash Smith),

『처녀지』(Virgin Land) Cambridge, Mass.: Harvard University Press, 1950

호세 골뎀버그(Jose Goldemberg),
『개발을 위한 에너지』(Energy for Development) Washington, D.C.: World Resources Institute, c. 1987

환경조사청(Environmental Investigation Agency),
『죽음의 덫 버펄로 울타리』(The Death Trap Buffalo Fence) Washington, D.C.: Environmental Investigation Agency, March 1991

회계감사원(General Accounting Offece)
『검토된 관개 프로젝트에 대한 연방 부담은 비용을 감당하지 못한다』

찾아보기

가나안 사람 Canaanites 29
가뭄 Drought 36, 45, 91, 260-262, 273, 275
가브리엘 쿠아드리 Gabriel Quadri
가죽 Leather 22, 26, 27, 48, 49, 56, 58, 59, 61, 62, 76, 88, 93, 94, 97, 102, 164, 170, 222-224, 280, 329-331, 349
가지뿔 영양 Pronghorn 90, 244, 246, 348
간디 Gandhi 47, 50
감자 Potato 70, 71, 206, 290, 292, 298, 325
강기슭 지대 Riparian zones 244, 246, 348
개발도상국(제3세계) Development nations(Third world) 179, 180, 187, 196, 197, 208, 213, 214, 274, 340, 350
개방 방목법 Open-range laws
개울 Streams 86, 90, 123, 222-224, 246, 247, 253, 264, 266, 272, 274, 348
개인주의 Individualism 309
개척정신 Frontier mentality 86, 300, 301
거세 Castration 18, 328, 348
결장암 Colon cancer 207, 208, 210, 211, 341
경기자 Athletes 29, 96
경제조류재단 Foundation on Economic Trends 173
경제학자 Economist 190-192, 195, 263, 265, 295
경제협력개발기구 Organization for Economic Cooperation and Development(OECD) 188
계간 농업 리뷰 Quarterly Review of Agriculture 76

계급 조직 Class hierachies 286, 333

계몽주의 Enlightenment 300, 303, 304, 306, 307, 309, 326, 334, 335, 337, 342, 343

계층 hierarchy 17, 40, 64, 118, 136, 155, 177, 180, 186, 188, 198, 287-290, 296

고기를 연하게 하는 사람들 Tenderizers 330

고무트라 Gomutra 48

고용 Employment 112, 126, 138, 143, 146, 148, 165, 181, 225, 321, 331

고파 Gopa 41

고환 Testicles 18, 32

공유지 불하법 Homestead Act 128, 129

과잉 경작 Overcultivation 240

과잉 목축 Overgrazing 240, 242-244, 248, 251, 254, 256, 257, 259-262, 264

과테말라 Guatemala 231, 237

과학적 경영 Science management 204, 310, 323

관개 Irrigation 128, 240, 245, 262-266, 273-275

광우병 Bovine spongeform encephalopothy 172

구석기인 Paleolithic people 25, 26

구스타부스 스위프트 Gustavus Swift 138

국가 천연자원 보호위원회 National Resources Defense Council 253

국립 암 연구소 Naitonal Cancer Institute 209, 237

국수주의 Nationalism 227, 294, 295, 345

국제 소매업자 조합 Retail Clerks International Union 152

군대 Military 69, 85, 91, 98, 102, 103, 108, 116, 127, 148, 153

귀족 Nobility 59, 64-69, 76, 96, 108, 111, 112, 114, 115, 133, 177, 180

그레가리오 드 빌라로보스 Gregario de Villalobos 56

그레이스 W. R. Grace 231, 233

그로버 클리블랜드 Grover Cleveland 114

그리스 Greece 333

근동 Near East 191, 214

글리코겐 Glycogen 330

기계화 Mechanization 121, 145, 339, 343

기근 Famine 190

기독교 Christinity 27, 30, 32, 49, 60, 303, 304, 306, 310, 334
기아 Hunger(starvation) 45, 72, 102, 103, 192, 197, 198, 212, 214, 241, 260
나르메르-메네스 Narmer-Menes 15, 17
나바호족 Navajos 101
낙농 Dairy 68, 116, 174
남부 다코타 South Dakota 111, 154, 263
남북 전쟁 Civil War 65, 72, 79, 85, 88, 104, 116, 136, 141, 142, 310
남성다움 Virility 16, 25-27, 51, 66, 345
남아메리카 South America 36, 54, 61, 62, 64, 177-180, 349
남아프리카 South Africa 27
내셔널 팩킹 컴퍼니 National Packing Company 140
네덜란드 Netherlands 274
네바다 Nevada 126
네브래스카 Nebraska 72, 96, 152
넬슨 마일스 General Nelson Miles 91
넬슨 모리스 Nelson Morris 139
노동 계급 Working class 71
노동조합 Labor Unions 148-150, 152, 153
녹색 혁명 Green revolution 197
뉴멕시코 New Mexico 59, 60, 90, 112, 126
뉴스위크 Newsweek 254, 263
뉴잉글랜드 New England 88, 138
뉴질랜드 New Zealand 69, 349
니제르 Niger 261
니카라과 Nicaragua 231
니콜라 찰스 Nicola Charles 291
닌릴 Ninlil 26
닐 스미스 Neal Smith 159
다국적기업 Multinationals 176, 178, 185, 195, 196, 218, 231, 233, 234, 237, 349
다니엘 데어리 Daniel Dary 55
다니엘 부어스틴 Daniel Boorstin 86, 91

다니엘 웹스터 Daniel Webster 83

다산 Fertility 16, 27, 28, 30, 31, 347

다우 케미컬 Dow Chemical 233

다코타 Dakotas 72, 90, 98, 101, 152

단백질 사다리 Protein ladder(chain) 350

단식 농법 monoculturing 121

단테 Dante 200

당뇨병 Diabetes 350

대기 오염 Air Pollution 191

대량 생산 Mass production 310, 316

대만 Taiwan 187

더럼종 육우 Durham Ox 75

데닝 Denning 250

데이비드 모버그 David Moberg 152

데이비드 피멘텔 David Pimentel 194, 243, 263

데이비드 필즈 David Fields 265

데일 트린스트먼 Dale Trinstman 150

덴버 로키 마운틴 뉴스 Denver Rocky Mountain News 95

덴첼 퍼거슨과 낸시 퍼거슨 Denzel Ferguson and Nancy Ferguson 250

덴 푸지타 Den Fujita 327

델러웨어 Delaware 123, 160

도라 프라이스 Dora Fries 166

도매정육법 Wholesale Meat Act (1967) 160

도지 시티 타임스 Dodgy City Times 126

도축업자 Butchers 146-148, 337

독일 Germany 54, 338

독점 Monopolization 137, 138, 177

동물피해 관리 프로그램 Animal Damage Control program(ADC) 252

동시 발정제 Estrus-synchronizing drugs 17

동아프리카 East Africa 27, 50, 256, 262

돼지고기 Pork 316-319, 337

듀허스트 주식회사 Dewhurst Limited. 177

드로버스 가축업자 저널 Drover's Journal 113

드와이트 아이젠하워 Dwight Eisenhower 314

디오니소스 Dionysus 30

라스코 동굴 Lascaux caves 25

라틴아메리카 Latin America 164, 177

랠스턴 퓨리나 Ralston Purina 197, 231

랠프 시서론 Ralph Cicerone 271

러셀 베이커 Russell Baker 299

러셀 서장 Captain Russell 149

레슬리 고프턴 Leslie Gofton 294

레이건 행정부 Reagan administration 131

레이 크록 Ray Kroc 321

로데릭 내시 Roderick Nash 301

로드 체스터필드 Lord Chesterfield 298

로마 Rome 29-31, 37, 39, 40, 52, 66, 67, 78, 200

로버트 베이크웰 Robert Bakewell 79

로버트 브라우닝 Robert Browning 280

로버트 호크 Robert Hawke 242

로빈 허 Robin Hur 243

록펠러 재단 Rockefeller Foundation

롤랑 바르트 Roland Barthes 281, 295

롱혼 육우 Longhorn cattle 56, 57, 72, 73, 85, 86, 88, 92, 99, 143, 300, 309

루벤스 Rubens 200

르네 데카르트 René Descartes 304

르네상스 Renaissance 348

리그 베다 Rig Veda 46

리비아 Libya 260

리스테리아병 Listeriosis 169

리처드 갈리턴 Richard Garleton 211

리처드 도지 Col. Richard Dodge 85, 92, 95

리처드 에이커 Richard Akerr 274

린든 존슨 Lyndon B. Johnson 160

마누 Manu 40

마다가스카르 Madagascar 188

마르스 Mars 30

마르코 폴로 Marco Polo 54

마리야 김부타스 Marija Gimbutas 35

마빈 해리스 Marvin Harris 44, 317

마사이족 Masai tribe 27

마이클 비콤 Micheal Beacom 164

마이클 앤더슨 Michael Anderson 170

마이클 폭스 Dr. Michael Fox 260

마키스 드 콩도르세 Marquis de Condorcet 307

마타도르 랜드 앤드 캐틀 컴퍼니 Matador Land and Cattle Company 111

마피아 Mafia 154, 155

만나 Manna 285

말리 Mali 261

매리온 커 Marion Kerr 291

맥그레이트 McGreight, M. I. 98

맥도널드 McDonald's 187, 312, 313, 321-326

메리 S. P. Merry 93

메소포타미아 Mesopotamia 26

메탄 Methane 221, 268, 270-272, 276, 350

멕시코 Mexico 56, 58, 59, 61, 63, 84, 153, 155, 164, 179, 181, 223, 232, 237, 238, 262

모계 Matrilineality 35, 287

모로코 Morocco 260

모리스 Morris 140

모리타니아 Mauritania 261

모세 Moses 28, 29, 322

모 스테인먼 Mo Steinman 156

모튼 프레윈 Morton Frewen 112

목초 Grass 35, 72, 73, 106-108, 111, 116-118, 121-123, 125, 131, 132, 179, 194, 197, 218, 223, 231, 242, 249, 303, 318, 319

목축 권리 Range rights 106, 123, 131

몬태나 Montana 90, 101, 103, 126, 247, 252, 275

몬테주마 Montezuma 57

무슬림 Muslims 48

문명 Civilization 25, 29, 30, 37, 44, 73, 98, 132, 134, 185, 189, 221, 225, 273, 283, 284, 296-298, 302, 303, 308, 310, 311, 333, 341, 343, 347

미국 공중위생국 Center for Disease Control 169

미국 국립보건원 National Institutes of Health 173

미국 국세조사국 U. S. Census Bureau 83

미국 국제개발처 U. S. Agency for International Development(USAID) 214, 233, 258

미국 노동자 연합 American Federation of Labor 152

미국 산림국 U. S. Forest Service 132

미국 소아과협회 American Academy of Pediatrics 211

미국 심장협회 American Heart Association 210

미국 예술과학협회 American Academy of Arts and Science 192

미국 의학협회 American Medical Association 317

미국 인디언부 U. S. Indian Department 103, 104

미 내무부 U. S. Interior Department 105

미네소타 주 방위군 Minnesota National Guard 153

미노스 인 Minoans 29

미 농무부 U. S. Department of Agriculture(USDA) 20, 119, 163, 250, 264, 337

− 동식물 위생검사국 Animal and Plant Health Inspection Service 173

− 쇠고기 등급 시스템 beef grading system 119, 120

미르치아 엘리아데 Mircea Eliade 282

미 상원 세출위원회 U. S. House Committee on Appropriation 131

미시건 대학 University of Michigan 201

미 육군 U. S. Army 92, 101, 103, 111

미 의회 U. S. Congress 129, 265

미 전쟁성 U. S. War Department 299

미주리 Missouri 85, 111, 186
미주리 랜드 앤드 라이브스톡 컴퍼니 Missouri Land and Livestock Company 110
미츠이 Mitsui 233
미켈란젤로 Michelangelo 29
미트라 Mitra 30-32, 40, 52
미트라교 숭배의식 Mithraic cult 31, 32
미트 트레이드 저널 Meat Trades Journal 337
미 하원 U. S. House of Representatives 114
밀러 Miller 193, 194
바니안콜레족 Banyankole 27
바루나 Varuna 40
바비큐 Barbecuing 316, 317
바이오매스 연소 Biomass Burning 269
바톨레오미 라스 카사스 Bartoleme dé Las Casas 223
발 Baal 28
방글라데시 Bangladesh 192
배설물 Dung 28, 47, 49, 165, 168, 170, 222, 336
백혈병 Leukemia 172, 173
버지니아 Virginia 160, 310
버트 호킨스 Bert Hawkins 173
버펄로 Buffaloes 61, 80, 83, 85, 89-96, 100-102, 112, 113, 133, 224, 225, 250, 253, 255, 301, 303, 309, 349
버펄로 빌 코디 Buffalo Bill Cody 96
베네수엘라 Venezuala 63, 64, 234
베다 지도자 Vedic chiefs 45
베르너 좀바르트 Werner Sombart 295
베스티 가 Vestey family 177
벤저민 히바드 Benjamin Hibbard 129
벤 프랭클린 Ben Franklin 300, 301, 303
벨라지오 보고서 Bellagio Report 274
보든 컴퍼니 Borden Company 231

볼리비아 Bolivia 234

봉건주의 Feudalism 307

부계 Patrilineality 287

부르주아 계급 Bourgeois class 68, 69, 78

북아프리카 North Africa 25, 27, 34, 38, 39, 73, 224, 226, 260, 262

북캘리포니아 North Carolina 223

불교도 Buddhists 46, 47

붉은 고기 Red meat 137, 285-288, 290, 296

브라만 Brahmans 44-47

브라질 Brazil 61, 62, 140, 179, 185, 186, 232-234, 238, 239, 270

브래드스트리츠 Bradstreet's 127

브런틀랜드 위원회 Bruntland Commission 238

브루스 링컨 Bruce Lincoln 40, 42

블랙 케틀, 추장 Black Kettle, Chief 102

블랙풋족 인디언 Blackfoot Indians 101

비료 Fertilizer 49, 98, 121, 157, 165, 170, 191, 238, 242, 270

비육장 Feedlot 18-21, 118, 120, 121, 264, 266, 326, 336, 345, 347

빈혈증 Anemia 216

뿔 제거 Dehorning 18, 348

사냥 Hunting 25, 61, 66, 68, 85, 92-98, 101, 112, 217, 250, 284, 305, 333

사료 Feed 18-20, 73, 108, 116, 121, 122, 157, 168, 179-181, 189, 193-198, 200, 201, 207, 211, 212, 224, 226, 228, 231, 242, 243, 248, 262-265, 270, 336, 340-342, 346

사막화 Desertification 56, 222, 240-244, 250, 252, 254-258, 260, 264, 273, 276

사무엘 곰퍼스 Samuel Gompers 148

사제 Priests 16, 26, 32, 40, 42, 44, 46, 47, 56-58, 60, 61, 84, 158, 268, 268, 333-335

사하라 사막 이남 Sub-Sahara 192, 242

사회주의 Socialism 295

산다스 Sandas 28

삼림청 Forest Service 132

산업화 industralization 70, 71, 135, 141, 174, 185, 268, 328

살모넬라균 Salmonella 168, 169

살충제 Insecticides 19-21, 121, 331, 348
삼림 Forests 191, 230-232, 234-236, 238, 240, 241, 243, 261, 270-272, 274, 300, 305, 349, 350
삼림경작법 Timber Culture Act(1873) 128
삼림 파괴 Deforestation 230, 238, 270
상인층 Merchant class 294
샌드 크릭 Sand Creek 102
생태학적 제국주의 Ecological Imperialism 224
샤이엔족 인디언 Cheyenne Indians 101, 102, 105, 106
샤이엔 클럽 Cheyenne club 112
서벵골 West Bengal 49
서부 트레일 Western Trail 105
서아프리카 West Africa 259
서인도 제도 West Indies 56
석유화학 제품 Petrochemicals 221, 237
선모충병 Trichinosis 317
선발 징병 Selective Service 201
성장촉진 호르몬 Growth-stimulating hormones 18, 19
세계기후 프로그램 World Climate Program 275
세계보건기구 World health Organization 275
세계은행 World Bank 177, 213, 232, 233
세네갈 Senegal 256, 260
셀렉트급 쇠고기 Select-grade beef 119, 206
셔먼 독점금지법 Sherman Antitrust Act 139
소 면역결핍 바이러스 Bovine immunodeficiency virus 173
소 백혈병 바이러스 Bovine leukemia virus 172
소아시아 Asia Minor 31
솔로몬 Solomon 29
송어 Trout 194, 247, 348
쇼쇼니족 Shoshones 101
숏혼 육우 Shorthorn cattle 25, 76, 85, 100

수단-사헬 지역 Sudano-Sahelian region 258, 260

수메르 Sumer 26, 30, 35, 37

수수 Sorghum 19, 264, 265

수잔나 헤흐트 Susanna Hecht 239

수족 Sioux 101

수직적 통합 Vertical integration 178

순수식품의약법 Pure Food and Drug Act(1906) 159

슈와르쉴드 앤드 슐츠버거 Schwarschild and Sulzberger(later Wilson & Company) 139

슐츠버거 Sulzberger 140

스미스필드 클럽 Smithfield Club 76

스완 랜드 앤드 캐틀 컴퍼니 Swann Land and Cattle Company 111, 128

스웨덴 Sweden 173, 307

스위프트 Swift 138, 140, 141, 143, 145, 146, 151, 157, 159, 233

스칸디나비아 Scandinavia 34, 36

스코틀랜드 아메리카 저당 회사 Scottish-American Mortgage Company 129

스코틀랜드 아메리카 투자 주식회사 Scottish American Investment Company Limited 109

스코틀랜드 Scotland 66, 69-72, 75, 79, 108-112, 115, 117, 176, 307

스탠더드급 쇠고기 Standard-grade beef 119

스테로이드 Steroids 18, 19, 237

스튜어트 어윈 Stewart Ewen 204

스튜 Stewing 285, 291, 295

스티븐 샌더슨 Steven Sanderson 178

스티븐 콕커햄 Stephen Cockerham 161

스페인 Spain 28, 34, 43, 51-54, 56-61, 63, 64, 68, 72, 73, 84-86, 92, 99, 125, 165, 188, 223, 286, 302

시간 감각 Time orientation 308

시리아 Syria 28

시카고 스톡야드 도축업자 조합 Chicago Stockyard Butchers' Union 147

식량농업기구 Food and Agricultural Organization(FAO) 197, 212

식품의약청 Food and Drug Administration(FDA) 20

신경성 식욕 부진증 Anorexia nervosa 203

신맬더스주의 Neo-Malthusians 192, 193

신세계 New World 43, 53, 55, 56, 59, 63-65, 72, 191, 218, 222-225, 285, 302, 307, 308

실용주의적 사고 Utilitarian thinking 343

심리학 Psychology 38, 204, 279, 281, 283, 296, 310, 312

심장 질환 Heart disease 208, 350

심장혈관 질환 Cardiovascular disease 207, 210

아나톨 프랑스 Anatole France 279

아라파호족 인디언 Arapaho Indians 105, 106

아르헨티나 Argentina 61, 62, 64, 68, 140, 176-178, 185, 186, 223, 226, 227

아르헨티나 자키 클럽 Jockey Club of Argentina 64

아리안족 Aryans 50

아마존 열대우림 Amazonian rain forests 232, 234-236, 270

아머 Armour 139-141, 143, 145, 147, 148, 153, 233

아산화질소 Nitrous oxide 268, 271, 272, 276

아스타르테 Astarte 28

아시아 Asia 37, 152, 187, 198, 208, 208, 213, 299, 349

아우구스투스 Augustus 17

아이다호 Idaho 90, 246, 247, 275

아이오와 Iowa 21, 86, 116, 151, 156, 158, 170, 186, 243

아일랜드 Ireland 66, 69-72, 79, 108, 110, 117, 176, 298, 320

아즈텍 Aztecs 57

아칸소 Arkansas 111, 112

아칸소 밸리 랜드 앤드 캐틀 컴퍼니 Arkansas Valley Land and Cattle Company 127

아틸라 Attila 37

아파치 Apaches 101, 105

아프리카 Africa 25, 27, 31, 34, 38, 39, 50, 63, 73, 191, 192, 200, 213, 222, 224, 226, 242, 256-262, 299, 349

아피스 Apis 15-17

아힘사 교리 Ahimsa doctrine 46

안구 건조증 Xerophthalmia 216

안톤 체호프 Anton Chekhov 280

알랭 코르뱅 Alain Corbin 336
알렉시스, 러시아 황태자 Alexis, Grand Duke of Russia 96
알렉시스 드 토크빌 Alexis de Tocqueville 312
알론소 레옹 Captain Alonso de Leon 59
알론소 폰체 Alonso Ponce 57
알제리 Algeria 260
알칼로이드 Alkaloids 237, 251
알프레드 크로스비 Alfred Crosby 224
암 Cancer 19, 20, 173, 341, 350
애대드 Adad 28
애리조나 Arizona 60, 90, 246, 248
애비 Edward Abbey 252
애완동물 제품 Pet goods 120, 331
앤드류 체이스 Andrew Chase 138
앤 머콧 Anne Murcott 280
앵글로 아메리칸 캐틀 Anglo-American Cattle 111
야생생물 Wildlife 249, 250, 253, 261, 349
양 Sheep 70, 133, 134
어바트 Ervart 228
얼 에어리 Earl Airlee 111
업튼 싱클레어 Upton Sinclair 143, 147, 153, 158, 337
에드워드 2세, 영국의 왕 Edward Ⅱ, King of England 67
에드워드 데일 Edward Dale 91, 104, 116
에드워드 윌슨 Edward O. Wilson 236
에라스무스 다윈 Erasmus Darwin 299
에릭 로스 Eric Ross 71, 97, 109, 116, 319
에머슨 휴그 Emerson Hough 298
에버렛 쿱 Everett Koop 207
에스트라디올 Estradiol 19
에우제비오 프란체스코 키노신부 Father Eusebio Francisco Kino 60
에티오피아 Ethiopia 198

엔릴 Enlil 26

엘리너 케넬리 Eleanor Kennelly 153

엘리아스 카네티 Elias Canetti 280

여신 Female deities 24, 26, 28, 51, 287

연방 대법원 U. S. Supreme Court 140

연방 보조금 Federal subsidies 265

연합 식품 및 상업 노동자 조합 United Food and Commercial Workers Union(UFCW) 152, 153

예모 Yemo 40

예수회 수사 Jesuits 61

오갈랄라 대수층 Ogallala aquifer 263, 264

오두본 Audubon 254

오록스 Aurochs 25, 29, 73

오리건 Oregon 90, 132

오마하족 인디언 Omaha Indians 100

오세이족 인디언 Osage Indians 101

오스만투르크 Ottoman Turks 53

오스트레일리아 Australia 36, 69, 185, 187, 227, 228, 319, 348

오시덴탈 페트롤륨 Occidental petroleum 156

오클라호마 Oklahoma 90, 101, 186

오퍼레이션 아마조니아 Operation Amazonia 233

온두라스 Honduras 231

와쇼족 Washoes 101

와이오밍 목축업자 협회 Wyoming Stockmen's Association 113

와이오밍 주 Wyoming 72, 90, 101, 111, 112, 126, 275

요르단 Jordan 28

우루과이 Uruguay 64, 140, 177, 185, 226

우루과이 농촌협회 Uruguayan Rural Association 64

우생학 Eugenics 76

우유 Milk 27, 45, 47, 49, 50, 68, 174, 197

우크라이나 Ukraine 34, 36

워드 G. M. Ward 120

원주민 Aboriginal 27, 41, 44, 50, 53, 55, 58, 64, 66, 71, 78, 80, 83, 101, 103, 133, 222, 223, 228, 239, 297, 299, 301, 319

월드워치 Worldwatch 242, 244, 260

월리스 스테그너 Wallace Stegner 128

월 스트리트 저널 Wall Street Journal 156

월터 버커트 Walter Burkert 332

월터 윌릿 Dr. Walter Willet 208

웨스턴 랜처스 주식회사 Western Ranchers, Ltd. 111

웨스턴 아메리칸 캐틀 컴퍼니 Western American Cattle Company 111

웨이어하우저 Weyerhauser 231

윈저 공작부인 Windsor, Duchess of 204

윌리엄 콜론소 William Colonso 228

윌리엄 펠드먼 William Feldman 203

윌리엄 해즐릿 William Hazlitt 338

윌리엄 호너데이 William Hornaday 92

윌슨 앤드 컴퍼니 Wilson & Company 139

윌프레드 펑크 Wilfred Funk 38

유기 오염 Organic pollution 266

유나이티드 브랜즈 United Brands 231, 233

유니온 스톡야드 Union Stock Yards 138, 141, 143, 146, 147, 149, 150

유니온 캐틀 컴퍼니 Union Cattle Company 128

유니온 퍼시픽 철도 Union Pacific Railroad 128

유대-기독교 전통 Judeo-Christian tradition 27, 303, 334

유대인 Hebrews 301

유라시아 스텝 지방 Eurasian steppes 34-36, 38, 44, 50, 53, 58, 73, 90, 218, 228, 247, 256, 276, 284, 312

유럽 Europe 25, 34-38, 40, 41, 43, 50, 53-55, 58, 59, 62, 64, 66, 72-74, 78, 80, 83, 88, 96, 101, 107, 108, 112, 114, 118

유방암 Breast cancer 207, 209, 211, 341

유전자(생물학적) Genetic(biological) 173, 216, 217, 228, 238

유타 Utah 247, 248, 265
유토피아 Utopia 133, 295
유트족 Utes 101
유틸리티급 쇠고기 Utility-grade beef 119
유해 동물 Pest animals 251
육식동물 관리 Predator control 250
율리우스 카이사르 Julius Caesar 78
이동성 Mobility 36, 309, 311, 312
이란 Iran 36, 40
이사벨라, 스페인 여왕 Isabella, Queen of Spain 54
이산화탄소 Carbon dioxide 221, 268-272, 276, 350
이스라엘 Israel 28
이집트 Egypt 15-17, 27, 28, 30, 260, 268, 274, 285
이탈리아 Italy 27, 28, 30, 35, 54, 68, 188, 223
인공 수정 Artificial insemination 346
인구 Population 45, 49, 50, 53, 54, 62, 116, 123, 172, 181, 185, 186, 189-193, 198, 201-203, 214, 216, 231, 232, 256, 259, 260, 262, 266, 272, 311, 321, 351
인도네시아 Indonesia 290
인도 India 34, 36, 40, 41, 43-51, 55, 175, 192, 242, 259
인도-이란 분파 Indo-Iranian sect 40
인드라 Indra 41
인디애나 Indiana 115
인종 이론 Race theory 291, 296, 298
인클로저 Enclosure 71, 107, 132, 133
인터 아메리칸 개발 은행 Inter-American Development Bank 233
일리노이즈 Illinois 116, 124
일본 Japan 55, 179, 186-188, 193, 233, 326
잉글랜드 England 75
잉카 Inca 226
자급자족 농업 Subsistence agriculture 351
자메이카 Jamaica 56, 188

자본주의 Capitalism 38, 39, 141, 319

자본 Capital 38-40, 42, 63, 109, 111, 113, 115, 117, 141, 142, 176, 181, 258, 274

자외선 Ultraviolet radiation 221

잭 랜돌프 콘라드 Jack Randolf Conrad 27

저밀도 리포 단백질 Low-density lipoproteins(LDLs) 206

열대 생물의 긴급조사에 관한 국가조사위원회 National Research Council, Committee on Research Priorities in Tropical Biology 235

적자생존 Survival of fittest 297, 298, 334

전미 과학아카데미 National Academy of Sciences(NAS) 19, 236

전부(戰斧) 문화 'Battle-ax' cultures 36

전사 Warriors 29, 40-43, 46, 52, 63, 284-286, 299

전세계의 육우 기지화 'World-steer' 176, 178

전쟁 War 15, 30, 37, 41, 42, 46, 85, 88, 102, 120, 121, 189, 190, 268, 286, 297, 300, 302, 322

정글 The Jungle(Sinclair) 143, 158, 337

정부의 책임조사 프로젝트 Government Accountability Project 166

정육 검사법 Meat Inspection Act(1906) 159

정육 포장산업 Meat-packing industry 138, 148, 149, 153, 154, 161

제너럴 모터스 General Motors 315

제불론 파이크 Zebulon M. Pike 300, 302

제스 앤수벨 Jesse Ansubel 276

제우스 Zeus 51

제인 애덤스 Jane Addams 148

제임스 1세, 영국 왕 James I, King of England 66

제임스 브리스빈 Gen. James Brisbin 108

제임스 블레인 James C. Blain 114

제임스 서펠 James Serpell 337

제임스 와인가든 Dr. James Wyngaarden 173

제초제 Herbicides 19, 20, 132, 249

조지 비어드 George Beard 296

조지 쿠스터 George Custer 96

조지프 맥코이 Joseph McCoy 87
조지프 캠벨 Joseph Campbell 282, 283
조지프 콜린스 Joseph Collins 258
조지프 토시 Joseph Tosi 230
조지프 혼 Joseph V. Horn 316
조지 해몬즈 George H. Hammonds 138
조지 호멜 George A. Hormel 152
존 그레이 John Gray 336
존 뉴턴 John Newton 286
존 로크 John Locke 306
존 베이츠 John I. Bates 109
존슨 하워드 Johnson Howard 315
존 웨인 John Wayne 121
존 윈스럽 John Winthrop 300
존 치빙턴 Col. John Chivington 102
존 코먼스 John R. Commons 146
존 쿡 John Cook 94
존 크루신스키 John Krusinsky 170
존 프레몽 John Fremont 224
종 Species 77, 240, 246
줄루족 Zulus 28
중국 China 34, 37, 114, 192, 209, 210
중동 Middle East 25, 27, 31, 34, 38, 39, 73, 224, 256, 333
중세 Middle Ages 67, 200, 284, 313, 335, 338
중앙아메리카 Central America 230, 238
지구 온난화 Global warming 222, 268, 270, 271, 273-276, 350
지그프리드 기디온 Siegfried Giedion 144
지미 카터 Jimmy Carter 163
지방 Fat 19, 56, 61, 73-75, 77-79, 115, 116, 118-121, 125, 188, 200-202, 205-207, 209-213, 218, 287, 318, ,324, 329-331, 340, 341, 346
지배 계급 Ruling classes 64, 76, 78, 112

직업안전위생관리국 Occupational Safety and Health Administration(OSHA) 154

진 메이어 Jean Mayer 292

진보의 시대 Age of Progress 214, 306, 307

질병 Disease 19, 83, 87, 125, 134, 146, 154, 160, 162, 163, 166, 168, 172-174, 190, 206-209, 211-216, 241, 279, 339-341, 346, 351

짐 데커 Jim Dekker 164

짐바브웨 Zimbabwe 27, 259

차드 Chad 256, 261

찰스 굿나잇 Charles Goodnight 124

찰스 다윈 Charles Darwin 77

찰스 모트 Charles Mott 315

찰스 에드워드 러셀 Charles Edward Russell 140

채식주의자 Vegetarian 206

철조망 Barbed wire 124-126, 259, 260, 309

청교도 Puritans 201, 300

체로키 아웃렛 Cherokee Outlet 105

체로키 지구 가축협회 Cherokee Strip Livestock Association 106

초이스급 쇠고기 Choice-grade beef 119-121, 206

축산 단지 Cattle complexes 27, 40, 43, 45, 47, 49, 52, 53, 56, 65, 73, 80, 88, 91, 109, 117, 118, 120, 122, 134, 137, 141, 157, 175, 176, 178, 188, 198, 217, 218, 228, 230, 252, 256, 259, 261, 268, 276, 281, 288, 300, 309-312, 326, 329, 340-343, 345, 346

축산 대실업가들, Cattle barons 112, 123, 125

축산업자들 Cattlemen 64

축산 회사들 Cattle companies 111, 126-128, 131, 134, 176, 231, 252

키모트립신 Chymotrypsin 331

치솜 트레일 Chisholm Trail 88, 105

치코 멘데스 Chico Mendez 232

칠레 Chile 63, 64, 226

칭기즈칸 Genghis Khan 37

카길 인더스트리스 Cargill Industries(later Excel) 156

카를로스 베르그 Carlos Berg 226

카리슬 캐틀 컴퍼니 Carlisle Cattle Company 126

카리브해 Caribbean 55, 70

카슈미르 Kashmir 48

카우보이 Cowboy 34, 36, 58-60, 65, 84, 85, 88, 97-99, 101, 124, 126, 129, 132, 225, 285, 298, 302, 308

카트리나 골웨이 Katrina Galway 214

칸 쿠빌라이 Khan Kublai 37

캐나다 Canada 202, 209, 275

캐너 등급 쇠고기 Canner grade beef 119

캐롤 그룬월드 Carol Grunewald 252

캐롤 애덤스 Carol J. Adams 288

캐롤 터커 포먼 Carol Tucker Foreman 163

캔자스 Kansas 21, 72, 86, 87, 90, 92, 96, 98, 99, 101, 105, 126, 137, 148, 152, 156, 186, 264, 315

캔자스주 도지 시티 Kansas Dodge City 156

캔자스 시티 타임스 Kansas City Times 96

캔자스 주립대학 Kansas State University 20

캔자스 퍼시픽 철도 Kansas Pacific Railroad 99

캘리포니아 California 59, 60, 61, 90, 112, 121, 186, 223, 224, 264, 265

커머셜급 쇠고기 Commercial-grade beef 119

커터급 쇠고기 Cutter-grade beef 119

케냐 Kenya 259

켄터키 Kentucky 116, 225

켈트족 Celts 43, 51, 66, 70, 71, 78

코만치족 Comanches 101

코스타리카 Costa Rica 231, 236

콘스탄티누스, 대제 Constantine, Emperor 32

콘 아그라 컴퍼니 Con-Agra company 157

콜라겐 Collagen 331

콜레스테롤 Cholesterol 206-209, 211, 212, 341

콜로라도 Colorado 72, 90, 100, 102, 103, 111, 127, 186, 245, 246, 262, 265, 274

콜롬비아 Colombia 232
콜린 캠벨 Dr. Colin Campbell 210
콤스톡(버펄로 사냥꾼) Comstock(buffalo hunter) 96
콤파운드 1080 Compound 1080 251
콩 Soybeans 19, 49, 179, 180, 195, 196, 223, 324
쿠다히 팩킹 컴퍼니 Cudahy Packing Company 139
쿠르간 유목민 Kurgan Horsemen 36-43
쿠바 Cuba 56
크리스토퍼 콜롬버스 Christopher Columbus 54
클라라 예롬 Clara Jerome 112
클로드 레비스트로스 Claude Lévi-Strauss 283
키모트립신 Chymotrypsin 331
키오와 인디언 Kiowa Indians 100
타타르인 Tartars 313
탄저병 Anthrax 108
탐식 Gluttony 66, 67
태즈매니아 Tasmania 227
테스토스테론 Testosterone 19
테오도르 레빗 Theodore Levitt 325
테오도르 루스벨트 Theodore Roosevelt 124
테일러 목축법 Taylor Grazing Act (1934) 130, 131
테일러 장군 General Taylor 85
텍사스 Texas 59, 60, 72, 80, 84-90, 92, 93, 97, 101, 111, 125, 126, 129, 152, 179, 186, 248, 254, 263, 264, 300
텍사스 가축협회 Texas Livestock Association 111
텍사스 열병 'Texas fever' 87
토마스 맬더스 Thomas Malthus 190
토마스 모어 Sir Thomas More 133
토마스 미첼 Thomas T. Mitchell 227
토마스 비윅 Thomas Bewick 77
토양 침식 Soil erosion 190, 240, 242-244, 264

토지 관리국 Bureau of Land Management(BLM) 132
투우 Bullfight 51-53, 286
튀니지 Tunisia 260
트롬빈 Thrombin 331
트리토 Trito 41
트립신 Trypsin 331
티모시 이스트먼 Timothy Eastman 109
파리 Flies 20, 21, 253
파소 버키나 Faso Burkina 261
파업 Strikes 148, 149, 152, 153
파우더 리버 캐틀 컴퍼니 Powder River Cattle Company 112
파이우트족 Paiutes 101
판크레아틴 Pancreatin 331
팔레스타인 Palestine 28
팜 저널 Farm Journal 196
페기 샌데이 Peggy Sanday 287
페니키아인 Phoenicians 28, 51
페루 Peru 226, 234
페르난드 브로델 Fernand Braudel 54
페르시아 Persia 37, 41
페미니즘 Feminism 289
평등주의 Egalitarian 287
폐축 Downers 21
포도상구균 Staphylococcus 169
포르투갈 Portugal 57, 188
포트 도지 연구소 Fort Dodge Labs 231
폭스바겐 Volkswagen 233
폰세 레옹 Ponce de Leon 60
폴란드 Poland 54, 170
표준화 Standardization 145, 178, 324, 325
표토 Topsoil 242, 243, 245

푸에르토리코 Puerto Rico 56
푸에블로족 Pueblos 101, 265
프라이 벤토스 Fray Bentos 177
프라이 후안 크레스피 Fray Juan Crespi 60
프라임급 Prime-grade 118-121
프란체스코 수도회 Franciscan missions 57
프랑스 France 25, 37, 54, 63, 68, 112, 256, 257, 281, 283, 289, 295, 296, 307, 336, 338
프래밍햄 연구 Framingham, MA, study 207
프랜시스 갤턴 경 Sir Francis Galton 77
프랜시스 무어 라페 Frances Moore Lappe 195, 238, 263
프랜시스 베이컨 Francis Bacon 304
프랭크 포퍼와 데보라 포퍼 Frank Popper and Deborah Popper 255
프랭클린 루스벨트 Franklin D. Roosevelt 130, 316
프레드릭 와그너 Frederic H. Wagner 248
프레드릭 잭슨 터너 Frederick Jackson Turner 83, 307, 311
프레드릭 테일러 Frederick Taylor 323
프레어리 캐틀 컴퍼니 Prairie Cattle Company, Limited 111, 112, 127
프로게스테론 Progesterone 19
프리드고리피쿠에(증기선) Fridgorifique(steamer) 63
프리스틀리 J. B. Priestly 67
플로리다 Florida 61, 130
피에르 부르디외 Pierre Bourdieu 289, 290
피임약 Birth-control pills 237
피터 레이븐 Dr. Peter Raven 235
필립 셰리던 Gen. Philip Sheridan 96, 97
필립 프래드킨 Philip Fradkin 254
하다트 F. Hardart 316
하토르 Hathor 16
한국 South Korea 187
합자 회사 Limited partnerships 111, 122
항생 물질 Antibiotics 19

항암제 Anticancer drugs 237
해럴드 드레근 Harold Dregne 254
해리엣 리트보 Harriet Ritvo 76
해체 공정 Disassembly line 22, 141-143, 145, 146, 154, 166, 169, 348
핸슨 S. Hanson 176
향신료 Spices 53-55
허드슨 W. H. Hudson 227
허버트 뱅크로프트 Herbert H. Bancroft 60
허버트 볼튼 Herbert E. Bolton 60
헝가리 Hungary 54
헤겔 Hegel 288
헤난도 소토 Henando de Soto 61
헤라 Hera 51
헤르쿨레스 Hercules 51
헨리 포드 Henry Ford 144, 314
현대식 검사 시스템 Streamlined Inspection System(SIS) 161
혈통 Genealogy 38, 77, 78, 286
호르몬 Hormones 18, 19, 209, 212, 237, 328, 332, 348
호멜 동맹 파업 Hormel strike 153
호모 네칸스 Homo Necans(Burkert) 333
호피족 Hopis 101
홀맨 C. J. Holman 155
화석 연료 Fossil fuels 268-270, 350
화이트 캐슬 White Castle 315
화학약품 Chemicals 157, 159, 251, 346
환경 기준에 관한 대통령 자문위원회 President's Council on Environmental Quality 253
환경보호청 Environment Protection Agency 274
황무지법 Desert Land Act 128
회계감사원 General Accounting Office(GAO) 120, 246, 266
후안 데 오나테 Juan de Onate 59
훈족 Huns 39

흰개미 Termites 271, 272

힌두교도 Hindus 46-48

ACTH 332

AIDS 173, 174

HTLV-1 173

MBPXL 156

UN United Nations 217, 238, 240-242, 254, 260

— 환경 프로그램 Environmental Program(UNEP) 240, 242